临床急危重症救治手册系列

外科急危重症救治手册

WAIKE JI WEI ZHONGZHENG JIUZHI SHOUCE

主　编　毛之奇

副主编　刘朝阳　毛　珂　邓　侃　高　坤

编　者　（以姓氏笔画为序）

于　涛　王红微　付那仁图雅

白雅君　刘艳君　齐丽娜

孙石春　孙丽娜　李　东

何　颖　宋　涛　张　奇

张　楠　张家翾　张黎黎

董　慧

河南科学技术出版社

· 郑州 ·

内容提要

遵循“生命第一，时效为先”的急救理念，从临床实用出发，编写了一套临床急危重症救治手册，共8个分册。每册分别介绍了诊断、鉴别诊断、辅助检查、急救要点、抢救相关基本操作技术、药物应用等。本册重点介绍了外科急危重症处理方法，包括外科休克，外科患者水、电解质和酸碱平衡失调，外科止血、输血及营养支持，ICU与危重症监测与复苏，多器官功能不全与衰竭，急危重症围术期的处理，烧伤，外科急性感染，普通外科及泌尿外科、心胸外科、血管外科、神经外科等急危重症的诊断及治疗。本书在编写过程中注重临床实际应用，提供规范化的外科急危重症诊治程序和具体处置方案，内容科学，可操作性强。本书适合各级医院的外科医师、医科院校实习生及护师阅读参考。

图书在版编目（CIP）数据

外科急危重症救治手册/毛之奇主编. —郑州：河南科学技术出版社，2020.2

ISBN 978-7-5349-9582-8

Ⅰ.①外… Ⅱ.①毛… Ⅲ.①外科—急性病—诊疗—手册②外科—险症—诊疗—手册 Ⅳ.①R605.97

中国版本图书馆CIP数据核字（2019）第124111号

出版发行：河南科学技术出版社
北京名医世纪文化传媒有限公司
地址：北京市丰台区万丰路316号万开基地B座1-114 邮编：100161
电话：010-63863186 010-63863168
策划编辑：焦 赟
文字编辑：伦踪启
责任审读：周晓洲
责任校对：龚利霞
封面设计：中通世奥
版式设计：崔刚工作室
责任印制：陈震财
印　　刷：河南省环发印务有限公司
经　　销：全国新华书店、医学书店、网店
开　　本：850 mm×1168 mm 1/32 **印张**：18.5 **字数**：460千字
版　　次：2020年2月第1版 2020年2月第1次印刷
定　　价：80.00元

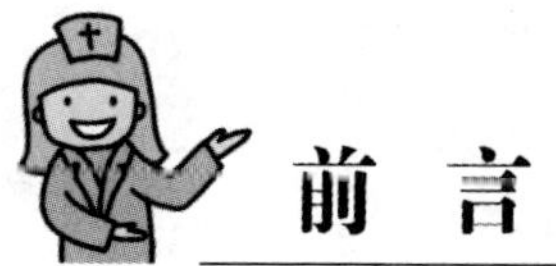

前　言

急危重症是临床上必须在短时间内做出诊断并及时处理的一类危重病。急危重症的发病机制复杂，病理损害严重，临床表现复杂多变，病情进展迅速，预后凶险，历来备受临床医务工作者的重视。也正因为如此，急危重症医学已成为临床医学领域中极其重要的一门新的医学学科。急症救治水平的日益提高对提高抢救成功率和降低病死率、致残率起着重要作用。

全书共 14 章，内容涉及常见外科急危重症，具体包括疾病的病因、发病机制、临床表现、辅助检查、诊断和鉴别诊断及详细的治疗方案等。本书注重临床实际应用，重点讲述急危重症治疗的关键诊治内容，使读者能够对疾病有一个系统和全面的认识。本书内容精练、条理清楚、一目了然，抓住了疾病治疗的关键环节，指导对象明确，实用性强。

本书重点介绍外科相关危重病，适合各级临床外科医师、急诊或重症监护专业医师，特别是广大基层单位的外科及相关学科医师的阅读与学习。书中既汇集了国内外有关外科急危重症研究的最新进展，又融进了编著者的丰富科研成果和宝贵经验，从基础到临床、从理论到实践，充分反映了当今急危重症领域的新进展。本书结构合理、内容丰富、资料新颖，具有较高的学术价值和实用价值。

外科急危重症诊疗技术日新月异，鉴于编者的经验水平有限，对书中存在的不足和错误，恳请读者提出宝贵意见，以期再版修订时进一步完善，更好地为大家服务。

编　者

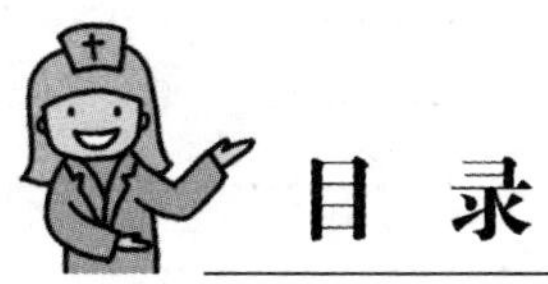

目 录

第1章

外科休克

第一节　失血性休克

失血性休克(hemorrhagic shock)是指各种原因致机体大量血液迅速流失于血管之外,引起循环血量减少而导致的有效循环血量与心排血量减少、组织灌注不足、细胞代谢紊乱和功能受损的病理生理过程。

【病因】 失血性休克常见于严重外伤、大手术、消化性溃疡、食管曲张静脉破裂、妇产科疾病等所引起的出血。严重的体液丢失,如大面积烧伤、肠梗阻、剧烈吐泻等引起大量血浆或体液的丢失,导致有效循环血量的急剧减少,亦可引发休克。

【病理生理】 失血后是否发生休克不仅取决于失血量,还取决于失血速度。休克往往发生于快速、大量(超过总血量的20%)失血而又得不到及时补充的情况下。容量不足超越代偿功能,就会呈现休克综合征。心排血量减少,尽管周围血管收缩,血压依然下降。组织灌注减少,促使发生无氧代谢,形成乳酸增高和代谢性酸中毒。血流再分布,使脑和心供血能得到维持。血管进一步收缩会导致细胞损害。血管内皮细胞的损害致使体液和蛋白丢失,加重低血容量。最终将会发生多器官功能衰竭。

【临床表现和分级】

1. 临床表现　失血性休克的临床表现见表1-1。

表 1-1　失血性休克的临床表现

临床分期	临床表现
休克代偿期	精神紧张或烦躁不安,皮肤和口唇苍白,手足湿冷,心率加快,脉压减小,呼吸浅快,尿量减少
休克抑制期	神志淡漠,皮肤苍白,口唇及肢端发绀,四肢厥冷,脉搏细速,血压进行性下降,皮下浅表静脉萎陷,毛细血管充盈时间延长,尿量减少
休克末期	意识模糊或昏迷,皮肤、结膜明显苍白发绀,四肢厥冷,脉搏触不清,血压测不到,浅表静脉严重萎陷,毛细血管充盈非常迟缓,少尿或无尿,常伴有反复出现的心律失常和重度代谢性酸中毒

2. 临床分级　根据机体的失血量,失血性休克可分为 4 级,见表 1-2。

表 1-2　失血性休克的临床分级

临床分级	临床表现
Ⅰ级 (失血 0～15%)	无合并症,仅轻度心率增快;无血压、脉压及呼吸变化
Ⅱ级 (失血 15%～30%)	心率增快(>100/min)、呼吸加速、脉压下降、皮肤湿冷、毛细血管充盈延迟、轻度焦虑
Ⅲ级 (失血 30%～40%)	明显呼吸急促、心率增快、收缩压下降、少尿、明显意识改变
Ⅳ级 (失血>40%)	明显心率增快、收缩压下降、脉压很小(或测不到舒张压)、少尿或无尿、意识状态受抑(或意识丧失)、皮肤苍白或湿冷

【辅助检查】

1. 血常规检查　动态观察红细胞计数、血红蛋白(Hb)及血细胞比容(HCT)的数值变化。

2. 中心静脉压(CVP) 中心静脉压正常值为5～12cmH_2O。在低血压情况下,中心静脉压低于5cmH_2O时,提示血容量不足。高于15cmH_2O时,则提示心功能不全、静脉血管床过度收缩或肺循环阻力增加。高于20cmH_2O时,则表示有充血性心力衰竭。连续测定中心静脉压和观察其变化,要比单凭一次测定所得的结果可靠。

3. 动脉血气分析 根据动脉血气分析结果,可鉴别体液酸碱紊乱性质。碱缺失可间接反映血乳酸的水平,碱缺失与血乳酸结合是判断休克组织灌注较好的方法。当休克导致组织供血不足时碱缺失下降,提示乳酸血症的存在。

4. 动脉血乳酸监测 动脉血乳酸增高常较其他休克征象先出现,是反映组织缺氧的高度敏感的指标之一。正常值为1～2mmol/L。持续动态的动脉血乳酸及乳酸清除率监测对休克的早期诊断、判定组织缺氧情况、指导液体复苏及预后评估具有重要意义。血乳酸浓度在合并肝功能不全等特别情况下难以充分反映组织的氧合状态。

5. 凝血功能监测 在休克早期即进行凝血功能的监测,对选择适当的容量复苏方案及液体种类有重要的临床意义。常规凝血功能监测包括血小板计数、凝血酶原时间(PT)、活化部分凝血酶原时间(APTT)、国际标准化比值(INR)和D-二聚体、血栓弹力描记图(TEG)等。

6. 肺动脉楔压(PCWP) 肺动脉楔压的正常值为6～15mmHg,增高表示肺循环阻力增加。肺水肿时,肺动脉楔压超过30mmHg。当肺动脉楔压已增高但中心静脉压尚无增高时,即应避免输液过多,以防引起肺水肿,并应考虑降低肺循环阻力。

7. 心排血量和心脏指数 通过肺动脉插管和温度稀释法,测出心排血量和算出心脏指数。心脏指数的正常值为(3.20±0.20)L/(min·m^2)。休克时,心排血量一般都降低。连续监测心排血量与心脏指数，有助于动态判断容量复苏的临床效果与心功能状态。

【诊断及鉴别诊断】

1. 诊断　根据病史，在继发于体内外急性大量失血或体液丢失，或有液体（水）严重摄入不足史的基础上，伴有休克的症状和体征，一般可迅速诊断失血性休克。CVP 和 PCWP 测定有助于监测休克程度。

2. 鉴别诊断　需要注意与创伤性休克等其他类型的休克相鉴别。

【治疗】　失血性休克治疗的关键是迅速补充血容量，应用血管活性药物。并迅速查明原因，防止继续出血或失液。

1. 基本治疗

(1)维持生命体征平稳：严重休克患者应安置在 ICU 内监护救治，患者采取休克体位（头低足高位，下肢抬高 15°～20°），以增加回心血量。气道通畅是通气和给氧的基本条件，应予以切实保证。尽早建立两条静脉通路，维持血压，早期给予吸氧，保持气道通畅。对有严重休克和循环衰竭的患者，还应该进行气管插管，并给予机械通气。

(2)密切监测病情：观察生命体征、神志、尿量等的变化，监测重要生命器官的功能。注意有无出血倾向，快速补液时有无肺水肿及心力衰竭的表现。

2. 病因治疗　休克所导致的组织器官损害的程度与血容量丢失量和休克持续时间直接相关。如果休克持续存在，组织缺氧不能缓解，休克的病理生理状态将进一步加重。所以，尽快纠正引起血容量丢失的病因是治疗失血性休克的基本措施。对于出血部位明确，存在活动性失血的休克患者，应尽快进行手术或介入止血；对于出血部位不明确、存在活动性失血的患者，应迅速进行检查与评估。

3. 药物治疗　药物治疗分为液体复苏、输血治疗和使用血管活性药和正性肌力药。

(1)液体复苏

①晶体溶液:液体复苏治疗常用的晶体液为生理盐水和乳酸林格液。在一般情况下,输注晶体液后会进行血管内外再分布,约有 25%存留在血管内,而其余 75%则分布于血管外间隙。因此,失血性休克时若以大量晶体液进行复苏,可以引起血浆蛋白的稀释及胶体渗透压的下降,同时出现组织水肿。生理盐水等渗,但含氯高,大量输注可引起高氯性代谢性酸中毒。乳酸林格液电解质组成接近生理,含有少量的乳酸,一般情况下,其所含乳酸可在肝内迅速代谢,大量输注乳酸林格液应该考虑到其对血乳酸水平的影响。

②胶体液:羟乙基淀粉(HES)是人工合成的胶体溶液,不同类型制剂的主要成分是不同分子质量的支链淀粉,最常用浓度为 6%的 HES 氯化钠溶液。输注 1000ml 羟乙基淀粉能够使循环血容量增加 700～1000ml。人工胶体,包括明胶和右旋糖酐,都可以达到容量复苏的目的。白蛋白作为天然胶体,构成正常血浆中维持血容量与胶体渗透压的主要成分,因此,在容量复苏过程中常被选择用于液体复苏。但白蛋白价格昂贵,并有传播血源性疾病的潜在风险。

(2)输血治疗:输血及输注血制品在失血性休克中应用广泛。失血性休克时,丧失的主要是血液,但在补充血液、容量的同时,并非需要全部补充血细胞成分,也应考虑到凝血因子的补充。

①浓缩红细胞:为保证组织的氧供,当血红蛋白降至 70g/L 时应考虑输浓缩红细胞。对于有活动性出血的患者、老年人及有心肌梗死风险者,血红蛋白保持在较高水平更为合理。无活动性出血的患者每输注 1U 浓缩红细胞(相当于 200ml 全血)其血红蛋白升高约 5g/L。

②血小板:血小板输注主要适用于血小板数量减少(血小板计数<50×10^9/L)或功能异常伴有出血倾向的患者。对大量输

血后并发凝血异常的患者联合输注血小板和冷沉淀可显著改善止血效果。

③新鲜冰冻血浆:新鲜冰冻血浆含有纤维蛋白原与其他凝血因子,能够补充凝血因子的不足。多数失血性休克患者在抢救过程中纠正酸中毒和低体温后,凝血功能仍难以得到改善,因此,应在早期积极改善凝血功能。大量失血时,在输注红细胞的同时应注意使用新鲜冰冻血浆。

④冷沉淀:内含凝血因子Ⅴ、Ⅷ、Ⅻ及纤维蛋白原等,适用于特定凝血因子缺乏所引起的疾病、肝移植围术期以及肝硬化、食管静脉曲张等出血。对大量输血后并发凝血异常的患者及时输注冷沉淀可提高血循环中凝血因子及纤维蛋白原等凝血物质的含量,缩短凝血时间,纠正凝血异常。

(3)血管活性药与正性肌力药:失血性休克的患者一般不常规应用血管活性药物,因为这些药物有进一步加重器官灌注不足和缺氧的风险。通常仅对于足够的液体复苏后仍存在低血压或未开始输液的严重低血压患者,才考虑应用血管活性药与正性肌力药。

4. 未控制的失血性休克复苏　未控制的失血性休克患者死亡的主要原因是大量出血导致严重持续的低血容量休克,甚至心脏骤停。

失血性休克未控制出血时早期积极复苏可引起稀释性凝血功能障碍;血压升高后,血管内已形成的凝血块脱落,造成再出血;血液过度稀释,血红蛋白降低,减少组织氧供;并发症和病死率增加。因此,对出血未控制的失血性休克患者,早期应采用控制性液体复苏(延迟复苏),即在活动性出血控制前应给予小容量液体复苏,在短期允许收缩压维持在80～90mmHg,以保证重要脏器的基本灌注,并尽快止血;出血控制后再进行积极复苏。但对合并颅脑损伤的多发伤患者、老年患者及高血压患者应避免控制性复苏。

第二节　创伤性休克

创伤性休克(traumatic shock)是由于严重的外伤或大手术造成血液或血浆丧失,并且由于胸部创伤的直接作用、血管活性物质的释放和神经-内分泌系统的反应进一步影响了心血管系统造成的休克。

【病因】　各种严重的创伤,如骨折、挤压伤、火器伤等,特别是伴有一定量出血时,常可引起休克。大面积烧伤伴有大量血浆丧失,常可导致烧伤性休克。

【病理生理】　创伤可以引发以体液分布不均为基本变化的一系列病理生理改变。

1. 全血或血浆的丢失加上损伤部位的内出血、渗出、水肿而致血容量减少。

2. 严重创伤容易感染,细菌及内毒素可加重休克。

3. 损伤组织坏死、分解可产生具血管抑制作用的组胺、蛋白分解酶等炎性因子。

4. 多器官功能障碍综合征发生率较单纯低血容量性休克高。

【临床表现】　从休克的角度来看,创伤性休克较失血性休克的临床表现并无特殊。但是,应该注意的是,创伤性休克与损伤部位、损伤程度和出血量密切相关。急诊时必须根据伤情迅速做出初步判断。对于重危伤员,切不可只注意开放伤而忽略极有价值的创伤体征。接诊医师尤其应该注意伤员的神志、呼吸以及致伤机制等。

【辅助检查】

1. 实验室检查　由于创伤性休克患者出现 DIC 的时间较早,应该加强此方面的监测;其他方面的实验室检查与失血性休克相同。

2. 影像学检查　有助于提供创伤和致伤机制的信息,有条件者应该尽可能完善此方面检查。

【诊断及鉴别诊断】

1. 诊断　患者有严重创伤病史，伴有休克的症状和体征，即可诊断。

2. 鉴别诊断　注意与失血性休克等其他类型的休克相鉴别。

【治疗】

1. 急救　各种严重创伤后1h内的现场死亡率约占50%，其中，最初10min是死亡率最高的时间段，因此灾害发生后最初的10min，被称为“白金10min”。此段时间内，如果伤员的创伤和出血得到控制，可以极大缩短抢救时间，提高抢救成功率。

2. 液体复苏　创伤失血性休克是由严重创伤引起的重要病理生理过程，表现为组织灌注不足、细胞代谢紊乱，如不进行有效的液体复苏治疗将会导致器官功能障碍，甚至死亡。创伤性休克患者多为非控制性出血性休克，对其进行大容量液体复苏和提升血压会导致出血持续、血液稀释和体温下降，进而造成氧输送不足、凝血功能障碍、失血量的增加。故对有活动性出血的失血性休克患者主张在到达手术室彻底止血前给予少量的平衡盐溶液，以维持机体基本需要。在手术彻底处理后再进行大量复苏。

3. 损伤控制外科技术　在创伤早期，出血未被有效制止前不要过度扩容，仅施行包括保持呼吸道通畅、开放大静脉和简单的控制性手术。然后尽快将伤员转送到有救治条件的综合医院。之后有计划地在即将行确定性手术前才开始进行容量复苏。

第三节　脓毒性休克

脓毒性休克(septic shock)又称为感染性休克(infectious shock)，是指因病原微生物进入机体后，由微生物(包括细菌、病毒，立克次体、原虫与真菌等)，特别是革兰阴性细菌的感染及其毒素等产物(包括内毒素、外毒素、抗原抗体复合物)所引起的全身炎症反应综合征、低血压及组织低灌注为特征的临床症候群。

【病因】 脓毒性休克的病因主要包含以下3种因素：分别是病原、宿主和外科常见病。

1. *病原因素*　革兰阴性菌为常见致病菌，如肠杆菌科细菌（大肠埃希菌、克雷伯菌、肠杆菌等）、不发酵杆菌（假单胞菌属、不动杆菌属等）、脑膜炎球菌、类杆菌等；占脓毒性休克病因的70%～80%。革兰阳性菌如葡萄球菌、链球菌、肺炎链球菌、梭状芽胞杆菌等也可引起休克。某些病毒性疾病，如流行性出血热，其病程中也易发生休克。另外，还有真菌引起的严重感染。

2. *宿主因素*　老年人、婴幼儿、分娩妇女、大手术后体力恢复较差者，或伴有慢性基础疾病如肝硬化、糖尿病、恶性肿瘤，烧伤、器官移植以及长期接受肾上腺皮质激素等免疫抑制药、长期留置导尿管或中心静脉导管者为易患人群。

3. *外科常见病*　急性腹膜炎、胆道感染、绞窄性肠梗阻、重症胰腺炎以及泌尿系感染等。

【病理生理】 有关脓毒性休克的发生机制尚未完全阐明，由感染细菌产生的细菌毒素可促发复杂的免疫反应，除内毒素（革兰阴性肠杆菌细胞壁释放的脂多糖中的类脂组分）外，还有大量介质，包括肿瘤坏死因子、白三烯、脂氧合酶、组胺、缓激肽、5-羟色胺和白细胞介素-2等。

最初的变化为动脉和小动脉扩张，周围动脉阻力下降，心排血量正常或增加。当心率加快时，射血分数可能下降。后来心排血量可减少，周围阻力可增加。尽管心排血量增加，但血液流入毛细血管进行交换的功能受损，氧的供应和二氧化碳及废物的清除减少，这种灌注的下降使肾及脑特别受到影响，进而引起一个或多个脏器衰竭。最后导致心排血量减少而出现典型的休克特征。

【临床表现】 脓毒性休克的临床表现主要跟以下几项有关：体温、意识和精神状态、呼吸频率和幅度、皮肤色泽、温度和湿度、颈静脉和外周静脉充盈情况、尿量、甲皱微循环检查、眼底检查。

1. 体温　患者大多表现为发热,体温可超过40℃。5%～10%患者可伴有寒战。少部分患者可表现严重低体温,体温低于36℃。

2. 意识和精神状态　经初期的躁动后转为抑郁淡漠,甚至昏迷,表明神经细胞的反应性由兴奋转为抑制,病情由轻转重。原有脑动脉硬化或高血压患者,血压降至80/50mmHg左右时反应即可迟钝;而原体质良好者对缺氧的耐受性较高,但持续时间极短暂。

3. 呼吸频率和幅度　见表1-3。

表1-3　脓毒性休克的呼吸频率和幅度表现

阶段	呼吸频率和幅度表现
休克初期	由于细菌毒素对呼吸中枢的直接刺激或有效循环血量降低的反射性刺激而引起呼吸增快、换气过度,导致呼吸性碱中毒
休克中期	因脏器氧合血液灌注不足、生物氧化过程发生障碍、三羧酸循环抑制、ATP生成减少、乳酸形成增多,导致代谢性酸中毒,呼吸深大而快
休克晚期	因中枢神经系统或肺功能损害而导致混合性酸中毒,可出现呼吸节律或幅度的改变

4. 皮肤色泽　皮肤苍白、发绀或花斑样改变、微循环灌注不足。前胸或腹壁出现瘀点或瘀斑,提示有DIC可能。

5. 颈静脉和外周静脉充盈情况　静脉萎陷提示血容量不足,充盈过度提示心功能不全或输液过多。

6. 尿量　尿量为减少,甚至无尿。

7. 甲皱微循环检查　休克时可见甲皱毛细血管襻数减少,管径细而缩短,显现呈断线状,充盈不良,血液颜色变紫,血流迟缓失去均匀性,严重者有凝血。

8. 眼底情况 可见小动脉痉挛、小静脉淤张，动静脉比例可由正常的2∶3变为1∶2或1∶3，严重者有视网膜水肿。颅内压增高者可有视盘水肿。

【辅助检查】

1. 血象 白细胞计数大多增高，为(15～30)×10^9/L，中性粒细胞增多伴核左移，中性粒细胞的胞质内可以出现中毒颗粒。

感染严重时，机体免疫抵抗力明显下降时，其白细胞总数可降低，血细胞比容和血红蛋白增高，提示血液浓缩。

并发DIC时，血小板进行性下降，各项凝血指标异常。

2. 病原学检查 在抗菌药物治疗前常规进行血(或其他体液、渗出物)和脓液培养(包括厌氧菌培养)。分离后得到的致病菌后做药敏试验，内毒素和降钙素原(PCT)的检测有助于感染的诊断。

3. 中心静脉压(CVP)测定 见表1-4。

表1-4 中心静脉压(CVP)的测定

CVP＝5～12cmH_2O	正常值
CVP＜5cmH_2O	提示血容量不足
CVP＞15cmH_2O	提示心功能不全、静脉血管床过度收缩或肺循环阻力过高
CVP＞20cmH_2O	提示存在充血性心力衰竭
CVP＝16～20cmH_2O	处理休克时要求有足够的充盈量，故对于机械通气和腹压高的患者以此作为复苏目标

4. 酸碱平衡的血液生化检查 二氧化碳结合力(CO_2CP)为临床常测参数，但在呼吸衰竭和混合性酸中毒时，必须同时做血气分析，测定血pH，$PaCO_2$，标准HCO_3^-和实际HCO_3^-、缓冲碱与碱剩余等。尿pH测定简单易行，血乳酸含量测定对判断预后有意义。

5. 尿常规和肾功能检查 发生肾衰竭时，尿比重由初期偏高转为低而固定(1.010左右),血肌酐和尿素氮升高,尿与血的肌酐浓度之比<1:5,尿渗透压降低,尿/血浆渗透压的比值<1.5,尿钠排出量>40mmol/L。

6. 血清电解质测定　休克时血钠和氯多偏低,血钾视肾功能和血酸碱情况高低不一。少尿和酸中毒时血钾可升高,反之降低。

7. 血清酶的测定　血清丙氨酸氨基转移酶(ALT)、血肌酸激酶(CPK)、乳酸脱氢酶(LDH)同工酶的测量可反映肝、心等脏器的损害情况。

【诊断及鉴别诊断】

1. 意识变化　随血压变化出现烦躁转入昏迷,但却因人而异。老年患者有动脉硬化,即使血压下降不明显,也可出现明显意识障碍。体质好的人,脑对缺氧耐受性强,虽然血压测不到,其神志仍可清醒。

2. 血压　血压是诊断休克的一项重要指标,但在休克早期,因交感神经兴奋,儿茶酚胺释放过多,可造成血压升高。此时,如使用降压药,将会引起严重后果。

3. 尿量　尿量既反映肾微循环血流灌注量,也可间接反映重要脏器血流灌注情况,当血压维持在80mmHg,尿量>30ml/h,表示肾灌注良好。冷休克时,袖带法测压虽听不清,而尿量尚可,皮肤温暖,氧饱和度正常,表示此血压尚能维持肾灌注。使用血管收缩药,血压虽在90mmHg以上,但四肢皮肤湿冷、无尿或少尿,同样提示肾和其他脏器灌注不良,预后差。

4. 肾功能判断　不仅要关注尿量,而且应对尿比重和pH以及血肌酐和尿素氮水平进行综合分析,不要单纯被尿量所迷惑。注意对非少尿性急性肾衰竭的鉴别,此时每天尿量虽可超过1000ml,但尿比重低且固定,尿pH上升,提示肾小管浓缩和酸化功能差。结合血清肌酐和尿素氮升高,表示肾脏功能不良。

5. 对低氧血症和ALI,ARDS诊断应有足够认识　由于低氧血症原因未能很好寻找,救治措施不力,可产生一系列代谢紊乱,结果出现不可逆休克。在抗休克时尽早行机械辅助通气，纠正低血氧，更为重要。

6. 血糖　因感染性休克时交感神经兴奋，升糖激素释放，肝功受损，胰岛功能减退，外源性糖皮质激素和葡萄糖补充等影响，造成继发性高血糖，为细菌、真菌生长创造了很好条件。高血糖又带来血液高渗。对中枢神经和各重要脏器损害使血管反应性进一步下降，休克加剧。

7. 心率　正常心率 60～100/min，感染性休克时机体处于高代谢状态，同时细菌毒素、炎性介质和代谢产物对心脏作用，故心率代偿性增快在 100/min 以上，一旦下降至 60～70/min 常预示心脏失代偿而即将停止跳动，并非心功能改善。

8. 血清电解质变化需要准确分析判断　由于感染性休克代谢性酸中毒，细胞释放 K^+，故血清钾有时很高且难以下降。受大剂量利尿药、脱水药和胃肠减压等影响，血清钾均可下降。由于体液丧失，血液浓缩，使血清钾相对升高，此时，细胞内可以存在严重低钾，故应结合血生化、心电图和临床综合分析判断。感染性休克时常存在镁、锌、铁、铜等降低，尤其镁的补充对休克和 MODS 防治有帮助。

9. 注意酸碱失衡鉴别　感染性休克的组织缺血、缺氧，代谢性酸中毒是酸碱失衡的基础，但由于呼吸深快的代偿作用，可出现代谢性酸中毒和呼吸性碱中毒并存，血 pH 可以在正常范围。一旦呼吸抑制呼吸性酸中毒，病情加重。当同时合并低氯、低钾时又产生代谢性碱中毒时，血气分析判断更为复杂。对于三重性酸碱失衡不但注意血气分析、阴离子间隙(AG)测定，同时应结合临床进行鉴别。

10. 其他　鉴于抗生素使用广泛，且剂量大，常可掩盖局部严重感染征象。

各种感染性疾病如肺炎、败血症、腹膜炎、化脓性胆管炎、菌痢、脑膜炎、尿路感染、坏死性胰腺炎和各类脓肿等，均可导致感染性休克。其病原体如表1-5。

表1-5 脓毒性休克的感染病原体

革兰阴性细菌（最常见）	铜绿假单胞菌、硝酸盐阴性不动杆菌、大肠埃希菌、变形杆菌、克雷伯菌、痢疾杆菌和脑膜炎球菌等
革兰阳性菌	金黄色葡萄球菌、粪链球菌、肺炎链球菌、产气荚膜杆菌等
病毒	流行性出血热、巨细胞病毒性肺炎等
支原体	

【治疗】 积极控制感染，治疗原发病，早期发现和预防，尽快纠正休克的低血压状态和改善微循环，缩短休克期是关键所在。

1. 控制感染 控制感染是救治感染性休克的主要环节。

未明确病原菌前，一般应以控制革兰阴性杆菌为主，兼顾革兰阳性球菌和厌氧菌，宜选用杀菌剂，避用抑菌药。

给药方式宜用静脉滴注或静脉注射，一般不采用肌内注射或口服。因此时循环不良、呼吸困难，起效较慢。

休克时肝肾等器官常受损，应该注意选择抗生素的种类、剂量和给药方法。一般主张肾功能轻度损害者给予原量的1/2，中度者为1/5～1/2，重度者为1/10～1/5。感染性休克的发生常来势凶猛，病情危急，且细菌耐药性不断增加，给治疗带来困难。故应按临床实情选用较强抗生素，否则会失去抢救时机。可选用头孢曲松（菌必治、罗氏芬）、环丙沙星（悉复欢）、头孢他啶（复达欣）、亚胺培南-西司他丁（泰能）等。

2. 扩容治疗 相对或有效循环血量的不足是感染性休克的危险因素，故扩容治疗是抗休克的基本手段。扩容所用液体应包括胶体和晶体，各种液体的合理组合才能维持机体内环境的恒定。胶体液有低分子右旋糖酐、血浆、清蛋白和全血等；晶体液中以生理盐水、复方氯化钠注射液较好。

(1)胶体液:胶体液有低分子右旋糖酐、血浆、清蛋白和全血等。

①低分子右旋糖酐:右旋糖酐又称葡聚糖,是多相分散的糖聚合物。输注后可提高血浆渗透压、拮抗血浆外渗,从而补充血容量,稀释血液,降低血液黏度、疏通微循环,防止发生DIC。在肾小管内发挥渗透性利尿作用。静脉滴注后2～3h其作用达高峰,4h后渐消失,故滴速宜较快。

有严重肾功能减退、充血性心力衰竭和出血倾向者最好勿用。右旋糖酐可明显减少血管性血友病因子和损害血小板功能,并有促进纤溶作用,引起凝血功能紊乱,并且它的过敏反应发生率高、程度重,因此,右旋糖酐已有逐渐退出临床使用的趋势。

②血浆、白蛋白和全血:适用于肝硬化或慢性肾炎伴低蛋白血症、急性胰腺炎等病例。血细胞比容以维持在0.35～0.40较合适。无贫血者不必输血,已发生DIC者输血亦应慎重。

③羟乙基淀粉:能提高胶体渗透压、增加血容量,不良反应少、无抗原性,很少引起过敏反应。

(2)晶体液:晶体液可分为生理盐水和乳酸钠林格液等平衡盐液。

晶体液所含各种离子浓度较接近血浆水平,可提高功能性细胞外液容量,并可部分纠正酸中毒。但需要注意的是,对肝功能明显损害者以用碳酸氢钠林格液为宜。

3. 纠正酸中毒　纠正酸中毒的根本措施在于改善组织的低灌注状态。缓冲碱主要起治标作用,且血容量不足时,缓冲碱的效能亦难以充分发挥。

纠正酸中毒可增强心肌收缩力、恢复血管对血管活性药物的反应性,并防止DIC的发生。

在pH＜7.20时首选的缓冲碱为5%碳酸氢钠,其次为11.2%乳酸钠(肝功能损害者不宜用),三羟甲基氨基甲烷(THAM)适用于需限钠患者,因其易透入细胞内,有利于细胞内酸中毒的纠正。

滴注过程中溢出静脉外时可致局部组织坏死，静脉滴注速度过快可抑制呼吸，甚至呼吸停止；此外，尚可引起高钾血症、低血糖、胃肠道反应等。

4. 血管活性药物的应用　血管活性药物的应用旨在调整血管舒缩功能、疏通微循环淤滞，以利休克的逆转。

(1)扩血管药物：扩血管药物必须在充分扩容的基础上使用，适用于低排高阻型休克。常用的药物如下。

①α 受体阻滞药：可解除内源性去甲肾上腺素所引起的微血管痉挛和微循环淤滞。使肺循环内血液流向体循环而防治肺水肿(表 1-6)。

表 1-6　α 受体阻滞药

	作用	用法	注意
酚妥拉明（苄胺唑啉）	短效的非选择性 α 受体阻滞药(α_1、α_2)，能拮抗血液循环中肾上腺素和去甲肾上腺素的作用，使血管扩张而降低周围血管阻力	剂量为每次 5～10mg(儿童 0.1～0.2mg/kg)，以葡萄糖液 500～1000ml 稀释后静脉滴注，开始时宜慢，以后根据反应调整滴速	心功能不全者宜与正性肌力药物或升压药合用以防血压骤降
氯丙嗪	具有明显中枢神经镇静和降温作用，能降低组织耗氧量，还能阻断 α 受体、解除血管痉挛、改善微循环，适用于烦躁不安、惊厥和高热患者	剂量为每次 0.5～1.0mg/kg，加入葡萄糖液中静脉滴注或肌内注射，必要时可重复	对年老有动脉硬化和呼吸抑制者不宜应用，肝功能损害者禁用

②β受体激动药：典型代表为异丙肾上腺素，成年人 2～4μg/(kg·min)，儿童 0.05～0.2μg/(kg·min)。心率不超过 120/min(儿童 140/min)。多巴胺为合成去甲肾上腺素和肾上腺素的前体。最初滴速为 2～5μg/(kg·min)，然后按需要调节滴速。多巴胺为目前应用较多的抗休克药，对伴有心肌收缩力减弱、尿量减少而血容量已补足的休克患者疗效较好(表 1-7)。

表 1-7　多巴胺剂量与作用

剂量	作用
2～5μg/(kg·min)	主要兴奋多巴胺受体，使内脏血管扩张，以肾血流量增加、尿量增多较显著
6～15μg/(kg·min)	主要兴奋β受体，增强心肌收缩力，使心排血量增多，而对心率的影响较小，较少引起心律失常，对 β_2 受体的作用较弱
>15～20μg/(kg·min)	主要兴奋α受体，也可使肾血管收缩，应予以注意

③抗胆碱能药物的分类与剂量、给药方式和注意事项。

分类与剂量见表 1-8。

表 1-8　抗胆碱能药物的分类与剂量

分类	剂量	
阿托品	成年人每次 1～2mg	儿童每次 0.03～0.05mg/kg
东莨菪碱	成年人每次 0.3～0.5mg	儿童每次 0.006mg/kg
山莨菪碱	成年人每次 10～20mg	

给药方式为静脉注射，每 10～30 分钟注射 1 次，病情好转后逐渐延长给药间隔直到停药，如用药 10 次以上仍无效，或出现明

显中毒症状者,应立即停用,并改用其他药物。

注意事项:在有效血容量得到充分补充的前提下方可加用血管扩张药;剂量应逐步升与降,防止机体不适应和反跳现象;注意首剂综合征发生,有的患者对某种血管扩张药(如哌唑嗪等)特别敏感,首次应用后可发生严重低血压反应,故药物种类与剂量需因人而异。血管扩张药单一长期应用可发生“受体脱敏”现象,血管对药物产生不敏感性,故应予更换。联合用药法,一般应用多巴胺和多巴酚丁胺加酚妥拉明或硝普钠。

(2)缩血管药物:常用的缩血管药物有去甲肾上腺素与间羟胺。

去甲肾上腺素的剂量为0.03～1.50μg/(kg・min),去甲肾上腺素具有兴奋α受体和β受体的双重效应。其兴奋α受体的作用较强,通过提升平均动脉压而改善组织灌注;对β受体的兴奋作用为中度,可以升高心率和增加心脏做功,但由于其增加静脉回流充盈和对右心压力感受器的作用,可以部分抵消心率和心肌收缩力的增加,从而相对减少心肌氧耗。因此亦被认为是治疗感染中毒性休克的一线血管活性药物。剂量超过1.0μg/(kg・min),可由于对β受体的兴奋加强而增加心肌做功与氧耗。

5. 防治各种并发症　脓毒血症和感染性休克可导致各类脏器损害,如心功能不全、心律失常、肺水肿、消化道出血、DIC、急性肾衰竭、肝功能损害和ALI、ARDS等,尤其须警惕MODS的发生,并应做相应预防与救治处理。

(1)强心药物的应用:重症休克和休克后期病例常并发心功能不全,是因细菌毒素、心肌缺氧、酸中毒、电解质紊乱、心肌抑制因子、肺血管痉挛、肺动脉高压和肺水肿加重心脏负担以及输液不当等因素引起。老年人和幼儿尤易发生,可预防应用毒毛花苷K或毛花苷C。

出现心功能不全征象时,应严重控制静脉输液量和滴速。除给予快速强心药外,可给予血管解痉药,但必须与去甲肾上腺素或多巴胺合用以防血压骤降。大剂量糖皮质激素有增加心排血量和降低外周血管阻力，提高冠状动脉血流量的作用，可早期短程应用。同时给氧、纠正酸中毒和电解质紊乱，并给予能量合剂以纠正细胞代谢失衡状态。

(2)维持呼吸功能、防治急性呼吸窘迫综合征：肺为休克的主要靶器官之一，顽固性休克常并发肺功能衰竭。此外，脑缺氧、脑水肿等亦可导致呼吸衰竭。

休克患者均应给氧，经鼻导管(4～6L/min)或面罩间歇加压输入，吸入氧浓度以40%左右为宜，必须保持呼吸道通畅。

在血容量补足后，如患者神志欠清、痰液不易清除、气道有阻塞现象时，应及早考虑做气管插管或切开并行辅助呼吸(间歇正压)，并清除呼吸道分泌物，注意防止继发感染。应及早给予呼气末正压呼吸(PEEP)，可通过持续扩张气道和肺泡，增加功能性残气量，减少肺内分流，提高动脉血氧分压、改善肺的顺应性、增高肺活量。

除纠正低氧血症外，应及早给予血管解痉药以降低肺循环阻力，并应正确掌握输液量、控制入液量、尽量少用晶体液。

如血容量不低，为减轻肺间质水肿可给予白蛋白和大剂量呋塞米。

己酮可可碱对急性肺损伤有较好的保护作用，早期应用可减少中性粒细胞在肺内积聚，抑制肺毛细血管的渗出，防止肺水肿形成，具有阻断ARDS形成的作用；IL-1与TNF均为ARDS的重要损伤性介质，己酮可可碱能抑制两者对白细胞的激活作用，是治疗ARDS与多器官功能障碍综合征较好的药物。

(3)肾功能的维护：休克患者出现少尿、无尿、氮质血症时，应注意鉴别为肾前性或急性肾功能不全所致。维护肾功能，在有效心排血量和血压恢复之后，如患者仍持续少尿，静脉滴注呋塞米(速尿)20～40mg。如患者排尿无明显增加，而心脏功能良好，则可重复1次。若患者仍无尿，提示可能已发生急性肾功能不全，应给予相应处理。

(4)脑水肿的防治:脑缺氧时易并发脑水肿,患者出现神志不清、一过性抽搐和颅内压增高症,甚至发生脑疝,应及早给予血管解痉药、抗胆碱类药物、渗透性脱水药(如甘露醇)、呋塞米,并予大剂量糖皮质激素(地塞米松10～20mg)静脉滴注及给予能量合剂等。

(5)DIC的治疗:见表1-9。

表1-9 DIC治疗

阶段	剂量
DIC确立	采用中等剂量肝素,每4～6小时1次,静脉滴注1.0mg/kg,使凝血时间控制在正常的2倍以内
DIC控制后	停药,并用双嘧达莫,剂量可酌减
DIC后期	继发性纤溶可加用抗纤溶药物

第2章

外科患者水、电解质和酸碱平衡失调

第一节　水、电解质的平衡失调

水、电解质的平衡失调是指水和电解质的缺少或过多，并可有比例失调，而且同时还有可能有渗透压的改变。创伤、手术及许多外科疾病均可导致体内水、电解质和酸碱平衡的失调，处理这类问题是外科患者治疗中的重要环节。

一、水代谢失调

(一)等渗性缺水

等渗性缺水又称为“急性缺水”“混合性缺水”，是指细胞外液水分急剧丢失但不伴有钠离子浓度的变化，包括细胞外液丢失于体外(经过体表与体腔)，以及细胞外液丢失于体腔之中而不再参与循环。常由于是血液或细胞外液的同步迅速丢失，所以不出现细胞外液中钠离子浓度和渗透压的变化，多合并循环低血容量甚至休克的表现。

【病因】

1. 胃肠道消化液的急性丢失　如大量呕吐、腹泻、肠瘘等。

2. 体腔或软组织内大量液体渗出　肠梗阻、急性腹膜或胸膜炎症、大面积烧伤、严重软组织感染(蜂窝织炎)。

【病理生理】　由于水、钠的急性丢失，造成细胞外液(包括血浆容量)的迅速减少、肾血流量减少，引起肾素-醛固酮系统兴奋，醛固酮分泌增加，导致肾远曲小管对钠的重吸收增加，伴随水的重吸收增加，使细胞外液量代偿性增加。因血浆渗透压变化不大，初期细胞内液容量变化不大。但当细胞外液大量丢失时，细胞内液逐渐转移到细胞外，以维持血容量，以致引起细胞内缺水；同时，细胞外液容量明显减少可引起血压下降、休克乃至急性肾衰竭。

【临床表现】

1. 细胞外液水和钠同时成比例丢失，血清钠及细胞外液的渗透压水平正常。

2. 患者有尿少、厌食、恶心、乏力等症状，但口渴并不明显；还可表现为舌干燥、眼球下陷、皮肤弹性差。

3. 当体液在短期内迅速丢失达体重的5%，即丧失细胞外液总量的25%时，患者可出现脉搏细速、肢端湿冷、血压不稳或下降等血容量不足的表现；体液继续丢失达体重的6%～7%时，即可休克。常伴有代谢性酸中毒，若患者大量丢失胃液，则可伴发低氯、低钾性碱中毒。

【辅助检查】

1. 血常规　血液浓缩红细胞计数，血红蛋白、血细胞比容均增高。

2. 尿检　尿钠减少或正常，尿比重增加。

3. 血清钠和血浆晶体渗透压　血清钠水平正常（135～145mmol/L），血浆晶体渗透压正常。

【治疗】

1. 尽可能去除或控制病因，减少丢失。

2. 补充等渗液体、平衡盐溶液或生理盐水。

3. 补液量＝细胞外液缺失量＋每天生理需要量（约2000ml），参考计算公式为：细胞外液缺失量（L）＝血细胞比容上升值/血细胞比容正常值×体重（kg）×0.25。

4. 肾功能障碍或大量快速补液患者应警惕“高氯性酸中毒”。

5. 尿量恢复≥40ml/h后应适时补钾。

(二)低渗性缺水

低渗性缺水又称为“慢性或继发性缺水”“低钠血症”,是指细胞外液水、钠离子同时丧失,但钠离子丢失的比例高于水分的丢失。细胞外液因钠离子浓度降低而导致渗透压下降,因此患者往往脱水也没有明显的渴感,但因为细胞外液低渗,水分向细胞内转移,容易造成细胞水肿,特别是脑细胞水肿,甚至致命。

【病因】

1. 体液丢失后只补充水分,未补充电解质或补充不足。例如,消化道液体长期慢性丢失,大量出汗,大创面慢性渗出。

2. 大量应用噻嗪类、依他尼酸(利尿酸)等排钠性利尿药,未注意补钠。

3. 长期慢性营养不良,引起重度低蛋白血症。

4. 颅脑外伤或肿瘤引起的抗利尿激素不适当分泌过多综合征(SIADH)。

【病理生理】　低渗性缺水的基本病理生理改变是细胞外液呈低渗状态,导致如下变化。

1. 血管升压素分泌和释放减少、尿量增加,一方面使细胞外液低渗状态得到一定程度的恢复,另一方面使细胞外液容量减少。

2. 若细胞外液低渗状态得不到纠正,则细胞外液向细胞内转移,使细胞外液容量进一步减少。当细胞外液容量减少至一定程度时,导致循环血量减少。因此,患者易出现休克(低钠性休克)。

3. 血容量减少刺激容量感受器致血管升压素分泌增加,使肾小管对水的重吸收增多,此时,由多尿转为少尿;同时,肾素-醛固酮系统被激活,使肾小管对钠重吸收增加,并伴有氯和水重吸收增加,故尿钠、氯含量减少,乃至缺如。

【临床表现】

1. 失钠多于失水,细胞外液低渗,细胞水肿,出现头晕、呕吐、淡漠、嗜睡、妄想、抽搐、昏迷等中枢神经系统症状。

2. 细胞外液量减少较显著,有效循环血量下降,脉搏细速,引起直立性低血压。

3. 尿 Na^+、Cl^- 明显减少,尿比重低,重度时尿量减少。

4. 无口渴症状。

【辅助检查】

1. 尿检　尿 Na^+,Cl^- 显著降低,尿比重<1.010。

2. 血常规　血液浓缩,红细胞计数、血红蛋白、血细胞比容及血尿素氮均升高。

3. 血清钠及血浆晶体渗透压　血清钠<135mmol/L,血浆晶体渗透压降低,多低于 280mmol/L。

【临床分度】 见表 2-1。

表 2-1　低渗性缺水的临床分度

程度	血清 Na^+ 值		患者表现	尿量表现
轻度缺钠	130～135mmol/L	缺 Na^+ 0.5g/kg	患者感乏力、头晕、手足麻木,但无口渴感	尿量正常或稍多,尿钠、氯减少,尿比重低
中度缺钠	120～130mmol/L	缺 Na^+ 0.5～0.75g/kg	厌食、恶心、呕吐、视物模糊、站立性晕倒、脉搏细弱、血压下降	尿少,尿中几乎不含钠和氯
重度缺钠	<120mmol/L	缺 Na^+ 0.75～1.25g/kg	肌肉痉挛性抽搐、表情淡漠、木僵乃至昏迷	常伴有严重休克、少尿或无尿。血尿素氮升高

【治疗】

1. 积极去除或控制原发疾病。

2. 轻度或中度低钠血症首选等渗盐水纠正,按临床分度经验性补充累计缺失钠量及液体量并补充每天生理需要量。

3. 重度低钠血症可选用高渗盐水（3%～5%）并结合胶体溶液，迅速恢复机体有效循环血量。

4. 补钠量计算

(1)经验法：补钠量(g)＝估计丢失钠程度(g/kg 体重)×体重(kg)。

(2)公式法：补钠量(g)＝[142mmol/L－实测血清钠(mmol/L)]×体重(kg)×0.6(女性×0.5)。

(3)一般第一天补钠量控制在累计损失量的 1/3～1/2，并加上当日生理需要量。

5. 长期严重营养不良，低蛋白血症患者宜同时补充血浆蛋白。

6. 补钠初期目标水平宜使血清钠维持于 130～135mmol/L 速度不宜过快，血钠上升速度不超过 12～15mmol/L，切忌高钠血症致细胞缺水。

(三)高渗性缺水

高渗性缺水又称为“原发性缺水”“高钠血症”，是指细胞外液水分和钠离子同时损失，且失水的丢失比例高于钠离子的丢失。细胞外液因钠离子浓度的升高而导致渗透压升高，因此患者常有明显的渴感。但由于细胞外液高渗，细胞内水分向细胞外转移，容易造成细胞膜及细胞器皱缩损伤，功能障碍。

【病因】

1. *水分摄入不足*　如口咽食管疾病或昏迷危重患者不能饮水，补充不足。

2. *水分丢失过多*　高热或高温环境下大量出汗、烧伤暴露疗法、糖尿病致大量尿液排出均可导致大量水分丢失。

3. *摄入过量高渗液体*　输注高渗盐水，管饲高浓度要素饮食或氨基酸型营养液。

【病理生理】　高渗性缺水的基本病理生理改变是细胞外液呈高渗状态，导致如下变化。

1. 下丘脑口渴中枢受刺激，患者出现口渴感。

2. 刺激下丘脑及神经垂体分泌和释放血管升压素（抗利尿激素），使肾小管对水的再吸收增加、尿量减少、尿比重增加。

3. 细胞内液中的水分转移至细胞外，造成细胞内脱水，脑细胞脱水可引起脑功能障碍。

【临床表现】

1. 失水大于失钠，细胞外液渗透压增高，继发细胞内缺水。

2. 口渴明显，皮肤黏膜干燥，脑细胞缺水致烦躁、谵妄、幻觉、昏迷。

3. 尿少，尿比重升高，体重减轻。

4. 循环系统失衡出现较晚。

【辅助检查】

1. 尿常规　尿比重升高（>1.030）。

2. 血常规　外周血红细胞计数，血红蛋白含量及血细胞比容轻度升高。

3. 血清钠及短暂血浆晶体渗透压　血清钠>150mmol/L，血浆晶体渗透压>320mmol/L。

【临床分度】

1. 轻度缺水　口渴为主，无其他症状，缺水量占体重的2%～4%。

2. 中度缺水　表现为极度口渴、乏力、眼窝明显凹陷、唇舌干燥、皮肤弹性差、心率加快、尿少、尿比重增加（>1.025）。缺水量占体重的4%～6%。

3. 重度缺水　除有上述症状外，可出现烦躁、谵妄、昏迷等脑功能障碍症状，血压下降乃至休克，少尿乃至无尿，以及氮质血症等。缺水量占体重的6%以上。

【治疗】

1. 补充水分　以等渗或低渗溶液（5%葡萄糖注射液或0.45%氯化钠注射液）。

2. 累计失液量计算

(1)经验法：补液量(L)＝体重(kg)×缺水量占体重的百分数。

(2)公式法：补液量(ml)＝(实测血清钠－142)×体重(kg)×4(女性×3)。

3. 补液同时应注意监测血钠水平　在血清钠恢复正常水平后适当补钠，尿量≥40ml/h 后应同时补钾。

4. 纠正高钠不宜过快　血钠水平应在 48～72h 逐渐恢复正常，以避免细胞外液渗透压急剧降低导致急性脑水肿。

二、钠代谢失调

(一)低钠血症

低钠血症是指血清钠浓度低于 135mmol/L 的病理生理状态，但体内总钠可降低，也可正常或增高。临床可分为缺钠性低钠血症、稀释性低钠血症和无症状性低钠血症 3 种类型。随着血钠的降低速度和程度不同，临床表现有很大的变异。严重的稀释性低钠血症就是水中毒。所谓无症状性低钠血症，又称消耗病性低钠血症。其发生机制不甚明了。可能因各种慢性消耗性疾病使细胞内蛋白质分解过多，胞内渗透压下降，细胞外液中的含水量增加所致。临床上不仅较为少见，且临床表现也不明显。

【病因】　仅饮食中限制钠，如无体外失钠，一般不致引起严重缺钠。

1. 胃肠道消化液的丧失　这是临床上最常见的低钠血症的原因。各种消化液的钠离子浓度，除胃液略低外，其他各种消化液均与血浆钠含量甚为接近。如腹泻、呕吐，胃、肠、胆管等造口以及胃肠吸引术都可丢失大量消化液而发生缺钠。

2. 大量出汗　汗液中氯化钠含量约 0.25%，高温重体力劳动，每天可出汗数升至十数升之多，所失钠量相当于生理盐水 1～

4L。高热患者大量出汗，如仅补充水分而不补充由汗中丢失的电解质，即可发生缺钠。

3. 大面积烧伤　大面积烧伤后大量的细胞外液不仅可从创面向体外丢失，而且还可通过通透性增加的微血管向第三间隙转移，导致钠的丢失。同样大量抽放腹水的患者也可失钠。

4. 肾性失钠　由于创伤休克，或长期氨基糖苷类抗生素的使用，使肾小管蒙受缺血缺氧及抗生素等的损害，对钠离子的重吸收功能障碍，则钠可大量由尿中排出。这种由肾小管功能障碍而引起的缺钠，临床上可用 FENa(肾滤过钠排出系数)的计算予以监测。此外，肾上腺皮质功能不全及大量利尿药的使用也可引起低钠血症。

5. 钠钾泵功能障碍　严重创伤或烧伤后由于能量代谢的障碍，细胞膜钾钠泵功能也因此而发生障碍，引起钠离子向胞内转移。

【临床表现】　按失钠程度可分为轻度缺钠、中度缺钠和重度缺钠。临床表现有倦怠、无神、淡漠，甚至出现恶心、呕吐、脉搏细弱，更重者可出现血压下降、木僵昏迷。尿钠随着病情的加重，可以出现尿钠下降甚至缺如。精神神经系统及胃肠道症状尤为多见，可能与细胞外液低渗引起细胞水肿有关。

【辅助检查】

1. 电解质　血钾在缺钠性低钠血症时常降低，在稀释性低钠血症时可降低或正常。

2. 血常规　缺钠性低钠血症时血红蛋白及血细胞比容升高，稀释性低钠血症血红蛋白及血细胞比容降低。

3. 血浆晶体渗透压　大部分患者血浆渗透压降低，正常见于假性低钠血症，升高见于有明显高血糖者。

4. 尿钠　见表2-2。

表 2-2　尿钠情况

病症	尿钠情况	尿钠数值
缺钠性低钠血症	尿钠降低	<15mmol/L
稀释性低钠血症	尿钠升高	>20mmol/L
抗利尿激素分泌失调综合征	尿钠明显升高	>30mmol/L
脑性盐耗综合征	尿钠显著升高	尿钠浓度>20mmol/L 且常>30mmol/L，24h 尿钠>260mmol

5. 尿渗透压　精神性烦渴时尿渗透压明显降低，常低于 100mmol/L；抗利尿激素分泌失调综合征时尿渗透压高于血浆渗透压，常高于 300mmol/L。

6. 血脂　明显升高见于假性低钠血症。

7. 肾功能　缺钠性低钠血症时尿素氮升高；稀释性低钠血症时尿素氮常降低，但肾衰竭所致稀释性低钠血症，则尿素氮、肌酐可明显升高。

【诊断】　血清钠浓度低于 135mmol/L 有意义；血清钠浓度低于 130mmol/L 诊断确立，须立即纠正。

【治疗】　除了注意病因治疗和限制不含盐的溶液的继续输注外，并且应重视补充钠。按血清钠的变化进行推算钠缺失量：

钠缺乏量（mmol）=［正常血清钠 mmol/L－患者血清钠 mmol/L］×体重（kg）×0.6

按水电酸碱失调处理原则先补该计算值的 1/2。换算成氯化钠克数，并进而换算成等渗盐溶液予以补充。高度缺钠者，可适量应用 3%或 5%氯化钠溶液补充治疗。在补钠的同时可适当选用利尿药，利尿排水。

（二）高钠血症

高钠血症是指血清钠浓度高于 145mmol/L 的病理生理状态，常伴有血氯升高，体内总钠可降低，也可正常或增高。临床可分为纯水丢失型(高渗性脱水)、盐中毒型(摄盐过多)和低渗液体丢失型3种高钠血症类型,而以高渗性脱水型最多见。

【病因】 由于饮水不足,或排出过多均可引起高钠血症;由于创伤应激、高渗饮食和超高代谢等因素均可使血糖和血尿素氮升高,引起利尿,导致血钠的升高;全身性严重感染往往可引起顽固性难治性高钠血症。严重感染也可引起高代谢和应激性高血糖等一系列变化,使水分大量丢失,而引起高钠血症。此外由于钠盐摄入过多(如临床上过量输入碳酸氢钠),以及在创(烧)伤休克大量含盐溶液复苏回吸收时,机体可交换总钠增加,也可引起高钠血症。

【临床表现】 高钠血症是指血钠高于150mmol/L,其临床表现与低钠血症的抑制表现相反,呈现一系列兴奋表现。在神经精神系列方面,可以表现为烦躁、谵妄、恍惚、肌张力增高、惊厥、昏睡甚至死亡。由于高渗状态对血容量的影响,常可有心音增强、脉速而洪,有时可出现血压偏高。

【辅助检查】 必要时可以监测血浆渗透压和复查电解质,以明确诊断。

1. 电解质 血钠增高,血氯增高。低血钾可见于内分泌原因所致高血钠。

2. 血浆 渗透压血浆渗透压增高。

3. 尿比重 浓缩性高钠血症者大多尿比重常明显升高,可高于1.030,但尿崩症时尿比重降低,常低于1.010。

4. 血常规 浓缩性高钠血症者血红蛋白及血细胞比容升高。

5. 其他 进一步检查肾素醛固酮水平、皮质激素水平及促肾上腺皮质激素(ACTH)等进一步明确病因。其他,如尿钠、肾功能、血气分析等也有助于基础病因的诊断。

【诊断】

1. 病史 肾外失水或水不足:水摄入不足尤其是严重创伤后的摄入不足和静脉补充不足;经皮肤(出汗)和呼吸道蒸发大量低

渗水；经肾失水：颅脑损伤导致的尿崩症，鼻饲高蛋白高糖饮食或者静脉输注高渗性溶液等导致溶质性利尿。

2. 体征 轻者仅有口渴、乏力表现，随之出现口干、唾液少、尿少、皮肤干燥、尿比重高；重者出现精神症状，如性格改变、幻觉、谵妄、狂躁甚至高热等。

3. 血清钠的监测 一般测定血清钠浓度高于 145mmol/L，有临床意义，血清钠浓度高于 150mmol/L 可以明确诊断。必要时可以监测血浆渗透压和复查电解质，以明确诊断。

【治疗】 除了病因治疗外治疗的重点应该是补充水分，辅加应用排钠型利尿药，水不足数可考虑下列公式予以计算。

不足数(L)＝体重×0.6×[1－正常血钠(mmol/L)/实际血钠(mmol/L)]。

先补计算量的 1/2。水分选用 5%葡萄糖溶液为佳，尽量不用注射用水，以防溶血。

假设患者机体总钠量没有变化，则可进行以下公式推导。

现有总体液量×实际血钠＝正常体液量×正常血钠。

现有总体液量＝正常体液量×正常血钠÷实际血钠。

不足体液量(L)＝正常体液量－现有总体液量－(体重×0.6)－(体重×0.6)×正常血钠/实际血钠＝体重×0.6×[1－正常血钠/实际血钠]

可适当应用呋塞米等排钠型利尿药。必须指出，在高钠血症的治疗中不宜纠正过快，以免脑细胞由于抗皱缩而产生的新的渗透分子，在胞内发挥高张效应而出现脑水肿(等张性水中毒)。因此，理想的血钠下降速率以 10mmol/(L·d)为佳。若血钠＞180mmol/L，单靠静脉输液常难奏效，应立即行透析治疗。

三、钾代谢失调

(一)低钾血症

低钾血症是指血清钾低于 3.5mmol/L 的病理生理状态。

【病因】

1. 长期进食不足。

2. 应用呋塞米和依他尼酸(利尿酸)等利尿。

3. 补液患者长期接受不含钾盐的液体。

4. 静脉营养液中钾盐补充不足。

5. 呕吐、持续肠胃减压、禁食、肠瘘、结肠绒毛状腺瘤和输尿管乙状结肠吻合术等。

【临床表现】

1. 肌无力最早出现,先从四肢肌开始,逐渐延及躯干和呼吸肌。有时有吞咽困难、进食及饮水呛咳,可有软瘫、腱反射减弱或消失。

2. 有口苦、恶心、呕吐和肠麻痹等。

3. 心脏受累主要表现为传导和心律异常。

4. 典型的心电图改变为:早期出现 T 波降低、变宽、双相或倒置;随后出现 ST 段降低、QT 间期延长和 U 波。

5. 患者可出现低钾性碱中毒症状,但尿呈酸性,即反常性酸性尿。

【辅助检查】

1. 血电解质及血气分析　血钾低于 3.5mmol/L,常伴代谢性碱中毒。

2. 心电图　T 波平坦、倒置,出现 U 波,T 波与 U 波相连成驼峰状,QT 间期延长,ST 段压低等。

3. 尿钾　可区分肾性或肾外性失钾:尿钾高于 20mmol/L 常提示肾性失钾,肾外性失钾尿钾常低于 20mmol/L。

4. 尿常规　尿蛋白阳性,出现管型尿,低钾时常为酸性尿,肾小管酸中毒时尿呈反常碱性,慢性长期低钾者尿比重减低。

5. 肾功能　血浆尿素氮(BUN)、肌酐(Cr)可增高,肾浓缩功能减低。

6. 原发病　可进一步检查血糖、甲状腺功能、血肾素醛固酮水平、肾上腺 B 超或 CT 等。

【诊断】　主要是根据病史、临床表现及血清钾测定来确定诊断。血清钾常低于正常，但缺水时因血液浓缩，血清钾的降低可不明显，缺水纠正后即可出现明显的低钾血症。另外，合并酸中毒时，钾从细胞内移出，可掩盖缺钾情况。心电图改变有 T 波低平、双相或倒置，部分出现 U 波对诊断更有意义，另外有 ST 段压低及各种心律失常。

【治疗】

1. 及早治疗导致低钾血症的病因。

2. 可参考血清钾测定的结果来初步确定补钾量。如患者有休克，应尽快恢复血容量，尿量达 40ml/h 后，再给予经静脉补钾，补钾速度不宜超过 20mmol/L，每日补钾量不宜超过 100～200mmol/L；能口服者，应口服钾盐。

（二）高钾血症

高钾血症是指血钾浓度超过 5.5mmol/L 的病理生理状态。除外钾由细胞内转移至细胞外的情况，高钾血症通常反映总体钾过多。临床上可见于钾输入过多、钾排泄障碍、钾由细胞内外移等。

【病因】

1. 进入体内的钾量过多，如大量输入氯化钾、大量输入保存期较久的库存血。

2. 肾排钾的功能减退。

3. 细胞内钾的移出，如溶血、组织损伤及酸中毒等。

【临床表现】　无特异性，可有神志模糊，感觉异常，肢体软弱无力，严重者有皮肤苍白、发冷、青紫、低血压。常出现心动过缓或心律失常。心电图变化为早期 T 波高尖，Q-T 间期延长，随后出现 QRS 波增宽，PR 间期延长。

【辅助检查】

1. 血电解质　血钾高于 5.5mmol/L。

2. 心电图　早期T波高尖而呈帐篷状，ST段升高；随着血钾进一步升高，出现R波振幅降低，P波消失，QRS波群逐渐增宽，甚至与T波融合成正弦波；还可出现各种心律失常。

3. 血气分析　酸中毒可加重高钾血症的表现。

【诊断及鉴别诊断】　高钾血症的诊断首先要排除由于溶血等原因所致的假性高钾血症以及实验室误差，心电图检查明确有无严重的心脏毒性发生，发现心电图若有高钾血症表现的这种危险信号，应采取积极的治疗措施。

药物及肾功能不全是最常见的导致高钾血症的原因，肾功能正常但伴有严重肾前性氮质血症的患者可伴有高钾血症。

醛固酮、胰岛素分泌或作用的缺陷也会导致高钾血症，持续性高钾血症伴酸中毒可能是高钾性肾小管酸中毒，常见于中度肾功能不全，尤其是伴有糖尿病、间质性肾炎或梗阻的患者，组织坏死、横纹肌溶解及膜的除极状态从临床表现上诊断不难。一些罕见的基因缺陷导致的遗传性疾病亦可导致高钾血症。

【治疗】

1. 尽快处理原发病及改善肾功能。

2. 停止一切钾的摄入及输入。

3. 降低血钾浓度，使血钾暂时进入细胞内，静脉注射及静脉滴注碳酸氢钠溶液；静脉滴注葡萄糖溶液及胰岛素等；应用阳离子交换树脂并同时口服山梨醇或甘露醇，也可加10%葡萄糖溶液200ml保留灌肠；腹膜透析或血液透析。

4. 对抗心律失常，常用10%葡萄糖酸钙溶液。

四、钙代谢失调

(一)低钙血症

机体内钙的99%储存于骨骼中，细胞外液钙仅是总钙量的0.1%。血钙浓度为2.25～2.75mmol/L，相当恒定。其中的45%为离子化钙，它有维持神经肌肉稳定性的作用。不少外科患者可发生不同程度的钙代谢紊乱，特别是发生低钙血症。

血清蛋白浓度正常时，血钙低于2.2mmol/L时称为低钙血症。低钙血症一般指游离钙低于正常值。酸中毒或低蛋白血症时仅有蛋白结合钙降低；反之，碱中毒或高蛋白血症时，游离钙虽降低，但蛋白结合钙增高，故血清钙仍可正常。

低钙血症可发生在急性重症胰腺炎、坏死性筋膜炎、肾衰竭、消化道瘘和甲状旁腺功能受损的患者，后者是指由于甲状腺切除手术影响了甲状旁腺的血供或甲状旁腺被一并切除。

【病因】

1. 甲状旁腺功能减退　原发性甲状旁腺功能减退是一组多原因疾病，如先天性甲状旁腺发育不全或不发育、DiGeorge综合征（先天性无胸腺或发育不全）、自身免疫性多腺体综合征Ⅰ型等。

继发性甲状旁腺功能减退较为常见，多见于甲状腺或甲状旁腺手术及颈部恶性肿瘤手术后；对恶性甲状腺肿瘤做放射治疗使甲状旁腺同时受损；少数见于Graves病患者接受放射性碘治疗、浸润性疾病如血色病、肝豆状核变性、转移性肿瘤等。

骨饥饿综合征造成相对的甲状旁腺功能减退使大量Ca^{2+}进入骨细胞所致，常见于严重甲状旁腺功能亢进性骨病患者切除甲状旁腺后。

2. 维生素D代谢障碍　维生素D缺乏多见于营养不良，食物中缺乏维生素D，特别是接触阳光过少时；由于维生素D是脂溶性维生素，维生素D缺乏亦可见于脂肪吸收不良的情况如慢性腹泻、脂肪泻、慢性胰腺炎、囊性纤维化、原发性胆汁性肝硬化、短肠综合征及胃切除术后的患者。

维生素D羟化障碍见于肾衰竭、肝病、遗传性L-α羟化酶缺陷、维生素D依赖性骨质软化症Ⅰ型等疾病。由于维生素D的羟化障碍，体内不能有效地生成活性维生素D。另外还有维生素D依赖性骨质软化症Ⅱ型，由于维生素D受体突变引起。

维生素D分解代谢加速:长期应用抗癫痫药苯巴比妥能有效地增强肝微粒体酶的活性,使维生素D及25(OH)D_3肝的分解代谢加速。苯妥英钠虽对维生素D分解代谢无直接作用,但能减少钙从骨中释放及减少肠对钙的重吸收,亦能导致低钙血症。同时抗癫痫药的使用均能增强维生素D的需要量。

3. 肾衰竭　各种原因造成的肾衰竭,均可出现低钙血症。

4. 药物　用于治疗高钙血症及骨吸收过多的药物、抗惊厥药、钙螯合剂、膦甲酸等均可引起低钙血症。

5. 恶性病伴发的低钙血症　前列腺癌或乳腺癌成骨细胞转移,能加速骨的形成导致低钙血症。另外淋巴瘤、白血病化疗时大量组织破坏,使磷酸盐释放入血,血钙可明显下降,称为肿瘤溶解综合征。

6. 其他　急性出血坏死性胰腺炎时,脂肪坏死可使大量钙沉淀形成皂钙;横纹肌溶解也可产生类似的症状。

【临床表现】 低钙血症的症状与血钙降低的程度可能并不完全一致,而是与血钙降低的速度有关。由于细胞外钙与细胞膜电位有关,因此低钙血症的症状与神经、肌肉兴奋性等改变密切相关。

1. 神经肌肉系统　由于钙离子可降低神经肌肉的兴奋性,低钙血症时神经肌肉的兴奋性升高。可出现肌痉挛,周围神经系统早期为指、趾麻木。严重的低钙血症能导致喉、腕足、支气管等痉挛,癫痫发作甚至呼吸暂停。还可出现精神症状如烦躁不安、抑郁及认知能力减退等。Trousseau征和Chvostek征阳性。

2. 心血管系统　主要为传导阻滞等心律失常,严重时可出现心室纤颤等,心力衰竭时对洋地黄反应不良。心电图典型表现为Q-T间期和ST段明显延长。

3. 骨骼与皮肤、软组织　慢性低钙血症可表现为骨痛、病理性骨折、骨骼畸形等。慢性低钙血症患者常有皮肤干燥、无弹性、色泽灰暗和瘙痒;还易出现毛发稀疏、指甲易脆、牙齿松脆等现象;低钙血症引起白内障较为常见。

【辅助检查】 实验室检查示血清钙＜2.2mmol/L。

【诊断及鉴别诊断】 诊断低钙血症时的总钙浓度必须是经血清白蛋白校正后的校正钙浓度,必要时可测定游离钙浓度。

校正钙浓度(mg/dl)＝总钙(mg/dl)－0.8×[4.0－血清白蛋白浓度(g/dl)]

根据病史、体格检查及实验室检查(如血磷,PTH,肝、肾功能,白蛋白等)常可明确本病的病因。如大部分低钙、高磷、肾功能正常的患者常为原发性或继发性甲状旁腺功能减退;靠近颈部手术史应怀疑甲状旁腺受损;镁含量、营养状态、大量输血、化疗、急性胰腺炎、胃肠道病变、用药史、是否伴维生素 D 缺乏、是否合并其他内分泌异常等均有助于诊断。

骨骼摄片可以了解骨病的性质及程度,同时还可确定有无因转移性肿瘤所引起。

【治疗】 血钙一般纠正到正常低值即可,纠正到正常值可导致高尿钙症。

1. *无症状者*　可口服钙和维生素 D_3。葡萄糖钙片每克含钙 90mg。乳酸钙 300mg,含钙 60mg。碳酸钙 625mg,含钙 250mg。每天口服钙可达 1000mg。维生素 D_3 每天剂量 400～800U。

2. *症状明显者*　如伴手足搐搦、抽搐、低血压、Chvostek 征或 Trousseau 征阳性、心电图示 Q-T 间期 ST 段延长伴或不伴心律失常等,应予立即处理。一般采用 10%葡萄糖酸钙注射液。10ml(含 Ca^{2+} 90mg)稀释后静脉注射(＞10min),注射后立即起作用,必要时可重复使用以控制症状。注射过程中应密切监测心率,尤其是使用洋地黄的患者,以防止严重心律失常的发生。

3. *症状反复发作者*　可在 6～8h 内输注 10～15mg/kg 的 Ca^{2+}。氯化钙亦可使用,但对静脉刺激大。Ca^{2+} 浓度不应＞200mg/100ml,防止外渗后造成对静脉和软组织的刺激。若患者伴有低镁血症必须同时予以纠正。

(二)高钙血症

【病因】

1. 维生素D作用过强　可由维生素D中毒、肉芽肿性疾病以及肾功能障碍引起。维生素D中毒很多为医源性,例如服用1,25-$(OH)_2D_3$过多,时间过久,特别当合并肾损害时,使用必须注意。

某些肉芽肿性疾病,包括结核病、结节病及组织胞质菌病,有时可出现高钙血症(约30%),主要因为在这些肉芽肿病变形成过程中,巨噬细胞产生1,25-$(OH)_2D_3$所致。

2. 骨钙动员过多　PTH参与性主要见于原发性甲状旁腺功能亢进,可由腺瘤增生、癌肿以及多内分泌腺瘤病引起。过多的PTH可以使破骨细胞数目及活力增加,骨质吸收加快,钙被释放到血中,造成血钙升高。PTH还促使钙从远端肾单位重吸收。PTH亢进时还能促使肾合成更多的1,25-$(OH)_2D_3$等,从而使血钙升高更为明显。

非PTH参与性引起的高钙血症主要由内分泌及非内分泌性疾病引起。甲状腺功能亢进、肢端肥大症、嗜铬细胞瘤以及某些肾上腺皮质功能不全者常有轻度血钙过高,其机制尚未完全明了,可能是各种内分泌激素的改变影响破骨细胞活力等而引起。非内分泌性原因常见为一些恶性肿瘤,包括乳腺癌、前列腺癌、肾癌、肺癌和甲状腺癌等。它们一方面可以直接转移到骨骼,促进破骨细胞作用,使骨钙吸收;另一方面,上述肿瘤中有些可以分泌一些刺激破骨细胞的体液因子影响破骨细胞的作用使血钙过高。急性坏死性胰腺炎和横纹肌溶解症治疗以后,原来与脂肪结合的钙盐可以再回到血中,加上此时肾功能往往尚未完全恢复,可能造成血钙过高。

【临床表现】

1. 神经肌肉系统　明显高钙,特别是合并甲状旁腺功能亢进者,可出现明显精神症状,如疲乏无力、精神不易集中、失眠、抑郁、神志不清甚至昏迷。脑电图常可发现特殊的波形而协助诊断。检查可见腱反射迟钝、肌力降低。

2. 心血管系统　高钙血症可使心肌兴奋性增加，患者容易出现心律失常及洋地黄中毒。高钙血症引起的心电图异常为 Q-T 间期缩短。很多患者还可合并高血压。

3. 胃肠系统　恶心、呕吐以及便秘十分常见，主要因胃肠动力受影响所致。

4. 泌尿系统　肾小球滤过率常轻度降低，尿液浓缩能力下降。肾钙化症也很常见，合并尿路结石者多以草酸钙及磷酸钙为主。长期高钙血症可引起肾钙化等而导致肾衰竭。

5. 骨骼系统　甲状旁腺功能亢进可有骨痛、畸形以及病理性骨折等。钙盐沉着于皮肤、结膜等可引起瘙痒、结膜炎，在关节可出现类似痛风的症状。

【辅助检查】　高钙血症的实验室检查主要是血清钙的测定。

【诊断及鉴别诊断】　血钙浓度高于或等于 2.75mmol/L，即有诊断意义。

确诊前应先除外由高蛋白血症引起的假性高钙血症。病因诊断可根据病史、体检以及实验室检查而确定。PTH 检查可以明确部分原因。凡 PTH 水平降低者，提示高钙血症由维生素 D 代谢异常、非 PTH 恶性病变或者促使骨钙被动员等因素引起；PTH 过高则大多与 PTH 有关，如果伴有血磷过低、尿钙及尿 cAMP 排泄过高，则更有利于诊断。

【治疗】　高钙血症确定后，大多需要针对病因治疗。由维生素 D 摄入过多者应立即停用该药，肿瘤、内分泌障碍者针对病因处理后血钙多可下降。

1. 基本治疗

(1)治疗原发病：如原发性甲状旁腺功能亢进症主要采用手术治疗；维生素 D 过量者停用；恶性肿瘤引起者手术或放化疗后多有血钙下降；结节病、多发性骨髓瘤、白血病、淋巴瘤等可用激素治疗;由甲状腺功能亢进症引起者应用普萘洛尔治疗有明显疗效。

(2)限制钙的摄入,补充足量水分,纠正水电解质紊乱与酸碱平衡失调,治疗肾衰竭等。充分补足血容量,补充生理盐水2000ml左右,在肾功能好的情况下,可以靠身体自行调节,以达到排钙的目的。

2. 药物治疗

(1)减少钙的吸收:减少饮食中钙和维生素D的摄入,停用维生素D和钙剂。如已用大量维生素D者可口服泼尼松。

(2)增加尿钙的排出。

①补液:病状轻者增加口服液体量和含氯化钠的饮食,症状重者大量补充生理盐水200ml/h静脉滴注。

②利尿:呋塞米20~100mg,每2~6小时1次,静脉注射(最大量1000mg/d),它可作用于肾小管抑制钠和钙的再吸收,尿钠和尿钙一起排出。

(3)减少骨钙吸收和增加骨形成:糖皮质激素对维生素D中毒、多发性骨髓瘤、结节病、淋巴瘤、白血病和乳腺癌等恶性肿瘤均有效,泼尼松每天40~80mg。

普卡霉素是一种溶解细胞抗生素,可抑制骨吸收,增加粪钙吸收,25μg/kg一次静脉滴注,数小时之内即有降低血钙的作用,可有效持续2~5d,72h后再重复应用。其毒性作用有血小板减少,肝肾损害。

降钙素安全,有中度降钙作用,100~200U,肌内注射或皮下注射。每8~12小时1次,少数患者有恶心、脸部潮红等反应。

磷可抑制内吸收,并与钙形成不溶性盐类沉着于骨,一般口服磷1~4g/d,重症昏迷者可用50mmol(1.5g磷酸盐基质),6~8h内静脉滴注。肾衰竭和高血磷时禁用。

(4)应用络合剂降低血钙:可采用乙二胺四乙酸二钠($EDTA\text{-}Na_2$),与钙结合成可溶性络合物而降低血钙浓度,每天1~3g,静脉注射，加入 5%葡萄糖注射液 500ml 中静脉滴注。

五、镁、磷代谢失调

(一)低镁血症

镁对神经活动的控制、神经肌肉兴奋性的传递、肌收缩及心脏激动性等方面均具有重要的作用。正常成年人体内镁总量为 1000mmol(约 23.5g)。约 50%的镁存在于骨骼内，其余几乎都在细胞内，细胞外液中仅有 1%。血清镁正常浓度为 0.80～1.20mmol/L。血清镁往往不能反映体内镁的缺乏情况，伴有缺水或肾功能不全时血清镁测定可正常。正常成年人每天需镁 0.15～0.75mmol/kg，消化液中含镁 3.1～3.85mmol/d，几乎全部经小肠重吸收。镁吸收后主要经肾排出。尿镁 2～5mmol/d。肾的镁代谢特点与排钾的情况相仿。即“多进多排，少进少排，不进也排”。

血清镁低于 0.75mmol/L 称为低镁血症。而低镁综合征是指血清镁低于 0.75mmol/L，伴有低血钾和(或)低血钙的临床综合征。

【病因】

1. *无明显镁丢失的低镁血症*　总体镁并不减少，镁在血液、细胞内液、骨骼与软组织中分布不均。长期不能进食，禁食或饮食不佳致摄入不足。急性胰腺炎时，镁沉积在受损害的组织中，并发低镁血症。在静脉高营养溶液中未加适量镁，如完全肠外营养时，不补镁 10～14d 即可发生低镁血症。快速大量输血时，ACD 保养液中的枸橼酸盐与 Ca^{2+} 及 Mg^{2+} 结合成螯合物，使血清镁降低。

2. *丢失过多镁的低镁血症*　长期胃肠道消化液丢失，如肠瘘或大部小肠切除术后，肾对镁吸收发生障碍，一些药物可减少肾小管对 Mg^{2+} 的吸收，如氢氯噻嗪、呋塞米、甘露醇等利尿药，抗生素、顺铂、强心苷类药、胰岛素等。输入过多 Na^{+} 和 Ca^{2+} 时，可使镁排出量增多。肠道排出过多:下消化道液中镁含量比上消化道液丰富,短肠综合征、急性坏死性小肠炎、腹泻等可致严重低镁。术前有诱发低镁的因素,如心力衰竭、糖尿病、甲状腺功能亢进、肾炎、肝硬化等疾病。术后低镁血症是手术的直接结果。

【临床表现】

1. 中枢神经系统　早期有抑郁、麻木感、记忆力减退、肌肉震颤或抽搐,严重时可出现精神错乱、神志不清、烦躁不安、定向力障碍、手足徐动症样运动。

Trousseau 征和 Chvostek 征阳性,可有癫痫发作。

2. 心血管系统　心律失常,如室性期前收缩、室性心动过速或心室颤动等,心电图可显示 T 波异常,急症缺镁可出现低血压。

3. 消化系统食欲缺乏　弥漫性腹痛、腹泻或便秘等。

【诊断及鉴别诊断】　凡具有上述临床特点和持久难以纠正的低血钾和低血钙患者,应考虑本病可能,病史中有镁缺乏因素者应注意。血清镁低于 0.75mmol/L,但血清镁测定不能确诊低镁血症,因为镁缺乏时不一定出现血清镁过低,而血清镁过低也不一定表示有镁缺乏。尿镁<1.5mmol/d,尿镁比血清镁的诊断价值更可靠。必要时可做镁负荷试验,对确定低血镁有较大帮助。

【治疗】

1. 应对措施　彻底及时消除病因:使患者尽早恢复正常饮食是预防和治疗低镁血症的关键。

预防对接受完全胃肠道外营养者,严重低血钾、低血钙者,手术后者,每天常规在补液中加硫酸镁 1.0g,一般使用 3～4d。

静脉补充镁盐一般可按 0.25mmol/(kg·d)的剂量补充。如患者肾功能正常,镁缺乏又严重时,可按 1.0mmol/(kg·d)补充镁盐。可用 25%硫酸镁注射液 20ml 加入 10%葡萄糖注射液 500ml 中,静脉滴注 2h 滴完。病情严重者可增加 2.5～5.0g。静脉滴注速度为 15ml/min,用 3～4d 后减量,镁缺乏的完全纠正需时较长,在解除症状后,仍需继续补镁 1～3 周。

2. 注意事项　25％～50％硫酸镁注射液高浓度静脉注射能使心搏骤停，切忌应用。肾功能不全者慎用。

肠外补镁不良反应为潮红、盗汗、发热感和轻度 T 波改变。血清镁高于 2.75mmol/L，可引起低血压；＞3mmol/L，可产生呼吸抑制、麻痹甚至死亡。如发生镁中毒，应即静脉注射葡萄糖酸钙或氯化钙溶液对抗。

（二）低磷血症

磷是核酸及磷脂的基本成分、高能磷酸键的成分之一，磷还参与蛋白质的磷酸化、细胞膜的组成以及参与酸碱平衡等。体内的磷约 85％存在于骨骼内，细胞外液中含磷仅 2g。正常血清无机磷浓度为 0.96～1.62mmol/L。血清磷酸盐含量低于 0.96mmol/L(3.0mg/dl)称为低磷血症，是外科临床常见的电解质紊乱。

【病因】

1. 磷的摄入减少　当磷的摄入量每天少于 50mg 时，血清磷可在 2 周内降至 0.12mmol/L 以下。腹部外科患者多不能进食，如经静脉补充不含磷的液体，可致低磷血症、吸收不良综合征，服用在肠内与磷结合的抗酸药或维生素 D 缺乏也可影响磷的吸收利用而致低磷血症。

2. 磷丢失过多腹部外科患者　特别是急腹症患者，胃肠道丢失磷是引起低磷血症的主要因素。这些患者常有的恶心、呕吐或胃肠道持续减压，甚至有胃肠道瘘、胃肠道梗阻等症状，都会引起不同程度的胃肠道液体丢失，时间稍久就易发生低磷血症。患者如原有慢性消耗性疾病，如营养不良，长期发热，晚期恶性肿瘤，慢性腹泻等均可使机体磷储备逐渐减少，更易出现低磷血症。

3. 磷转入细胞内　大量输入葡萄糖，创伤后儿茶酚胺分泌增加，某些药物的应用(胰岛素、类固醇激素、利尿药等)以及施行全胃肠外营养过程中，可导致磷在体内重新分布，从细胞外间隙向细胞内转移。严重的革兰阴性细菌感染时，内毒素可直接减低血磷水平。持续而明显的呼吸性碱中毒，使 CO_2 从细胞外液移出，细胞内 pH 增高，细胞内磷酸化糖类形成增加，所需磷从无机磷贮池移入，可迅速引起血磷降低，尿磷排出减少。输注碳酸氢钠等抗酸药亦可引起血磷下降。

4. 尿磷丢失 腹部外科患者，特别是危重患者，可因大量补液而致尿量增加，如合并肾小管性酸中毒、糖尿病性肾病或可引起肾小管吸收功能减退的疾病时，尿量增加可使尿磷丢失增加。甲状旁腺功能亢进、醛固酮增多、ADH 分泌异常综合征、利尿药等，均可使肾小管排磷增加。

5. 严重创伤可引起低血磷 主要原因有胃肠道功能紊乱，摄入或吸收磷减少；早期输入大量不含磷的液体；胰岛素促进磷向细胞内转移；分泌增多的降钙素，甲状旁腺素抑制肾小管对磷的重吸收等。

【临床表现】 低磷血症可有神经肌肉症状，如头晕、厌食、肌无力等非特征性表现。重症者表现更突出。典型症状如下：嗜睡、焦虑、恐惧感，甚至昏迷，肌肉无力、疼痛和压痛、呼吸费力甚至呼吸衰竭，胸闷、气促、低氧血症，易发生感染或感染不易控制，不明原因的溶血、黄疸和血小板减少。

【诊断及鉴别诊断】 具有上述临床表现时，应及时检测血磷浓度，即可诊断。由于低磷血症在腹部外科患者特别是危重患者身上的临床表现往往被原发病和其他电解质、酸碱平衡紊乱所掩盖或混淆，常易被临床医师所忽视。处于重症期的患者才会出现典型症状，对机体损害严重。因此，尽早发现，及时补磷对危重患者的抢救非常重要。对这些患者均应及时并定期检测血磷浓度，以早期诊断。

【治疗】

1. 磷酸盐 常用制剂配方为磷酸氢二钾与磷酸二氢钾的缓冲液或为钠盐缓冲液。

2. 静脉补磷 最初剂量选择：发病初期无并发症者，

2.5mg/kg，每 6 小时 1 次性静脉补给。

3. 重症低磷　剂量可增加 25%～50%。应根据临床表现和血磷浓度监测来调整剂量，最大剂量不应超过 7.5mg/kg。

第二节　酸碱平衡的失调

体液的适宜酸碱度是机体组织、细胞进行生命活动的保证。体液酸碱度的维持依赖体内的缓冲系统和肺及肾的调节。体液的酸碱度以 pH 表示，正常范围为 7.35～7.45。根据原因的不同，酸和碱的平衡失调作为单纯型的平衡失调共有 4 种。另外，病情复杂时，还可有两种以上的紊乱同时存在的混合型酸碱平衡失调。

一、代谢性酸中毒

代谢性酸中毒是指细胞外液 H^+ 增加和（或）HCO_3^- 丢失而引起的以血浆 HCO_3^- 减少为特征的酸碱平衡紊乱。本病是临床工作中最常见的一种酸碱平衡紊乱，常伴有水电解质的紊乱。

【病因】

1. 体内酸性产物过多　如休克、发热、腹膜炎等。

2. 体内碱性液体丢失过多　如肠梗阻、腹泻、肠瘘等。

3. 肾排酸功能障碍　如急性肾衰时肾小管排 H^+ 和重吸收 HCO_3^- 受阻。

【临床表现】　主要见表 2-3。

表 2-3　代谢性酸中毒的临床表现

呼吸系统	出现呼吸深快、呼吸困难等表现
神经系统	有头痛、头胀、烦躁、嗜睡甚至昏迷等表现
心血管系统	有心率增快、血压下降、心律失常，血管对儿茶酚胺的敏感性下降等表现

（续　表）

消化系统	恶心、呕吐、腹痛等表现
尿液	一般呈酸性
其他	发热、乏力、疲倦、颜面潮红及原发病表现

【辅助检查】

1. 血气分析　可明确诊断，并可了解代偿情况和酸中毒的严重程度。SB＜22mmol/L；AB＜22mmol/L，除非伴有其他原因引起的原发性呼吸性酸中毒；BE＜－3mmol/L，缺碱超过2mmol/L；PCO_2＜35mmHg慢性代谢性酸中毒有呼吸代偿时，或35～45mmHg急性代谢性酸中毒无呼吸代偿时，或＞45mmHg伴有其他原因引起的呼吸性酸中毒；pH＜7.35无呼吸代偿，但可伴有呼吸性酸中毒，或7.35～7.45有呼吸代偿或＞7.45仅在伴存其他原因引起的碱中毒时。

2. 血清电解质测定　根据血清电解质推算阴离子间隙(AG)，以助病因诊断。代谢性酸中毒伴AG增大（正常氯血症性酸中毒）：酮酸中毒、乳酸酸中毒、β-羟丁酸酸中毒、尿毒症酸中毒、非酮性高渗性高糖性昏迷、服毒（水杨酸、甲醇、乙烯丙二醇、副醛）。代谢性酸中毒伴AG减小（高氯血症性酸中毒）：肾小管性酸中毒（包括醛固酮缺乏症性酸中毒）、尿毒症性酸中毒（早期）、呼吸性碱中毒后的酸中毒，肠道丢失碳酸氢盐、碳酸酐酶抑制药（醋氮酰氨、磺胺咪隆）。输尿管乙状结肠造口、稀释性酸中毒、用含氯的酸（盐酸、氯化铵、精氨酸盐酸盐、赖氨酸盐酸盐）、给不含氯的酸伴有好的肾廓清作用（硫酸、磷酸、含碳氨基酸）、使用阴离子交换树脂、某些酮酸中毒、氢离子转移到细胞外引起的酸中毒。

3. 二氧化碳结合力测定　正常值为25mmol，二氧化碳结合力的下降也可确定酸中毒的诊断和大致判定酸中毒的程度。

4. 肾功能　尿素氮、肌酐升高提示肾衰竭引起酸中毒。

5. 乳酸测定　血乳酸＞3mmol/L 考虑乳酸性酸中毒。

6. 血糖、血酮及尿酮　糖尿病酮症酸中毒时血糖升高，血酮体＞15mmol/L，尿酮体阳性。

【诊断及鉴别诊断】　有严重腹泻、肠瘘或休克、长期进食不足、肾功能不全等病史。

1. 体格检查　轻者可无症状，仅有乏力、疲劳感、呼吸急促和胃肠道症状；随病情发展，逐渐出现呼吸困难、血压下降、心律失常、昏迷，甚至心跳呼吸停止。

2. 血气分析和电解质检测

(1)血气分析：HCO_3^- 下降，pH 下降，AB 下降，SB 下降，BB 下降，BE 负值加大，$PaCO_2$ 继发性下降，AB＜SB。

(2)电解质：血钠降低、血钾常升高。

(3)血乳酸＞3mmol/L，考虑乳酸性酸中毒。

(4)肾功能：尿素氮、肌酐升高提示肾衰竭引起酸中毒。

【治疗】

1. 基本治疗　轻度和中度患者(血浆 HCO_3^- 为 16～18mmol/L)常可自行纠正，不必使用碱性药物。低血容量性休克伴有的代谢性酸中毒，也可经补充血容量纠正休克的同时纠正酸中毒。对这类患者不宜过早使用碱剂，否则反而会造成代谢性碱中毒。

(1)积极处理原发病

①糖尿病酮症酸中毒：纠正失水加少量胰岛素。

②肾衰竭：补充足够热量，限制蛋白摄入，限制液体入量，补充碱剂等，必要时行透析治疗。

③乳酸性酸中毒：治疗原发病，纠正休克及糖代谢紊乱，改善组织供氧，补充碳酸氢钠，必要时行透析治疗。

(2)监测生命体征：改善肺和肾的代偿功能，纠正低血容量。

2. 补碱治疗　代谢性酸中毒重症者应当动脉血 pH 低于 7.1 时，补充碱性药物。

(1)碳酸氢钠:临床最常用,可直接提供 HCO_3^-,中和酸作用快。常用5%碳酸氢钠注射液,需大量补液者可用1.5%碳酸氢钠液。

静脉补碱计算公式:

补碱量(mmol)=(25-实测 CO_2CP)(mmol/L)×0.3×体重(kg)

补碱量(mmol)=[(-2.3)-实测 BE 值)](mmol/L)×0.3×体重(kg)

所需碳酸氢钠液毫升数=[所需碳酸氢钠量(mmol)×84]÷(N×10)

(2)乳酸钠:常用11.2%溶液,1ml相当于1mmol乳酸钠。

补碱量计算公式与碳酸氢钠相同。临床常用5%葡萄糖液稀释成渗液后静脉滴注。

(3)氨丁三醇:不含钠,易于渗入细胞内和经肾排泄,纠正细胞内酸中毒能力较强,尤其适用于需限钠者。常用浓度为3.63%(0.3mmol/L,等渗),7.26%两种。

计算公式:

所需氨丁三醇量(mmol)=(25-实测 CO_2CP)(mmol/L)×0.6×体重(kg)

所需氨丁三醇量(mmol)=[(-2.3)-实测 BE 值)](mmol/L)×0.6×体重(kg)

所需3.63%氨丁三醇毫升数=氨丁三醇(mmol)÷0.3

二、代谢性碱中毒

代谢性碱中毒是指细胞外液碱增多或 H^+ 丢失而引起的以血浆 HCO_3^- 增多为特征的酸碱平衡失调类型。

【病因】 引起代谢性碱中毒的原因主要有体内正常酸性物质损失过多(如幽门梗阻、急性胃扩张、持续胃肠减压)、碱性物质摄入过多(如补碱过量)等。

【临床表现】

1. 呼吸变浅变慢。

2. 精神神经异常，如嗜睡、精神错乱或谵妄等。

3. 其他可以有低钾血症和缺水的临床表现。严重时可因脑和其他器官的代谢障碍而发生昏迷。

【辅助检查】

1. 血气分析　失代偿时，血液 pH 和 HCO_3^- 明显增高，$PaCO_2$ 正常。代偿期血液 pH 可基本正常，但 HCO_3^- 和 BE（碱剩余）均有一定程度的增高。

2. 电解质检查　血钠正常或增高，血氯可降低，血钾、血钙常降低，血镁降低。

【诊断及鉴别诊断】

1. 根据病史及临床表现

2. 血气分析　失代偿时，血液 pH 和 HCO_3^- 明显增高，$PaCO_2$ 正常；部分代偿时，pH，HCO_3^- 及 BE 都有一定程度的增高。

【治疗】

1. 着重积极处理原发病。

2. 对丧失胃液所致的代谢性碱中毒，可输注等渗盐水或葡萄糖盐水，因碱中毒时几乎都伴发低钾血症，故应及时补给氯化钾，但补钾应在尿量超过 40ml/h 后进行。治疗严重代谢性碱中毒时，可应用盐酸的稀释液。

三、呼吸性酸中毒

呼吸性酸中毒是指 CO_2 排出障碍或吸入过多引起的以血浆 H_2CO_3 浓度升高为特征的酸碱平衡失调类型。任何原因导致肺的通气、换气功能障碍均可导致呼吸性酸中毒的产生。

【病因】　呼吸性酸中毒的病因主要是由于通气不足导致（表 2-4）。

表 2-4　呼吸性酸中毒的病因

呼吸中枢抑制	麻醉、镇静、延髓肿瘤、脑膜炎
呼吸神经和肌肉缺陷	脊髓前灰白质炎、吉兰-巴雷综合征、重症肌无力、低钾血症或高钾血症性麻痹
胸廓运动障碍	融合性椎体炎、脊柱后侧弯症、扁平胸、气胸
气道阻塞	异物、喉头水肿、误服
肺部疾病	支气管哮喘、慢性阻塞性肺疾病、严重间质性肺疾病

【临床表现】

1. 急性呼吸性酸中毒

(1)呼吸改变：出现呼吸深快、呼吸困难、发绀，呼吸不规则，甚至呼吸骤停。

(2)神经系统：患者出现烦躁、精神错乱、嗜睡等表现，甚至昏迷。

(3)血管系统：心率增快、血压下降、心律失常。

2. 慢性呼吸性酸中毒　主要是神经系统表现，如乏力、疲倦、头痛、头涨、失眠、烦躁、谵妄、嗜睡、昏迷及震颤、抽搐等。还可有球结膜水肿、颜面潮红、皮肤潮湿多汗等表现。

【辅助检查】　呼吸性酸中毒的辅助检查主要是血气分析，具体情况为 $PaCO_2$ 升高，pH 下降，HCO_3^- 继发性升高，AB 升高，SB 升高，AB＞SB。

【诊断及鉴别诊断】

1. 患者主诉有呼吸深快、头痛、意识障碍等表现。

2. 有明确的原发病基础，或存在长期肺部疾病病史。

3. 呼吸不规则，深快或表浅，重者出现意识障碍、昏迷等肺性脑病。

【治疗】　病因治疗是关键，以解决通气不足和缺氧为主。

1. 急性呼吸性酸中毒治疗

(1)保持呼吸道通畅：维持呼吸道通畅，清除异物、分泌物，解除气道痉挛，必要时行气管插管、气管切开和氧疗，呼吸机辅助通气。

(2)呼吸兴奋药：对有呼吸抑制者，可给予小剂量呼吸兴奋药静脉滴注，如尼可刹米 0.375g 入壶，或尼可刹米 1.875g 加入 500ml 生理盐水或 5%葡萄糖注射液中缓慢静脉滴注。

2. 慢性呼吸性酸中毒治疗

(1)保持呼吸道通畅，低流量吸氧(＜2L/min)，促进排痰，必要时行气管插管、气管切开，呼吸机辅助通气。

(2)抗感染、解痉平喘治疗：抗生素根据经验和药敏结果来选择。解痉平喘可选用多索茶碱 0.2g，静脉滴注，每 12 小时 1 次；或地塞米松 10mg 静脉注射；促进排痰：沐舒坦 30mg 静脉注射，每 6 小时 1 次；中药治疗：痰热清 20～40ml 静脉输注。

对有呼吸抑制者予以呼吸兴奋药。

四、呼吸性碱中毒

呼吸性碱中毒是指 CO_2 呼出过多引起的以血浆 H_2CO_3 浓度降低为特征的酸碱平衡失调类型。

【病因】　为呼吸中枢受刺激、人工辅助呼吸过度和主动加强通气，造成通气过度。如缺氧、碱性和利尿药物摄入过多、中枢神经系统紊乱、心理性过度通气、呼吸反射性刺激、代谢性酸中毒突然恢复等。

【临床表现】

1. 呼吸改变　最初呼吸深快，继之呼吸浅慢。

2. 神经系统　表现四肢及唇周发麻、刺痛、手足搐搦、肌肉震颤等，亦可有头痛、幻觉、抽搐及意识改变等症状。

3. 循环系统　有心悸、心律失常、循环障碍等表现。心电图可有 ST 段下降，T 波倒置，Q-T 间期延长等。

4. 其他　患者伴有口渴，嗳气及腹胀等消化系统表现。

【辅助检查】

1. 血气分析　$PaCO_2$ 下降，pH 升高，HCO_3^- 继发性下降，常高于 18mmol/L，AB＜SB。

2. 电解质　血钾、血氯、血钙降低，可有轻度高血钠。

3. 尿常规　尿 pH＞6。

4. 血乳酸　严重呼吸性碱中毒可致组织缺氧，发生乳酸蓄积。

5. 心电图　ST 段下降，T 波平坦、增宽或倒置，Q-T 间期延长。

6. 脑电图　脑电图异常。

【诊断及鉴别诊断】 根据病史、体征及血气分析的监测即可确诊。

1. 主诉　患者有呼吸困难、胸闷、肢体麻木、抽搐等表现。

2. 病史　患者可有肺部疾病史。

3. 体征　过度换气，呼吸加快。碱中毒可刺激神经肌肉兴奋性增加，出现口唇与四肢发麻、肌肉颤动、视物模糊、抽搐、意识不清等。

4. 血气分析　pH 升高，代偿后可正常。PCO_2 降低。可能是呼吸性碱中毒的原因。HCO_3^- 降低，属代偿，一般不致低于 15mmol/L。血清钾降低和血清氯升高，为呼吸性碱中毒的特点。

【治疗】

1. 治疗如脑炎、肺栓塞等原发病

2. 氧疗　用纸袋罩于口鼻部，使患者吸入呼出的 CO_2，或吸入含 5％CO_2 的氧气。

3. 对症治疗　有手足搐搦者，给予 10％葡萄糖酸钙注射液 10ml，缓慢静脉注射。血 HCO_3^- 增高者，给予乙酰唑胺，每天 500mg，口服。

第三节　液体治疗

水、电解质和酸碱平衡失调需在治疗原发疾病的基础上，通过补液给予纠正。补液要结合患者的具体情况，制订合适的方案，边治疗，边观察，边调整，以达到理想的治疗效果。

一、水、电解质和酸碱平衡失调的临床分析

根据临床资料(包括病史、体格检查、化验结果等有关情况)，逐一分析以下问题：①有无水盐代谢紊乱？即考虑体液有无过少或过多的问题；②有无渗透性的改变？即考虑体液是高渗性的还是低渗性的；③有无酸碱代谢紊乱？即是否有酸碱平衡失调的问题；④是否有钾、镁、钙和磷等代谢紊乱。

二、液体治疗方案的拟定

一般可按以下简易公式考虑：

当天补液量＝当天基础需要量＋已丢失量的一半＋当天额外丢失量

(一)当天基础需要量

成年人补液量为 2000～2500ml。其中应补给等渗电解质溶液 500ml，其余可补以 5％或 10％葡萄糖注射液。

(二)已丢失量

根据病史、体格检查和有关记录，按是否有呕吐、腹泻、消化道吸收或瘘、胸腔积液、腹水、组织肿胀和创面渗出等，结合体重，分析水盐代谢的紊乱的体征和有关化验结果，全面考虑所丢失体液的量和质。从而得出应补给液体的质和量。

由于估计所得结果带有相对性，加以液体治疗中，要通过体液间隙之间的平衡，因而不能按预测结果一次补完。而是在补液的第 1 天，先补给已丢失量的一半。按治疗反应和逐天预测，在后续的 2～3d 补给余量。

(三)当天额外丢失量

常难以做到确切估计，需在治疗中和观察中逐步调整。

1. *胃肠道失液*　按所失液体性质补给见表 2-5。

表 2-5　消化道丢失液体补给比例

失液	等渗盐水	等渗碱性溶液	5%或10%葡萄糖液
胃液	2	—	1
胆汁	2	1	—
胆汁	2	1	—
肠液	2	—	1

2. 创面渗液　补给等渗平衡盐液，或以等渗盐水和等渗碱性溶液按 2∶1补给。失液多者可适当补给血浆或人体清蛋白。

3. 出汗　一般量为 500～1000ml，可补给葡萄糖溶液和等渗盐水，比例为(3～4)∶1，大汗淋漓时，失液 1000～1500ml，可按等渗葡萄糖溶液和等渗盐水(1～2)∶1补给。

4. 气管切开后　失水 500～700ml，可用 5%或 10%葡萄糖溶液补给。

5. 其他　高热时，指体温超过 38℃以上，每升高 1℃，应增补 5%或 10%葡萄糖液 200～250ml。

三、外科手术和创伤补液治疗

(一)禁食期补液

短暂禁食，仅 1～2 餐，不必为此补液。禁食 1d 以上者，可按基础水分需要量补给。禁食 3d 以上者，应注意补钾，可用 10%氯化钾注射液 30～40ml 加入液体中静脉滴注。长期禁食者还应考虑适当补镁，可用硫酸镁 1g 加入液体中静脉滴注。

(二)手术前中后和创伤后的液体治疗

1. 手术前补液　一般择期性手术，中心型手术不需要做静脉补液。大型手术，可于手术日清晨开始补液。对全身情况较差的患者和需要行急诊手术的患者，均应在术前治疗和手术准备过程中，对存在着的水、电解质和酸碱平衡的紊乱给予治疗和纠正。对抢救性急诊手术，如大出血等需要紧急止血抢救生命的手术，则不能因液体治疗问题而耽误手术时机。

2. *手术中补液*　大手术中，失血，渗出和水分蒸发等问题，均应做及时治疗，如在胸腹联合切口下行肝叶切除术，直肠癌腹会阴联合切除术，大面积Ⅲ度烧伤焦痂切除植皮术。对术前存在水、电解质和酸碱紊乱的患者和急诊手术挽救生命的患者，不仅对术中失液做治疗，而且应对术前存在的问题，给予继续调整和纠正。

3. *创伤后和手术后的液体治疗*　由于创伤和手术应激，抗利尿激素和醛固酮分泌增多形成水和钠的潴留。临床上可有尿量偏少和低血清钠(水分潴留、分解代谢增强中内生水增多，钠向细胞内与骨内转移)，因而，液体治疗不宜过分积极。术后若无额外丢失，如胃肠吸引和造口，则手术 1～2d 只需每天补给 5%或 10%葡萄糖液 1000～1500ml，等渗平衡盐溶液或等渗盐水 500ml。手术后，液体治疗的时间，视手术大小、全身情况而定。少则 1～2d，多则 5～7d，如果是复杂的小肠瘘和大面积烧伤可与全身治疗结合，延续很久。

四、液体治疗安排顺序

根据病情轻重缓急和体液紊乱的情况进行合理安排，可以参照如下顺序(具体实施中，可以交错安排或齐头并进)：①维护血容量；②维持胶体渗透压；③调整酸碱平衡；④保持总渗透压；⑤补充失钾；⑥补给钠、钾和氯等电解质；⑦保证供给热量。

五、控制输液速度

一般成年人补液，以维持尿量在 50ml/h 左右为妥。补液速度大致在每分钟 60～100 滴，即 250～400ml/h。估计时可以每分钟的滴数乘以 4 即得每小时的毫升数。特殊情况应另行掌握，如休克和大面积严重烧伤早期等患者，如需要大量快速补液，有时开始 1 小时的输入量可达 1000ml 以上。甚至可以采用加压输液。遇有老年人或心、肺和肾功能障碍者，应严格控制补液速度和容量，以防液体引起负荷增加，引起心肺功能衰竭。

六、液体治疗途径

一般采用周围表浅静脉，以穿刺补液为主，必要时通过静脉切开插管补液。大量补液常需两根通道同时进行。必要时可以利用近心端大静脉，甚至中心静脉插管补液。后者不仅便于灌注大量液体，还便于测定中心静脉压，对心肺功能较差者，防止补液不足，特别是防止液体负荷，具有重要意义。

第3章

外科止血、输血及营养支持

第一节　外科止血

一、止血过程

止血是一种生理过程，是指出血（血液从受损血管中流出）得到控制，止血过程有 4 个步骤参与：血管反应、血小板激活、凝血机制和纤溶系统。

（一）血管反应

血管反应又称血管收缩，是血管受伤后止血过程的第一步反应，血管收缩的主要因素是平滑肌收缩。

（二）血小板激活

血管收缩后，紧接着是血小板在破损的血管内皮下露出的胶原组织表面黏附、聚集，形成血小板血栓。

从损伤开始到血小板血栓形成可不依赖凝血系统，血友病患者可产生正常的白色血栓。

1. 黏附

（1）血小板主要黏附于暴露出来的内皮下胶原，这一过程需要 von Willebrand 因子参与。这是一种血小板因子，由内皮细胞产生，与凝血过程中的Ⅷ因子有关。

（2）同时，血小板脱颗粒，释出二磷酸腺苷，后者使血小板疏松聚集。

2. 聚集

(1)血小板磷脂释出花生四烯酸,后者经环氧酶作用变成不稳定的环内过氧前列腺素 G_2(PGG_2)和前列腺素 H_2(PGH_2)。

(2)血栓素合成酶使 PGH_2 变成血栓素 A_2,后者使 ADP 进一步释放,增加血小板聚集。

(3)阿司匹林抑制环氧酶,使 PGG_2 和 PGH_2 形成减少,阻碍血小板聚集及血小板止血栓的形成,这种作用在血小板终生持续存在(血小板寿命 7～10d)。

3. 血小板止血栓　聚集的血小板与凝血酶和纤维蛋白相互作用,融合形成止血栓。

(三)凝血机制

凝血机制是指凝血酶原变成凝血酶最终形成纤维蛋白凝块的过程,其中包括内源性和外源性两个凝血系统。

1. 内源性凝血系统　只有正常血液成分参与。

(1)因子Ⅻ(hageman 因子)与受损血管接触后,被激活形成Ⅻa。

(2)因子Ⅻa(经血管舒缓肽原和高分子激肽原的放大作用)使因子Ⅺ激活形成Ⅺa。

(3)因子Ⅺa 在钙的参与下使因子Ⅸ激活,Ⅸa 与钙和因子Ⅷ、血小板因子Ⅲ共同激活因子Ⅹ形成Ⅹa。

(4)因子Ⅹa 与因子Ⅴ一起使凝血酶原(因子Ⅱ)变成凝血酶。

(5)凝血酶去除纤维蛋白原上的一段短肽后形成纤维蛋白单体,纤维蛋白单体经因子Ⅷa(由凝血酶激活)作用交联形成稳定的血块。

2. 外源性凝血系统　需要组织磷脂,即组织凝血致活酶参与。

(1)因子Ⅶ与钙和凝血致活酶形成复合物激活因子Ⅹ。在血小板黏附早期释出的血小板因子Ⅲ与Ⅸa-Ⅶa-钙复合物共同作用激活因子Ⅹ。

(2)其后步骤如上所述。因子Ⅻ,Ⅺ,Ⅸ和Ⅷ未参与外源性凝血过程。

(3)除因子Ⅷ(由内皮细胞合成)、钙、凝血致活酶和血小板因子外,其余凝血因子均由肝合成。

(四)纤溶系统

血管有一种机制使凝血过程处于平衡状态,防止血栓无限扩展,保持循环血于液态。

1. 纤溶酶原是一种无活性的蛋白,在纤溶酶原激活物的作用下变成有活性的纤溶酶。

2. 血管内皮的破损启动血小板黏附和凝血级联,同时血管内皮也是纤溶酶激活物的主要来源。

3. 纤溶酶使纤维蛋白、纤维蛋白原、因子Ⅴ和Ⅷ降解。

4. 内环境稳定功能。纤溶酶原进入增长的血栓中,血栓的功能一旦完成即被清除。

二、止血功能的术前评估

(一)询问病史

仔细询问患者病史,尤其是就医史、家族史和用药史对于了解有无潜在的出血危险极为重要,问诊要直截了当,以便获取所要的信息。

1. *个人就医史*　询问以往外伤或手术后有无出血史,如包皮环切、扁桃体切除和拔牙等,对妇女应询问有无月经过多和分娩出血情况。血小板病患者的特点是皮肤黏膜出血,表现为皮肤瘀斑、青紫、鼻出血或月经过多以及轻微外伤后出血不止。缓慢增大的软组织血肿或关节腔积血是一种或多种凝血因子异常的典型表现。

2. *家族史*　许多凝血障碍都有遗传性,对亲属中有自发出血或术后出血史者应详查。

3. *用药史*　阿司匹林、非甾体类抗炎药、奎尼丁、西咪替丁、镇静药以及某些抗生素均可影响血小板的产生并影响其功能。

还应询问患者是否服了非处方药物，因为许多药物制剂中都含阿司匹林。

4. 既往史　有无肝疾病或肾疾病，有无恶性疾病或营养不良。静脉血栓的个人史或家族史，尤其是年龄<50岁的静脉血栓史，预示围术期血栓栓塞的风险增加。

(二)全面体格检查

在估计出血风险方面，体格检查不如病史重要，因为大多数轻中度出血性疾病的患者无阳性体征。

1. 皮肤、口腔黏膜和关节有无隐匿出血体征，如瘀点、瘀斑、紫癜。

2. 巨脾内可聚集血小板，使血小板减少。

3. 黄疸、腹水、蜘蛛痣、肝大或肝缩小均提示肝功能不佳，因为大多数凝血因子都是由肝制造的，肝疾病可导致凝血缺陷(即凝血障碍)。

(三)实验室检查

1. 外周血涂片　观察红细胞和白细胞形态，大致了解血小板数。每个油镜视野下正常血小板数为15～30个，低于5个为异常。

2. 血小板计数　血小板计数正常值为$(100\sim400)\times10^9/L$。低于$100\times10^9/L$为血小板减少，但血小板在$50\times10^9/L$时一般仍能外科止血。当血小板低于$20\times10^9g/L$时可发生自发性出血。注意：当血小板数量低于$40\times10^9/L$时，自动分析法所测得的血小板数量常不够精确，此时最好采用人工计数法。

3. 出血时间　正常值上限为5min。标准试验方法有多种，如Duke法和Ivy法。各种方法都要求操作熟练，结果可重复，才有参考意义。出血时间正常提示血小板数正常、功能正常、血管壁对损伤的反应正常。出血时间延长的原因有血小板减少、血小板功能差(可以是内源性的，也可以由阿司匹林等药物引起)及血管壁异常。

4. 凝血试验　凝血酶原时间(PT)综合反映外源性凝血系统,包括因子(Ⅶ,Ⅹ和Ⅴ)、凝血酶原和纤维蛋白原,常用于监测口服华法林的抗凝作用。各实验室PT的正常对照值不一,因此出现了国际标准化率(INR)。INR可统一多个实验室的数据用于一个患者的抗凝治疗,不同的研究结果也可相互比较。大多数患者INR在2.0～2.5之间已充分抗凝。

活化部分凝血激酶时间(APTT)反映内源性凝血系统,即除了因子Ⅶ外的所有凝血因子,正常值<45s。常用于监测肝素的治疗效果。

逐个检测凝血因子。

5. 凝血酶时间(TT)　在外源性凝血酶参与下测定纤维蛋白原向纤维蛋白的转化率,常用于评估DIC及慢性肝疾病。

6. 纤维蛋白溶解试验　纤维蛋白降解产物(FDP)是纤维蛋白或纤维蛋白原经纤溶酶作用后释出的蛋白碎片,可用免疫法测定。正常值为0～100mg/L血浆。DIC和其他纤溶状态时纤维蛋白降解产物增多。在肝疾病、肾疾病、血栓栓塞性疾病及妊娠时可见假阳性结果(>10g/L)。

(四)实验室检查的术前选用

1. 病史中有无出血对诊断很有帮助。

2. 对以往手术无出血史的患者,可检查血小板数、PT及APTT。

3. 根据病史和前述3项检查进一步考虑是否做其他检查,如出血时间(延长提示血小板凝集障碍,血小板计数不能反映血小板功能)、TT(用于诊断DIC和慢性肝病)。

(五)手术患者出血危险性评估

Rapaport根据患者的病史和拟行的手术将患者出血危险性分为4级。其术前试验见表3-1。

表 3-1 手术患者出血危险性等级

等级	病史	建议	举例说明
第 1 级	病史阴性，手术比较小	不建议做筛选试验	如乳腺活检或疝修补术
第 2 级	病史阴性，计划为大手术，但估计不会有大出血	建议查血小板计数、血涂片和 APTT，了解有无血小板减少症、循环抗凝物或血管内凝血	
第 3 级	病史提示有止血功能缺陷，或对止血功能有损害的手术。术后细小出血也有严重后果的手术也归为第 3 级	建议查血小板计数和出血时间，以估计血小板功能；查 PT 和 APTT 以了解凝血功能；孵育纤维蛋白凝块以了解有无异常纤维蛋白溶解	如体外循环手术及颅内手术
第 4 级	病史强烈提示止血功能缺陷，应请血液科医师会诊	建议检查项目同第 3 级。对急诊手术患者，要用 ADP，胶原、肾上腺素和瑞斯托菌素查血小板聚集功能，并检查 TT，了解有无纤维蛋白功能异常或循环中有弱肝素样抗凝物	对肝疾病、肾衰竭、梗阻性黄疸以及有播散性恶性肿瘤可能的患者，术前应检查血小板数、PT 和 PTT。尿毒症患者最常见的缺陷是血小板的质异常，需要检查出血时间

三、出血不止的疾病

(一)血小板病

1. 血小板减少　血小板减少(＜100×10^9/L)是外科患者最常见的出血病因。外科止血要求血小板＞70×10^9/L。血小板减少的原因有以下方面。

(1)血小板产生减少:见于骨髓衰竭,可以是先天性的,如Fanconi 综合征;也可以由放射或药物(尤其是化疗药)对骨髓的毒性作用所致。骨髓也可因白血病细胞或其他新生物的细胞占据或因纤维化(骨髓纤维化)而丧失功能。最好的处理是消除药物作用或病变。需要手术时,可在术前输 6～8 单位血小板,将血小板提升至$(50\sim100)\times10^9$/L,术后务必使血小板数保持在 50×10^9/L 以上。

(2)血小板成熟不良:见于巨幼红细胞性贫血,应补充缺乏之维生素(叶酸和/或维生素 B_{12})。

(3)血小板分布异常:见于巨脾,此时循环血中的血小板 30%以上在脾内。

(4)血小板破坏增多或丢失:见于下列原因。

①自身免疫病:特发性血小板减少性紫癜(ITP)。

②药物过敏:有些药(奎尼丁、磺胺药)可作为半抗原,形成的抗原-抗体复合物与血小板膜结合。治疗方法是停药。现已发现肝素可使血小板严重减少,这与抗体有关,与肝素应用的时间长短、剂量、途径或频度无关。停药后血小板恢复正常。对用肝素的患者至少应隔天查血小板数 1 次。

③出血:出血的结果是血小板与其他血液成分一起丢失。

④稀释性血小板减少:见于大量库血输入,因为库血中有功能的血小板几乎为零。

⑤弥散性血管内凝血。

2. 血小板功能异常　此时虽然血小板数正常,仍会出现出血不止。

(1)血小板功能异常的原因

①von Willebrand 病。

②尿毒症:急、慢性肾衰竭均可影响血小板功能,使出血时间延长。

③遗传因素:如血小板无力症、巨大型血小板病和原发性血小板病。

④药物:抗血板药阿司匹林及其他非甾体类抗炎药通过阻断内过氧化物 PGG_2 和 PGH_2 的合成妨碍血小板聚集。波立维及其他 PZY12 受体拮抗药能不可逆地抑制血小板聚集。术前 1 周应停用这些药物。青霉素 G、羧苄西林和替卡西林也可影响血小板功能。

(2)血小板功能障碍的治疗:术前输入正常血小板;如手术能推迟,则停用有关药物。

(二)血管壁异常

严重者出血时间可延长,但血小板数和功能可正常。

1. 维生素 C 缺乏病和 Cushing 综合征都可影响血管壁结缔组织使血管壁变弱。

2. Henoch-Schonlein 紫癜是一种变态反应,引起毛细血管炎症使毛细血管通透性增加。

3. 控制这些疾病,手术中注意仔细止血可使这部分患者的并发症减少。

(三)血液凝固异常

1. 先天性血液凝固异常性疾病　先天性血液凝固异常性疾病的特点是都有特异的遗传缺陷。下列疾病中,前 3 种病少见,后 8 种病罕见。必须注意的是哪项实验室指标异常。

(1)血友病甲是因子Ⅷ的促凝作用缺陷,其抗原性正常,患者 PT 正常,但 APTT 延长,是一种性连锁隐性遗传病。仅男性患病,血小板功能正常。严重程度取决于因子Ⅷ缺陷的程度,血浆活性在5%以下时才会发生自发出血。在5%～25%时，轻微损伤可引起出血。当其水平在25%～30%以上时，需要手术或大创伤才造成出血。要求维持因子Ⅷ在适当水平。去氨加压素(1-去氨-8-D精氨酸加压素，dDAVP)是一种合成的ADH同系物，在因子Ⅷ活性高于1%的患者应用可使因子Ⅷ水平提高3倍。也可用重组的人凝血因子Ⅷ替代。血友病患者可产生因子Ⅷ抑制物，术前要对这部分患者进行筛选。

(2)von Willebrand病(vWD，假血友病，血管性血友病)以常染色体显性或隐性方式遗传，发病率与血友病甲相仿。两性的发病率无明显差异，且常伴有血小板功能异常。①内皮细胞不能释出足量因子Ⅷ，从而影响血小板黏附，表现为出血时间异常，因子Ⅷ的抗原活性和促凝活性均减弱。②血友病时因子Ⅷ水平恒定，而von Willebrand病时因子Ⅷ水平变化不一。③经典血友病所用纯化因子Ⅷ中不含von Willebrand因子，因此对该病无治疗作用。冷沉淀物中有因子Ⅷ复合物中的两种成分，可治疗出血异常，要求在手术前一天开始用。

(3)血友病乙(Christmas病)是因子Ⅸ的性连锁缺陷，仅见于男性。发病率约为血友病甲的1/10，其表现、严重程度及治疗均与血友病甲相仿。APTT一般均延长。

(4)因子Ⅺ缺陷(Rosenthal综合征)是一种罕见的常染色体显性遗传病。APTT异常，PT正常。男女均可患病，常见于犹太人。

(5)因子Ⅻ缺陷，一般无症状。

(6)因子ⅩⅢ缺陷是常染色体显性或性连锁隐性遗传病。纤维蛋白单体不能交联，形成的血栓不牢固，血栓在5M尿素溶液中会溶解。PT，APTT和TT均正常。

(7)因子Ⅴ缺陷是一种常染色体隐性遗传病。PT和APTT均延长。

(8)因子Ⅹ缺陷是一种常染色体隐性遗传病。PT和APTT

均延长。

(9)因子Ⅶ缺陷是一种常染色体隐性遗传病。PT延长，APTT正常。

(10)低凝血酶症(因子Ⅱ缺陷)是一种罕见的常染色体隐性遗传病。PT和APTT均延长。

(11)纤维蛋白原缺陷(无纤维蛋白原血症)是一种常染色体隐性遗传病;而纤维蛋白原的质异常(纤维蛋白原功能不良血症)是常染色体显性遗传病。这两种病PT,APTT和TT均延长。纤维蛋白原在1g/L以上时才能止血。

2. 先天性凝血障碍患者的围术期处理

(1)必备条件:择期手术前取得血液科医师的支持,与检验科取得联系做凝血因子快速测定,准备足量的所需的凝血因子。

①联系鲜冻血浆、冷沉淀物以及浓缩的凝血因子,以便随时取到。

②凝血因子的水平用正常活性的百分比表示。30%以上才能止血,凝血试验要求正常。浓缩凝血因子用单位度量,1U相当于100%活性的血浆1ml所含因子量。

(2)手术计划:小创伤或术后恢复期,Ⅷ因子的活性应维持在15%~20%直至拆线、拔管。大创伤、大手术或关键部位出血(如颅内出血),Ⅷ因子的活性应维持在50%~60%。要对因子进行监测,根据因子的半衰期及时补充。

3. 获得性凝血障碍

(1)弥散性血管内凝血(DIC):DIC是凝血和纤溶系统同时激活,是一些严重疾病,如败血症、恶性肿瘤、创伤、休克或严重产科并发症的结局。

①表现:凝血和纤溶系统一经激活,血小板和凝血因子即开始消耗,释出纤维蛋白降解产物。临床上表现为广泛出血,PT和APTT延长,由于微血管病性溶血,外周血涂片见红细胞变形(裂红细胞)。血小板减少、纤维蛋白原减少和纤维蛋白裂解产物增

多均有助于诊断。

②治疗：主要治疗原发病，其他治疗方法均存在争论。有人主张用肝素阻止凝血，认为补充血小板和凝血因子是“火上浇油”。但是，对广泛出血，在积极处理原发病的同时，补充一些血小板、鲜冻血浆和冷沉淀物是明智之举。

(2)维生素K缺乏：肝合成因子Ⅱ，Ⅶ，Ⅸ和Ⅹ时需要维生素K。维生素K主要由肠道菌群制造产生。

①外科患者维生素K缺乏很常见，其原因有营养不良、应用抗生素使正常肠道菌群改变、梗阻性黄疸及肠外营养未补给维生素K。

②维生素K缺乏时，开始8～12h可给予维生素K 10～20mg，视病情每12小时重复1次，直至PT正常。急诊时，先用维生素K 10～20mg，并输鲜冻血浆。

(3)肝疾病：除因子Ⅷ外，所有因子都减少，PT延长，出血时间延长。如肝细胞功能受损严重，应用维生素K无效。

(4)外源性抗凝药：大多数获得性凝血障碍与用药有关。

①肝素抗凝可引起APTT和TT延长。肝素(高分子量肝素，天然肝素)可通过加速与抗凝血酶Ⅲ的结合，中和Ⅸa，Ⅹa，Ⅺa，Ⅻa因子及凝血酶而发挥作用。少于18个残基的低分子量肝素能与抗凝血酶Ⅲ结合，并中和Ⅹa因子(不中和凝血酶)；而18个残基以上的低分子量肝素仍保留抗凝血酶活性。临床用药时，应考虑到不同分子量肝素的生物特性。

②华法林抑制肝凝血因子Ⅱ，Ⅶ，Ⅸ和Ⅹ的合成，使PT延长，APTT稍延长，INR延长。

③阿司匹林和其他非甾体抗炎药干扰血小板功能。

(5)获得性血小板减少：获得性血小板减少有以下4种机制。

①骨髓中血小板生成减少(如恶性贫血)。

②外周血中血小板破坏增加，如特发性血小板减少性紫癜(ITP)或DIC。

③脾大后脾淤血(如肝硬化)。

④以上疾病中任意两种并存时(如酒精性肝衰竭)。

此外,药物(肝素)可能增加脾对血小板的破坏。

(6)后天性血小板功能异常

①使用药物(阿司匹林或其他 NSAIDs):阿司匹林与其他 NSAIDs 不同,它导致不可逆性血小板功能异常,因此择期手术前应禁用阿司匹林 1 周以上。

②尿毒症:常伴血尿和出血征象,手术前需要进行透析来纠正血小板功能异常。

四、术中出血

术中和术后大出血的常见原因是局部止血不彻底、输血并发症和不明原因的止血缺陷。

(一)局部因素

创面某一部位出血,原因可能是局部止血不当(如血管未结扎),应及时查明并处理。

1. 直接压迫　用手指或纱布压迫常可控制出血,从而找到出血点。然后根据血管的大小进行结扎、缝扎或钛夹钳夹。

2. 电凝　比结扎迅速,但应用不当可造成较多组织坏死。

3. 止血药

(1)肾上腺素:可使局部血管收缩,但不宜多用,以免吸收后起全身作用。

(2)凝血酶:可促使纤维蛋白形成,因而局部应用有效。常与明胶海绵合用。

(3)氧化纤维材料和微纤维胶原:可为血块形成提供支架。

(二)全身性疾病

1. 潜在性疾病　术中出血可由下列原因所致,如前文提及的先天性或获得性血小板病以及凝血系统疾病(如血友病甲、低凝血酶原血症或 DIC)。手术开始后最初 30min 内出现的止血异常往往提示患者原来就存在出血性疾病。

(1)纤维蛋白溶解：系指外科患者的获得性低纤维蛋白原血症状态，亦可由于疾病引起纤维蛋白溶解。见于前列腺癌广泛转移、休克、全身性感染、缺氧、肿瘤、肝硬化和门静脉高压症等患者。纤维蛋白原和第Ⅴ及Ⅷ因子减少亦可见到，这是由于它们都是纤维蛋白溶酶的作用底物。纯纤维蛋白溶解状态不伴有血小板减少。如能诊断出此潜在性疾病，其治疗可保证。氨基己酸(EACA)是一种纤维蛋白溶解的抑制药，可能有效。

(2)骨髓增生性疾病：可用对骨髓增生性疾病的标准疗法处理血小板减少。最好将血细胞比容维持在<0.48，血小板计数<400×10^9/L。46%的红细胞增多症患者在手术中或术后会发生并发症，包括16%的死亡率。本病最常见的并发症是出血，其次是血栓形成和感染。对这些患者，建议术前应用抗血小板药(阿司匹林、双嘧达莫)和抗凝物质。

(3)肝疾病：长期肝病者凝血因子Ⅱ，Ⅴ，Ⅶ，Ⅹ和Ⅷ的合成减少。由于肝不能清除纤维蛋白溶解酶原激活物，亦可有纤维蛋白溶解增加。

2. 快速大量输入库存血　4～6h内输入库血4000ml以上可引起异常出血，因为库血含血小板少、凝血因子少、钙少并且温度低。

3. 休克和严重创伤　休克和严重创伤可引起DIC及毛细血管渗出，血液大量丢失。继发性纤溶可能是DIC后异常出血的原因，休克、全身感染、过敏时更易发生。DIC的诊断是血小板减少、凝血因子减少、纤维蛋白降解产物存在。

(1)凝血障碍的原因：①血液稀释；②凝血因子消耗；③低体温；④代谢性酸中毒。低体温、凝血障碍和酸中毒合称“死亡三联征”。

(2)血液稀释是创伤患者凝血障碍的主要原因，主要见于输血量达患者全身血量1.5倍以上时。当输血量为患者自身血量的1倍时，仅有35%～40%的血小板，此时，血小板还有创面消耗。凝血障碍的主要表现是创面广泛渗血。由于PT和APTT的监测是在37℃条件下进行的，因此并不能反映凝血障碍。治疗是输血小板和鲜冻血浆。不要等化验结果。

第二节 外科输血

一、输血的适应证

原则是尽量少输血，尽可能用成分血。

1. 大出血 是应用最广泛的适应证。1次出血不足500ml，机体可自我代偿。若失血500～800ml，可输注晶体或血浆增量剂。一般认为仅当严重失血超过全身血量的20%（1000～1500ml）时才是输血的适应证。需要注意的是，血或血浆不宜用作扩容剂，晶体结合胶体液扩容是治疗失血性休克的主要方案。血容量补足之后，输血的目的是提高血液的携氧能力，首选红细胞制品。急性失血所造成的血容量不足是输全血的唯一指征。新鲜全血（24h以内）是治疗这种失血的理想用品，因为新鲜血中的血小板和凝血因子仍有活性，不像库血那样有许多生化改变。HCT>0.35，血液黏度骤然增加。应将出血性休克患者的HCT维持在0.25，这对冠脉循环的氧输送很合适。若有高代谢因素存在，则HCT应维持在0.30。

2. 贫血或低蛋白血症 手术前如有贫血或血浆蛋白过低，应予纠正。若条件许可，贫血原则上应输给浓缩红细胞；蛋白血症应补给血浆或白蛋白液。

3. 严重感染 输血可提供抗体、补体等，以增强抗感染能力。输用浓缩粒细胞，同时采用针对性抗生素，对严重感染常可获得较好疗效。

4. 凝血机制障碍 对凝血功能障碍的患者。手术前应输给有关的血液成分，如血友病应输抗血友病球蛋白，纤维蛋白原缺少症应输冷沉淀或纤维蛋白原制剂。如无上述制品，可输给新鲜血或血浆。

二、输血技术

1. 输血途径　静脉输血是常规输血途径。

2. 输注速度　成年人以5～10ml/min、儿童以每分钟10滴为宜。老年人或心脏功能不全者应放慢速度，限制在1ml/min。抢救急性大出血时，应加压快速输入所需血量。

三、输血的注意事项

1. 输血前须严格核对供血者和患者的姓名、性别、血型、交叉试验结果、瓶号等，严防错输不合血型的血，核查工作尽量由2人完成。

2. 应对输血瓶、袋和血液的外观进行观察，库血如有以下异常不应使用：①血浆呈淡红色，示有溶血；②血浆有絮状物或混浊表示有污染；③库血保存已超过21d；④瓶口、袋口有破损，标签模糊不清。

3. 输血前后用生理盐水冲洗输血管道，血液中不加任何药物，以防溶血或凝血。

4. 输血过程中严密观察体温、脉搏、血压等生命体征。

四、输血反应

(一)发热反应

发热反应是输血早期最常见的并发症，发生率约2%。主要原因是多次输血后患者体内形成白细胞或血小板抗体，再次输血时可产生抗原抗体反应，引起发热；少见原因是输血器具带有的致热原所致。一般在输入100ml血后出现寒战、发热，体温可达39～40℃。皮肤潮红，无血压下降，无荨麻疹及呼吸道症状，约1h

后好转。

1. 处理　轻者减慢输血，重者应停止输血。寒战时保温，高热时物理降温。药物治疗可用异丙嗪 25mg，肌内注射；或哌替啶 50mg，肌内注射。

2. 预防　多次输血的患者应输不含白细胞和血小板的成分血，采血器和输血器严密消毒，输血过程无菌操作。

(二)变态反应

变态反应为血液内含有致敏物质引起。发热、畏寒、荨麻疹和瘙痒常在输血或输浓缩红血细胞开始后 1～1.5h 发生。严重者可发生喘鸣等呼吸道症状，甚至过敏性休克。

1. 处理　轻者减慢输血速度，口服抗组胺药物，可使用异丙嗪 25mg，肌内注射，地塞米松 5mg，静脉滴注。如变态反应典型，并且治疗有效，则不必停止输血。疑有溶血反应时，应立即停止输血。严重变态反应者应立即停上输血，皮下注射 1∶1000 肾上腺素 0.3～0.5ml，或氢化可的松 100mg 加入 5％葡萄糖盐水 500ml 中静脉滴注。出现呼吸困难者应做气管切开，防止窒息。

2. 预防　采血员选择无过敏史者，采血前 4h 禁食，以免食物中含可使受血者过敏的致敏原；有过敏史者输血前口服苯海拉明 25mg，或静脉滴注地塞米松 5mg。

(三)溶血反应

溶血反应是最严重的输血并发症，后果严重。常见原因是错输不合血型的血液，或输入已溶血的库血所致。错输 ABO 血型不合者，典型早期反应是在输入 50～100ml 血时出现发热、畏寒、感胸背及腰部疼痛、呼吸困难，还可出现低血压及休克。全麻手术中溶血反应的首发表现是无法解释的弥漫性渗血和低血压，随之出现血红蛋白尿，严重者出现急性肾衰竭。迟发溶血反应是对既往输血或妊娠的回忆反应，可在 1～2 周后发生。

1. 处理

(1)溶血反应是一种紧急情况，常引发 DIC 及急性肾衰竭(血红蛋白尿所致)和休克,因此死亡率很高。处理着重在抗休克和保护肾。

(2)怀疑有溶血反应时,应立即停止输血。

(3)将剩余的血和重抽的患者血样一并送实验室重新进行定型和交叉。采取血标本,检查有无游离血红蛋白。

(4)插入Foley尿管,快速输入乳酸钠林格液,使尿量保持在每小时100ml以上。输入碳酸氢钠,碱化尿液,有助于预防肾小管损害。

(5)血压稳定后给予甘露醇或呋塞米利尿,保护肾。

(6)有肾衰竭时需进行血液透析。

2. 预防　输血前严格执行操作规程,仔细核查,严防鉴定和配血试验错误。

(四)细菌污染

细菌污染系由采血、储存血液过程中存在无菌操作不严所致。轻者表现为发热反应;严重者可发生感染性休克,甚至肾衰竭。

1. 处理　停止输血,血袋内剩余血液立即做血液培养和血涂片Gram染色细菌学检查。早期、大量和联合使用广谱抗生素,针对休克进行补液、纠正酸中毒等。

2. 预防　采血、储存和输血过程严格执行无菌操作规则,输血前如发现血袋破损、血色混浊、有絮状物等异常现象不得使用。

(五)循环超负荷

循环超负荷是由于快速、大量输血所致,常见于心功能低下、老年、儿童等患者,表现为心率加快、心前区压迫感、不安、呼吸困难、颈静脉怒张、咯血性泡沫痰、两肺充满啰音。

1. 处理　停止输血,吸氧,使用强心和利尿药物。

2. 预防　对心功能低下者应控制输血速度和输血量。

(六)呼吸功能不全

库血中变性的血小板和白细胞可形成微栓子。当大量输入库血时,可引起肺损伤和呼吸功能不全。输血时应用微孔滤网可使此类并发症减少。

(七)输血传播的疾病

1. 肝炎　多数无症状。混合血制品(如浓缩凝血因子)的肝炎发生率增加。固定献血者中有肝炎时,其发生率也会增加。测定乙型肝炎表面抗原可筛出乙型肝炎携带者,但目前的输血后肝炎多为非甲非乙型肝炎。

2. 获得性免疫缺陷综合征(AIDS)　是一种严重的免疫系统缺陷。患者易发生感染,易患 Kaposi 肉瘤等少见肿瘤。本病通过被感染者的血液进行传播。筛选试验是测该病毒的抗体,但在感染 AIDS 病的早期,血中测不出这种抗体。

3. 其他疾病　梅毒、布鲁菌病、疟疾和巨细胞病毒感染均可通过输血传播。

五、输血的并发症

一次输血 2500ml 以上或 24h 输血超过 5000ml 称为大量输血。由于血液在储存中的变化,当快速输入(12h 内)的库血量等于或超过患者的血量时,可发生下列并发症。

(一)携氧能力下降

血液储存中 2,3-DPG 减少,血红蛋白对氧的亲和力增加,氧离曲线左移,在组织中氧不易释出。

(二)凝血缺陷

全血储存超过 24h,血小板及因子Ⅴ与Ⅷ的活性全部消失。因此除库血外,还应输入血小板和鲜冻血浆。

(三)体温过低

血液未经预温,大量输入后会很快发生体温过低。体温在30℃时易出现心律失常。输血时可将输血管道浸入接近体温的水浴中预温，但不要对储血容器直接加温。

(四)代谢疾病

1. 高钾血症 由于库血中红细胞外钾增多，大量库血快速输入后可引起短暂的危及生命的高钾血症。因此，在需要大量输血时，最好输用 2～3d 的鲜血，或者鲜血与陈旧库血交替输用。

2. 酸中毒和枸橼酸中毒 正常情况下，枸橼酸(输血所致)和乳酸(来自灌注不良之组织)可很快被代谢掉。当患者有血容量不足或休克时，由于肝血流减少，这些物质的代谢减慢，可发生严重酸中毒。在大量输血时常规应用 $NaHCO_3$，可以减少 pH 变化，但必须谨慎。因为碱中毒与体温过低及 2,3-DPG 降低有协同作用，从而使氧离曲线左移，结果使组织的氧递减少。碱中毒还使钙离子水平降低，导致严重的心律失常。因此，血液碱化不宜常规进行，应用时要以血气分析为依据。

3. 低钙血症 血液中过量的枸橼酸与钙离子结合，使血中钙离子水平下降，从而影响心肌功能。因此，也可以在输血时与输血成比例地常规应用钙剂，但需要注意的是，低体温时患者的心肌对钙离子极为敏感。按每升血用葡萄糖酸钙 1.0g 比较安全，但最理想的方法是根据钙离子的实测值指导补钙。

六、自身输血

1. 自体血回收 本法最为常用，主要收集胸腹腔大血管、脾或宫外孕破裂出血或术中失血，确定不含肿瘤细胞，未被细菌、粪便、羊水或消化液污染，无溶血，方可经抗凝、过滤后再进行回输。

2. 预存自身库血 择期大手术患者，术前 3 周每周采血 400ml，低温保存，留待术中或需要时回输，此法对肿瘤患者、术前有脓毒血症、心肺功能低下者或有凝血机制障碍者不适用。

3. 血液稀释回输 麻醉前自身采血，同时输入等量的增量剂，以保证血容量不变，取血量一般不超过总血容量的 20%～30%，根据手术需要，术中按后采先输原则回输入体内。

第三节　外科急危重症的营养支持

营养支持是外科危重患者必不可少的治疗措施。外科危重患者,由于创伤、手术、严重感染等因素,机体处于高分解代谢状态,其基础代测率增高50%～150%,加之疾病本身引起胃肠功能紊乱,常导致营养障碍,影响组织修复、伤口愈合及免疫功能。因此,营养支持是提高危重患者治愈率、减少并发症发生率、降低病死率的重要措施。

一、外科患者的营养需要

1. 热量需要量　患者的热量需要量的估算:正常人热量为104.6～125.5kJ/(kg·d)[25～30kcal/(kg·d)],占全身体重5%～6%的心、肝、脑、肾4个重要器官却消耗能量的60%～70%。外科患者需要更多的热量,一般需167.4～209.2kJ/(kg·d)[40～50kcal/(kg·d)],体温每增高1℃,基础能量需要增加12%,严重感染、大面积烧伤、创伤等能量需要可增加100%～200%。

2. 糖类　糖类氧化产热14.2kJ/g(3.4kcal/g),在全胃肠外营养可作为能量的全部来源,它可完全被机体所利用,但人体利用葡萄糖的最高限度是5mg/(kg·min),高于此值,并不能得到更多的热量。人体内糖类的储存很有限,禁食、饥饿24h,肝糖原即被耗尽,体内葡萄糖的来源由体内蛋白质的糖原异生,每日约需消耗蛋白质35g。短期禁食的患者,如每日供给葡萄糖100g,可减少体内蛋白质的分解。创伤或感染患者处于高代谢状态,如用葡萄糖供给全部能量,氧化产生了大量二氧化碳,对肺功能不良者可诱发或加重呼吸功能不全,应加用脂肪乳作为能源,或以脂肪乳作为主要热量来源。

3. 脂肪的需要　脂肪分解可提供较多的热量37.7kJ/g

(9kcal/g)，临床应用的脂肪乳剂 Intralipid 有 10%和 20%两种，外源性补充脂肪除可供给能量，减少体内蛋白质的分解，还可提供体内不能合成的不饱和脂肪酸。为避免肝脂肪浸润，静脉输给脂肪乳剂应限制在 2g/(kg・d)以内，因此在严重感染或应激状态下，脂肪乳剂仍不能完全代替糖类作为能源，输入脂肪乳剂一般无不良反应，不影响机体抗感染能力。

4. 蛋白质的需要　正常人每日需摄入 0.8～1g/kg 蛋白质以补充体内不可避免的消耗；外科患者则常需要 1.3～1.6g/(kg・d)或每千克 0.2～0.25g 氮，严重创伤或感染的患者甚至需要 2～3g/(kg・d)或每千克 0.35～0.5g 氮。维持氮平衡所需的最小氮量为 0.1g/(kg・d)，每日氮的需要量应根据每日氮的全部丢失量补给。计算方法是收集 24h 尿、粪、呕吐物、引流液，测出氮的丢失量，但这不易做到，临床只能从尿中的尿素氮作出估计，即：

氮的丢失量(g/d)＝尿中尿素氮(mmol)/24h×0.028＋2

此公式对血尿素氮升高、蛋白尿和烧伤患者不适用。创伤、感染和术后患者纠正其负氮平衡是维持外科患者营养的关键。负氮平衡可由氮的摄入不足或热量供应不足所致，故除供给足够的热量，还应输给氨基酸，为了使输入的氨基酸能用于合成蛋白，不致被用来分解产物，必须在每输入 1g 氮(或蛋白质 6.25g)的同时供给 627.6kJ(150kcal)以上由葡萄糖或脂类提供的热量。输入氨基酸和支链氨基酸还可补充人体不能合成的必需氨基酸和半必需氨基酸，以保持各种氨基酸的正常比例和减少肌肉蛋白的分解。

5. 维生素需要量　维生素为维持正常代谢所必需，全由外界供给。外科患者对维生素的需要量比正常人多，每日需要量如表 3-2 所示。

表 3-2　各种维生素的每日需要量

维生素类别	每日需要量
维生素 B_1	50～100mg
维生素 B_2	5～10mg
维生素 B_6	4～6mg
维生素 K_3	10mg
维生素 C	500～1000mg
维生素 B_{12}	5～15mg

维生素 A 及 D 等脂溶性维生素在体内可蓄积而有不良反应，每周供给 1 次即可。维生素 B_{12} 及叶酸仍为肌内注射，每周 1 次。

6. 电解质　除每日所需 Na^+（100mmol/d）及 K^+（60mmol/d）外，应补充胃管、瘘、吐泻所丢失的 Na^+ 及 K^+。可用血、尿的电解质含量或渗透压作为监测指标。外科患者有时钾大量排出，容易发生低钾，同时又需要多量的钾以合成组织蛋白。因此，在全胃肠外营养应用氨基酸的同时应补钾。每供给 1g 氮，应同时给予 5mmol 钾。镁的补充为每输给 1g 氮，补给 1mmol。高位肠瘘、广泛性小肠疾病 Mg^{2+} 的丢失增多，需另作补充。磷的补充为每供给 4184kJ(1000kcal)热量给予 5～8mmol。

7. 微量元素　在人体中已知有 16 种必需的微量元素，无论饮食习惯多么特殊，除铁和碘外，平时都不缺乏，但在长期应用全胃肠外营养时，如不注意补充，会发生某种微量元素缺乏。由于需要量小，每周输血或血浆 1 次即可满足需要，或使用多种微量元素静脉注射剂。注意补充过量可有不良反应。

8. 膳食纤维　对大小肠黏膜生长和细胞增殖均有刺激和促进作用，非水溶性纤维素（纤维素、木质素等）可增加粪便容积，加速肠道运输；而特异性水溶性纤维（果胶等）则可延缓胃排空，减缓肠道运送时间，因而具有抗腹泻作用。可发酵水溶性纤维（非淀粉多糖)被厌氧菌分解代谢,产生短链脂肪酸,易被结肠黏膜吸收,作为能量而利用。

二、营养不良的评估

(一)营养状态的评定

合理的营养评定包括主观与客观两个部分。主观部分是根据患者目前的情况与病史判断体重的变化、食欲、胃肠道吸收功能等。客观部分包括静态和动态两种测定方法。

1. 静态营养评定

(1)躯体评定:体重可直接反映营养状态,为营养评价最简单、直接和主要的指标。临床上可简单计算为:

理想体重(kg)=身高(cm)-105

理想体重百分比(IBW%)=(实测体重/理想体重)×100%

正常值为 90%~120%。

(2)脂肪存储量测定:脂肪组织是身体储存能量的主要组织,可测量肱三头肌皮褶厚度(TSF)来间接衡量。

TSF%=实测厚度/理想值×100%

理想值:男性为 12.5mm,女性为 16.5mm。

(3)骨骼肌量测定:可用上臂肌肉周径与肌酐/身高指数来判断。

上臂肌肉周径(AMC):可反映骨骼肌的量。

AMC=MAC-(TSF×3.14)

MAC=上臂周径(cm)

AMC%=实测 AMC/AMC×100%

成年人 AMC 理想值:男性为 25.3cm,女性为 23.2cm。

肌酐/身高指数(CHI%):可反映人体肌肉总量。正常人 24h 尿肌酐排出量恒定。营养不良者,尿肌酐排出量减少与自身肌肉丢失量呈正相关。

CHI%=实测 24h 尿肌酐量/(同等身高健康人理想体重×

肌酐相关系数)

肌酐相关系数:男性为23mg/kg,女性为18mg/kg。

2. 脏器蛋白质评定　为主要的营养评定指标。

(1)血白蛋白:白蛋白半衰期较长,约20d,禁食可使白蛋白合成迅速降低,但血管外白蛋白可进入血管内补充,从而使白蛋白水平持续很长时间,故白蛋白仅在有明显蛋白摄入不足或营养不良持续时间较长后才有显著下降。所以,它不是评价营养不良的敏感指标,只对营养不良起确诊作用。低于35g/L者为轻度内脏蛋白消耗,低于21g/L为重度消耗。

(2)血清前白蛋白、转铁蛋白:属短半衰期蛋白,半衰期分别为2d和8d,二者是营养不良的早期指标。前白蛋白<15mg/L,转铁蛋白<2g/L为轻度内脏蛋白消耗;前者<5mg/L,后者<1.6g/L为重度内脏蛋白消耗。

(3)免疫功能测定:主要有①总淋巴细胞计数(TLC):指外周血中每升的淋巴细胞总数。$<1.2\times10^9$/L为轻度减少,$<0.8\times10^9$/L为重度营养消耗。②迟发型皮肤超敏反应(DCH):营养不良可影响机体的细胞免疫功能,用结核菌素、念珠菌属、腮腺炎病毒等多种抗原分别做皮肤迟发性变态反应,24～48h硬结、红斑>5mm,<5mm说明免疫功能低下。

第4章

ICU与危重症监测和复苏

第一节　危重症监测

一、循环功能监测

循环功能监测是通过有创和无创的方法监护心脏的泵血功能、氧合血的输送能力及血管功能，即向末梢和周围脏器供血的能力。

(一)血流动力学的基本概念

1. 心脏的泵血功能及监测指标　心脏的泵血功能表现为心排血量(CO)，这是衡量循环功能的重要指标，影响心泵功能主要有前负荷、后负荷、心肌收缩力及心率4个因素。

(1)前负荷：前负荷是指回心血量或心室舒张末期的容量(VEDV)，即这些血量在室腔内的压力(VEDP)。心脏收缩期的每搏血量取决于心脏舒张期的容量(即前负荷)，在一定限度内，静脉回心血量愈多，舒张期心室内容量愈大，收缩期每搏量(SV)愈多。最适宜的LVEDP为15mmHg，此时SV最高。

①表示前负荷的指标：因前负荷即LVEDV及LVEDP，但测量这两项指标均需要进行左心导管检查，所以，目前普遍用心导管监测肺动脉楔压(肺毛细血管压，PCWP)代替，即用PCWP作为监测前负荷的指标。

②临床意义：在血浆渗透压正常时，前负荷过低(PCWP＜4.95mmHg)标志着体循环血量不足；前负荷过高(PCWP＞

18mmHg)，标志着出现心源性肺充血或肺水肿。

(2)后负荷：后负荷是指心室射血进入动脉时遇到的阻力，即室壁承受的张力。

①表示后负荷的指标：最敏感的指标是血管阻力，对左心室为周围血管阻力(SVR)，对右心室则为肺血管阻力(PVR)。

②临床意义：在前负荷恒定条件下，心肌功能正常时，在一定限度内增加后负荷可不影响 SV，但在心肌功能受损时，增加后负荷可使 SV 成比例地减少，后负荷愈大，SV 愈小。因此，近年来临床上根据这一原理在某些心肌受损、心力衰竭的患者中应用血管扩张药降低后负荷，从而改善心脏功能。

(3)心肌收缩力：在前、后负荷无变化的情况下，心脏工作效能的变化即是心肌收缩力的变化。

①表示心肌收缩力的指标：在后负荷恒定或不降低和前负荷亦不变的情况下，用心脏指数(CI)的动态变化表示心肌收缩力，CI 增高即表示心肌收缩力增强，若 CI 降低，则表示心肌收缩力减弱，也可用每搏做功指数(SWI)表示。

②临床意义：测定心输出量(CO)或 CI 的临床意义不完全在于值的高低，而在于根据 Frank-Starling 心室功能曲线综合 CO 或 CI 与 PCWP 等相互关系以评定左心室的工作效能，当 CI＞2.5L/(min·m^2)、PCWP＜12mmHg 时，提示心肌收缩力正常。根据 SWI 和 PCWP 的测定数据，可将心衰分成不同组别，亦可据此选择适宜的治疗方案(表 4-1)。

(4)心率：CO＝SV×HR(心率)，故心率的变化影响心脏每分钟排血量，心率增快可增加 CO，但心率过快(160～180/min)或过慢(＜40/min)均引起心排血量减少，此时调节心率可改善心功能。

表 4-1　按 SWI 及 PCWP 变化的心力衰竭分组及治疗

分组	临床表现	SWI($g \cdot m/m^2$)	PCWP(kPa)	适宜治疗
1	无	≥40	≤2.4	不需
2	无或灌注减少	<40	2.40～2.67	适当扩容
3	肺充血	>20	2.80～3.33	利尿、血管扩张药
4	肺充血、肺水肿	10～20	3.47～4.00	血管扩张药、主动脉内球囊反搏
5	心源性休克	<10	>4.00	变力性药物

2. *血管功能状态及监测指标*　主要是指血管阻力，不论是全身或局部血管的阻力都是血管内压差与血流量相互作用的结果，可用公式：$R-(P_1-P_2)/Q$ 表示。式中 R 为血管内阻力，P_1-P_2 为单位长度血管内的压差，Q 为血液流量。由于阻力＝压力/流量，即压力＝流量×阻力。如压力不变，血管阻力增大超过一定限度时，CO 即下降，此时用血管扩张药降低血管阻力即能使 CO 增加。如 CO 减少超出一定限度时，血管阻力即随之上升，此时改善心功能，使 CO 增加，血管阻力即可下降，血压下降时，设法增高 CO 或增加血管阻力，均能使血压回升。衡量血管阻力的指标有 SVR 及 PVR。

(二)有创血流动力学监测

采用 Swan-Ganz 气囊血流导向漂浮导管对危重患者的外周动脉压、中心静脉压(CVP)、肺动脉压(PAP)、肺动脉楔压(PCWP)、心排血量(CO)、周围血管阻力(SVR)和肺血管阻力(PVR)等进行监测，简便、安全，在监测过程中能够及时、准确地测定各项参数，因而对了解患者的循环功能状态、指导临床治疗及观察药物对循环系统的作用均有重要价值。近年来已被广泛地应用于各种病因引起的泵功能不全、急性心肌梗死严重并发症及复杂心脏外科手术等危重患者的监测。

1. 临床意义

(1)早期诊断、早期治疗:肺底啰音、舒张期奔马律和肺部X线摄片为传统了解有无左心衰竭的客观征象,由于肺部啰音的出现除了受心源性因素影响外,其他呼吸道感染、较长时间卧床,尤其是在老年患者均可出现,因此,肺部啰音作为判断左心衰竭的指标有很大局限性。肺充血的X线表现常出现在左心衰竭相对较晚期,难以作为早期征象。而无舒张期奔马律者也可发生严重的左心衰竭。现已证实,泵衰竭的血流动力学变化出现在临床和X线改变之前,例如PCWP的升高出现于肺充血之前,而经过治疗后,PCWP的降低常在肺充血的X线改变和症状好转前数小时即已发生,因而有利于早期诊断、早期治疗和估计预后。

(2)指导临床分型、确定合理治疗:泵衰竭时其血流动力学变化有很多类型,治疗亦各异,处理不当,可加重病情,即使同一患者在不同阶段血流动力学也可迅速变化,因而持续监测十分重要。

(3)评价疗效与保证安全:血管扩张药的临床应用,尤其是有强力扩张血管作用的硝普钠必须在严密的血流动力学监测下进行;根据监测结果调节静滴速度,既有利于观察疗效,又确保用药安全,另外,在治疗过程中,对各种治疗措施还可作出客观评价。

(4)指示预后:泵衰竭的发生率、严重程度以及病死率与心脏作用的减低成正比,心室做功曲线是指示心脏泵做功最有用的指标,可以指示预后及指导治疗,心室做功曲线差者,预后亦差。

2. 监测指标与方法

(1)肺动脉压(PAP)及肺动脉楔压(PCWP):PAP及PCWP是评估肺循环状态和左室功能的重要指标,常用的为Swan-Ganz热稀释球囊漂浮导管。该导管结构是在距导管顶端约1cm处设置一可充气气囊,主腔止于导管顶端的开口,称端孔腔,其另一端与压力换能器相连，用以测定压力并可采取血标本；副腔与顶部气囊相通，用于气囊充气或排出气体，又称气囊腔；另一副腔止于距导管顶部 30cm 处的侧孔，称侧孔腔，当导管顶部位于肺动脉时，此侧孔恰位于右心房，可测定右房压(RAP)；第 4 个管腔实为与远端气囊近侧管壁上的热敏电阻(距顶部 4cm 处)相连接的导线，用于热稀释法测定 CO，这样可同时测定 PCWP，PAP，RAP 和 CO。

Swan-Ganz 导管可通过穿刺外周静脉送入，在无透视设备下床旁监测，导管位置的判断就依赖于压力的变化。由于右心房、右心室、肺动脉和肺毛细血管均有其特定的压力波形，故通过连续观察波形的变化，便可知道导管尖端的位置。当其顶端已达右心房时，可向气囊充以规定量的气体(1～1.5ml 空气或 CO_2)，然后在持续心电图和压力监测下，缓慢地向前推送导管，血液将气囊漂浮进入右心室、肺动脉及分支，并最终嵌入与气囊直径相等的肺毛细血管，在此位置测到的压力即是 PCWP，气囊排出气体后测到的是 PAP。

正常肺循环处于低压状态，肺静脉又无静脉瓣，因此，左心室舒张末压(LVEDP)和左心房压(LAP)的改变易传递至肺静脉，在无肺部疾病、肺血管病变和瓣膜病的情况下，这种压力容易通过肺毛细血管使肺动脉舒张压发生改变，故而 PCWP 及肺动脉舒张末压(PAEDP)与 LAP 及 LVEDP 相似，两者相差 ±2.25mmHg。因此，通过 Swan-Ganz 导管测定 PCWP 能较好地反映 LVEDP，所以 PCWP 是监测左心室功能可靠、敏感的指标。若不能测得 PCWP，可将 PAEDP 减去 1.69mmHg 或肺动脉平均压(MPAP)减去 5.68mmHg 即相当于 PCWP。监测 PCWP 的目的在于给左心室选择最适当的前负荷。一般认为，PCWP 以 15～18mmHg 最适合，在此压力时，左心室能充分利用 Frank-Starling 定律，以最大限度提高 CO。当 PCWP＜18mmHg，罕有肺充血；在 18～20mmHg 时开始出现肺充血；在 21～25mmHg 之间时发生轻至中度肺充血；在26～30mmHg时呈中至中重度肺充血；高于30mmHg时则发生急性肺水肿；如PCWP＜4.95mmHg表示体循环血量不足。

(2)心排血量(CO)：心室每次搏出的血量称每搏量(SV)，成年人平均70ml。CO指每分钟心室搏出的血量，如心率75/min，则CO为5000～6000ml。一般CO的变化与机体代谢活动相适应，一旦CO不能满足新陈代谢的需要，便会出现心功能不全。因此，CO是衡量循环功能的重要指标之一，也是血流动力学监测的一个基本数据。

利用漂浮导管顶端的热敏电阻，根据热稀释法原理测定CO，经导管快速注射5～10ml温度与血温不同的生理盐水(一般采用0℃冰水)之后，注射部位下游血液有一暂时性温度差，该温度差可被热敏电阻所感知，此温度差的大小与CO成反比，据此原理可用电子计算机求得CO，CI＝CO/BSA(体表面积)，当CI＜2.2L/(min·m^2)时常会发生心力衰竭，若CI＜2.0L/(min·m^2)则可出现心源性休克，应采取措施提高CO。若PCWP正常，CI＜3.5L/(min·m^2)者宜采用镇静药和β受体阻滞药，降低CI以减轻心脏功能亢进，降低耗氧量。

(3)心室功能曲线：左心室每搏做功指数[LVSWD指左心室每次心搏所做的功，常用重量单位来表示[kg·m/(min·m^2)]。

以LVEDP为横坐标，SW或SWI为纵坐标，将其变化绘出心室功能曲线。LVSWI减低可能需要加强心脏收缩力，而LVSWI增加则意味着氧耗量增加，有冠状动脉供血不足者，可诱发心绞痛。

(4)动脉插管直接测压：泵功能衰竭的患者监测动脉压甚为重要。常规选用穿刺左侧桡动脉，穿刺成功后抽出针芯，送入有弹性的细导管与测压装置连接测压。动脉压是维持各组织器官血流灌注的基本条件，当主动脉平均压(MAOP)(舒张压＋1/3脉压)低于65～75mmHg时，冠状动脉微循环血流曲线趋于垂直下降，降至 30mmHg 时，冠状动脉微循环则处于关闭状态。当急性心肌梗死患者的收缩压在 60～70mmHg 时，其 MAOP 为 40～50mmHg，接近于微循环关闭水平，严重影响心肌供氧，可导致梗死范围进一步扩大，但血压过高又增加心脏的后负荷，增加心肌耗氧量。用血管升压药时，使平均动脉压保持在 70～80mmHg，相当于动脉收缩压 80～90mmHg，对冠脉血流量最为有利，原有高血压的患者收缩压维持在 100～110mmHg 最适宜。由此可见，精确测量动脉压，保持血压相对恒定具有重要意义。当机体处于休克状态，尤其是低排高阻型休克，由于外周小血管剧烈收缩，常用的袖套血压计测量往往很不准确，多数测值偏低，造成盲目加大血管升压药，使原已处于极度收缩状态的小动脉进一步收缩，导致微循环严重障碍，对患者造成危险，在这种情况下，做桡动脉直接插管测压甚为重要。此外，经动脉导管可抽取血标本进行血气分析及有关实验室参数检查。

(5)中心静脉压(CVP)：CVP 是指上、下腔静脉压或右心房压(RAP)。RAP 的改变与血容量、静脉血管张力及有室功能状态密切相关，在没有三尖瓣反流的情况下，RAP 与 RVEDP 及 RVPF 大致相等，因而也可作为评估右心室功能的一个间接指标。CVP 通常在右心功能不全、三尖瓣病变、限制性心肌病及心脏压塞时升高，急性心肌梗死(AMI)并有右心室 MI 或继发于左心功能不全的右心功能不全时，CVP 异常升高，在低血容量及静脉血管扩张时，CVP 降低。但是 AMI 主要累及左心室，故 CVP 不能准确地反映左心室功能状态，尤其是前壁 AMI，因为尽管左心室功能不全而右心室功能可以正常或略低于正常，若此时根据 CVP 测值盲目补充血容量，则会诱发肺水肿，故前壁 AMI 应以测定 PCWP 判断病情，下壁或右心室 AMI 时，CVP 可作为输液的参考指标。但在输注去甲肾上腺素、异丙肾上腺素时，CVP 的可靠性降低，因而 CVP 在 AMI 并心源性休克时应用价值有限。总之，CVP 监测的临床有效性是建立在左心室功能基本正常的情况下。主要用于非急性左心功能不全所致休克，如感染、创伤和烧伤所致休克，经初期补液后血压回升不满意者，CVP 监测有助于发现血容量不足；血压基本正常而伴有少尿者，CVP 测定有助于判断少尿为血容量不足或肾衰竭。

(6)周围血管阻力(SVR)与阻力指数(SVRI)：SVR 表明心室射血期作用于心室肌的负荷。当血管收缩药使小动脉收缩或因左心衰竭、心源性休克、低血容量休克等心搏血量减少时，SVR 均增加。相反，血管扩张药、贫血、中度低氧血症可致周围血管阻力降低。SVR 增高可加重心脏负荷及其氧耗量，并使 CO 下降，进一步减少组织、内脏的血流灌注及供氧。

(7)肺血管阻力(PVR)与阻力指数(PVRI)：正常情况下，PVR 只及 SVR 的 1/6，当肺血管病变时，PVR 增加，从而大大增加右心室负荷。

(8)氧气输送和组织氧交换能力的监护：对可能存在缺氧的患者进行动、静脉血监护，以提示体内氧气输送和组织内氧交换情况，以便早期发现缺氧的存在及采取措施。

①动脉血气分析：包括动脉血氧分压(PaO_2)、动脉血二氧化碳分压($PaCO_2$)、动脉血 pH 和缓冲碱(BE)、动脉血氧饱和度(SaO_2)、动脉血氧含量(CaO_2)。当 PaO_2<9.3kPa 时称为低氧血症。

②混合静脉血气分析：包括混合静脉血氧分压(PvO_2)、混合静脉血饱和度(SvO_2)、混合静脉血氧含量(CvO_2)。冠状静脉的 PO_2 为 3.06～3.6kPa，若低于此值，心肌无法利用乳酸，此时即使增加冠状动脉血流量，也无法维持心肌动力。

③动静脉氧含量差($a\text{-}vDO_2$)：指动脉血氧与混合静脉血氧含量之差，表示组织摄氧量或耗氧量，反映组织灌注情况。在 CaO_2 和氧消耗量(VO_2)保持相对稳定的情况下，$a\text{-}vDO_2$ 变化与 CO 成反比，即 CO 下降，$a\text{-}vDO_2$ 增加。当组织摄氧增加时，$a\text{-}vDO_2$ 也加大。

④氧输送量(DO_2):是监测及指导危重症治疗的重要指标,DO_2 可用 CaO_2 与循环血量乘积表示。

⑤氧消耗量(VO_2):是一项极为重要的监测危重患者代谢功能的指标。由于人体几乎无贮存氧,所以氧的消耗即意味着机体代谢所需及细胞活力。对患者来讲,若在增加 CO 及 DO_2 时,VO_2 亦随之增加,则提示需对该患者进行代谢支持,增加 DO_2 的量以 VO_2 不再增加为准,VO_2 可用 a-vDO_2 与循环血量乘积来计算。

⑥氧摄取率(O_2EXT):表示组织消耗的氧与输送到组织中的氧的比率(a-vO_2/CaO_2),比值升高提示氧气输送不足,降低时说明 CO 增加,或存在分流,或细胞功能严重受损。

3. 适应证和禁忌证

(1)适应证

①AMI 并发心源性休克、严重肺水肿、严重二尖瓣反流、乳头肌断裂及室间隔破裂。

②AMI 出现持久的低血压,临床上难以判定血容量是否补足,继续补液又担心发生心力衰竭。

③疑为右心室梗死的严重低血压。

④复杂心脏外科手术。

⑤各种病因引起的泵衰竭。

(2)禁忌证:严重出血性疾病。

4. 血流动力学监测(导管检查)的并发症　并发症发生率低,偶可有下列情况出现。

(1)心律失常:发生率低,仍有发生室性心动过速及偶发心室颤动的可能,故在导管进入右心室前,气囊必须充气,避免导管尖端过分刺激室壁,使其能随血流自右心室漂入肺动脉,插管时应备有心电监护、电除颤器及心肺复苏设备和药品。

(2)肺血栓栓塞:当患者处于高凝状态时,或进行较长时间的监测时,应用抗凝治疗。

(3)肺动脉破裂:一旦导管深入到肺动脉的较小分支,气囊足量的充气可以损伤肺动脉壁,特别是患者有肺动脉高压或肺血管结构有病变时。故每次测定 PCWP 时,要缓慢地向气囊充气,一旦 PCWP 的压力波形改变时,应立即停止插入。

(4)气囊破裂:多次使用一根导管或导管留置在肺动脉的时间过久,气囊充气时可发生气囊破裂,但极少见。其征象为充气时注射器推注阻力消失,少量气体自右侧心腔逸出,一般不会引起并发症。

(5)导管打结:偶见于右心房或右心室明显增大者,当插管的深度超过预期的长度仍未出现相应的压力波形时,要注意导管打结的可能,应小心将导管撤出至上腔静脉。

(6)血栓性静脉炎或感染:由于技术操作欠熟练或消毒不充分,可造成局部血栓性静脉炎或全身性感染,必须立即撤出导管。需长期监测者,应定期更换导管,无菌操作,并预防性应用抗生素。

总之,上述并发症与操作技术熟练程度、消毒是否严格以及是否按操作规程进行有关。

5. 常用血流动力学监测指标正常参考值　见表 4-2。

表 4-2　血流动力学参数(S:收缩期;D:舒张期;M:平均)

指标	单位	正常参考值
压力	kPa	M 0.5～1.2
RAP		S 1.3～4
RVP		D 0～0.8
PAP		M 0.8～1.6
PCWP		S 13.7～18.7
AOP		D 6.7～9.3

（续　表）

指标	单位	正常参考值
容积		
CI	L/(min·m^2)	2.7～4.2
SVI	ml/(beat·m^2)	40±7
做功		
LVSWI	g·m/(beat·m^2)	35～85
阻力		
SVR	dyn·s/cm^5	900～1400
PVR		150～250

（三）无创血流动力学监测

近年来无创性心功能检查有了很大进展，由此提高了诊断的特异性和敏感性。无创检查较创伤性者（漂浮导管检查等）对患者创伤小，易于被接受，便于动态监测，但在某些病理情况下，创伤检查结果更为准确。

主要检查方法有收缩时间间期、超声心动图、放射性核素及心阻抗图等测定 CO，射血分数（EF）、LVEDP 和 PCWP 等。

1. 收缩时间间期（ST）　应用多导生理记录仪同步记录体表心电图、颈动脉搏动图和心音图，可获取多项指标评价心功能。

（1）总心电-机械时间（$Q\text{-}S_2$）为从 QRS 波起始至主动脉第二心音最高频振动。

（2）左心室射血时间（LVET）为从颈动脉波上升支起至下降支切迹。

（3）左心室射血前期时间（PEP）为 $Q\text{-}S_2$ 与 LVET 之差。

$Q\text{-}S_2$ 通常相当恒定，许多疾病使 PEP 和 LVET 改变而 $Q\text{-}S_2$

不受影响。大多数左心室功能不全者，由于 PEP 延长和 LVET 缩短致使 PEP/LVET 增加。

STI 用于测定左心室功能费用低且简便易行。与创伤性左心室造影的对比研究发现，PEP/LVET 与 EF 密切相关，故有一定临床价值。但由于记录技术方面因素如记录传感器与患者胸壁接触程度、环境条件等使记录准确性和重复性受到影响。

2. *超声心动图* 可直接测量左室在收缩期及舒张期的内径，从内径的改变推算心排血量的大小。

(1)M 型超声心动图

①$SV = 1.047(Dd^2 - Ds^3)$

②$LVEDP = 2.88(QC/A_2E) + 0.15(kPa)$

③$PCWP = 2.51(QC/A_2E) + 0.24(kPa)$

上式中 1.047 是经验矫正常数，QC 指心电图 QRS 波群之 Q 波起点至超声心动图三尖瓣前瓣关闭点 C 点的时间(ms)，A_2E 是指心音图中第二心音的主动脉瓣成分至超声心动图二尖瓣前瓣开放最大幅度 E 点的时间(ms)。

(2)二维超声心动图：测量时首先要准确测出心室舒张末期容量(EDV)和收缩末期容量(ESV)。

①SV(ml)＝EDV－ESV

左心室容量指标可采用 Teichhol 公式：

$V = 7/(2.4 + D)^3 \cdot D$(D 为二尖瓣腱索水平左心室内径)

②EF(%)＝SV/EDV

③$CL[L/(min \cdot m^2)] = CO/BSA$

BSA(体表面积)＝0.0061×身高(cm)＋0.0128×体重(kg)－0.1529

另一些能反映左心室收缩功能的参数有左心室短径缩短百分率(FS%)、左心室周径缩短速度(Vcf)、二尖瓣 E 点与室间隔的垂直距离(EPSS)；反映左心室舒张功能的参数有二尖瓣前叶 EF 斜率(MW)及快速充盈分值(REF%)等。反映血管功能的参数有 TPR 和左心室顺应性(C)。

(3)多普勒超声心动图

①Q＝VA

式中 Q 为流量,V 为流经主动脉瓣口的平均血流速度(从多普勒血流曲线上取得),A 为主动脉开口的面积(可用二维超声心动图获取)。目前多普勒仪器尚不能同时记录二维超声、心动图和多普勒的信号,所以 V 与 A 不能在同一心动周期取得,故测定的准确性受到一定限制。

②SV＝VA×LVET;CD＝SV·HR

3. 放射性核素检查

(1)首次通过法:记录放射性核素示踪剂首次从心脏通过时的放射性计数,连续闪烁照相。

(2)平衡法:其基本原理是将门电路装置连接于照相机上,利用患者的心电图、心音图或颈动脉搏动图来控制和触发照相机的录像部分,当核素制剂通过心脏各腔室时,此装置能在心动周期的不同时相快速连续摄影。所得结果经电子计算机处理后,可测出 SV,CO,EF,EDV 或 ESV 等数据。

门电路心脏血池闪烁摄影的优点是无创性,检查时间很短,可在短期内重复检查,但仪器价格较贵,又由于闪烁照相图像左心室边缘不如 X 线造影清晰,且投照位较少,因而结果仍不十分精确。

平衡法还有一种比较简单的单控头心功能仪,如 Wanger 的核听诊器,其优点是价格便宜、轻便,可推至监护病房、手术室做危重患者的床旁检查,连续观察每个心动周期的心功能变化,如 LVEF 及舒张功能高峰充盈率(FR)及高峰充盈时间(PFR)等;缺点是不能直接显示心脏的影像。

4. 心阻抗图

(1)测定原理:假设将一微小高频电流通过胸部,则胸部组织包括主动脉及其内的血液流动,均对高频电流的通过产生一定的电阻，将心动周期中胸部对高频电流产生的电阻变化记录成曲线，即心阻抗图；如将心阻抗图加以微分记录成曲线，便是心阻抗微分图，亦即阻抗心动图，它与心排血量密切相关。

测试时用多导联生理记录仪记录，同时分别记录心阻抗图、心阻抗微分图、心音图或颈动脉搏动图及心电图，以确定左心室射血时间，协助计算心排血量。

(2)临床应用：①心排血量测定；②肺动脉楔压测定；③总外周阻力与血管顺应性的测定。

阻抗法是无创性测量 CO 的重要方法之一，但其应用价值以及准确性，各家意见不一，尚需更多的临床试验加以证实。

二、呼吸功能监测

(一)氧合作用指标监测

1. 动脉血血气分析及相关指标

(1)动脉血气分析：尽管血气分析要从动脉中采血且在评估气体交换效率改变中既不灵敏，又系非特异性指标，但目前血气分析仍广泛应用于危重患者呼吸功能的评估。正确地理解 pH，$PaCO_2$，PaO_2 及与此相关指标的正常值范围和计算方法，对临床作出判断是非常有帮助的。正常人，年龄增高，$PaCO_2$ 仍是恒定的，但 PaO_2 则明显随年龄增高而波动，与年龄呈明显的负相关。计算 PaO_2 与年龄相关关系的回归方程如下。

$$PaO_2(mmHg)=109-0.43(年龄)\pm 4.1(标准差)$$

PaO_2 随年龄增高下降，而肺泡-动脉氧 PO_2 差和通气灌流比值失衡则增大。此外，对所测定值的正常差异要正确评估。例如，PaO_2 与 $PaCO_2$ 浓度平均差异系数分别为 5％与 3％，因此，主要以 PaO_2 的动态改变而不是偶尔 1 次的测量结果来制订治疗方案(表 4-3)。

表 4-3　呼吸功能监测内容

<table>
<tr><td rowspan="5">氧合作用状态指标</td><td>动脉血血气</td><td>多次动脉穿刺血气分析
气体交换功能其他相关指标
血管内探测电极连续监测</td></tr>
<tr><td colspan="2">动脉血氧饱和度</td></tr>
<tr><td colspan="2">混合静脉血氧饱和度</td></tr>
<tr><td colspan="2">经皮血气测定</td></tr>
<tr><td colspan="2">组织氧合作用状态</td></tr>
<tr><td rowspan="4">通气功能指标</td><td colspan="2">呼吸中枢功能</td></tr>
<tr><td>呼吸肌功能</td><td>呼吸肌强度
呼吸肌无力</td></tr>
<tr><td>呼吸力学</td><td>潮气量、顺应性、呼吸阻力、呼吸功</td></tr>
<tr><td colspan="2">呼吸形式</td></tr>
</table>

(2)气体交换效率指标

①功能性分流/心排出量(QV_A/Q_T)比值：QV_A/Q_T 是一项最具表明气体交换效率的综合性指标，是测定流经肺循环的混合静脉血中未进行氧合作用的比例。

生理性分流包括功能性分流与解剖分流，由于不能检测毛细血管末端氧含量，故从计算肺泡 PO_2 加以推导。一般 QV_A 增加是由于 V/Q 比值＜0.8 所造成的肺内分流增加所致。吸纯氧(FiO_2＝1.0)后可纠正因单纯通气/血流比值失衡对测定值的影响，而解剖分流(真性分流，由于解剖缺陷)吸氧后却不能纠正肺内分流，因此，计算 $QV_A/_QT$ 值，即可估测肺内分流量大小。

由于混合静脉血标本必须做肺动脉插管采血，因此，QV_A/Q_T 测定在临床并不普遍。

②肺泡气-动脉血氧分压差：因肺部疾病引起的动脉血低氧水平，肺泡的 PO_2(PAO_2)不足以使 Hb 得到充分的氧饱和，即氧饱

和度低。

吸空气时,健康青年人 $P(A\text{-}a)O_2$ 通常低于 10mmHg,随年龄而增高,60－80 岁时可达 25.5mmHg。$P(A\text{-}a)O_2$ 在正常范围,表明内在的肺功能是正常的,低氧血症是由于肺外的原因。

值得一提的是,低氧血症伴高碳酸血症的患者 $P(A\text{-}a)O_2$ 值正常,表明患者低氧血症系肺泡通气不足所致。在 ICU 中常见的是原发性神经肌肉疾病、肌无力和吸毒者。凡 $P(A\text{-}a)O_2$ 值正常而 $PaCO_2$ 值增高的患者,应细致、定时对精神状态不振、进行性乏力、气道分泌物排出无力的患者作出估计,特别要警觉肺泡通气不良的存在。

计算 $P(A\text{-}a)O_2$ 值,可判断气体交换效率(换气功能),衡量分流量大小,了解肺部病变,可作脱机的指征之一。但是这一指标在 FiO_2 改变时,如果 $PaO_2<20kPa$,则无法预计 $P(A\text{-}a)O_2$ 值的变化,尤其是明显通气血流分布不均匀时,在实际应用上是主要限制。

③PaO_2/PAO_2:FiO_2 改变时,PaO_2/PAO_2 比值仍较稳定,是了解气体交换率更可取的指标,但 $PaCO_2$ 值波动时较难校正。

④PaO_2/FiO_2:由于 PaO_2/FiO_2 比值计算容易,与 PaO_2/PAO_2 不同,不需计算肺泡气方程式,因而提倡用于危重患者的监测。一般 $FiO_2=1.0$ 时,15min 后,$PaO_2<100mmHg$ 时,表示肺内分流量明显增加。

⑤Q_S/Q_T(肺内分流量/心排血量):是指流经肺毛细血管的混合静脉血未从肺泡摄取氧而直接流入体循环,其所占心排血量之比值为 Q_S/Q_T。有绝对(真性)分流(解剖分流和毛细血管分流)和相对分流(效应分流)之别。绝对静-动脉分流,在正常情况下,主要指解剖分流,病理情况下如肺萎陷、肺不张、肺泡内无气,静脉血流经肺泡时不能动脉化。相对分流是指通气不良,血流量较通气量相对增加时,V/Q 降低,动脉血中掺杂静脉血,一般均为病理性的。

健康人肺内分流量(Q_S/Q_T)一般为 3.65%±1.69%。

⑥VD/VT(无效腔通气占分钟通气百分比):生理无效腔包括肺泡无效腔和解剖无效腔。健康青年人平静呼吸时 VD/VT 为 33%～45%,随年龄增大,VD/VT 增加,老年人的上限是 40%。V/Q>0.8 的患者,VD/VT 的增加,主要反映有肺泡无效腔量增大,影响换气功能。

正常值一般为 VD/VT=29.67%±7.11%。

(3)二氧化碳的监测

①$PaCO_2$($PACO_2$)是肺泡通气量的指标:吸入空气中基本上不含 CO_2,$PaCO_2$($PACO_2$)主要取决于 CO_2 排出量(VCO_2,ml/min)及肺通气量(VA,L/min),通气量增加,PaO_2 值上升,$PaCO_2$ 值下降;通气量不足,PaO_2 与 $PaCO_2$ 值则反之。

②呼出气二氧化碳分压:二氧化碳描记法目前采用两种物理方法,质谱测定法和红外吸吐光谱。对呼出气 CO_2 测定是对肺饱和动脉血 $PaCO_2$ 的无创性监测手段,可以显示逐次呼出的 CO_2 浓度值和 CO_2 波形。收集 2～3min 以上的呼出气于 Douglas 袋中,测其中的 CO_2 分压即为 PE CO_2,同时抽取动脉血标本,根据 Bohr 方程式计算 VD/VT 比值,正常值在 0.33～0.45,若 VD/VT 值增至 0.6 以上,常常预示脱机尝试不会成功。

③潮气末 CO_2 分压($P_{ET}CO_2$):测定 CO_2 曲线平段值时,测其呼出气 CO_2 分压值,即为 $P_{ET}CO_2$,一般低于 $PaCO_2$。正常人 $Pa\text{-}P_{ET}CO_2$ 差($Pa\text{-}P_{ET}CO_2$ gradient)< 0.133kPa,最高达 0.66kPa,可用于连续监测 $PaCO_2$,但通气分布不匀的肺疾病患者,则不再是 $PaCO_2$ 可靠的反映。$Pa\text{-}P_{ET}CO_2$ 与 VD/VT 有良好的相关关系。

$Pa\text{-}P_{ET}CO_2$ 在验证机械通气患者接受 PEEP 水平是否合宜是有价值的。$Pa\text{-}P_{ET}CO_2$ 最小,是与良好的动脉血氧合作用和最低肺内分流量时所取的 PEEP 水平相吻合的。

(4)血管内探测电极连续监测:一个理想的血气监护仪应提

供连续血气测定,有程序化的报警范围,运算操作不受动脉管套影响。目前,光导纤维化学传感器(FOCS)是适合于血管内环境的理想系统。FOCS 系统经改进后可做连续性血管内血气监测。

2. 动脉血氧饱和度(SaO_2)和测氧仪　血气分析所测 PaO_2 值,结合 Hb 量、pH,PCO_2,体温、2,3-二磷酸甘油酸等因素,输入微机处理,按氯离曲线推算出 SaO_2 值。无创性测定 SaO_2 方法是根据氧合血红蛋白与脱氧血红蛋白不同的吸收光谱,通过局部光热作用,使其出现"动脉化"血液,因搏动的血流厚度不匀,测定两个不等波长光的透射比值,输入微机处理,计算得出 SaO_2。脉搏测氧仪有数字传感器和一个能固定在手指(或脚趾)上的探查电极,目前已普遍地在 ICU 应用。各种测氧仪的精确度不相同。当 $SaO_2>0.65$ 时,其 95%的可信度范围在±4%,但 SaO_2 值较低时,测氧仪所测值比实际值要低一些。

其他可影响的因素有黄疸、碳氧血红蛋白增加、血液含有染料、异常血红蛋白血症、人为的指甲磨光、直接强光照射、皮肤色素沉着、血液灌流障碍和 SaO_2 值过低,都可影响测氧仪读数。

3. 混合静脉血氧饱和度(SvO_2)　肺动脉插管抽血样或以专门研制可连续监测 SvO_2 的光导纤维(一根传导光至血液,一根接收反射光至电探测器)进行探测,再由微机处理,计算反射光与传导光之比,得 SvO_2 值。SvO_2 的主要影响因素是 VO_2,Q-T 和动脉血氧含量(CaO_2)。临床上 SvO_2 升高和减低的常见情况如表 4-4 所示。

表 4-4　与 SvO_2 改变有关的临床情况

SvO_2 值减低	心排血量下降(心力衰竭等) 动脉血氧饱和度下降(肺疾病) 血红蛋白量减少(贫血) 氧耗量增加(癫痫发作、发热、寒战)

（续　表）

SvO_2 值升高	输送至组织的氧量增加（心排血量增加、FvO_2 增加） 氧耗量降低（低温、神经肌肉间阻滞药应用） 组织对氧的摄取率下降（败血症、氰化物中毒、硝普钠应用）
	心内左至右分流 严重的二尖瓣反流 肺动脉楔状插管

健康成年人 SvO_2 平均值 0.78(0.73～0.85)。心肺功能不稳定者 SvO_2 值很少超过 0.60，发生无氧代谢时，SvO_2 常降至 0.50 以下。

SvO_2 是全身静脉血氧饱和度的加权平均值，能反映氧耗量与灌流比例高低。SvO_2 作为衡量组织氧合作用的指标，尚需结合其他监测数据（如血压、尿量、PaO_2 及心排血量等）综合分析。

4. 经皮血气测定（$tcPO_2$）　$tcPO_2$ 与 PaO_2 有良好的相关关系。成年人的 $tcPO_2$ 值约为同时测定的 PaO_2 的 80%，因随年龄增长，皮肤角质层增厚，皮下毛细血管密度减低。测定结膜氧分压虽可避免因电极加热使氧耗增加，但个体间结膜与动脉 PO_2 比值是有差异的。

$tcPCO_2$ 测定值常常较同时测定的 $PaCO_2$ 值高 0.67～2.66kPa，而且测定需时 7min，但 $tcPCO_2$ 和 $PaCO_2$ 的相关性较 $tcPO_2$ 与 PaO_2 的相关性为佳。因此，在成年人危重患者监测中，$tcPCO_2$ 的前景似优于 $tcPO_2$。

5. 组织氧合作用　为直接测定组织氧合作用，研制出平板式与探针式两种微电极。通过微电极测定单个组织或器官虽显示 PO_2 值的柱形图像，但单一组织或器官并不能代表全身组织器官血流量的多寡。目前临床观点，组织氧合作用的估测最好根据各个器官的功能。

(二)通气功能指标监测

1. 呼吸中枢功能　呼吸中枢传递的信号减退时，可使呼吸通气泵功能受阻,进而致通气功能不足和高碳酸血症。随着科学技术的进步,呼吸中枢功能测定已有可能。

(1)$P_{0.1}$:指呼吸环路中,刚开始用力吸气 0.1s 时,突然关闭吸气瓣叶所测定的气道压力值。测定时要让患者处于随意状态下,在数分钟内,每隔 10～30s,任意关闭单向瓣。

(2)平均吸气气流速率:这可从计算吸气时间(Ti)除以潮气量(VT)得出。有呼吸力学紊乱时,$P_{0.1}$ 和 VT/Ti 作为衡量呼吸驱动力可出现低估现象。有的研究者认为,呼吸中枢传递信号减退固然可使通气功能不足,但驱动力过高亦存在一些问题,如有时 $P_{0.1}$ 增高但脱机却未能成功。因此,呼吸驱动力的监测对 ICU 患者的帮助尚待进一步研究。

2. 呼吸肌功能监测

(1)呼吸肌强度:最大气道压力包括最大呼气气道压力(P_{Emax})和最大吸气气道压力(P_{Imax})。前者于呼气至残气容积(RV)或功能残气量(FRC)再测定;后者于吸气至肺总量(TLC)再测定。一般来说,身体健康的男性成年人,P_{Imax} 平均值(11.27±2.6)kPa,P_{Emax}(17.6±3.9)kPa,女性比男性约低 25%。最大气道压力下降见于神经肌肉疾病、肺疾病或患者合作欠佳。

P_{Imax} 可作为预测脱机的标准测定之一。P_{Emax} 值低于 1.96kPa 常可脱机,但若低于 1.96kPa 时患者都不能维持自主呼吸。亦存在假阴性的结果。因此,脱机时,除 P_{Imax} 外,尚应考虑肺部顺应性。

(2)呼吸肌无力:有高频率无力与低频率无力两类。当考虑有呼吸肌无力危险性时,可监测膈肌张力-时间指数(TT-di),吸气时间/呼吸周期总时间比值(T_i/T_{tot}),每次呼吸经膈平均压/经膈最大静态压比值(Pdi/Pdi_{max})。

健康成年人休息时的 TT-di 为 0.02,TT-di 达到临界值 0.15 时,随之发生膈肌无力,但系表示检查瞬间的数据。只是在患者出现胸廓与腹部的反常运动时,则直接表明患者呼吸负荷增加，应视为呼吸肌无力的先兆。

3. 呼吸力学

(1)肺容量的测量：呼吸力学中常涉及的肺容积有潮气量(VT)、肺活量(VC)、功能残气量(FRC)、残气容积(RV)和肺总量(TLC)。所测得值均需在 BTPS 状态校正。VC 大致与身高成正比，与年龄成反比。常用测量 FRC 与 RV 的方法有两类：稀释法和体积描记法。

许多类型的呼吸疾病患者，肺活量降低，例如阻塞和限制通气功能缺陷，包括呼吸肌在内的神经肌肉疾病以及无力呼吸的患者。通常肺活量在 65～75ml/kg，高于 10ml/kg 是患者维持自主呼吸所必需的，故作为机械通气患者脱机的指标。深吸气量(IC)表示平静呼气后用力吸入的最大气量，在监测危重患者中可能亦是一项有用的指标。

(2)呼吸顺应性：肺是黏弹性器官，要使肺得到充分的通气，必须具有足够的肌力克服：①气流通过气管、支气管树的摩擦阻力；②肺组织与胸壁间移动时产生的摩擦阻力；③肺与胸壁的黏弹性。呼吸顺应性是指变动 1 个单位压力值容积相应的变化值。机械通气治疗的患者，可将呼气钮调拨或暂时(一般为 1～2s)阻塞呼气口，使气道压力达到恒定值(即平段压力)，以计算呼吸总顺应性。但如患者采用呼气末正压(PEEP)呼吸模式，则应先减去 PEEP(包括自身或内在性 PEEP)，即呼吸总顺应性(静态)＝潮气容积/平段压力－PEEP。

一般至少重复 3 次再计算结果。顺应性低于 2.45ml/kPa 的患者，很少能成功脱机。这项脱机指标很少与患者在脱机时的配合程度有依赖关系。

一般测得健康人动、静态肺顺应性如表 4-5 所示。

能代替手工操作连续监测呼吸顺应性的电子计算机联机系统已研制成功，但应用并不普遍。

表 4-5　健康人动、静态肺顺应性

性别	动态	静态
男性	(1.7±0.6)L/kPa	(2.3±0.6)L/kPa
女性	(1.1±0.3)L/kPa	(1.5±0.4)L/kPa

(3)呼吸功:吸气肌的收缩能克服肺的黏弹性回缩力、气道阻力和组织黏滞力。在肺部,以经肺压(食管球囊导管系统检测食管内压和口腔内压差来代之)乘以进或出肺潮气容积表示。气道阻力增加或肺顺应性降低时经肺压增加,随之呼吸功增加。机械通气患者,呼吸肌放松,总呼吸功(肺与胸壁)可从记录 VT 值与经胸腔压差(气道开放与大气压力之差)加以估测,结果较为准确。自主呼吸期间,呼吸功测定复杂且容易发生比实际值低估的现象,例如呼吸不同步或矛盾呼吸的患者,它的附加内在呼吸功常常不能计量在内。

4. 呼吸形式　每分钟静息通气量约 6L,低于 10L/min,且碳酸血正常时,可考虑尝试脱机。

最大通气量(MVV)是一项简单的负荷试验,用以衡量肺脏弹性回缩力、气道阻力、胸廓弹性及呼吸肌的力量,正常值在 50～250L/min。若静息通气不超过 10L/min,但在做 MVV 调试时,若能使静息通气量增加 2 倍,常可预测成功脱机。但 MVV 测试是较剧烈的呼吸运动,严重心肺疾病、咯血者以及其他危重患者均应掌握指征。健康人,VT 约 400ml,生理应激条件下容积略高。若 VT 低于 300ml,常有浅快呼吸,同时有无效腔通气加大或通气血流失衡存在,脱机多不会成功。而在重患者因常戴面罩,VT 增加,呼吸次数减少,出现呼吸形式虚假改变。采用磁强仪和阻抗性体积描记法记录胸廓与腹部的扩展与回缩,结合呼吸形式分析,可得到有关通气时间与容积、气道阻力、胸腹部扩展活动协调功能及功能残气量的信息。

我国已发表的“平静呼气末胸腔气的容积(V_{tg})”,即功能残气量与年龄、身高、体重关系如下。

V_{tg}(L)＝0.00172(年龄，岁)＋0.0231(身高，cm)＋[－0.0231(体重，kg)＋(－1.2254)]

气道阻力(R_{aw})与年龄、身高、体重关系如下。

R_{aw}＝0.0267(年龄，岁)＋[－0.0111(身高，cm)]＋[0.00269(体重，kg)＋2.7442]

以平均吸入潮气容积所需时间(VT/Ti)估测呼吸驱动力。粗略测定气道梗阻可用 Ti/Ttot 计算，在判断呼吸肌无力上，与 Pdi 的摆动幅度有同等重要性。

三、肝功能监测

对肝功能的动态监测，有助于早期发现肝衰竭，并针对病情尽早施行有效的抢救，因此，掌握肝功能监测指标十分重要。

(一)肝功能正常值(表 4-6)

表 4-6　肝功能正常值

检查项目	正常值	临床意义
谷丙转氨酶(ALT)	＜40U/L	高于正常值 1 倍以上
谷草转氨酶(AST)	＜40U/L	高于正常值 1 倍以上
γ-转肽酶	20～40U	高于 100U 有意义
碱性磷酸酶	40～110U/L	高于正常值 1 倍以上
血氨	11～33μmol/L	高于正常值 1 倍以上
总蛋白	60～80g/L	低于 60g/L 有意义
白蛋白(A)	35～55g/L	
球蛋白(G)	20～30g/L	
A/G	(1.5～2.5)∶1	
免疫球蛋白 IgG	6～16g/L	
免疫球蛋白 IgA	760～3900mg/L	
免疫球蛋白 IgM	400～3450mg/L	
总胆红素	1.7～17.1μmol/L	
直接胆红素	0～7.32μmol/L	
间接胆红素	0～13.68μmol/L	

(二)蛋白纸上电泳正常值及其临床意义(表4-7)

表4-7 蛋白纸上电泳正常值及其临床意义

名称	单位	正常值	均值	急性肝炎
白蛋白(A)	%	51.5～63.4	57	43.4
α_1-球蛋白	%	2.8～6.8	4	4.4
α_2-球蛋白	%	7.2～11.8	9.3	8.5
β-球蛋白	%	10.4～18.2	14.7	16.3
γ-球蛋白	%	10.6～21.0	14.9	27.4

(三)肝功衰竭的监测指标

1. 胆红素逐渐升高,而肝酶却先升高后逐渐下降,故出现“酶胆分离”现象。

2. 肝功酶学指标增高1倍以上,AST明显增高,AST/ALT＞1预后不良。

3. 甲胎蛋白升高,但慢性肝炎、肝硬化、肝癌均可升高。

4.(异亮氨基酸＋亮氨酸＋缬氨酸)/(苯丙氨酸＋酪氨酸)＝1,示肝性脑病。若比值＝(3～3.5),则肝性脑病症状缓解。

5. 芳香氨基酸(AAA)/支链氨基酸(BCAA)降低至2.53±0.15时肝昏迷(正常3.72±0.22,神志清醒)。

6. 凝血酶原时间明显延长,凝血酶原半衰期短,能尽早反映肝衰竭情况。

7. 脑电图三相慢波特征(原发肝性脑病高于继发肝性脑病)。

四、肾功能监测

(一)尿液监测

1. 尿量　正常肾每天需排出溶质30～40g,每1g溶质最少要15ml尿液,因此,每天尿量应在400～500ml以上。尿量是肾衰竭重要指标之一。尿量低于400ml/d为少尿,＜100ml/d为无尿,但也有少尿型急性肾衰竭患者，其尿量超过 800ml/d。急性肾小管坏死（ATN）常为少尿，而双肾皮质坏死、急进性肾炎、肾血管栓塞、肾后性梗阻可为无尿（<100ml/d），甚至滴尿皆无，或无尿与多尿交替。

2. 尿/血渗量　正常人每天从尿中排出的溶质渗量 500～800mmol/L，肾最大浓缩尿的渗量可达到 1200mmol/L，肾受损时浓缩功能下降、尿渗量则下降、血渗量升高。正常时尿/血渗量比为（3～4.5）∶1。当<1.1∶1提示肾浓缩功能不全。

3. 尿钠　肾小球滤液中的钠，约 99%被肾小管回吸收，肾小管功能受损时，尿钠增高，因而尿钠是判断肾小管功能的重要指标。如尿少，同时尿钠高于 40mmol/L，提示为急性肾小管损害。如尿钠低于 20mmol/L，提示为肾前因素。

（二）尿钠排泄分数（FE_{Na}）及肾衰指数（RFI）

1. FE_{Na}　此值是早期诊断和鉴别诊断急性肾衰竭的重要指标，计算公式如下。

$$FE_{Na}(\%)=尿钠/血钠\div尿肌酐/血肌酐\times100$$

正常值=1，肾前性肾衰竭<1，肾性肾衰竭>1，可靠性达 90%以上。

2. RFI　此值意义与 FE_{Na} 相同，计算公式如下。

$$RFI=尿钠\div尿肌酐/血肌酐$$

肾前性肾衰竭<1，肾性肾衰竭>2。

（三）自由水清除率（CH_2O）

CH_2O 是判断肾髓质浓缩稀释功能的可靠指标。

$$CH_2O=尿量(ml/h)\times(1-尿渗量/血渗量)$$

正常值：－25～－100ml/h，正常人的正值代表肾的稀释功能，负值代表肾的浓缩功能，此值趋向于 0 或正值则提示有肾衰竭存在，对少尿患者意义更大。

（四）高氮质血症

1. 血尿素氮（BUN）　血中非蛋白质的含氮化合物统称为非蛋白氮（NPN）。BUN 约占一半，作为肾功能的监测，BUN 比

NPN 更准确。尿素是蛋白质与氨基酸的终末代谢产物，每 3g 蛋白质分解产生 1g 尿素及 0.5gBUN。在原尿中的 BUN 40%～80%在肾小管被回吸收。回吸收的量与原尿成反比关系，即原尿量越多，原尿在肾小管中停留时间越短，回吸收越少，原尿量少，BUN 回吸收增加，故肾前氮质血症系因血容量不足、原尿量减少，BUN 重吸收增加所致。BUN 水平尚受多种肾外因素的干扰，如消化道出血、高分解代谢（甲状腺功能亢进、大面积烧伤、严重感染、低蛋白血症等）、高蛋白饮食摄入、糖皮质激素及利尿药使用均可致 BUN 升高；而肝功能受损时，利用尿素与必需氨基酸合成蛋白能力下降，也影响 BUN 水平。因此，作为肝肾功能衰竭的诊断指标 BUN 的敏感性和选择性均不理想，但可作为肾功能损害程度的动态监测指标。正常值 2.9～7.5mmol/L。

2. 肌酐　肌酐是肌肉内磷酸肌酸代谢产物，其产生量与肌肉量与横纹肌运动量成正比，肌酐由肾小球滤出，但基本不被肾小管重吸收掉和排泄，也不受饮食及高分解代谢的影响，因此是判断肾衰竭的可靠指标。在无肌肉损伤情况下，若肾小球滤过停止，血肌酐每天升高一般不超过 88～178μmol/L。如超过 178μmol/L，提示存在横纹肌损伤严重。

（1）血尿素氮与肌酐比值（BUN/Scr）：正常值为（10～15）∶1，肾前性肾衰竭者及 BUN 升高时患者比值可升高，有肌肉损伤时（如挤压综合征）比值可降低。

（2）尿肌酐/血肌酐（U_{cr}/Scr）：正常情况下 Scr 80～132μmol/L（0.9～1.5mg/dl），U_{cr} 7～8mmol/24h 尿（800～2000mg/24 小时尿）、U_{cr}/Scr＞40 多为肾前性氮质血症，＜20 则为肾性或肾后性肾衰竭。

3. 内生肌酐清除率（C_{cr}）　因肌酐仅由肾小球滤出，因此 C_{cr} 基本上可代表肾小球滤过率（GFR）。由于计算 C_{cr} 需同时测定尿肌酐浓度，故对无尿患者并不适用。C_{cr} 是指单位时间内通过肾排出的肌酐量相当于多少毫升血内肌酐被完全清除，反映了肾小球的滤过功能。

C_{cr}(ml/min)=[尿肌酐/血肌酐×24h 尿量]÷[1440(即 24h×60ml/h)]

五、脑功能监测

脑功能监测方法较多,常用的有脑电图、感觉诱发电位、脑电地形图及脑内压测定与脑神经病理反射。

(一)脑电图监测

1. 注意事项

(1)检查的前一天和当天,禁止服用神经系统兴奋药和抑制药,并于检查的前一天晚上用肥皂水把头皮洗净。

(2)为防止低血糖,不宜空腹检查,检查时必须携带病历及申请报告。

(3)若患者不合作,则应先给予适量的镇静药物,以使其入睡后再检查。

2. 脑电图波幅标准

(1)高波幅>100μV(75～100)。

(2)低波幅<30μV(10～30)。

(3)中波幅 50～75μV(50～100)。

3. 脑电图常见波形

(1)正弦渡:圆顶平滑,向上为负波,向下为正波。

(2)棘波:每个波长时间 20～60ms,呈双相、单相、中性、阴性。

(3)间波:80～200ms,上升直至下降波。

(4)平顶波:顶平坦。

(5)棘慢综合波:每秒 3 周,多见于癫痫小发作。

(6)频发性棘慢波综合:两个棘波中间夹有一个慢波。

(7)三相波:负正负三相波,多见于肝昏迷。

(8)K 综合:于嗜睡中发生,每秒 12 周,继之出现每秒 12～14

周组成的波形。

(9)峰波:于睡眠中发生,顶区出现驼峰波。

(10)复形波:在大慢波上又有α波或其他波形。

4. 异常脑电图(表4-8)

表4-8 脑电波异常

病种	波形特点
癫痫大发作	阵发性高电位,每秒20～30周的多棘波
癫痫小发作	阵发性高电位,每秒3～3.5周的棘慢波组合
癫痫精神运动性发作	中至高电位,每秒4～6周的平顶波
颅内肿瘤、脓肿、血肿	局限性慢波,位相倒置现象
颅内感染性疾病	大脑各部位出现弥散性慢波,偶有局限性慢波
脑血管意外	可见类似占位性病变的改变
大脑半球动静脉畸形	急性期见弥漫性波活动,局限性与阵发性慢波

(二)感觉诱发电位监测

刺激感觉器官或感觉神经引起脑内电位的变化,称为感觉诱发电位。可分躯体感觉诱发电位、脑干听觉诱发电位与视觉诱发电位。

1. 躯体感觉诱发电位(SEP) 刺激周围神经,通过脊髓丘脑束与薄、楔束传导而出现的电位变化。周围神经、脊髓、脑干、丘脑与大脑等处病变,可影响SEP的波形、波幅与潜伏期。偏瘫患者的SEP有80%潜伏期延长,波幅降低甚至消失;吉兰-巴雷综合征、顶叶病变与大脑皮质称弥漫性病变等,均可出现SEP异常。

2. 脑干听觉诱发电位(BAEP) 通过声音刺激在头顶处引导出的电位变化。它对听神经、脑干、丘脑与听觉皮质等病变有诊断意义。尤其对脑死亡可作出客观诊断,对垂危患者是否继续进行治疗可提供依据。

3. 视觉诱发电位(AEP) 以光或方格图案刺激视网膜,在头皮枕叶相应部位记录到的电位变化。对视觉通路中的视神经、脑干、丘脑与大脑皮质各部病变有诊断价值。

(三)脑电地形图

将脑电信号通过电子计算机进行二次处理后，以图像的形式显示出大脑损伤部位的诊断技术。首先对不同频带脑波(α_1，α_2，β_1，β_2)通过计算机进行傅里叶转换成功率谱，然后将各频带的功率谱打印在大脑模式图上，以进行定位诊断。亦可将感觉诱发电位以地形图的方法显示出其电位变化。脑电地形图对脑血管病、精神病、癫痫、脑炎、脑肿瘤等具有定位诊断价值。

(四)颅内压监测

1. 颅内压力正常值(表 4-9)

表 4-9 颅内压力正常值

压力来源	姿势	数值
腰穿压力	侧卧位	0.78～1.76kPa
	端坐位	2.45～2.94kPa
侧脑室压力	卧位	0.69～1.18kPa
枕大池压力	0.78～1.37kPa	

2. 颅内压增高和降低的临床意义

(1)颅内压增高(＞26.7kPa)：多见于脑水肿，脑脊液循环通路梗阻，脑脊液分泌增多或吸收障碍，硬脑膜内体积增加，脑瘤组织增加，颅内静脉淤血或静脉窦血栓，颅内循环血量增加，动脉压急剧增高，颅内外伤，颅内感染，静滴过量低渗液体，维生素 A 过多，慢性低血钙。

(2)颅内压降低：多见于反复腰穿，持续脑室引流，脑脊液鼻漏，脊髓麻醉，低血压休克，脉络层分泌的反射性抑制。枕骨大孔下或脊髓腔梗阻，颅内手术后，严重脱水，过量的利尿，反复呕吐、腹泻，胰岛素休克。

(五)脑神经病理反射(表4-10)

表4-10 脑神经病理反射

反射	具体表现
巴宾斯基(Babinski)征	用锤柄尖端轻划足掌面外侧,自跟部起向前划动。若阳性反应则踇趾背屈,其他足趾呈扇形散开。阳性者提示锥体束疾病。意识不清、深睡时可出现此反应
奥本海姆(Oppenheim)征	用指沿胫骨前自上而下推动而引出
戈登(Gordon)征	用手压迫腓肠肌引出
查多克(Chaddock)征	用锐器刺激足背部引出
克尼格(Kernig)征	患者仰卧,一下肢在髋关节屈曲,使与躯干呈直角,使下肢膝关节伸直,若阳性反应则该下肢膝关节被动伸展时出现疼痛或伸展受限。提示脑膜受刺激、脑膜炎、蛛网膜下隙出血、脑压增高
布鲁津斯基(Brudzinski)征	患者仰卧,一下肢髋关节向腹部屈曲,若另一下肢也自动屈曲即为阳性反应。或患者仰卧,颈部屈曲,使下腭与胸部接近,若膝髋关节反射性屈曲即为阳性反应
霍夫曼(Hoffmann)征	检查时用左手托住患者一手,用右手示指和中指夹住患者的中指,并以拇指弹或以叩诊锤轻叩,若患者拇指及其余各指出现屈曲、内收动作即为阳性

六、凝血功能监测

血液凝固是人体止血及凝血功能中极为重要的环节,正常血液凝固是一系列血浆凝血因子相继被激活,最后形成纤维蛋白凝块的过程。有关血液凝固的理论及学说很多,近年来由于血液生理、生化、临床酶学及分子生物学的进展，目前，国外对血液凝固的学说是瀑布学说为基础的内源与外源及共同途径凝血机制。

(一)血浆凝血因子

血液凝固的物质基础是血浆中凝血因子。国际凝血因子命名委员会规定以罗马数字命名凝血因子Ⅰ～ⅩⅢ。其中因子Ⅳ为金属离子 Ca^{2+}，因子Ⅲ为组织因子、广泛存在于全身组织中，因子Ⅵ是因子Ⅴ的活化形式，已被废除。其余 10 个凝血因子均为凝血蛋白质。根据其理化特性分为 4 类，见表 4-11。

表 4-11　血浆凝血因子

凝血因子类别	具体内容
依赖于维生素 K 的凝血因子	包括因子Ⅱ，Ⅶ，Ⅸ和Ⅹ。这 4 个因子以前体形式合成于肝，其共同特性是分子结构小，均含有数量不等的 γ-羧基谷氨酸，由于维生素 K 的作用，使这些因子的部分肽键上的谷氨酸基合成为 γ-羧基谷氨酸，后者可以与钙离子结合，使这些凝血因子具有活性
接触系统凝血因子	参与接触活化的因子除了因子Ⅶ和Ⅸ，高分子量激肽原(HMW-K)及激肽释放酶原(PK)亦起重要作用
对凝血酶敏感的凝血因子	包括因子Ⅰ，Ⅴ，Ⅷ和Ⅻ，共同特点是对凝血酶敏感
其他凝血因子	因子Ⅲ和因子Ⅷ

(二)凝血机制——瀑布学说

1. 内源性凝血途径　指因子Ⅻ被激活到Ⅹa 形成的过程。

(1)因子Ⅻ的活化有以下两种形式，见表 4-12。

(2)因子Ⅺ及因子Ⅻa 的活化：在因子Ⅻa 和Ⅻf 作用下，因子Ⅺ转化为Ⅺa，因子Ⅺa 水解因子Ⅸ为活化因子(Ⅸa)。因子Ⅹa，KK，因子Ⅶa-Ⅲ复合物也能激活因子Ⅸ。

HMWK，它不具有蛋白水解活性，它作为辅因子，使Ⅻa 激活因子Ⅺ的效率大大增强。

表 4-12 因子Ⅻ的活化形式

激活类别	活化形式
固相激活	因子Ⅻ与带负电荷的物质接触后，分子构型发生改变，活性部分暴露，即为因子Ⅻa
液相激活	因子Ⅻa或Ⅻf能水解PK为KK。在KK、纤溶酶、胰蛋白酶等作用下，因子Ⅶa被裂解为3个碎片，活性中心位于分子量为28 000的碎片中，此碎片称Ⅻf。KK能激活HMWK为激肽(又称缓激肽，DK)，KK正反馈促进Ⅻ因子迅速活化。KK也可激活因子Ⅺ及纤溶酶原

(3)Ⅸa-Ⅷa-Ca^{2+}-PF_3复合物的形成：因子Ⅷ可被少量凝血酶激活为Ⅷa，后者与Ⅸa，Ca^{2+}，磷脂(PF_3)形成Ⅸa-Ⅷa-Ca^{2+}-PF_3复合物，该复合物有激活因子Ⅹ的作用。

2. 外源性凝血途径　是指因子Ⅲ的释放到因子Ⅹ被激活的过程(表4-13)。

表 4-13 外源性凝血途径

因子Ⅲ	N端有一肽段是因子Ⅶa受体，C端插入胞质口，因子Ⅲ的作用是提供反应的催化表面
因子Ⅶ的激活	因子Ⅻa，Ⅹa，Ⅸa，KK，Ⅱa可使Ⅶ转变为Ⅶa，一旦因子Ⅶa生成后，又可加速自身的激活过程
因子Ⅶa与因子Ⅲ，Ca^{2+}形成Ⅶa-Ⅲ-Ca^{2+}复合物	后者可以激活因子Ⅹ，近来认为，还可激活因子Ⅸ，使内源和外源凝血过程相沟通

3. 共同凝血途径　是指因子Ⅹ的激活到纤维蛋白形成的过程，包括以下几种形式。

(1)凝血酶原的生成

①Ⅸa-Ⅷa-Ca^{2+}-PF_3和Ⅲ-Ⅶa-Ca^{2+}复合物作用下，使因子Ⅹ

水解为Ⅹa，Ⅹa有自身的催化作用。

②少量凝血酶作用，因子Ⅴ转变为Ⅴa。

③血小板膜为双层磷脂组成，表面有Ⅹa和Ⅴa的受体，在Ca^{2+}的参与下，形成Ⅹa-Ⅴa-Ca^{2+}-PF_3复合物，即凝血酶原酶，又称凝血活酶。

(2)凝血酶的生成：因子Ⅱ在凝血酶原酶作用下，形成Ⅱa，即凝血酶，它在止血与凝血中具有重要作用。

①水解纤维蛋白原。

②激活因子Ⅴ，Ⅷ，Ⅺ。

③激活血小板。

④激活蛋白C。

⑤活化纤溶酶原等。

(3)纤维蛋白形成可分为以下三阶段(表4-14)。

表4-14　纤维蛋白形成的阶段

具体阶段	内容
分解	在Ⅱa作用下，纤维蛋白原a(A)链上释出由16个氨基酸组成的纤维蛋白肽A(FPA)和由14个氨基酸组成的纤维蛋白肽(3-FPB)和纤维蛋白单体(FM)
聚合	FM经氢链形成，端与端、侧与侧聚合为可溶性FM聚合体
凝固	因子ⅫⅠ在Ⅱa和Ca^{2+}作用下，转变为ⅫⅠa，在ⅫⅠa和Ca^{2+}作用下，7链分子间以共价链(—CO—VH—)交联，形成稳固的非溶性FM聚合物，此即纤维蛋白

(三)凝血试验

凝血试验是检测凝血因子和反映凝血机制的重要手段和方法。

1. 筛选试验

(1)内源凝血系统的筛选试验：反映接触因子被激活到纤维蛋白凝块形成的凝血过程，有下列几种试验，见表4-15。

表 4-15　内源凝血系统的筛选试验

试验	内容	时间
全血凝固时间（试管法 CT）	一项反映凝血因子促凝活性和抗凝因子动态平衡的试验，它是由接触因子接触玻璃后启动内源凝血系统，因子Ⅷ:C<4%才会使其延长	所需时间较长（5～10min）
血浆凝固时间（RT）	是在血浆中加入 Ca^{2+} 后观察血浆凝固所需的时间，受很多因素的影响，例如温度、pH 与血小板数量以及血浆接触玻璃的面积等。本试验较 CT 为敏感，因子Ⅷ:C<4%才会使其延长	正常值为 2～49min
部分凝血活酶时间（PTT）和活化部分凝血活酶时间（APTT）	PTT 是血浆复钙时间的改良，试验中加入血小板基质以增加凝血因子复合物的催化表面，但不能使接触激活作用达到标准化，故不甚敏感。APTT 是在加入血小板基质的基础上，又加入激活剂（如白陶土），后者使接触激活作用更为标准化并达到最大程度。稳定性及重复性好，敏感性高，可检出Ⅷ:C<25%的血友病甲	PTT 正常值为 60～80min APTT 正常值为 32～43min
硅化凝血时间（S-CT）	是在试验硅油的玻璃试管中加入全血观察其凝固时间。本试验是接近于“生理性”的试验，血液不直接与玻璃表面接触而与硅油接触，因此激活作用减慢。S-CT 较敏感，可检出因子Ⅷ:C<45%的亚临床型血友病甲	正常值为 16～32min

（续　表）

试验	内容	时间
活化凝血时间（ACT）	是在试验过程中加入 4%的白陶土和血小板基质，这样既加强激活作用，又为凝血因子提供催化表面，故试验敏感性和精确性均得以提高。可检出因子Ⅷ：C＜45%的亚临床型血友病甲，同时可作为体外循环肝素化应用的监护试验，方便快速	正常值为 1～2min

（2）外源凝血系统的筛选试验：反映组织因子被释放到纤维蛋白凝块形成的凝血过程，有下列试验，见表 4-16。

表 4-16　外源凝血系统的筛选试验

试验	内容
血浆凝血酶原时间（一期法 PT）	属于外源凝血系统的过筛试验，在试验时于血浆中加入组织凝血活酶（兔脑浸出液）及适量的钙，观察凝血酶原复合物转变成凝血酶所需的时间。正常值（12±1）s，比正常对照高出 3s 以上有诊断意义，延长提示因子Ⅱ，Ⅶ，Ⅴ、Ⅹ及纤维蛋白原缺乏，或循环中有抗凝物质（如肝素）
蛇毒磷脂时间（RVVCT）和蛇毒复钙时间（RVVRT）	RVVCT 是在受检血浆中加入脑磷脂和蝰蛇毒，提供磷脂催化表面并激活因子Ⅺ，正常值为 8～11s。RVVCT 是在含血小板血浆中加入蝰蛇毒，测定复钙时间，其正常值为 16～22s，RVVCT 与 RVVRT 皆延长提示因子Ⅹ缺乏，两者皆正常提示缺乏因子Ⅶ，RVVCT 正常而 RVVRT 延长缺乏 PF3

2. 纠正试验　基本原理：①试验过程中加入被检血浆缺乏的各种血液制品来证实凝血因子的缺陷或抗凝物质的存在；②通过加入已知缺乏某种凝血因子的血浆制品而不能被纠正，来证实血浆中缺乏此种凝血因子。

纠正试验常用血液(浆)制品及其所含凝血因子如下：①正常新鲜血浆含除 Ca^{2+} 外的所有血浆凝血因子；②吸附血浆含因子Ⅴ,Ⅷ,Ⅺ,Ⅻ及纤维蛋白原；③正常血清含Ⅶ,Ⅸ,Ⅹ、Ⅺ及Ⅻ,可供纠正试验中应用(表 4-17～表 4-19)。

表 4-17　纠正试验

	主要内容	纠正试验结果分析
内源凝血系统的纠正试验	简易凝血活酶生成试验(STGT)、凝血酶原消耗试验(PCT)、Bigg 凝血活酶生成试验(Bigg TGT)及白陶土部分凝血活酶时间(KPTT)纠正试验	被检血浆的上述试验异常,可被吸附血浆纠正者示因子Ⅷ,Ⅺ,Ⅻ缺乏,可被正常血清纠正者示因子Ⅸ,Ⅺ,Ⅻ缺乏;不能被吸附血浆、正常血清及正常血浆纠正者示循环中有抗凝物质存在
外源凝血系统的纠正试验	血浆凝血酶原时间(PT)和蝰蛇毒时间(ST)的纠正试验	被检血浆的上述试验异常,可被吸附血浆纠正者示因子Ⅴ缺乏;可被正常血清纠正者示因子Ⅶ、Ⅹ缺乏;ST 延长而 PT 延长示因子Ⅹ缺乏,ST 正常而 PT 延长示因子Ⅶ缺乏;不能被吸附血浆、正常血清及正常血浆纠正者示循环中有抗凝物质存在

表 4-18　白陶土部分凝血活酶时间(KPTT)

标本	KPTT			
患者血浆	延长	延长	延长	延长
患者血浆＋正常血浆	正常(纠正)	正常(纠正)	正常(纠正)	延长(不纠正)
患者血浆＋正常血清	延长(不纠正)	延长(纠正)	延长(纠正)	延长(不纠正)
患者血浆＋正常吸附血浆	正常(纠正)	延长(不纠正)	正常(纠正)	延长(不纠正)
结论	缺乏的因子	因子Ⅷ	因子Ⅸ	抗凝物质

表 4-19　凝血酶原时间延长的纠正试验

标本	凝血酶原时间			
患者血浆	延长	延长	延长	延长
患者血浆＋正常血浆	正常	正常	正常	延长
患者血浆＋贮存血浆	正常	延长	延长	延长
患者血浆＋贮存血浆	延长	正常	延长	延长
患者血浆＋硫酸镁吸附血浆	延长	延长	正常	延长
结论(缺乏因子)	因子Ⅱ	因子Ⅶ或Ⅹ	因子Ⅴ	抗凝物质

(四)凝血因子助能活性(F:CA)及其抗原含量(F:Ag)的测定

F:CA 可选用凝固法或发色底物法;F:Ag 可选用火箭电泳法或放射免疫分析法。

1. 内源凝血系统 F:CA 及 F:Ag 测定

(1)F:CA 测定(凝固法):将受检血浆分别与已知缺乏因子Ⅷ:CA,Ⅸ:CA,Ⅺ:CA,Ⅻ:CA 的基质血浆混合,做白陶土部分凝血活酶复钙时间测定,将受检血浆测定的结果与正常血浆作比较,分别计算受检血浆所含因子Ⅷ:CA,Ⅸ:CA,Ⅺ:CA,Ⅻ:CA 是正常人的百分之几。

正常值:因子Ⅷ:CA 为(102.96±25.70)%,因子Ⅸ:CA 为(98.08±30.37)%,因子Ⅺ:CA 为(100.0±18.4)%,因子Ⅻ:CA 为(92.4±20.7)%。

(2)F:Ag 测定(火箭电泳法):将因子Ⅷ,Ⅸ,Ⅺ,Ⅻ分别提纯,免疫动物得到抗血清,在含抗血清(抗体)的琼脂板中,加入一定量的受检血浆(抗原),在电场作用下,定量的抗体的琼脂板中泳动。在一定的时间内出现抗原抗体反应形成的火箭样沉淀峰,此峰高度可以反映抗原的含量。

正常值:因子Ⅷ相关抗原(vWF:Ag)为(94.09±32.46)%。

2. 外源凝血系统 F:CA 及 F:Ag 的测定　见表 4-20。

表 4-20　外源凝血系统 F:CA 及 F:Ag 的测定

方法	内容	正常值
F:CA 测定(凝固法)	将受检血浆分别与已知的缺乏因子Ⅱ:CA,Ⅴ:CA,Ⅶ:CA,Ⅹ:CA 的基质血浆混合,做凝血酶原时间测定,将受检血浆测定的结果与正常血浆作比较,分别计算受检血浆中所含因子Ⅱ:CA,Ⅴ:CA,Ⅶ:CA,Ⅹ:CA 是正常人的百分之几	正常值:因子Ⅱ:CA 为(95.9±23)%,Ⅴ:CA 为(102.4±37.9)%,Ⅶ:CA 为(103.2±17.0)%,Ⅹ:CA 为(103±15.5)%
F:Ag 测定(火箭电泳法)	原理同内源凝血系统 F:Ag 测定	正常值:因子Ⅱ:Ag 为(98.5±15.5)%

3. 凝血第三阶段 F:Ag 测定　见表 4-21。

表 4-21　凝血第三阶段 F:Ag 测定

内容	正常值
纤维蛋白原	2～4g/L。以火箭电泳法测Ⅰ:Ag 正常值为(22.85±0.7)g/L
因子ⅩⅢa:Ag,因子ⅩⅢB:Ag 测定(火箭电泳法)	因子ⅩⅢ:Ag 为(98.82±10.49)%

对先天遗传性凝血因子缺陷的诊断,需要同时测定 F:CA 及 F:Ag 才有意义。如 F:CA 及 F:Ag 同时平行减少,称交叉反应物(CRM)阴性(CRM⁻),表示凝血因子合成的数量减少。F:CA 减少而 F:Ag 正常或升高,称 CRM⁺,表示凝血因子分子结构异常。

(五)凝血试验的临床意义

以 KPTT,PT 和 TT(凝血酶时间)作为初筛试验,其结果有下列五种情况,见表 4-22。

表 4-22 凝血试验的临床意义(F:CA 凝血因子活性,F:Ag 凝血因子抗原含量)

内容	意义
KPTT 延长、PT 与 TT 正常	提示内源性凝血系统,尤其凝血第一阶段中某个凝血因子缺陷或血液循环中抗凝血活酶生成的抗凝物质存在。结合 STGT 或 Bigg TGT 的检测可以基本上确定是哪个凝血因子缺乏,必要时定量测定有关凝血因子 F:CA 及 F:Ag
PT 延长、KPTT 延长或正常、TT 正常	提示外源凝血系统缺陷或血液循环中有抗体形成的凝血活酶的抗凝物质存在,结合 PT 纠正试验,可以确定所缺乏的凝血因子,做 ST 以协助因子Ⅹ缺乏的诊断,必要时检测有关 F:CA 及 F:Ag,可以定量测定所缺乏的凝血因子
KPTT,PT,TT 都延长	提示多种凝血因子或循环血液中有抗凝物质存在,结合正常血浆与患者血浆混合做交叉试验,可以基本上区别是凝血因子缺乏或抗凝物质存在,如进一步检测有关 F:CA 及 F:Ag 则可以肯定诊断
KPTT,PT,TT 都正常	临床上有术后出血、伤口愈合缓慢等现象应考虑因子ⅩⅢ缺乏,将患者血凝块放入 30% 尿素或 1% 单氯醋酸溶液中观察,若在 24h 内溶解,说明因子ⅩⅢ缺乏(正常人 24～28h 不溶解),如进一步检测因子ⅩⅢ:CA,因子ⅩⅢa:Ag,因子ⅩⅢb:Ag 则可以确诊
TT	是测定纤维蛋白原转变为纤维蛋白所需的时间,当低(无)纤维蛋白原血症或血浆中有类肝素物质存在时,则 TT 延长,可进一步测定纤维蛋白原

第二节 心肺脑复苏

一、初期复苏

初期复苏也称基础生命支持，其主要任务是迅速有效地恢复生命器官（特别是心脏和脑）的血液灌注和氧气供应。初期复苏措施可归纳为 ABC 3 个步骤：A（airway）指保持呼吸道通畅，B（breathing）指进行有效的人工呼吸，C（circulation）指建立有效的人工循环。

（一）保持呼吸道通畅

其主要任务是开放呼吸道，解除舌后坠、呼吸道分泌物、呕吐物、义齿和其他异物。方法：将一手置于患者肩部后方，将头颈部轻度上举使头后仰。其次是提起下颌骨使舌根部前移，如口腔或咽部有异物，可用手或用吸引器吸出。

（二）人工呼吸

其目的是保证机体的供氧和排出二氧化碳。可分徒手人工呼吸和机械人工呼吸，前者最适合现场急救。徒手人工呼吸的操作要点如下。

1. 患者仰卧，头后仰，迅速松解衣、裤带，保持呼吸道通畅。

2. 牙关紧闭或下颌松弛者，应托起下颌并使口部微张，以便于吹气。

3. 急救者一手捏住患者鼻孔，然后深吸一口气，以嘴唇密封住患者的口部，用力吹气，直至患者胸部隆起为止。然后放开紧捏的鼻孔，同时将口唇移开，使患者被动呼气。呼气结束后即行第 2 次吹气。吹气频率成年人为 10～12/min，吹气时间应＞1s。吹气阻力过大时，要检查呼吸道是否通畅。每次应尽量多吸气，吹时要用力并能看到患者的胸廓起伏。人工呼吸可致胃膨胀，吹气期压迫环状软骨关闭食管可有一定预防作用。

(三)人工循环

建立有效的人工循环,最迅速有效的方法是心脏按压。心脏按压可分为胸外心脏按压和胸内心脏按压。

1. 胸外心脏按压操作要点　患者仰卧于硬板床或地板上。操作者位于患者一侧,双手掌根部重叠,置于患者胸骨中下 1/3 交界处。操作者肘关节伸直,借助双臂和躯体重量向脊柱方向垂直下压。使患者胸骨下陷 4～5cm,按压后放松胸骨,但手不能离开按压部位。待胸骨回复到原来位置后再次按压,如此反复进行。按压频率为 80～100/min。按压与松开的时间比为 1∶1。

现场急救时,不管是成年人还是儿童胸外心脏按压与人工呼吸的比例均为 30∶2。如果已经做了气管内插管,人工呼吸频率为 8～10/min,不考虑与心脏按压同步的问题。

胸外心脏按压时操作不当,可发生骨折刺伤心、肺、气管以及腹腔脏器,从而导致气胸、血胸和内脏破裂等严重并发症。老年人由于骨质疏松,更易发生骨折,应倍加小心。心脏按压有效时能触摸到大动脉搏动;可测到血压,收缩压≥60mmHg;发绀的口唇渐转为红润;散大的瞳孔开始缩小。

2. 胸内心脏按压　下列情况时应进行胸内心脏按压:胸外心脏按压无效且超过 10min 者;严重的胸部外伤、心脏压塞、血胸或张力性气胸及胸内大血管破裂出血者;在开胸手术中发生的心搏停止;严重的胸廓或脊柱畸形者。

胸内心脏按压的方法和步骤:选择左第 4 或第 5 肋间胸骨旁开 2～2.5cm 处切口,止于左腋前线。有条件时可快速消毒皮肤和铺无菌巾,为争取时间,亦可在未消毒的情况下进行,待心脏复苏后再消毒冲洗手术野、铺无菌巾,术后用大量抗生素。进入胸腔后,右手握住心脏,4 指放在左心室后方,拇指放在右心室前方挤压心脏,频率为 60～80/min。

二、后期复苏

后期复苏也称高级生命支持，是初期复苏的继续。在初期复苏的基础上，通过应用药物、器械和设备等先进的复苏技术和知识争取最佳的复苏效果。主要措施包括控制呼吸道、人工通气和氧气治疗、药物治疗、电除颤和生命体征的监测。

(一)控制呼吸道、人工通气和氧气治疗

建立稳定通畅的呼吸道，根据条件和患者的情况，可以放置口咽和鼻咽通气道、喉罩、气管插管。必要时紧急气管切开，使用吸引器清理呼吸道。利用呼吸器进行人工呼吸，其效果较徒手人工呼吸更加有效，简易呼吸器携带方便使用简单，是最常用的复苏设备。条件允许时应吸入纯氧，使用呼吸机或麻醉机进行控制呼吸则更加有效。

(二)药物治疗

用药目的是提高心脏兴奋性，激发心脏复跳和增加心肌收缩力，提高心脑灌注压，增加血液灌注量，纠正酸血症和电解质失衡，有利于电除颤。给药途径首选上腔静脉系统注射肾上腺素、阿托品等，也可气管内给药。心腔内给药易发生气胸、血胸、损伤冠状动脉、药物误注入心肌，要慎用此法，但开胸直视下心腔穿刺非常安全且起效快。

1. 肾上腺素　肾上腺素激动α受体，使周围血管收缩提高血压；兴奋冠状动脉和脑血管上的β受体，增加心脑的血流量。此外，可促使心肌细颤转变成粗颤，增加电除颤的成功率。推荐标准剂量为0.5～1mg(0.01～0.02mg/kg)，静脉注射，必要时每3～5min可重复注射1次，直至心搏恢复。

2. 阿托品　阿托品能降低迷走神经的张力，提高窦房结的兴奋性，促进房室传导，对窦性心动过缓有较好疗效。常用量为0.5～1mg，静脉注射，必要时可重复应用。

3. 氯化钙　钙离子能增强心肌收缩力，提高心肌自律性与加

快传导速度，用来抢救高血清钾、低血清钙所致的心搏骤停和电-机分离时效果较好。一般用 250～500mg 缓慢静脉注射，必要时可在 10min 后重复 1 次。葡萄糖酸钙起效慢，复苏时应使用氯化钙。

4. 利多卡因　利多卡因可降低心肌应激性、提高心室颤动阈、抑制心肌异位起搏点。是目前治疗心室性心律失常的首选药物。常用量 1mg/kg 缓慢静脉注射。

5. 碳酸氢钠　心搏、呼吸停止必然导致酸中毒，积极合理地应用碳酸氢钠纠正酸中毒无疑对提高复苏成功率有重要意义。首次静脉注射量为 1mmol/kg，然后根据动脉血 pH 及 BE 值，酌情追加。不合理应用大剂量碳酸氢钠会有潜在的危险，如碱血症，使血红蛋白的氧离曲线左移，氧释放受到抑制，加重组织缺氧，尚可出现高血清钠、高渗状态，对脑复苏不利。

6. 其他药物　多巴胺适用于低血压和(或)心功能不全者；去甲肾上腺素主要用于外周血管阻力降低并发明显低血压者；异丙肾上腺素适用于房室传导阻滞及严重的窦性心动过缓经阿托品治疗无效者。呼吸循环骤停者多存在血容量不足，需要根据情况应用晶体、胶体液及血液进行扩容治疗，只有充足的血容量才能维持循环稳定。

(三)电击除颤

电击除颤是心室颤动最有效的治疗方法，原理是用适当的电压在短时间内以一定的电流冲击心脏，使心肌纤维在瞬间内完全除极以消除异位兴奋灶，然后由窦房结或房室结重新传下冲动以恢复正常心律。分为胸外除颤和胸内除颤。

目前用的为直流电除颤器。胸外除颤时把一个电极放在心尖部，另一个放在右侧第 1 肋间近胸骨右缘处。所用电能成年人 200J/kg，小儿 2J/kg。胸内除颤时，成年人用 10～50J，小儿为 1～20J。如有需要，可重复进行。除颤前心肌要有充足的氧气供应。纠正酸中毒，心电图显示为粗颤时效果最好。

三、复苏后治疗

这一阶段的主要任务是稳定呼吸循环功能,保护全身重要器官,以脑复苏为核心进行抢救和医疗。

(一)维持循环功能稳定

心搏恢复后,往往伴有血压不稳定或低血压状态,常见原因有:①有效循环血量不足。②心缩无力和心律失常。③酸碱失衡和电解质紊乱。④心肺复苏过程中的并发症未能纠正。为此,应加强监测心电图、血压、中心静脉压、血气和电解质。有条件时可监测肺毛细血管楔压、心排血量及胶体渗透压等。根据监测结果指导临床治疗。

(二)维持呼吸功能稳定

心脏复搏后,无论自主呼吸是否出现,都要进行呼吸支持直到呼吸功能恢复正常,以保证全身各脏器,尤其是脑的氧气供应。进行氧气治疗,充分保证患者氧气供应,使动脉血氧分压>13.33kPa,二氧化碳分压保持在3.33～4.67kPa,以减轻大脑酸中毒,降低颅内压。同时加强监测,防止呼吸系统的并发症如肺水肿、呼吸窘迫综合征、肺炎、肺不张等。

(三)防治肾衰竭

心搏骤停时缺氧,复苏时的低灌流、循环血量不足、肾血管痉挛及代谢性酸中毒等,均损害肾脏,继而发生肾功能不全。因此,应加强肾功能的监测与保护。其主要措施:保证肾脏有充足的血液灌注,可使用肾血管扩张药,如小剂量多巴胺<3mg/(kg·min)静脉滴注。同时纠正酸中毒。及早使用渗透性利尿药,通常用20%甘露醇注射液。呋塞米(速尿)是高效、速效利尿药,它可增加肾血流量和肾小球滤过率。

(四)防治胃肠道出血

应激性溃疡出血是复苏后胃肠道的主要并发症,一旦发生,按消化道出血处理。常规应用抗酸药和保护胃黏膜制剂。

（五）维持体液、电解质及酸碱平衡

长期不能进食者要进行静脉营养。

（六）脑复苏

人脑的重量约占体重的 2%，而脑血流占心排血量的 15%～20%，其耗氧量占全身的 20%～25%，同时大脑的氧和能量储备少。由于这些解剖生理上“低储备、高消耗”的特性，决定了它遭受缺血缺氧后较其他脏器更易受损。全脑缺血所致的损伤可分为缺血期和再灌注期两个阶段。缺血期发生的病理生理学变化以能量代谢障碍、细胞离子泵功能失常和酸中毒为主；在恢复循环脑得到再灌注后，脑细胞的损伤还将继续，这就是所谓“再灌注损伤”。主要病理生理变化为脑水肿、脑血流及生化异常。了解其前后过程，设法予以预防或减轻，是脑复苏的关键所在。

脑复苏的基本原则是尽量缩短脑循环停止的绝对时间；降低颅内压、降低脑代谢和改善脑循环；采取特异性脑复苏措施阻止或打断病理生理进程，促进脑功能恢复。其主要措施如下。

1. *施行有效的 CPR，缩短脑循环停止的绝对时间*　开展 CPR 知识的普及教育，让全社会人员掌握 CPR 的基本操作技术，对提高脑复苏的成功率有重要意义。专业医务人员应不失时机地及早进行电除颤和开胸心脏按压，促使患者自主循环尽快恢复。

2. *低温疗法*　低温可降低脑代谢，减轻脑水肿，稳定细胞膜，维持内环境稳定，抑制氧自由基的产生与脂质过氧化反应，减少兴奋性氨基酸的释放，抑制破坏性酶反应等，从多方面对脑缺血缺氧起到保护作用。低温原则为：及早降温，在缺氧的最初 10min 内是降温的关键时间；全身低温以头部为主，在第 1 个 24h 内将肛温降至 30～32℃，鼻咽温降至 28℃；持续降温，应坚持降温到大脑皮质功能恢复，其标志是听觉恢复。低温方法主要是头部、大血管周围放置冰帽、冰袋配合体表物理降温。应用镇静药及全身麻醉药防止物理降温进程中的寒战反应。

3. 利尿脱水　利尿脱水是减轻脑水肿，改善脑循环的重要措施。常用药物有20%甘露醇和呋塞米(速尿)，但要注意避免过度脱水导致血液浓缩和血容量不足。

4. 促进脑内血流再流通　复苏早期维持血压正常或稍高，可促进脑供血供氧。适当的血液稀释使血细胞比容降至0.30左右，以降低血液黏度。应用低分子右旋糖酐250～500ml/d，防止红细胞及血小板聚集。

5. 脑保护药物的应用　三磷腺苷(ATP)直接为脑细胞提供能量，促进细胞膜Na^+-K^+-ATP酶泵功能恢复，有助于消除脑水肿；精氨酸能增加钾离子内流，促进钠离子外流，ATP与精氨酸配合使用更好。其他药物如辅酶A、辅酶Q_{10}及细胞色素C等也可配合应用；葡萄糖虽可提供能量，但可引起脑内乳酸蓄积，加重脑水肿及神经细胞凋亡，尽量少用葡萄糖液。低血糖是有害的，应在血糖监测下输注葡萄糖液；钙离子通道阻滞药如尼莫地平、维拉帕米(异搏定)等对缺血再灌注的脑损伤有保护作用；甘露醇、维生素E及维生素C有氧自由基清除作用；川芎嗪、丹参和参麦注射液等都可抑制自由基触发的脂质过氧化过程，增强脑细胞的抗氧化能力，减轻再灌注后脑细胞的超微结构损伤。

6. 肾上腺皮质激素　可稳定细胞膜结构，改善血-脑屏障功能，减轻脑水肿。长效药物有地塞米松和短效的甲泼尼龙，一般应用3～4d，应注意肾上腺皮质激素的不良反应。

7. 高压氧治疗　高压氧能显著提高脑组织的氧分压，增加组织的氧储备，增强氧弥散率和弥散范围，纠正脑缺氧，减轻脑水肿，降低颅内压，还具有促进缺血缺氧神经组织的修复作用，有条件者应尽早常规应用。

第5章

多器官功能不全与衰竭

第一节 多器官功能障碍综合征

多器官功能障碍综合征(multiple organ dysfunction syndrome,MODS)是指急性疾病过程中两个或两个以上的器官或系统同时或序贯发生功能障碍。MODS的发病基础是全身炎症反应综合征(systemic inflammatory response syndrome,SIRS)。迄今为止,MODS的发病机制尚未完全了解,治疗方法和手段也在不断地完善中。

【病因】 现代细胞分子生物学、免疫学以及大量的临床研究证实,创伤、感染、出血等导致的后期死亡几乎都是由于全身炎症反应综合征(SIRS)/多器官功能障碍综合征(MODS)这一共同途径引起。MODS的发病基础包括以下多种外科危重病:①创伤、烧伤或大手术等致组织严重损伤或失血、失液;②严重的感染;③各种原因的休克;④心跳呼吸骤停经复苏后;⑤重症急性胰腺炎、绞窄性肠梗阻、全身冻伤复温后;⑥输血、输液、用药或呼吸机应用失误;⑦原有某些疾病,如冠心病、肝硬化、慢性肾病等,免疫功能低下如糖尿病、营养不良和应用免疫抑制药者易发生MODS。

【发病机制】 MODS的发病机制尚未完全明确,SIRS是形成MODS最主要的原因。防治各种病因引发的SIRS,尤其是内毒素引发的SIRS是防治MODS的关键。当机体受到严重损害时可发生强烈的防御性反应,一方面起到稳定自身的作用,另一方面又会有损害自身的作用。各种免疫细胞、内皮细胞和单核-吞噬细胞系统被激活后产生大量细胞因子、炎症介质及其他病理性产物，包括肿瘤坏死因子（TNF），白介素1、白介素2、白介素6（IL-1，IL-2，IL-6）、组胺、缓激肽、一氧化氮（NO）、血栓素（TXA_2）、心肌抑制因子、血小板活化因子（PAF）、白三烯、C3a及C5a等，还可引起酶类失常和氧自由基过多。这种炎症反应一旦失控，通过级联反应逐级放大形成瀑布样效应，当促炎反应大于抗炎反应时可造成广泛的组织破坏，从而启动从SIRS向MODS发展的过程。Bone提出代偿性抗炎症反应综合征（CARS），在SIRS向MODS发展的过程中实际上是SIRS和CARS在机体中相互作用，最终由平衡发展为失衡的一个过程，是抗炎介质（如IL-4，IL-10等）与促炎介质交叉网络，控制全身炎症反应在适当的范围内，当SIRS＞CARS时，MODS即易发生。MODS不一定是一次性严重生理损伤的后果，往往是由多次重复打击造成。初次打击可能并不严重，但可使全身免疫系统处于预激状态。当受到再次打击时，全身炎症反应将成倍扩增，可超大量地产生各种继发性炎症介质。这些炎症介质作用于靶细胞后导致更多级别的新的介质产生，从而形成炎症介质“瀑布”反应。其结果可导致低血压、休克、微循环障碍、细胞营养受损、心肌抑制、内皮细胞受损、血管通透性增加、血液高凝或微血栓形成，以及分解代谢亢进和严重营养不良，最终发展为MODS。MODS发生前器官功能大多是良好的，发生后若患者得到及时治愈，脏器功能大多可以恢复至正常水平，但那些慢性疾病终末期出现的器官功能衰竭很难再恢复。

近年来也有一部分学者将MODS的发病机制研究注意力集中于肠道，认为肠道是激发MODS的策源地，Marshall认为肠黏膜氧合障碍和缺血性损伤是MODS的始动因素。Meakeno更将胃肠道称为MODS的发动机，可见肠道屏障功能受损是MODS形成的重要原因。危重病情况下肠黏膜因灌注不足而遭受缺氧性损伤，可导致细菌易位，形成肠源性感染，从而诱发多种炎症介质释放，引起远距离器官损伤。另外，缺血-再灌注的肠道释放出反应性活性氧中间体（ROI）等，使肠道区域性循环血液中性粒细胞（PMNS）首先被预激，继而与血管内皮细胞发生相互作用，引发炎症反应，从而导致 MODS。MODS 的早期可发生肺功能衰竭，表现为肺毛细血管内皮受损、肺间质水肿、肺泡表面活性物质丢失和肺泡塌陷，部分肺血管栓塞、肺分流和无效腔通气增加，即 ARDS。肝在 MODS 的进展和结局中起到了决定性作用，肝具有重要的代谢功能，肝巨噬细胞有宿主防御功能。当 MODS 同时存在严重肝功能障碍时，可使肝的合成和代谢功能恶化。

【临床表现】　临床上 MODS 有 2 种类型。①速发型：是指原发急症在发病 24h 后有两个或更多的器官系统同时发生功能障碍，如 ARDS＋急性肾衰竭（ARF）、ARDS＋ARF＋急性肝衰竭（AHF）、弥散性血管内凝血（DIC）＋ARDS＋ARF。此型发生多由于原发病为急症且甚为严重。对于发病 24h 内因器官衰竭死亡者，一般只归于复苏失败，而不作为 MODS。②迟发型：是先发生一个重要器官或系统的功能障碍，如心血管、肺或肾的功能障碍，经过一段较稳定的维持时间，继而发生更多的器官、系统功能障碍。此型多见于继发感染或存在持续的毒素或抗原。

【诊断】　各器官或系统功能障碍的临床表现可因为障碍程度、对机体的影响、是否容易发现等而有较大差异。如肺、肾等器官和循环系统的功能障碍临床表现较明显，故较易诊断，而肝、胃肠道和血液凝血功能障碍在较重时临床表现才明显，不易早期诊断。采用实验室检查、心电图、影像学和介入性监测等检查方法，有助于早期诊断器官功能障碍。如动脉血气分析可以反映肺换气功能；检查尿比重和血尿素氮、血肌酐可以了解肾功能；心电图和中心静脉压、平均动脉压监测、经 Swan-Ganz 导管的监测可以反映心血管功能等。因此，MODS 的诊断需要病史、临床表现、实验室和其他辅助检查结果的综合分析。MODS 的诊断指标目前尚未统一，初步诊断标准见表 5-1。

表 5-1　MODS 的初步诊断

器官	衰竭类型	临床表现	检验或检测
心	急性心力衰竭	心动过速，心律失常	心电图失常
外周循环	休克	血压降低，肢端发凉，尿少	平均动脉压降低，微循环失常
肺	ARDS	呼吸加快、窘迫，发绀，需吸氧和辅助呼吸	血气分析 PaO_2 降低等，呼吸功能失常
肾	ARF	无血容量不足的情况下尿少	尿比重持续在 1.010，尿钠、血肌酐增多
胃肠	应激性溃疡、肠麻痹	呕血、便血、腹胀，肠音弱	胃镜检查可见病变
肝	急性肝衰竭	黄疸，神志异常	肝功能异常，血清胆红素增高
脑	急性中枢神经功能障碍	意识障碍，对语言、疼痛刺激等反应减退	
凝血功能	DIC	皮下出血瘀斑、呕血、咯血等	血小板减少，凝血酶原时间和部分凝血活酶时间延长，其他凝血功能试验异常

诊断 MODS 应详细分析患者的所有资料，尤其应该注意以下几点。

1. 熟悉引起 MODS 的常见疾病，警惕存在 MODS 的高危因素。在外科疾病中，任何严重的感染、创伤以及大手术均可发生 SIRS，当这些患者出现不明原因的呼吸、心律改变，血压偏低，神志变化，尿量减少，尤其出现休克时，就应警惕 MODS 的发生。

2. 及时详细的辅助检查。当怀疑患者可能出现 MODS 时，除进行如血常规、尿比重、心电图、胸部 X 线片和中心静脉压测定等常规检查外，还应尽快做特异性较强的检查，如血气分析、肝肾功能监测、凝血功能检查、Swan-Ganz导管监测等，以便及早作出正确诊断和鉴别。

3. 任何危重患者应动态监测心脏、呼吸和肾功能。由于MODS的表现可以是渐进的，也可能较隐蔽，往往被原发病掩盖，因此，一些较明显的表现变化就应加以注意。临床上容易监测的是心脏、呼吸和肾功能，心动过速、呼吸加快、发绀、尿少等较容易被发现，如按常规治疗不能有效改善症状，就应注意已发生MODS。

4. 当某一器官出现功能障碍时，严密观察其他器官的变化。MODS多数是序贯出现的。只着眼于出现症状的器官，容易遗漏MODS的发生。因此，一旦某一器官功能障碍，应根据其对其他系统器官的影响，注意连锁反应的可能性，及时做有关的检查。例如急症患者胃肠出血，应注意有无DIC、脑出血、ARDS等，以便及时做出正确诊断。临床上，肺功能障碍常常是MODS中最早被发现的，而肝衰竭最易并发肾衰竭。

5. 熟悉MODS的诊断指标。器官功能障碍与衰竭是疾病的不同阶段，器官衰竭较容易诊断，但难以治愈。MODS则尚处在疾病的发展阶段，有较大的治愈可能，因此，应熟悉MODS的诊断指标，以早期、及时诊断MODS的存在。如在有肝功能异常伴大量腹水时就应作出肝功能障碍的诊断，不一定要有深度黄疸；如肺功能障碍不应到出现呼吸困难，而在呼吸加快、血气分析 PaO_2 降低，需辅助呼吸时就应作出诊断。

【治疗】　由于对MODS的病理过程缺乏有效的遏制手段，病死率较高。因此，如何有效预防其发生是提高危重患者救治成功率的重要措施。

1. *积极治疗原发病*　无论是否发生MODS，为抢救患者的生命，原发病应予以积极治疗。只有控制原发病，才能有效防止和治疗MODS。否则，必然使病情加重、恶化。如大面积的创伤，即时的清创、及时的补充体液、防止感染，就容易防止可能出现的肾功能障碍。

2. 重点监测患者的生命体征　生命体征是最容易反映患者器官或系统变化的征象，如果患者呼吸快、心率快，应警惕发生心、肺功能障碍；血压下降肯定要考虑周围循环衰竭。对可能发生 MODS 的高危患者，应进一步扩大监测的范围，如中心静脉压、尿量及比重、肺动脉楔压、心电图改变等，可早期发现 MODS。

3. 防治感染　鉴于外科感染是引起 MODS 的重要病因，防治感染对预防 MODS 有非常重要的作用。对可能感染或者已有感染的患者，在未查出明确感染微生物以前，必须合理使用广谱抗生素或联合应用抗菌药物。对明确的感染病灶，应采取各种措施使其局限化，只要可能，应及时做充分的外科引流，以减轻脓毒症。如急性重症胆管炎、弥漫性腹膜炎等，应积极做胆管和腹腔引流。当发热、白细胞明显升高，但没有发现明确感染灶时，应做反复细致的全身生理学检查，反复做血培养，采用能利用的各种辅助检查寻找隐藏的病灶。维持各种导管的通畅，加强对静脉导管的护理，有助于防止感染的发生。

4. 改善全身情况和免疫调理治疗　急症患者容易出现水、电解质紊乱和酸碱平衡失调，外科患者常见是等渗性缺水、低渗性缺水和代谢性酸中毒，必须予以纠正。创伤、感染导致的低蛋白血症、营养不良也需要耐心纠正。除了补充人体血清蛋白以外，适时的肠外营养并逐渐视病情过渡到肠内营养可补充体内的消耗，并酌情使用生长激素能增加蛋白合成。

5. 保护肠黏膜的屏障作用　有效纠正休克、改善肠黏膜的灌注，能维护肠黏膜的屏障功能。尽可能采用肠内营养，可防止肠道细菌的易位。合并应用肠黏膜保护药及包含有精氨酸、核苷酸和 ω-3 多不饱和脂肪酸的肠内营养剂等，可增强免疫功能，减少感染性并发症的发生。

6. 及早治疗首先发生功能障碍的器官　MODS 多从一个器官功能障碍开始，连锁反应导致更多器官的功能障碍。治疗单个器官功能障碍的效果胜过治疗 MODS。只有早期诊断器官功能障碍，才能及早进行治疗干预，阻断 MODS 的发展。

第二节　急性呼吸窘迫综合征

急性呼吸窘迫综合征(acute respiratory distress syndrome, ARDS)是因肺实质发生急性弥漫性损伤而导致的急性缺氧性呼吸衰竭，临床表现以进行性呼吸困难和顽固性低氧血症为特征。ARDS 常导致多器官功能障碍或衰竭。

【病因及病理】

1. *病因*　诱发 ARDS 的病因可大致分为直接损伤和间接损伤两类。①直接原因包括误吸综合征、溺水(淡水、海水)、吸入毒气或烟雾、肺挫伤、肺炎及机械通气引起的肺损伤。②间接原因包括各类休克、脓毒症、急性胰腺炎、大量输库存血、脂肪栓塞及体外循环。以全身性感染、全身炎性反应综合征、脓毒症时，ARDS 的发生率最高。

2. *病理生理*　非心源性肺水肿即渗透性肺水肿是 ARDS 特征性病理改变。由于各种诱发病因导致肺泡上皮细胞及毛细血管内皮细胞的损伤，使肺泡-毛细血管膜的通透性增加，体液和血浆蛋白渗出血管外至肺间质和肺泡腔内，形成非心源性肺水肿。引起肺泡-毛细血管膜通透性增加的原因较为复杂。中性粒细胞在急性肺损伤中可能起到重要作用。从 ARDS 患者的肺泡灌洗液中发现，中性粒细胞数量增加，中性粒细胞酶的浓度也增高。一些病原体及其毒素作为炎症刺激物激活体内的补体系统，促使炎性细胞及血小板等在毛细血管内形成微血栓。一些炎性细胞和内皮细胞可释放细胞因子和炎性介质，包括肿瘤坏死因子、白介素类、氧自由基、血栓素等，都可损伤毛细血管内皮细胞，破坏血管壁的完整性。一些游离脂肪酸及各种细胞碎片在肺血管内形成的微血栓，可直接损害血管壁，引起渗透性肺水肿。

肺表面活性物质的数量减少和活性降低是引起 ARDS 患者发生顽固性低氧血症和肺顺应性降低的重要原因。炎性反应、肺泡血液灌流不足、肺泡水肿及机械通气等,都可使肺表面活性物质减少和活性降低。结果使肺泡发生萎陷,肺功能残气量降低及广泛性肺不张。结果导致肺通气/灌流比例失调和肺内分流量增加,引起顽固性低氧血症。

ARDS 的肺机械性能改变表现为肺顺应性降低。肺顺应性是反映肺组织的弹性特点,表示在一定压力下肺容量扩张的难易程度。ARDS 患者由于肺间质和肺泡水肿、充血,肺表面活性物质减少引起肺表面张力增加,肺容量及肺功能残气量都降低,结果导致肺顺应性明显降低。在 ARDS 早期,肺容量降低和肺不张的发生是不平衡的,往往与患者的体位有关,低垂部位肺比较容易发生。

肺内分流量增加和通气/灌流比例失调都可引起低氧血症,但肺内分流量的增加是引起顽固性低氧血症的主要原因。肺功能残气量降低和广泛肺不张使肺容量明显降低,可减少至正常肺容量的 1/2 以下,死腔通气明显增加,加上通气/灌流比例失调,使静脉血得不到充分氧合,肺内分流量增加,导致低氧血症。在 ARDS 后期,由于死腔通气增加,可导致 CO_2 的排出障碍而引起 CO_2 潴留。

【发病机制】 ARDS 的早期为急性肺损伤(acute lung injury,ALI)表现,可见有肺毛细血管内皮的改变,是血小板与颗粒细胞复杂作用的结果,严重创伤、休克时出现血小板减少,被认为是创伤后 ALI 的始动因子,在肺的病理上表现为累及血管内皮和肺泡上皮的弥漫性肺泡损伤。吸入的损伤性物质作用于肺泡,肺血流中出现损害血管内皮的因子是重要的致病环节。严重的感染、创伤和休克时,在肺间质积累和激活的中性粒细胞以及肺泡巨噬细胞释放多种蛋白酶和反应性氧中间产物(ROI)、炎症介质和毒性物质,如 TNF-α,IL-1,IL-2,IL-6,补体 C3a,C5a,激肽、组胺、肿瘤坏死因子(TNF)、血小板活化因子(PAF)、血栓素(TXA_2)等，可损伤微血管。脂质介质如磷脂酶 A_2(PLA_2)水平增高，可释放花生四烯酸及其代谢产物(如 TXA_2)以及血小板活化因子(PAF)，TXA_2 可引起急性肺损伤和支气管收缩，肺泡和肺血管内皮受损后，因血管壁通透性增高，血液成分渗漏，肺间质发生水肿，并有白细胞浸润和红细胞漏出。肺泡发生水肿，Ⅰ型细胞变性被Ⅱ型细胞代替，肺泡表面活性物质减少，为透明膜和血性液体充斥。细小支气管内也可有透明物质和血性渗出物。可引起小片肺不张；肺血管有收缩反应，先后出现微血栓，动静脉交通支分流增加；进展期肺间质炎症加重，可能并发感染。ARDS 的特点是通气-灌流比例失调、非心源性肺水肿、功能性残气量减少、顽固性低血压及肺顺应性降低，后期有肺实质纤维化、微血管闭塞等改变；心肌因负荷增加和缺氧而明显受损。

【临床表现】　ARDS 发生前已有感染和创伤等疾病过程，有的已有其他器官功能障碍或 DIC 等并发症。

1. *初期*　患者呼吸加快，有呼吸窘迫感但无明显的呼吸困难和发绀。肺部听诊无啰音；X 线胸片除原有病变或损伤外一般无明显异常。此时的呼吸窘迫感，用一般的吸氧方法不能得到缓解，是值得注意的现象。发病后可有一过渡阶段，一般表现近似平稳，肺部病理学检查和 X 线摄片仍可无明显异常。实际上是心脏增加搏出量，对低氧血症起一定的代偿作用，而肺部病变尚在进展。

2. *进展期*　患者有明显的呼吸困难和发绀，呼吸道分泌物增多，肺部有啰音；X 线胸片有广泛性点、片状阴影。意识发生障碍，如烦躁、谵妄或昏迷，体温可升高，白细胞计数增多。此时必须行气管插管加以机械通气支持，才能缓解缺氧症状；同时需要其他治疗。

3. *末期*　患者陷于深昏迷，心律失常，心搏变慢乃至停止。

【诊断及鉴别诊断】　根据临床表现诊断 ARDS 并不困难，但应强调及时发现，在损伤、感染等过程中密切观察患者的呼吸状态，发现呼吸频率超过 30/min、呼吸窘迫或困难、烦躁不安等症状，应及时做肺部 X 线摄片等各项检查，排除气道阻塞、肺部感染、肺不张、急性心力衰竭等常见诱因就可考虑 ARDS。

1. 密切监测血气分析　动脉血气分析氧分压的正常值是 10.6～13.3kPa，ARDS 初期临床症状不严重时，$PaCO_2$ 可降低至 8kPa。因为氧分压随吸入氧浓度增高而增加，故在判断呼吸功能时应以 PaO_2/FiO_2 表示呼吸衰竭程度。$PaO_2/FiO_2<40kPa$ 作为 ALI 的诊断标准，$PaO_2/FiO_2<26.6kPa$ 作为 ARDS 的诊断标准之一，动脉血气二氧化碳分压 $PaCO_2$ 正常值为 5.3kPa，$PaCO_2$ 增高表示病情加重。

2. 呼吸功能监测　包括肺泡-动脉血氧梯度监测（$AADO_2$，正常值 0.67～1.33kPa）、死腔-潮气量之比（VD/VT，正常者 0.3）、肺分流率（Qs/QT，正常为 5%）、吸气力正常者 80～100cmH_2O，有效动态顺应性正常为（EDC）100ml/100Pa，功能性残气量 FRC 正常者 30～40ml/kg。$AADO_2$ 反映肺泡功能，用呼吸机时应以 $AADO_2/FiO_2$ 的数值表示。VD/VT 反映肺排出 CO_2 的能力，可以从 $PaCO_2$ 及呼气 CO_2 分压测定推算，Qs/QT 反映肺血管变化对换气的影响，须经血流动力学监测结果推算，以上 3 项监测结果在 ARDS 时均增加，而吸气力、EDC、FRC 均反映通气能力，在 ARDS 时降低。

3. 血流动力学监测　PICCO 和 Swan-Ganz 漂浮导管对于临床监测患者的血流动力学变化具有很大的帮助，放置 PICCO 可以监测 CI，CO 及血管外肺水，置入 Swan-Ganz 漂浮导管，监测肺动脉压（PAP）、肺动脉楔压（PAWP）、心排血量（CO）、混合静脉血氧分压（PVO_2）等，了解有无左心房高压及缺氧程度等。

4. 其他　X 线胸片显示双肺浸润，提示肺水肿，但早期肺野清晰并不能排除有肺水肿，必要时做胸部 CT，确定肺部有无感染，关于中性粒细胞、补体、蛋白酶、细胞因子及其介质的生物化学和免疫学监测的临床价值还有待于确定。

【治疗】

1. 原发病的治疗　应重视相关的原发疾病的控制和治疗，以预防 ARDS 的发生与发展。尤其是对全身感染的控制和纠正低血容量导致的组织灌注不足，对于预防和治疗 ARDS 是十分重要的。全身性感染可引起全身性炎性反应综合征，是导致 ARDS 的主要原因之一。必须积极有效地控制感染，清除坏死病灶及合理使用抗生素。

2. 循环支持治疗　早期主张积极补充血容量，保证组织的灌流和氧供，促进受损组织的恢复。但在晚期应限制入水量并适当用利尿药，以降低肺毛细血管内静水压，或许对减少血管外肺水和减轻肺间质水肿有利。应加强对循环功能的监测，最好放置 Swan-Ganz 漂浮导管，监测全部血流动力参数以指导治疗。

3. 呼吸支持治疗　机械通气是治疗通气功能障碍和呼吸衰竭的有效方法，也是 ARDS 重要的支持治疗措施。通过改善气体交换和纠正低氧血症，为原发病的治疗赢得时间。机械通气的目的是维持良好的气体交换和充分的组织氧合，并应避免或减轻因机械通气引起的心排血量降低、肺损伤和氧中毒等并发症。

4. 营养支持　多数 ARDS 患者都处在高代谢状态，营养支持应尽早开始，最好用肠道营养。能量的摄取既应满足代谢的需要，又应避免糖类的摄取过多，蛋白质摄取量一般为 1.2～1.5g/(kg・d)。

5. 糖皮质激素的应用　对 ARDS 的作用不能肯定。有研究表明，糖皮质激素可抑制肺的炎性反应及非纤维化，但临床研究仍未证明有这种作用。

对 ARDS 的治疗，关键在于早期预防、早期诊断、早期治疗。其治疗原则是消除原发病因，支持呼吸、改善循环，维护肺和其他器官功能，防治并发症。

第三节　应激性溃疡和肠功能障碍

创伤与大手术等应激情况下均可发生急性胃肠道功能障碍，有学者主张称为急性胃肠黏膜损害和功能障碍，但是多把这种在应激状态下出现的溃疡统称为应激性溃疡（stress ulcer），并定义为机体在严重应激状态下发生的一种急性上消化道黏膜病变，以胃为主，表现为急性炎症、糜烂或溃疡，严重时可发生大出血或穿孔，此病可属于 MODS，亦可单独发生。

对严重创伤患者做胃黏膜连续系列摄片，发现 12h 内胃黏膜即可出现苍白、充血，散在糜烂性胃炎发展成为浅表性溃疡，溃疡逐渐融合，甚至发展成为 10cm 的巨大浅表性病变。肠功能障碍包括消化、吸收障碍与肠黏膜屏障障碍。肠屏障除黏膜屏障外，还有免疫屏障及生物屏障，肠黏膜屏障功能发生障碍与细菌、内毒素易位有关，常可产生严重的全身性反应和感染，偶有黏膜糜烂大出血。

【病因】　应激性溃疡胃黏膜病变的发生机制尚不完全明了，各类急性胃黏膜病变（AGML）的发生也不一致，如在烧伤、出血性休克、败血症时，因循环血容量减少，胃黏膜缺血，黏膜能量代谢降低，黏膜细胞迅速出现死亡。脑外伤患者则常有胃酸的分泌过多，其他的因素还包括维生素 A 及前列腺素 E 减少、氢离子逆向弥散与血管活性胺释放等。中度、重度烧伤，可继发胃、十二指肠的急性炎症及溃疡，又称柯林（Curling）溃疡。颅脑损伤、颅内手术或脑病变，可继发胃、十二指肠或食管的急性炎症及溃疡，又称库欣（Cushing）溃疡。其他严重创伤或大手术，特别是伤及腹部者可继发本病。重度休克、严重全身感染可诱发本病。

上列情况诱发机体神经内分泌系统的应激反应，受此影响，腹腔动脉系统发生收缩，使胃肠缺血，引起缺血性损伤和能量代谢障碍，由于 ATP 降低，不能维持 H^+ 浓度梯度，造成 H^+ 反流增加，黏膜 pH 降低。另外，此类患者常有胃酸分泌亢进和黏膜表面黏液层分解，可造成黏膜损伤。缺血-再灌注过程中产生的氧自由基可损伤内皮细胞，也可破坏胃黏膜防御功能，加上缺血、缺氧及胃酸等损伤因素的共同作用，可发生应激性溃疡。胃的急性炎症还可由饮酒、服用阿司匹林或消炎药等药物直接引起，黏膜病变近似应激性溃疡，但是停止饮酒和服药后可很快痊愈。

【发病机制】 应激性溃疡是由多种损伤因素综合作用的结果，但其基本病理变化大体相同。病变主要位于胃底及胃体部，胃窦部也会受累；一部分病变侵及十二指肠，少数可累及食管；黏膜先有点状苍白区，继而充血、水肿，发生糜烂和浅的溃疡；病变加重时侵及黏膜下，发生程度不等的出血，甚至可破坏胃壁全层而发生穿孔，导致弥漫性腹膜炎。肠道黏膜屏障机制破坏，肠道细菌易位，肠源性感染与 SIRS/MODS 的关系密切。肠道细菌易位的理论提示在创伤、感染、休克的应激反应中，肠道的黏膜屏障机制受到破坏，肠道免疫功能也受到抑制，加上菌群失调、肠道本身可能还有另外的介质释放等，均会对肝及全身造成伤害，细菌及内毒素易位在 MODS 发生发展中的重要性已得到充分认识。

【临床表现和诊断】 早期临床表现往往不明显，本病不严重时无上腹痛和其他胃部症状，常被忽视。由于原发病危重，掩盖了消化系统的症状。

1. 呕血和黑粪　呕血为鲜红色血液或血块表明出血量大，血液在胃内停留时间短，未经胃酸充分混合后即呕出；如血液在胃内停留时间长，经胃酸作用形成正铁血红素，所以呕出物为咖啡色。因此，大量出血首先以出现呕血为早期表现；大出血可导致休克，危及生命。诊断主要依靠病史，患者有创伤、烧伤、休克或脓毒血症等过程。胃镜检查可证实病变，胃、十二指肠并发穿孔时，有胃部疼痛、压痛、肌紧张等腹膜炎表现。

黑粪的色泽主要取决于血液在肠道内停留的时间长短，典型的黑粪呈柏油样，黏稠而发亮，并具有特别的臭味，这是由于上消化道内血液通过肠道时，在肠道细菌的作用下血红蛋白的铁成分经肠内硫化物作用而形成硫化亚铁所致。当上消化道大量出血时可刺激肠蠕动，血液在肠道内推进较快，可表现为暗红色、鲜红色血便，酷似下消化道出血，故在临床工作中应全面分析，加以正确判断。

2. 失血性休克　上消化道大出血可导致急性失血性休克，其程度取决于出血量的多少、失血速度和机体的代偿能力。上消化道出血＞10ml，粪隐血试验可呈阳性反应；出血量达到60～100ml可出现黑粪；胃内储存积血量达250～300ml可引起呕血，一次性出血量不超过400ml时，循环血容量的减少可被肝脾及组织液所补充，并不引起全身症状；当出血量超过500ml时患者可出现头晕、乏力、心悸、心率加快和血压偏低等临床表现；出血量达到700ml，即便出血缓慢也出现贫血、头晕、口渴、肢体发冷等，突然直立可出现昏厥，出血量达到1500～2000ml时，由于循环血容量的不足，静脉回心血量的减少，导致心排血量降低，引起机体的组织灌注减少和细胞缺氧，产生一系列休克的临床表现，如脉搏细速、血压下降、收缩压＜80mmHg。但是在休克的早期，血压可因机体代偿而基本保持正常，甚至一时偏高，此时脉压较小，血压波动较大，如不及时救治则血压迅速下降，甚至休克死亡。皮肤可因外周血管收缩和血液灌注不足而呈现灰白色或紫灰色花斑，四肢湿冷，施压后褪色，经久不见恢复。静脉充盈差，体表静脉塌陷，患者常表现为疲乏无力或进行性精神萎靡、烦躁不安、呼吸困难、意识模糊，如休克不能尽快得到纠正，可进一步加重缺氧，导致代谢产物的堆积及代谢性酸中毒；大量血液淤积在周围循环中，导致循环衰竭及DIC发生，有效循环血容量锐减，心、脑、肾供血不足，最终导致不可逆休克而死亡。

3. 肠道功能衰竭　表现为肠蠕动消失，停止排便和排气，腹腔压力升高，可出现腹腔室间隔综合征，临床表现为腹压进行性升高，呼吸困难，肾血流量减少，进一步加重急性肾衰竭。

【治疗】 积极治疗原发病，控制严重创伤、烧伤、休克及全身感染等原发病的发生与发展是防治应激性溃疡的关键。

1. 积极保护胃黏膜　降低胃酸和保护胃黏膜可以缓解胃、十二指肠的炎症，以免大出血和穿孔，可用胃管尽量吸出胃液，同时应用：①抗酸药物，如氢氧化铝凝胶10～15ml，用3～4d保护胃黏膜；② H_2 组胺受体拮抗药，如雷尼替丁、西咪替丁、法莫替丁等；③抑制 H^+-K^+ 泵，如奥美拉唑，可以通过抑制胃壁细胞的 H^+-K^+-ATP酶达到抑酸分泌作用，如患者正在用肾上腺激素类药物，应予停药。

2. 非手术治疗　溃疡大出血时先用非手术疗法，包括：①置入较粗的胃管，先以冷盐水冲洗去除胃内血液和凝血块；继而用去甲肾上腺素或肾上腺素液冲洗。②由胃管内持续缓慢滴入要素饮食，既可中和胃酸利于止血，还能增强胃肠黏膜屏障功能。③静脉滴注奥美拉唑降低胃酸。垂体后叶素20U加入5%葡萄糖注射液200ml。30min内滴完，可减少腹腔动脉血流，此药也可用介入性腹腔动脉置管法置入。④经内镜止血。在内镜下局部喷洒止血药，也可采用热凝固方法止血，例如高频电凝止血，纤维光导激光止血等。⑤栓塞治疗是目前食管下段、胃及十二指肠溃疡出血首选方法，尤其是对胃左动脉分支出血的治疗效果更佳。先做诊断性血管造影，确定病变部位、范围及其血供特点，然后注入明胶海绵等栓塞材料。

3. 手术治疗　经各种保守治疗仍继续反复大量出血；持续大量出血，在6～8h输血600～800ml尚不能维持血压；合并溃疡穿孔或腹膜炎者为手术适应证。以选择性迷走神经切断加胃窦切除或次全胃切除、并行局部止血为常用术式；此类患者病情严重，多伴有休克，全身情况差，术前应适当输血、输液等，纠正贫血，维持体液平衡和提供营养，做好术前准备。注意治疗感染和其他器官的功能不全，改善患者全身状态，还应强调，此类患者术后可能再度出血，应提高警惕。

4. 肠功能屏障的保护　主要方法:①营养支持,包括肠外和肠内营养,肠内营养除供给营养外,还具有促进黏膜生长的特殊作用;②维持肠黏膜屏障功能,合理应用肠黏膜保护药、膳食维生素等能促进肠黏膜代谢;③维持肠免疫及生物屏障作用,避免人为的抑制、减少胃液的产生和分泌,勿滥用抗生素,以维持肠内细菌的生态平衡。

5. 肠黏膜的保护　应注意保护肠道黏膜上皮结构的完整性,维护肠道微生态平衡,做到肠道细菌易位的预防。早期肠道内营养是预防肠源性感染的重要措施。积极改善全身免疫功能和营养状态。

第四节　急性肾衰竭

急性肾衰竭(acute renal failure,ARF)是指由各种原因引起的肾功能损害,在短时间(几小时至几天)内出现血中氮质代谢产物积聚,水、电解质和酸碱平衡失调及全身并发症,是一种严重的临床综合征。肾功能受损的突出临床表现是尿量明显减少。正常成年人尿量每日为1000～2000ml,若少于400ml/d称为少尿,少于100ml/d称为无尿。急性肾衰竭尿量通常在400ml/d以下。如果肾浓缩功能受损,则每天的尿量可以在正常范围,甚至是多于正常(称为多尿型或非少尿型肾衰竭)。在所有的急性肾衰竭患者中,没有尿的排出(无尿)是很少见的。

【病因】

1. 肾前性　由于出血、脱水、休克等病因引起血容量不足;心脏疾病、肺动脉高压、肺栓塞等所致心排血量降低;全身性疾病,如肝肾综合征、严重脓毒症、变态反应和药物等引起有效血容量减少以及肾血管病变,这些均可导致肾血流的低灌注状态,使肾小球滤过率不能维持正常而引起少尿。初时,肾实质并无损害,属功能性改变;若不及时处理,可使肾血流量进行性减少,发展成为急性肾小管坏死，出现急性肾衰竭。

2. 肾后性 由于尿路梗阻所致，包括双侧肾、输尿管或孤立肾、输尿管周围病变以及盆腔肿瘤压迫输尿管引起梗阻以上部位的积水。膀胱内结石、肿瘤以及前列腺增生、前列腺肿瘤和尿道狭窄等引起双侧上尿路积水，使肾功能急剧地下降。如能及时解除梗阻，肾功能可以很快恢复，但梗阻时间过长，亦会使肾实质受损害，导致急性肾衰竭。

3. 肾性 主要是由肾缺血和肾毒素所造成的肾实质性病变，约75%发生急性肾小管坏死。以肾前性和肾后性的病因所致者，早期阶段仅仅是肾功能障碍而无严重的肾实质性损害，只有原发病因未及时纠正而继续进展，才会造成急性肾衰竭。

【发病机制】

1. 肾血流动力学改变 在肾缺血、肾毒素等因素作用下，通过一些血管活性物质，主要是内皮素、一氧化氮、花生四烯酸代谢产物、前列腺素和血管紧张素等，使肾血液灌注下降及肾内血管收缩，肾内血液发生重新分布，髓质缺血，特别是外层髓质，呈低灌注状态，肾小球滤过率(GFR)下降。GFR在不同平均动脉压下能自行调整，当平均动脉压下降至8kPa(60mmHg)，则GFR下降1/2。肾灌注压力降低仅是ARF的起始因素。另外氧自由基引起肾血流动力学的改变，与其种类、合成量及作用的血管部位有关。

2. 肾小管功能障碍 指各种因素所导致的肾小管上皮细胞损伤及其功能障碍。肾持续缺血或肾毒素引起肾小管上皮细胞损伤的机制：①细胞能量代谢障碍及其所致的细胞内钙离子浓度明显增加，激活了钙依赖性酶如一氧化氮合成酶、钙依赖性细胞溶解蛋白酶、磷酸解脂酶A(PLA)等，导致肾小管低氧性损伤；②肾内炎性介质如细胞因子、黏附因子、化学趋化因子等的合成和释放所引起的肾组织内的炎症反应；③具有细胞直接损害作用的氧自由基的产生等。此外，肾小管上皮在损伤后可诱发肾实质细胞的凋亡,引起其自然死亡。在这些综合因素的作用下,最终引起肾小管上皮细胞变性、坏死和脱落,发生肾小管堵塞和滤液返漏,成为ARF持续存在的主要因素。

脱落的黏膜、细胞碎片、Tamm-Horsfall蛋白均可在缺血后引起肾小管堵塞。严重挤压伤或溶血后产生的血红蛋白、肌红蛋白亦可导致肾小管堵塞。堵塞部位近端肾小管腔内压随之上升,继而肾小囊内压升高。肾小球滤过压接近或等于零时,肾小球即停止滤过。肾小管上皮细胞损伤后坏死、脱落,肾小管壁出现缺损区,小管管腔与肾间质直接相通,致使原尿液反流扩散至肾间质,引起肾间质水肿,压迫肾单位,加重肾缺血,使肾小球滤过率更低。

3. 肾缺血-再灌注损伤　肾缺血、缺氧导致细胞产生一系列代谢改变,最初为与缺血程度相关的细胞内ATP减少;若缺血时间延长,ATP迅速降解为ADP和AMP。AMP可进一步分解成核苷(腺苷和肌苷)等,弥散到细胞外,导致ATP合成原料的不足。若缺血时间更长,可造成线粒体功能不可逆的丧失,导致ATP的再生受损。细胞内ATP减少使各种依赖于ATP能量的离子转运发生障碍,细胞损害的酶被激活及细胞骨架蛋白破坏。这些因素导致细胞水肿、细胞内钙离子浓度升高、细胞内酸中毒及细胞损害,最终引起细胞功能障碍和死亡。

4. 非少尿型急性肾衰竭　非少尿型急性肾衰竭的发病机制目前仍不很清楚,有认为可能代表了肾小管损伤的一种较轻类型。由于肾小管上皮细胞变性坏死、肾小管堵塞等仅发生于部分的肾小管,而有些肾单位血流灌注量并不减少,血管并无明显收缩和血管阻力不高,此时就会出现非少尿型急性肾衰竭。

【临床表现】

1. 少尿(或无尿)期　此期是整个病程的主要阶段,一般为7～14d,最长可达1个月以上。少尿期越长,病情越重。

(1)水、电解质和酸碱平衡失调

①水中毒:体内水分大量积蓄,极易造成水中毒。严重时可发生高血压、心力衰竭、肺水肿及脑水肿,表现为恶心、呕吐、头晕、心悸、呼吸困难、水肿、嗜睡以及昏迷等症状。

②高血钾:正常人 90%的钾离子经肾排泄。少尿或无尿时,钾离子排出受限,血钾升高的患者有时可无特征性临床表现,待影响心功能后才出现心律失常,甚至心搏骤停。高钾血症是少尿期最重要的电解质紊乱。

③高血镁:正常情况下,60%镁由粪便排泄,40%由尿液排泄。在 ARF 时,血镁与血钾呈平行改变,高血镁可引起神经肌肉传导障碍,出现低血压、呼吸抑制、麻木、肌力减弱、昏迷甚至心脏停搏。

④ARF 时会发生血磷升高,有 60%～80%的磷转向肠道排泄,并与钙结成不溶解的磷酸钙,影响钙的吸收,出现低钙血症。血钙过低会引起肌抽搐,并加重高血钾对心肌的毒性作用。

⑤低血钠和低血氯:水潴留产生稀释性低钠血症和低氯血症,代谢障碍使“钠泵”效应下降,细胞内钠不能泵出,细胞外液钠含量下降;肾小管功能障碍,钠再吸收减少导致低钠血症,由于氯和钠是在相同的比例下丢失,低钠血症常伴低氯血症。

⑥代谢性酸中毒,是急性肾衰竭少尿期的主要病理生理改变之一,并加重高钾血症。临床表现为呼吸深而快,呼气带有酮味,面部潮红,胸闷、气急、软弱、嗜睡及神志不清或昏迷,严重时血压下降、心律失常,甚至出现心脏停搏。

(2)蛋白质代谢产物积聚:蛋白质的代谢产物不能经肾排泄,含氮物质积聚于血中,称氮质血症。如同时伴有发热、感染、损伤,则蛋白质分解代谢增加,血中尿素氮和肌酐升高更快,预后差。临床表现为恶心、呕吐、头痛、烦躁、倦怠无力、意识模糊,甚至昏迷。

(3)全身并发症:由于急性肾衰竭所致的一系列病理生理改变以及毒素在体内的蓄积,可以引起全身各系统的中毒症状。尿少及体液过多，导致高血压、心力衰竭、肺水肿、脑水肿；毒素滞留、电解质紊乱、酸中毒引起各种心律失常和心肌病变；亦可出现尿毒症肺炎、脑病。由于血小板质量下降、各种凝血因子减少，毛细血管脆性增加，有出血倾向，皮下、口腔黏膜、牙龈、眼及胃肠道出血以及DIC。

2. 多尿期　在少尿或无尿后的7～14d，如24h内尿量增加至400ml以上，即为多尿期开始。一般历时约14d，尿量每天可达3000ml以上。在开始的第1周，由于肾小管上皮细胞功能尚未完全恢复，虽尿量明显增加，但血尿素氮、肌酐和血钾仍继续上升，尿毒症症状并未改善，此为早期多尿阶段。待血尿素氮、肌酐开始下降时，则病情好转，即进入后期多尿。

非少尿型急性肾衰竭24h尿量为800ml以上，但血肌酐呈进行性升高，与少尿型比较，其升高幅度较低。临床表现轻，进程缓慢，严重的水、电解质和酸碱平衡紊乱，胃肠道出血和神经系统症状均少见，感染发生率亦较低。需要透析治疗者少，预后较好，临床上仍须重视。

【诊断及鉴别诊断】

1. 病史及体格检查　需详细询问和记录与ARF相关的病史，归纳为以下3个方面。

(1)有无肾前性因素：如体液或血容量降低所致低血压、充血性心力衰竭、严重肝病等。

(2)有无引起肾小管坏死的病因：如严重烧伤、创伤性休克、脓毒性休克、误输异型血、肾毒性药物治疗等。

(3)有无肾后性因素：如尿路结石、盆腔内肿物、前列腺肿瘤等。

2. 尿量及尿液检查

(1)尿量：精确记录每小时尿量，危重患者尤其是昏迷患者需要留置导尿管收集尿液。

(2)尿液检查：注意尿色改变，酱油色尿提示有溶血或软组织严重破坏，尿呈酸性。肾前性ARF时尿浓缩，尿比重和渗透压高；肾性ARF为等渗尿，尿比重在1.010～1.014。尿常规检查，镜下见到宽大的棕色管型，即为肾衰竭管型，提示急性肾小管坏死，对ARF有诊断意义；大量红细胞管型及蛋白提示急性肾小球肾炎；有白细胞管型提示急性肾盂肾炎。肾前性和肾后性ARF，早期阶段尿液检查常无异常或有红细胞、白细胞。

3. 血液检查

(1)血常规：嗜酸性粒细胞明显增多提示急性间质性肾炎的可能。轻、中度贫血与体液潴留有关。

(2)血尿素氮和肌酐：若每天血尿素氮升高3.6～7.1mmol/L，血肌酐升高44.2～88.4μmol/L，则表示有进行性ARF，或有高分解代谢存在。

(3)血清电解质：血钾浓度常升高，可＞5.5mmol/L，少数可正常或偏低；血钠可正常或偏低；血磷升高，血钙降低。

(4)pH或[HCO_3^-]：血pH低于7.35，[HCO_3^-]多低于20mmol/L，甚至低于13.5mmol/L。

4. 影像学检查　影像学检查主要用于诊断肾后性ARF。B超检查可显示双肾大小以及肾输尿管积水；尿路X线片、CT平扫可发现尿结石影；如怀疑尿路梗阻，可做逆行尿路造影，输尿管插管既可进一步确定梗阻又有治疗作用。磁共振水成像可显示尿路梗阻部位及程度。X线或放射性核素检查可发现肾血管有无阻塞，确诊则需行肾血管造影，但应特别注意造影剂肾毒性。对老年人、肾血流灌注不足和肾小球滤过率减少者，毒性更大，会加重急性肾衰竭。

5. 肾穿刺活检　通常用于没有明确致病原因的肾实质性急性肾衰竭，如肾小球肾炎、血管炎、溶血性尿毒症综合征、血栓性血小板减少性紫癜及过敏性间质性肾炎等。

【治疗】

1. 少尿期治疗　少尿期治疗原则是维持内环境的稳定。具体措施如下。

(1)限制水分和电解质:密切观察并记录 24h 出入水量,包括尿液、粪便、引流液、呕吐物量和异常出汗量。量出为入,以每天体重减少 0.5kg 为最佳,反映当天患者体内液体的平衡状态。以"显性失水+非显性失水-内生水"的公式为每天补液量的依据,宁少勿多,避免引起水中毒。显性失水指尿量、消化道排出或引流量以及其他途径丢失的液体。非显性失水为皮肤及呼吸道挥发的水分,一般在 600~1000ml/d。中心静脉压或肺动脉楔压监测能反映血容量状况。严禁摄入钾,包括食物和药物中的钾。血钠维持在 130mmol/L 左右,除了纠正酸中毒外,一般不需补充钠盐。注意补充适量的钙。

(2)预防和治疗高血钾:高血钾是少尿期最主要的死亡原因。应严格控制钾的摄入,减少导致高血钾的各种因素,并采用相应的有效措施,如供给足够的热量、控制感染、清除坏死组织、纠正酸中毒、不输库存血等。当血钾>5.5mmol/L,应采用 10%葡萄糖酸钙 100ml,11.2%乳酸钠溶液 50ml、25%葡萄糖溶液 400ml,加入胰岛素 20U,24h 缓慢静脉滴注;当血钾>6.5mmol/L 或心电图呈高血钾图形时,有透析指征。也可口服钙型离子交换树脂与钾交换,使钾排出体外。1g 树脂可交换钾 0.8~1.0mmol。每天口服 20~60g 可有效降低血钾,但起效所需时间长。将树脂混悬于 25%山梨醇或葡萄糖液 150ml 中保留灌肠亦有效。

(3)纠正酸中毒:通常代谢性酸中毒发展较慢,并可由呼吸代偿。在有严重创伤、感染或循环系统功能不全时,可发生严重酸中毒。当血浆[HCO_3^-]低于 15mmol/L 时,应予碳酸氢盐治疗。应控制所用的液体量,避免血容量过多。血液滤过是治疗严重酸中毒的最佳方法。

(4)维持营养和供给热量:目的是减少蛋白分解代谢至最低限度,减缓尿素氮和肌酐的升高,减轻代谢性酸中毒和高血钾。补充适量的糖类能减少蛋白质分解代谢,体重 70kg 的患者经静脉途径补充 100g 葡萄糖可使蛋白的分解代谢由每天 70g 降至 45g；补充 200g 葡萄糖则蛋白分解代谢降至每天 20～30g。但再增加摄入量，蛋白分解代谢不再减少。鼓励通过胃肠道补充，不必限制口服蛋白质，每天摄入 40g 蛋白质并不加重氮质血症，以血尿素氮与肌酐之比不超过 10∶1为准。透析时应适当补充蛋白质。注意补充维生素。

(5)控制感染：控制感染是减缓 ARF 发展的重要措施。各种导管包括静脉通路、导尿管等，可能是引起感染的途径，应加强护理。需应用抗生素时，应避免有肾毒性及含钾的药物，并根据其半衰期调整用量和治疗次数。

(6)血液净化：是 ARF 治疗的重要组成部分。血液净化对进行性氮质血症（血尿素氮＞36mmol/L）、高钾血症、肺水肿、心力衰竭、脑病、心包炎、代谢性酸中毒和缓解症状等均有良好效果。当血肌酐超过 442μmol/L，血钾超过 6.5mmol/L，严重代谢性酸中毒，尿毒症症状加重，水中毒出现症状和体征时，应及早采用血液净化措施。其目的为：①维持体液、电解质、酸碱和溶质平衡；②防止或治疗可引起肾进一步损害的因素（如急性左心衰竭），促进肾功能恢复；③为原发病或并发症的治疗创造条件，如营养支持、热量供给及抗生素应用等。

常用的血液净化分为 3 种。①血液透析：适用于高分解代谢的 ARF，病情危重、心功能尚稳定、不宜行腹膜透析者；②连续性肾替代治疗：ARF 伴血流动力不稳定和多器官功能衰竭时更适宜于应用此治疗方法；③腹膜透析：适用于非高分解代谢的 ARF 以及有心血管功能异常、建立血管通路有困难、全身肝素化有禁忌和老年患者。以上 3 种方法的原理、技术各不相同，其疗效和不良反应也不同，临床上针对不同的患者，选择不同的方法；对同一患者，由于病情的变化，必须及时调整血液净化治疗方案。

2. *多尿期的治疗*　多尿初期由于肾小球滤过率尚未恢复，肾小管的浓缩功能仍较差，血肌酐、尿素氮和血钾还可以继续上升；

当尿量明显增加时，又会发生水、电解质失衡，此时患者全身状况仍差，蛋白质不足，容易感染，故临床上仍不能放松监测和治疗。治疗重点为维持水、电解质和酸碱平衡，控制氮质血症，增进营养，补充蛋白质，治疗原发病和防止各种并发症。当出现大量利尿时，既要防止水分和电解质的过度丢失，还要注意因为补液量过多导致利尿期的延长。液体补充一般以前一天尿量的2/3或1/2计算，使机体轻度负平衡而不出现脱水现象。当24h尿量超过1500ml时，可酌量口服钾盐，超过3000ml时，应每天补充3～5g钾盐。注意适当补充胶体，以提高胶体渗透压。

第五节　急性肝衰竭

急性肝衰竭(acute hepatic failure，AHF)是由多种病因引起的一种综合征。AHF的死亡率非常高，早期诊断、及时治疗是提高存活率的关键。药物疗法、新型生物人工肝支持系统和肝移植是当前治疗急性肝衰竭的主要手段。

急性肝衰竭是急性肝损害或慢性肝损害急性发作，在半年内快速发展的严重肝功能障碍，血浆凝血酶原活动度≤40%，伴有或不伴有肝性脑病。在10d内发生AHF，以肝性脑病为突出表现称为暴发型AHF；于10d至2个月(8周)以内发生AHF称为亚急性型AHF；于2个月至半年(24周)以内发生AHF称为缓发型AHF。

【病因】

1. *病毒性肝炎*　为急性肝衰竭的常见病因，甲、乙、丙等各型肝炎病毒均可引起急性重型肝炎，以乙型肝炎病毒为最常见。肝炎病毒引起机体一系列免疫反应，导致大范围肝细胞坏死和库普弗细胞受损。

2. *化学物中毒*　对肝有损害的药物有很多，如甲基多巴、乙硫异烟胺、吡嗪酰胺，吸入麻醉药如氟烷、非类固醇抗炎药等，可造成 AHF 和多个器官功能障碍，不宜用于慢性肝病及肝功能已受损的患者。肝毒性物质如四氯化碳、黄磷等，均可造成 AHF。

3. 严重创伤、休克、严重感染　既往有肝硬化、阻塞性黄疸等肝功能障碍的患者易并发 AHF，广泛性肝切除，门体分流术后可能并发 AHF。

4. 其他　妊娠期后 3 个月、肝外伤、Wilson 病及 Budd-Chiari 综合征等可发生 AHF。

【发病机制】

1. 暴发性病毒性肝炎（FVH）的发病机制　HBV 感染引起的 FVH 的发生率远比其他病毒为多。乙型 FVH 的发病机制主要是原发性损伤以及继发性损伤。

（1）原发性损伤

①免疫病理反应：原发性免疫病理损伤以 Tc 细胞毒反应为主，效应细胞是 LFA-1 阳性 Tc 细胞，靶细胞是表达 HBcAg、MHC-1 和 ICAM-1 3 种抗原的肝细胞，ICAM-1/LFA-1 相互作用能强化 Tc 细胞对靶肝细胞的毒性效应。Tc 细胞毒反应是造成乙型 FVH 广泛细胞坏死的基本机制。

②病毒本身的作用：HBV 前细胞基因突变加重肝细胞损伤引起 FVH。

（2）继发性损伤：在原发性免疫病理损伤的基础上；肝屏障功能受损，肠道菌内毒素易通过肝形成自发性肠源性内毒素血症，内毒素则刺激肝内外单核-巨噬细胞释放大量细胞因子，如 TNF-α，IL-1，IL-6，IL-8，血栓素、血小板激活因子、白三烯和内皮素等，加重肝细胞的损害。HBV 致敏或感染的肝细胞对 TNF-α 的敏感性增强。TNF-α 致肝细胞坏死的直接作用主要是通过复杂的生化过程破坏肝细胞膜结构和 DNA；间接作用是通过损伤肝窦内皮细胞，导致大量肝细胞缺血缺氧性坏死。

2. 肝性脑病的发病机制　肝性脑病的发病机制是肝细胞功能衰竭，肝脏功能失代偿，毒性代谢产物在血液循环里堆积，而致脑功能障碍。

(1)毒性物质的产生:急性肝衰竭时,肝细胞功能衰竭,清除氨的能力降低或丧失,同时由于消化功能障碍,或胃肠道出血,肠道产氨增多,直接进入体循环的氨也增多,血氨升高;重症肝炎时,肝细胞大量变性坏死,继发高胰岛血症,使血浆里 BCAA 减少,加之对芳香族氨基酸(AAA)代谢减少,AAA 相对升高。血浆相对高的 AAA 进入脑内,阻碍脑神经传导功能,发生脑功能障碍。

(2)血-脑屏障损伤:重症肝病时由于氨内毒素对 BBB 的损伤和血流动力学改变对 BBB 的损伤,使 BBB 通透性增加,干扰了脑神经功能。

(3)毒性物质对脑神经细胞的作用

①氨对脑神经细胞的毒性:氨减少神经介质产生,干扰脑能量代谢,还通过与 K^+ 竞争抑制神经细胞的 Na^+-K^+-ATP 酶活性,对神经细胞脑膜产生毒性作用。

②抑制性神经传递介质的作用:肝性脑病时肝不能有效清除γ-氨基丁酸(GABA),使血中 GABA 增加,同时毒性物质损伤 BBB,GABA 入脑增多,导致脑神经突触后膜 GABA 受体数量增多,与 GABA 结合使 Cl^- 内流,神经元过度极化,发生中枢神经系统功能抑制。

③假性神经传递介质对脑神经的抑制作用:肝性脑病时血液循环中 BCAA 减少,进入脑的 AAA 相对增多,大量的 AAA 竞争性消耗羟化酶,影响酪氨酸形成左旋多巴真性神经传递介质。而假性神经介质竞争性取代真性神经传递介质,造成中枢神经功能的抑制。

④硫醇、酚及血清抑制因子对脑神经细胞的毒性:硫醇、酚及血清抑制因子对 Na^+-K^+-ATP 酶发生抑制,影响神经的传导功能,导致神经细胞水肿。

⑤色氨酸对脑功能的影响:急性肝性脑病时脑内游离色氨酸

明显升高。色氨酸代谢产物是 5-羟色胺，在控制睡眠中起着重要作用，过量时引起重型肝炎患者意识丧失。

【临床表现】

1. 急性重型肝炎　一部分患者无明显诱因，既往无肝炎病史，无其他原因引起的慢性肝病史，起病急骤，黄疸急剧加深，出现肝臭、急性肾衰竭，迅速出现精神神经症状。上述情况出现在发病 10d 以内。

(1)一般情况及消化道症状：患者早期出现体质极度虚弱，全身情况极差，高度乏力，伴有中度发热或高热，出现严重的消化道症状，频繁的恶心呕吐、重度腹胀，亦可出现顽固性呃逆。如肠鸣音减少，甚至消失，提示内毒素血症、中毒性肠麻痹，反映病情严重。

(2)黄疸：患者早期出现尿色如浓茶，以后迅速出现皮肤巩膜黄染，随着病情进展，黄疸迅速加深，平均每天血清总胆红素上升超过 17μmol/L 以上。

(3)肝改变、肝功能异常：患者肝进行性缩小，B 超及 CT 扫描提示肝缩小。肝功能出现明显异常，ALT 最初明显升高，在达到一定高峰后，随病情急剧恶化而迅速下降，甚至正常，与此同时黄疸继续增高，称为“胆-酶分离”现象。急性重型肝炎约有 70%患者出现此现象。

(4)凝血机制障碍：急性重型肝炎患者几乎都会出现凝血机制障碍。患者表现为皮肤紫癜或瘀斑、牙龈及口腔黏膜出血、鼻出血和注射部位渗血。少数患者有消化道出血的症状。严重时还可发生上消化道出血、颅内出血以及 DIC。约半数的患者血小板明显减少。凝血酶原时间明显延长，凝血酶原活动度降低＜40%。急性重型肝炎患者胆碱酯酶活性明显降低，血清铁＞1800μg/L，转铁蛋白下降达＜1000μg/L。

(5)肝性脑病：肝性脑病是急性重型肝炎最突出并具有诊断意义的早期临床表现。一般在起病 10d 以内迅速出现精神神经症状。从性格改变、迅速出现记忆或定向力失调、睡眠节律倒置，出现谵妄、狂躁不安、嗜睡加深，最后迅速进入昏迷。神经系统体征在早期出现腱反射亢进、踝阵挛、锥体束征。扑翼式震颤是肝性昏迷的特征表现，进入昏迷后各种反射减弱或消失，肌张力从增高变为降低，瞳孔散大或明显缩小。

(6)肝臭：肝臭在肝昏迷前期即可出现，是一种含有刺激性的水果腐烂气味，与肝昏迷前期患者的病情严重程度有关。

(7)肝肾综合征：肝肾综合征是指重症肝炎等严重肝实质性病变时所发生的进行性肾功能障碍。患者尿中出现蛋白、红细胞、管型，血中尿素氨、肌酐增加，二氧化碳结合力下降。

(8)循环系统及呼吸系统改变：急性重型肝炎患者，临床上可出现心悸、气短、胸闷、顽固性低血压及休克等，还可出现呼吸衰竭、肺水肿等表现。

(9)电解质紊乱及酸碱失衡：常见低血钾症，血钾浓度低于3.5mmol/L，重型肝炎后期可出现高血钠症、低血钾症。持续性低血钾是细胞濒临死亡的表现。

患者早期常有换气过度致呼吸性碱中毒，低钾致代谢性中毒，肾衰竭发生代谢性酸中毒，脑水肿呼吸抑制致呼吸性酸中毒。

(10)低血糖：约40%急性重型肝炎患者可发生低血糖。

(11)脑水肿：急性重型肝炎的患者多有不同程度的脑水肿。

(12)其他：急性重型肝炎患者常并发各种感染，还可出现门脉高压、腹水以及胰腺损害。

2. 亚急性重型肝炎　亚急性重型肝炎是指急性黄疸型肝炎起病后10d以上，2个月之内出现黄疸迅速上升至高黄疸，肝迅速缩小，肝功能严重损害，凝血酶原时间明显延长，凝血酶原活动度<40%，出现内毒素血症症状，明显食欲缺乏、恶心、呕吐、重度腹胀及腹水，同时出现不同程度精神神经症状，可有明显出血现象，后期可出现肾衰竭及脑水肿等多器官衰竭综合征。亚急性重型肝炎无慢性肝炎及肝硬化病史。

(1)全身情况:患者早期出现乏力,消化道症状明显,明显腹胀常是腹水的先兆症状,随病情发展伴鼓胀迅速出现腹水,一般在起病后2～3周出现腹水。

(2)精神神经症状及肝昏迷

①部分患者在发病早期可出现程度不同的精神神经症状。

②肝昏迷时(或肝昏迷前):肝臭;扑翼样震颤;锥体束征;踝阵挛;膝反射:早期亢进、肌张力、颈部抵抗力和锥体束征。进入深昏迷后各种反射迟钝甚至消失。肝昏迷时半数左右患者出现血氨明显增高。氨基酸测定时,支链氨基酸与芳香氨基酸比值下降至1以下。

(3)黄疸与胆-酶分离现象:亚急性重型患者肝功能出现严重损害,临床表现为肝进行性缩小。在胆红素继续进行性增高,而谷丙转氨酶在达到一定高峰后逐渐下降,甚至可降至正常(但病情不见减轻)形成"胆-酶分离"现象。

(4)出血现象与凝血机制障碍:亚急性重型肝炎有明显的出血倾向,并有严重的凝血机制障碍。凝血酶原时间明显延长,凝血酶原活动度降低<40%,血清胆碱酯酶活力降低。

其他化验检查如血清蛋白降低、球蛋白升高、白/球蛋白比例倒置、血清碱性磷酸酶降低。

(5)感染:患者常合并细菌或霉菌感染。细菌感染多见于原发性腹膜炎、胆管系统感染、肠道、呼吸道及泌尿系统感染等。

【辅助检查】

1. 血清谷丙转氨酶(ALT)及谷草转氨酶(AST)增高提示肝细胞破坏、细胞膜通透性增加,它们是线粒体损伤的敏感标志,但发生弥漫的肝坏死时不增高。

2. 血胆红素增高,其值越高预后越差。

3. 血小板减少,白细胞增多。

4. 血肌酐和尿素氮增高,提示肾功能障碍。

5. 血电解质紊乱。

6. 酸碱失衡，多为代谢性酸中毒，早期可能有呼吸性或代谢性（低氯、低钾）碱中毒。

7. 出现DIC时，凝血时间、凝血酶原时间或部分凝血酶时间延长，纤维蛋白原减少，其降解物质（FDP）增多，优球蛋白可呈阳性。

【诊断及鉴别诊断】

1. 临床诊断标准

(1)急性重型肝炎（暴发型肝衰竭）：急性黄疸型肝炎，起病10d内迅速出现精神、神经症状而排除其他原因者，患者肝浊音区进行缩小，黄疸迅速加深，肝功能异常，特别是凝血酶原时间延长，凝血酶原活动度低于40%，应重视昏迷前驱症状，以便做出早期论断。

(2)亚急性重型肝炎（亚急性肝衰竭）：急性黄疸型肝炎，起病后10d以上8周以内具有以下指征。

①出现Ⅱ度以上肝性脑病症状。

②黄疸迅速上升，数天内血清胆红素上升＞170μmol/L，肝功能严重损害，血清谷丙转氨酶升高，浊度试验阳性，白/球蛋白倒置，丙种球蛋白升高，凝血酶原时间明显延长。

③高度乏力，明显食欲减退或恶心、呕吐、重度腹胀及腹水，可有明显出血现象。

2. 病理组织学诊断标准

(1)急性水肿性重型肝炎：以严重的弥漫性肝细胞肿胀为主，胞膜明显，胞质淡染或近似透明，细胞相互挤压呈多边形，类似植物细胞。小叶结构紊乱，小叶中有多数大小不等的坏死灶，肿胀的肝细胞间有明显的毛细胆管淤胆。

(2)急性坏死性重型肝炎：广泛的肝坏死，肝细胞消失遗留网织支架，肝窦充血，有中性、单核、淋巴细胞及大量吞噬细胞浸润，部分残存的网状结构中可见小胆管淤胆。

【治疗】 AHF病势凶险，预后差，死亡率高。治疗原则是全面综合性治疗，维持生命，促进肝细胞的再生，恢复体内生命功能，达到治疗的目的。

1. *一般治疗*　AHF患者给予重症监护，防止交叉感染。

(1)对昏迷者应注意口腔及皮肤护理，定时翻身。

(2)饮食应保证每天4200～8400kJ热量供应，禁食高蛋白饮食。

(3)保持大便通畅，可服用乳果糖(每次10ml)或乳酸菌颗粒，每晚保留灌肠，可用乳果糖或1%米醋灌汤，减少肠道氨的吸收。

(4)促进肝细胞再生：促肝细胞生长素每天120mg，20～30d为1个疗程。

(5)胰高糖素-胰岛素疗法：剂量为胰高糖素1mg与胰岛素8～10U，加入葡萄糖注射液500ml，每天静脉滴注1次，2周为1个疗程。

2. *病因治疗*　针对引起AHF的不同病因给予治疗。

3. *感染的治疗*

(1)原发性腹膜炎的治疗：因腹膜炎感染多以大肠埃希菌、副大肠埃希菌等革兰阴性杆菌为主，在腹水的细菌培养结果出来前，先使用针对革兰阴性杆菌为主的抗生素。

①哌拉西林：抗菌谱广，对革兰阴性菌作用较强，并且毒性较低，对铜绿假单胞菌及大肠埃希菌等有较强的抑制作用，轻度感染用量为4～8g/d，分次肌内注射或静脉滴注。重度感染者用量为8～16g/d。

②头孢类：第二代头孢抗菌谱较广，对革兰阳性、阴性菌及多数肠杆菌科细菌有效，对铜绿假单胞菌无作用；第三代头孢对肠杆菌群、铜绿假单胞菌均有较强抗菌活力，对厌氧菌也有效。因腹腔感染常有需氧和厌氧菌混合感染，常用第三代头孢药物。通常剂量均为2～6g/d，静脉滴注或肌内注射，甚少有肾毒性。

③甲硝唑：对厌氧菌有强大杀菌作用，口服吸收完全，0.6～2.4g/d，分3～4次口服。不能口服者可静脉滴注。

对严重感染者可联合用药。

(2)呼吸道、胆管、泌尿道及肠道感染治疗

①肺炎或肺内感染:常用青霉素 G 治疗,160 万～320 万 U/d,分 3～4 次肌内注射或静脉滴注。耐药或疗效差者应换药。

②胆管感染:一般是青霉素加链霉素或加庆大霉素。氨苄西林亦可选用。

③肠道感染:常用新霉素 0.5g,4/d;SMZ 1g,2/d;黄连素片 0.2g,3/d。

4. 腹水的治疗

(1)控制水钠摄入量。

(2)促使水钠排出:甘露醇、山梨醇为渗透性利尿药,呋塞米主要作用于肾小管襻。螺内酯等作用于远端肾小管,联合用不同作用点的利尿药,可增强利尿效果,减少用药量及不良反应。应用利尿药应注意并发症如低血钾、低血钠等。

(3)补充白蛋白或促进白蛋白的合成:可适当补充白蛋白,还可应用促进蛋白合成的药物如马洛替酯糖衣片(0.2g,口服,3/d)以及氨基酸制剂等。

(4)腹腔穿刺:进行腹腔穿刺放腹水治疗,应注意补充蛋白,防止诱发肝昏迷,同时还应注意适应证的选择。

第6章

急危重症围术期的处理

第一节　手术前准备

一、一般准备

1. 心理准备　消除患者紧张情绪，使整个治疗过程顺利进行。应履行书面知情同意手续，包括手术同意书、麻醉同意书等，由本人（或委托家属）签署。

2. 贫血、营养不良　贫血将影响机体代谢和伤口的愈合，且易并发严重脓毒性感染，术前应加以纠正，使血红蛋白达 100g/L 左右，血清清蛋白达到 30g/L 以上。估计术中失血较多或有贫血者，术前应抽血做好交叉配血试验和输血准备。

3. 纠正水、电解质及酸碱平衡失调

4. 适应手术后变化的准备　术前 2 周停止吸烟，教会患者做深呼吸运动和术后正确咳痰方法。多数患者术后不习惯在床上解大小便，故应在术前训练，以减少尿潴留和便秘的发生。

5. 预防性应用抗生素　适用于：①肠道、尿路的手术；②大型复杂手术；③污染伤口；④复杂外伤或严重烧伤；⑤需要置入人工制品的手术；⑥脏器移植手术。

6. 胃肠道准备　术前 12h 开始禁食、4h 开始禁水，以防止由于术中、术后呕吐而引起窒息或吸入性肺炎。胃肠道手术患者，术前 1～2d 开始进食流食。对一般手术，术前 1d 应做肥皂水灌肠。对结肠、直肠手术术前要进行肠道准备，包括饮食控制、清洁灌肠、口服泻药及肠道抑制细菌药物等。

7. 手术前夜　如患者发热,月经来潮,除急症手术外,应延期手术。

8. 手术当天及入手术室前的准备　①排空膀胱或留置尿管;②胃肠道手术需留置胃管;③麻醉前给药;④病历、X线片、CT片应带入手术室。

二、特殊患者的术前准备

1. 高血压　血压过高者,应使血压控制在24～13.3kPa(180/100mmHg)以下时,方可考虑手术。抗高血压药一般主张应用到手术日晨,因停药后的反跳现象更难处理。

2. 糖尿病　糖尿病患者在整个围术期都处于应激状态,手术耐受性差,其并发症发生率和死亡率较无糖尿病患者高。故术前应做相应处理。①仅以饮食控制病情者,术前不需要特殊准备。②口服降糖药的患者,应继续服用至手术的前一天晚上。如果服长效降糖药,应在术前2～3d停药。禁食患者需静脉输注葡萄糖加胰岛素维持血糖轻度升高状态(5.6～11.2mmol/L)为宜。③平时用胰岛素者,术前应以葡萄糖和胰岛素维持正常糖代谢。在手术日晨停用胰岛素。④伴有酮症酸中毒的患者,需要接受急症手术,应当尽可能纠正酸中毒、血容量不足、电解质紊乱。

3. 心脏疾病　长期应用利尿药或低盐饮食的患者,常有低钠和低钾血症,术中易发生心律失常和休克,术前应予纠正。同时要注意控制心律失常。心力衰竭患者,最好在心力衰竭控制3～4周后再施行手术。心肌梗死后半年无明显症状,无显著心律异常才适宜手术。

4. 肝疾病　术前改善患者营养状况,给予高糖类、高蛋白饮食,补充多种维生素,特别是维生素K,提高血浆蛋白量,避免使用可能损及肝功能的药物。肝功能损害较重的患者,加强保肝治疗。

5. 慢性呼吸系统疾病　着重治疗呼吸系统炎症，减轻其阻塞与感染，可选用有效抗生素控制感染，口服祛痰药物，应用麻黄碱、氨茶碱等支气管扩张药，蒸气或雾化吸入，体位引流排痰等。

6. 肾疾病　改善肾功能状况，避免使用血管收缩药和对肾有明显损害的药物等。

第二节　手术后处理

一、一般处理

1. 体位　应根据麻醉及患者全身状况、术式、疾病性质等选择体位。全麻尚未清醒时，应去枕平卧，头偏向一侧，以防口腔内呕吐物或分泌物吸入呼吸道。椎管内麻醉患者，应去枕平卧 6～12h，以防头痛。颈、胸部手术后，多采用高半坐卧位，以便于呼吸及有效引流。腹部手术后，多取低半坐卧位，以减少腹壁张力。任何体位都应使患者感到舒适，有利于内脏生理活动为原则。

2. 生命体征观察　凡大、中型手术或有可能发生内出血、气管压迫者，必须定时测定血压、脉搏、呼吸，每 15～30 分钟 1 次，直至病情稳定后视病情减少测定次数。

3. 饮食和输液　何时进何种食物与手术大小及是否涉及胃肠道有关。局麻术后饮食一般可不限制，全麻非胃肠道手术患者，术后 6h 无恶心呕吐者，可给流食，以后改为半流食或普食。胃肠道手术患者，一般禁食 1～2d，第 3 天肠功能恢复，肛门排气后方可进饮食。禁食期间需由静脉输液来供给水、电解质和营养成分。

4. 早期下床活动　术后若无禁忌，患者应及早开始活动。术后早期下床活动有利于：①增加肺活量，使呼吸道分泌物易于咳出，减少肺部并发症。②促进血液循环，防止静脉血栓形成；③有助于肠道和膀胱功能的恢复，减少腹胀和尿潴留的发生。但是，凡休克、心力衰竭、严重感染、出血、极度衰弱患者,以及整形、骨关节手术后需要固定时,不宜过早下床活动。

二、常见不适症状的处理

1. 疼痛　麻醉作用消失后,患者开始感到伤口疼痛。手术后24h内疼痛最剧烈,常需药物止痛。小手术后的伤口疼痛可口服止痛片或可待因。大手术后1～2d内,常需用吗啡或哌替啶止痛,必要时可间隔4～6h重复使用或应用镇痛泵持续注入。如伤口疼痛难忍,则应检查伤口是否感染。总之,术后应尽可能解除患者的伤口疼痛,使患者得以充分休息和睡眠。

2. 恶心、呕吐　麻醉反应是手术后恶心、呕吐的常见原因,待麻醉作用消失后即可停止。如持续不止,应注意有无水和电解质紊乱、酸中毒、急性胃扩张、肠梗阻和腹膜炎存在。如无明显原因,可应用阿托品、甲氧氯普胺或氯丙嗪,疗效较好。

3. 腹胀　手术后腹胀多因腹部手术后胃肠蠕动受到抑制,胃肠内积气过多所致。这种情况一般仅持续2～3d,不需特殊处理。如腹胀严重,可采取持续胃肠减压、放置肛管、针灸理疗等措施。如腹胀持续不消又无肠鸣音,可能是腹膜炎或其他原因所致的肠麻痹。如腹胀伴阵发性绞痛、肠鸣音亢进,甚至有气过水声或金属音,则提示存在粘连性或其他原因所致的机械性肠梗阻。对于因腹腔感染引起的肠麻痹,或已确定为机械性肠梗阻,在严密观察下,经过非手术治疗不能好转者,需再次手术治疗。

4. 呃逆　多为暂时性,但有时为顽固性。发生原因可能为神经中枢或膈肌受到刺激所致。多发生于手术后早期,采用镇静、解痉药物,压迫眶上缘,抽出胃内潴留液,短时间吸入二氧化碳等措施常可制止。出现顽固性呃逆,应考虑有无特殊激惹膈肌的原因存在,如胃扩张、膈下感染、腹膜炎等,如原因不明可肌内注射哌甲酯或在颈部做膈神经封闭。

5. 尿潴留　多发生于老年、慢性下尿路炎症、肛门部手术、椎管内麻醉术后以及不习惯在床上排尿的患者。手术后尿潴留是引起尿路感染的主要原因。如患者在手术后 8h 内尚未排尿，即应注意有无尿潴留，应检查患者下腹部膀胱区有无膨隆，患者有尿意但不能排出，叩诊呈浊音，即可确定有尿潴留的存在，应及时处理。尿潴留的处理措施决定于尿潴留的原因。老年男性患者有前列腺肥大，或施行盆腔广泛手术如直肠癌根治术后，由于骶丛神经损伤影响膀胱收缩功能，致使排尿困难和尿潴留。这些器质性病变引起的尿潴留不会在短时间内恢复，常需保留一个时期导尿管。除外器质性原因后，应消除患者精神紧张、焦虑情绪，可协助患者下床小便，听流水声诱导排尿或轻轻按摩下腹部、局部热敷等刺激膀胱肌肉收缩引起排尿。用止痛药解除切口疼痛，或肌内注射氨甲酰胆素 C(卡巴可)0.25mg，以兴奋膀胱平滑肌促使排尿。不能奏效时应及早进行导尿。如果导尿量超过 500ml，应留置导尿管 1 周，有利于膀胱壁的逼尿肌恢复收缩力，减少尿路感染的发生。

第7章

烧 伤

第一节 热烧伤

烧伤是由物理或化学的因素所导致的一种损伤，主要指由热力(热水、热汤、热油)、电流、化学物质、激光、放射性等所致的组织损伤，是一种全身性疾病。病变主要指皮肤和(或)黏膜，严重者也可伤及皮下和黏膜下组织，如肌肉、关节、骨骼等，它涉及的学科范围广，在临床医学方面涉及普通外科学、整形外科学等多个学科；在基础医学涉及病理学、生理学、免疫学等。热烧伤是指热液(水、汤、油等)、蒸气、高温气体、火焰、炽热金属液体或固体(钢铁、钢锭等)所引起的组织损害。通常所称的狭义烧伤一般是指热力所致的烧伤，临床上也有将热液、蒸气所致的烧伤称之为烫伤，其他因子所致的烧伤则冠以病因之名，如电烧伤、化学烧伤等。

【病因】 烧伤的病理改变取决于热源的温度和暴露的时间，此外也和患者的机体状况有一定关系。如小儿的烧伤就比成年人同面积、同深度的烧伤要严重，又如，严重衰弱的患者、休克中的患者因温度传导不良又不能调整体位回避，使用 40～50℃的热水袋不慎亦会烫伤皮肤。

热力作用于皮肤、黏膜直接的局部病理变化是不同层次的细胞变性、坏死。热力低、暴露时间短者损害的层次浅，组织细胞凝固坏死轻。强热力则可达深部层次，形成焦痂，甚至组织炭化。由于致伤因素的刺激和组织损伤后种种炎症介质的释放，烧伤区及其邻近组织的毛细血管扩张、充血、通透性增高，渗出类似血浆的渗液，在表皮与真皮之间形成水疱和邻近组织的水肿。此种炎性渗出的量与烧伤面积相关，成年人烧伤面积达20%以上就有发生低血容量休克的可能；而低血容量休克是烧伤早期死亡的主要原因。烧伤的表皮在7d左右脱落，如其下的真皮是存活的，则可完全愈合不留瘢痕。如烧伤达深层，真皮完全破坏，或仅少部残存，表皮脱落后其创面逐渐由瘢痕愈合。大面积烧伤之创面，防护不力、机体免疫功能低下甚易形成感染。感染后使愈合更为困难，局部感染并可发展为全身性感染——败血症、感染性休克，是烧伤患者后期死亡的主要原因。烧伤后的瘢痕挛缩可以致残。

【临床表现】　不同部位和不同程度的烧伤对机体全身影响具有不同的结果，因此正确处理烧伤、判断烧伤严重程度对于烧伤患者的预后至关重要。

1. 烧伤面积和深度估计

(1)面积的估计：是指皮肤烧伤区域占全身体表面积的百分数。国内常用的为“中国九分法”和“手掌法”。

①“中国九分法”：目前应用较多，以成年人头部体表面积为9%，双上肢为18%，躯干为27%. 双下肢(含臀部)为46%(5个9%+1%)。

②“手掌法”：无论成年人或小孩，无年龄和性别差异，将五指并拢，其一掌面积为体表面积的1%。若医务人员与患者的手大小相近，可用医务人员的手掌来估计。这种方法对于计算小面积烧伤很方便。但是对于计算大面积烧伤时，此法同“九分法”相结合更为方便。

(2)深度的估计：一度不计算面积，总面积应标明浅二度、深二度和三度。目前惯用“二度四分法”。

①一度烧伤：病变较轻，为表皮角质层、透明层、颗粒层的损伤，但生发层健在，增殖能力强。局部表现红肿，故又称红斑性烧伤。有疼痛和烧灼感，皮温稍增高，在烧伤后3～5d局部由红转

淡褐色,表层上皮皱缩脱落愈合,可有短时间色素沉着,不留瘢痕。

②二度烧伤:根据伤及皮肤的深浅分为以下两类。

浅二度烧伤:伤及整个表皮和部分真皮乳头层,部分生发层健在。局部红肿,有大小不一水疱,内含黄色或淡红色血浆样液体或蛋白凝固的胶冻物。去除水疱腐皮后,可见创面潮红,脉络状或颗粒状扩张充血的毛细血管网,上皮的再生依赖于生发层及皮肤附件。创面质地较软,局部温度较高,疼痛剧烈,痛觉敏感。若无感染等并发症,一般 1～2 周可愈。不留瘢痕,皮肤功能良好。

深二度烧伤:伤及真皮乳头层以下,但仍残留部分网状层。由于真皮的厚度不一,烧伤的深浅也不一,局部肿胀,间或有较小水疱。去除表皮后,创面微湿、微红或红白相间,触之较韧,感觉迟钝,温度较低,拔毛感疼痛。可见针孔或粟粒般大红色小点,系汗腺及毛囊周围毛细血管扩张所致,浅的接近浅二度,深的接近三度。如见扩张充血或栓塞的小血管支(真皮血管丛充血或栓塞),多提示深二度烧伤较深。由于残存真皮内毛囊、汗腺等皮肤附件,仍可再生上皮。但因深二度创面在未被增殖的上皮小岛覆盖之前,已有一定量的肉芽组织形成,因此愈合后可有瘢痕和瘢痕收缩引起的局部功能障碍。而且上皮多脆弱,缺乏韧性和弹性,摩擦后易出现水疱而破损,使创面再现,成为发生残余创面的原因之一。

③三度烧伤:概括地讲指全层皮肤烧伤,包括表皮、真皮、皮肤附件的损伤,可深达脂肪、肌肉甚至骨骼、内脏器官等。大量的皮肤坏死、脱水后形成焦痂,故又称为焦痂型烧伤。偶尔可见皮下粗大栓塞的树枝状血管网(真皮下血管丛栓塞),以四肢内侧皮肤薄处较为典型。创面上皮丧失再生能力,创面修复依赖于手术植皮。

2. 烧伤严重程度　烧伤严重程度由烧伤的面积与深度决定,

将烧伤分为以下几类。

(1)轻度烧伤：面积在 9%以下的二度烧伤，可门诊治疗。

(2)中度烧伤：总面积在 10%～29%的二度烧伤，或三度烧伤面积不足 10%。

(3)重度烧伤：烧伤面积在 30%～49%；或三度烧伤面积在 10%～19%，或烧伤面积不足 30%，但有下列情况之一者：①全身情况较重或已有休克；②较重的复合伤(严重创伤、冲击伤等)；③中、重度吸入性损伤(合并呼吸道烧伤)。

(4)特重烧伤：总面积在 50%以上；或三度烧伤面积 20%以上。

【辅助检查】

1. 尿量　准确记录每小时尿量。

2. 尿液检查　注意尿色改变，酱油色尿提示有溶血或软组织严重破坏。尿比重增加。

3. 血常规检查　中性粒细胞数量增多，血红蛋白浓度增加，血细胞比容增大，血液浓缩，血小板减少等。

4. 血气分析　代谢性酸中毒，血 pH 常低于 7.35，HCO_3^- 降低。

5. 血清电解质　主要是血钾、钠及钙的测定。

6. 血尿素氮和肌酐　血尿素氮和肌酐升高，表示肾功能改变。

7. 心肌酶谱　肌酸激酶和同工酶升高。

8. 凝血检查　凝血机制的改变，凝血酶原时间延长。

9. X 线、B 超检查　肝、胆、胰、脾、肾等 B 超检查，胸部 X 线片检查。

10. 血液流变学的检查　全血黏度和血浆黏度增加。

【诊断】

1. 深度的判断　“三度四分法”国际通用，见下表 7-1。

表 7-1 “三度四分法”

程度	表现	愈合
一度	仅损伤表皮角质层,表现红斑、疼痛	3～5d 好转痊愈,脱屑不留瘢痕,一般不计算烧伤面积
二度(浅)	损伤达真皮浅层,部分生发层健在,表现有大水疱,剧痛,基底潮红,水肿明显	2 周可愈,愈后不留瘢痕
二度(深)	伤及真皮深层,残留皮肤附件。表现水疱小,基底呈浅红或红白相间。疼痛迟钝,拔毛痛,水肿明显	3～4 周可愈,留有瘢痕
三度	伤及皮肤全层,甚至可达皮下、肌肉、骨等。创面无水疱,蜡白或焦黄,可见树枝状栓塞血管,触之如皮革,感觉消失,焦痂下水肿	不能自愈

2. 面积计算

(1)新“九分法”:头面颈(头面 6%、颈 3%)9%×1;双上肢(上臂 3.5%,前臂 3%,手 2.5%)9%×2;躯干和会阴部(前面 13%,后面 13%,会阴 1%)9%×3;双下肢(臀 2.5%,大腿 10.5%,小腿 6.5%,足 3.5%)9%×5。

小儿面积计算:头颈面积为 9+(12－年龄)

下肢面积为 46－(12－年龄)

(2)“手掌法”:以伤者本人手掌五指并拢时占本人体表面积 1%。

3. 烧伤严重性分度　见下表 7-2。

表7-2　烧伤严重性分度

程度	表现
轻度	二度烧伤面积9%以下
中度	二度烧伤面积10%～29%;或三度烧伤面积不足10%
重度	总面积30%～49%;或三度烧伤面积10%～19%;或二度、三度烧伤面积虽不足上述面积但有休克者,或有复合伤、呼吸道烧伤者
特重	总面积50%以上;或三度烧伤20%以上;或已有严重并发症

【治疗】

1. 急救　迅速消除造成烧伤的原因,并给予镇静、止痛、保护创面清洁。因强酸、强碱烧伤时立即用大量清水冲洗;因呼吸道烧伤致呼吸困难时,及时行气管切开术;有骨折者给予简单固定,已出现休克者,立即行抗休克治疗。有其他复合伤者应行相应急救处理。

2. 小面积烧伤　先在无菌条件下行清创术,然后根据烧伤部位选用包扎法或暴露法。包扎法适用于四肢或躯干烧伤。清创后,先将一层油纱布或几层药液纱布铺盖创面,再加厚2～3cm的吸收性棉垫或灭菌敷料,以绷带均匀地环形包扎。头面、颈、会阴的创面宜用暴露法。创面上可用有灭菌、收敛作用的药物涂布。同时行对症处理,如止痛,抗感染,注射精制破伤风抗毒素等。

3. 大面积烧伤

(1)创面处理:清创术,包扎或暴露,基本上和小面积烧伤处理相同。有条件者采用暴露法为宜。根据具体情况及深度予以保痂,一次或分次切、削痂植皮。

(2)全身治疗

①防治低血容量性休克:根据烧伤面积计算补液量和种类(表7-3)。上述公式仅作为计算补液量的参考,在输液过程中应根据患者的精神状态、血压和脉搏、尿量、中心静脉压等情况,随时调整补液量和速度。

②全身性感染的防治:正确处理创面,定时做创面细菌培养及药敏试验,合理选用抗生素,定时做血培养,防止败血症发生。

③支持治疗:尽量鼓励口服高热量饮食,必要时可静脉输入新鲜血浆、水解蛋白和能量合剂及多种维生素和微量元素。

表 7-3　二度、三度烧伤的补液量

<table>
<tr><th></th><th colspan="3">第 1 个 24h 内</th><th colspan="3">第 2 个 24h 内</th></tr>
<tr><td rowspan="2">每1%面积、千克体重补液量</td><td>成年人</td><td>儿童</td><td>婴儿</td><td colspan="3" rowspan="2">第 1 个 24h 的 1/2</td></tr>
<tr><td>1.5ml</td><td>1.8ml</td><td>2.0ml</td></tr>
<tr><td rowspan="2">晶体液:胶体液</td><td colspan="3">中、重度 2:1</td><td colspan="3">中、重度 2:1</td></tr>
<tr><td colspan="3">特重度 1:1</td><td colspan="3">特重度 1:1</td></tr>
<tr><td rowspan="2">基础需要量</td><td>成年人</td><td>儿童</td><td>婴儿</td><td>成年人</td><td>儿童</td><td>婴儿</td></tr>
<tr><td>2000ml</td><td>60～80ml/kg</td><td>100ml/kg</td><td>2000ml</td><td>60～80ml/kg</td><td>100ml/kg</td></tr>
</table>

第二节　电烧伤

电流通过人体所引起的烧伤称为电烧伤。

【病因】　电烧伤主要包括电弧烧伤和电触烧伤。电弧是由高压电产生,是两个电极间或电源与人体之间建立的一种光电桥带,温度可高达 3000～4500℃,因此,当人体接近高压电源到一定距离时,虽然尚未触电,但是被电弧所伤,即电弧伤。电触烧伤是指人体与电源直接接触后导致的电流入人体所产生的烧伤。电弧烧伤和电触烧伤其严重程度取决于电流强度和性质(交流或直流、频率)、电压、接触部位的电阻、接触时间长短和电流在体内径路等因素。

【临床表现】

1. 全身性损伤(电损伤)　患者可出现昏迷、呼吸暂停、心搏骤停，并可遗留神经质、遗忘症、癫痫、头痛和语言困难等后遗症。轻者有恶心、心悸、头晕和短暂意识丧失，恢复后多不遗留症状。重者可出现休克、心室纤颤或呼吸、心搏骤停，如不及时抢救可立即死亡。

2. 局部表现(电烧伤) 电流通过人体直接引起，即临床一般所称的电烧伤或电流烧伤。有“入口”和“出口”，通常“入口”处可显示炭化中心、略凹陷，周边皮肤呈灰白坚韧的坏死，外层为黑色并略高于边缘。出口可能小于入口，干燥呈圆形，似电流向外突破。无论是入口还是出口，损伤深达肌肉、骨骼或内脏。创面早期呈灰黄色、黄色或焦黄，严重者组织炭化、凝固，少有水肿，疼痛较轻。早期从外表很难确定损伤范围和严重程度。24～48h，邻近组织肿胀、发红、炎症反应和深部组织水肿较一般烧伤重。

电流经皮肤进入体内，沿电阻小的血流运行，可引起血管壁损伤，影像学可见血管壁串珠样改变。严重肌肉损伤和红细胞破坏可引起肌红蛋白尿和血红蛋白尿，亦可并发肾功能不全。

【辅助检查】

1. 血常规检查 中性粒细胞比例增高，数量增加。

2. 尿常规检查 包括尿量，尿的颜色，尿比重。

3. 肝肾功能检查 血肌酐和尿素氮可能增高。肝功能检查：氨基转移酶可增高。

4. 心肌酶谱的检测 肌酸激酶及同工酶升高。

5. 心电图 可出现心律失常。

6. 血液检查 凝血机制的改变，凝血酶原时间延长、血小板减少。血气分析提示代谢性酸中毒、血氨增高。

7. X线、B超等检查 肝、胆、胰、脾、肾等B超检查，胸部摄X线片，血管的彩色超声检查等。

【诊断】

1. 有触电史，可伴一过性全身症状，如一过性意识丧失、心慌等。

2. 常有“入口”即电击部位和“出口”两处烧伤，入口处皮肤焦黄或炭化，可形成裂口或洞穴，烧伤可深达肌肉、肌腱和骨骼。出口病变稍轻，个别病例出口病变不明显。

3. 烧伤深部组织范围广泛，伤后24h入口周围开始红肿，局部皮肤或肢端坏死，其深部坏死范围常超过浅部组织坏死、肿胀范围。

4. 电烧伤容易并发感染，可发生湿性坏疽、败血症甚至气性坏疽。亦可发生大血管的严重出血。

【治疗】

1. 现场急救　即刻切断电源，使患者迅速脱离危险区，如患者呼吸、心跳已停止，立即实施心肺复苏措施，在有条件的前提下立即转入医院抢救。

2. 了解伤情　明确电源、电压、接触时间，在了解上述情况的同时还应该警惕有无颅脑损伤、内脏损伤、骨折、气胸等。

3. 全身治疗　电烧伤多损伤位置较深，且有广泛肌肉和红细胞破坏，释出大量肌红蛋白和血红蛋白，故补液量应多于同等面积的一般烧伤，在合并心肺功能不全时更应该权衡输液，适量使用利尿药(如甘露醇等)和碱化尿液，以预防急性肾衰竭。常规注射破伤风抗毒素血清，及早选用有效抗生素，尤应注意防止厌氧菌感染。

4. 电烧伤局部处理　电烧伤后，深部组织坏死，体液大量渗出，肢体水肿较剧者，静脉回流障碍，应尽早进行筋膜腔切开减压，防止肢体缺血坏死。电接触烧伤，应尽早将坏死组织切除植皮，若患者情况允许，可采用一次性切除植皮，切除范围尽可能彻底，包括坏死肌肉其至骨骼。

5. 创面处理　电接触烧伤的创面宜采用暴露疗法，对范围较广的电烧伤，清理创面时尽量保留血管、神经和肌腱，术中对出血活跃的肌肉应给予保留；创面可用抗生素溶液纱布包扎，或覆以异体皮或人造皮，以减少感染；如创面仍有坏死组织，可再行清创处理，直至创面组织健康或移植的异体皮存活后，再行自体皮移植。

第三节　化学烧伤

在日常生活、军事、科研及工农业生产中，常常因化学物质泄漏而发生化学烧伤。由于现代工业的迅猛发展，化学烧伤发生率呈逐渐增加趋势。

【病因】

1. 局部损害　局部损害的情况与化学物质的种类、性质、浓度、剂量及与皮肤接触的部位和时间有关。化学烧伤的严重程度主要取决于该化学物质的性质，一般化学烧伤后可出现组织蛋白凝固，局部形成一层焦痂，可以防止酸的进一步损害。

2. 全身损害　多数化学物质经肝和肾排泄，故此两个器官损害较多见，病理改变的范围广泛，常见的有中毒性肝炎、急性重型肝炎、急性肾功能不全、急性肾小球肾炎等。化学物质对呼吸道黏膜上皮也有损伤，常导致呼吸功能不全，甚至呼吸衰竭。

【临床表现】

1. 酸烧伤　酸烧伤可分为硫酸烧伤、硝酸烧伤和盐酸烧伤。酸烧伤可使组织脱水，组织蛋白沉淀、凝固，故一般无水疱，迅速成痂，不继续向深部组织侵蚀。

主要区别在于硫酸烧伤后结痂呈青黑色或棕黑色；硝酸者为黄色，以后多转变为黄褐色；盐酸者为黄蓝色。此外颜色的变化与酸烧伤的深浅有关，一般烧伤越深，痂的颜色越深，质地越硬，痂内陷也越深

2. 碱烧伤　临床上常见的碱烧伤有苛性碱、石灰及氨水等。碱烧伤的特点是与组织蛋白结合，形成碱性蛋白化合物，易于溶解，进一步使创面加深，皂化脂肪组织，使细胞脱水而致死，并产热加重损伤。因此它造成的损伤比酸烧伤严重。

苛性碱是指氢氧化钠与氢氧化钾，具有强烈的腐蚀性和刺激性，其烧伤后创面呈皂状焦痂，色潮红，一般创面均较深，烧伤程度通常在深二度以上，疼痛剧烈，创面组织脱落后，创面凹陷，边缘潜行，往往经久不愈。

生石灰即氧化钙，遇水生成氢氧化钙并放出大量热，烧伤创面较干燥，呈褐色。

氨水烧伤创面浅度者有水疱，深度者干燥呈黑色皮革样焦痂。

3. 磷烧伤　磷烧伤在化学烧伤中居第三位，仅次于酸碱烧伤。磷烧伤是一种特殊烧伤，磷烧伤除因皮肤上的磷接触空气自燃引起烧伤外，还由于磷燃烧氧化后生成五氧化二磷，对细胞有脱湿和夺氧作用，遇水则形成磷酸，造成磷酸烧伤，使创面继续加深。磷和磷化物均可自创面或呼吸道迅速吸收，数分钟内即可入血，导致脏器功能不全。

【辅助检查】

1. 血常规检查　中性粒细胞比例增高，数量增加。

2. 尿常规检查　包括尿量，尿的颜色。

3. 肝功能检查　氨基转移酶可增高。

4. 血电解质检查　可出现电解质紊乱。

5. 肾功能检查　血肌酐和尿素氮可能增高。

6. 凝血象检查　凝血酶原时间延长，纤维蛋白原、血小板减少。

7. 血气分析　多为代谢性酸中毒、血氨增高。

8. 脏器B超、头颅CT　吸入性损伤者考虑行纤维支气管镜检查。

【诊断】

1. 病史　询问致伤情况，现场急救经过。仔细了解致伤化学物质成分、浓度和毒性。

2. 计算烧伤面积和深度　褐红色而触之尚软者烧伤深度较

浅,褐色干硬而凹陷或黄白色而软化者为深度烧伤。

3. 全身查体 应注意有无休克,是否合并眼烧伤、吸入性损伤,有无黄疸、呼吸困难、腹痛、血尿、精神兴奋、嗜睡或昏迷等中毒症状。

4. 辅助检查 同热力烧伤部位。必要时测定毒性化学物质的血中含量。

【治疗】

1. 一般处理原则

(1)立即脱离现场,迅速脱去被污染衣物,用大量清水冲洗创面以清除或稀释残留的化学物质,时间不少于30min。目的首先是稀释;其次是将化学物质从创面洗脱干净。冲洗时间一般在2h以上。有角膜及其他五官损害者,应优先冲洗。

(2)采取对抗性处理或其他措施,防止化学物质继续侵入深部组织。手术切痂是防止化学物质继续侵入损害和吸收中毒的可靠方法,如无禁忌,应尽早施行。

(3)许多化学物质可由创面、呼吸道、消化道甚至健康皮肤黏膜吸收引起中毒,处理时可先用大量高渗葡萄糖和维生素C静脉注射,缓解病情。如估计循环血量不少时,可及早应用利尿药,然后再酌情使用解毒药。

(4)对于石灰烧伤在清洗前应尽量去除石灰,防止因石灰生热导致损伤进一步加重。

2. 常见化学烧伤的处理

(1)酸烧伤:酸的种类很多,常见的酸烧伤有硫酸烧伤、硝酸烧伤和盐酸烧伤,均可使组织脱水,组织蛋白沉淀、凝固,故一般无水疱,迅速成痂,不继续向深部组织侵蚀。不同的酸烧伤皮肤产生的颜色不同,例如硫酸烧伤后结痂呈青黑色或棕黑色;硝酸者为黄色,以后多转变为黄褐色;盐酸者为黄蓝色。此外颜色的变化与酸烧伤的深浅有关,一般烧伤越深,痂的颜色越深,质地越硬,痂内陷也越深。但由于痂色的掩盖,早期对深度的判断较一般烧伤困难,也可以通过痂皮的柔软程度判断酸烧伤的深浅。早期感染较轻,浅二度多可痂下愈合;深度烧伤脱痂较迟,脱痂后肉芽创面愈合较慢,因而瘢痕增生常较一般烧伤显著。创面处理同一般烧伤。

①氢氟酸:氢氟酸是一种具有强烈腐蚀性的无机酸,除有一般酸类的作用外,尚能溶解脂肪和使骨质脱钙。最初烧伤皮肤可能仅为红斑或焦痂,疼痛较剧,随即发生坏死,并继续向周围和深部侵蚀,可深及骨骼,形成难以愈合的溃疡。

氢氟酸的损伤与它的化学特点有关,氟离子有强大的渗透力,可引起深部组织坏死,骨质脱钙;早期可引起深部组织的剧烈疼痛,当氟离子到达组织和器官后抑制多种酶的活性,可导致MODS。

治疗的关键在于早期处理。用大量水冲洗或浸泡后,可用饱和氯化钙或25%硫酸镁溶液浸泡,或10%氨水纱布湿敷或浸泡。也可局部注射小量5%～10%葡萄糖酸钙(0.5ml/cm^2)以缓解疼痛和减轻进行性损害。此外,应清除水疱,波及甲下时须拔除指(趾)甲,焦痂可考虑早期切除。

②石炭酸:石炭酸是医学、农业和塑料工业中最常用的化学试剂,石炭酸溶于乙醇、甘油、植物油和脂肪,具有较强的腐蚀和穿透性,吸收后主要引起肾损伤,成年人的半致死剂量是8～15g。石炭酸自皮肤吸收后引起脂肪溶解和蛋白凝固,急救时用大量水冲洗后,应再以70%乙醇包敷或清洗,以减轻继续损害,深度烧伤应早期切痂。

(2)碱烧伤:碱类物质包括氢氧化钠、氨、石灰及电石等。强碱可使组织细胞脱水并皂化脂肪,碱离子还可与蛋白结合,形成可溶性碱变性蛋白复合物,该物质可溶性强,可继续向深部组织穿透,若早期处理不及时,创面可继续扩大或加深,并引起剧痛。

碱烧伤创面呈黏滑或皂状焦痂,色潮红,有小水疱,创面较深。焦痂或坏死组织脱落后,创面凹陷,边缘潜行,常不易愈合。

氨水烧伤创面浅度者有水疱,深度者干燥呈黑色皮革样焦痂。生石灰即氧化钙,遇水生成氢氧化钙并放出大量热,烧伤创面较干燥,呈褐色。电石烧伤实际上是热力与石灰烧伤(电石遇水后产生乙炔和氢氧化钙并释出大量热)。

强碱烧伤后急救时要尽早用大量清水冲洗(伤后2h才开始冲洗者效果差),冲洗时间至少30min,冲洗时间越长,效果越好。有人甚至主张连续冲洗10～24h。一般不主张用中和剂。如创面pH达7以上,可用2%硼酸湿敷创面再冲洗。冲洗后最好采用暴露疗法,以便观察创面变化,深度烧伤应尽早切痂植皮。其余处理同一般烧伤。

(3)磷烧伤:磷作为化肥、染料、农药及制药的主要原料,用途广泛。磷烧伤是一种特殊烧伤,磷烧伤除因皮肤上的磷接触空气自燃引起烧伤外,还由于磷燃烧氧化后生成五氧化二磷,对细胞有脱湿和夺氧作用,遇水则形成磷酸,造成磷酸烧伤,使创面继续加深。磷和磷化物均可自创面或呼吸道迅速吸收,数分钟内即可入血,导致脏器功能不全。

①临床表现:磷烧伤为热和化学物质的复合烧伤。一般较深,有时可达肌肉甚至骨骼。磷在创面燃烧时,发生烟雾和大蒜样臭味,在黑暗中发蓝绿色荧光。由于呼吸道损伤可表现为喉头水肿,可因急性支气管肺炎和间质性肺炎导致呼吸衰竭。创面呈棕褐色,在暴露情况下,可呈青铜色或黑色。

全身症状:一般有头痛、头晕、乏力,在3～5d消失,有时可持续到创面愈合以后,甚至更久。严重者可出现肝、肾功能不全,肝大,肝区压痛或叩痛、黄疸,胆红素增高。尿量可偏少,有蛋白尿和管型,严重者有血红蛋白尿,血尿素氮增高或发生少尿型急性肾衰竭。磷燃烧的化合物被呼吸道吸收后,可有呼吸急促、刺激性咳嗽、呼吸音低或粗糙、干湿啰音,严重者出现肺功能不全、肺水肿。X线胸片表现为间质性肺水肿、支气管肺炎。

②治疗措施:关键在于预防磷吸收中毒。由于磷及其燃烧后

的化合物可经创面和呼吸道吸收，现场急救时，应立即灭火，脱去污染衣物，用大量清水反复冲洗创面及周围皮肤，去除可见的磷颗粒。如果现场无大量清水，可用湿布（急救时无水可用尿液）包扎创面，以隔绝空气，防止磷继续燃烧。

患者到达医院后，继续用大量清水冲洗或浸泡，浸浴最好是流水，冷疗可防止磷粒变软，减少吸收，故最好结合进行冷疗。然后用2%硫酸铜液洗创面。若创面小发生白烟，表明硫酸铜的用量与时间已够，应停止使用。

无机磷中毒目前尚无较有效的处理方法，主要是促进磷的排出，保护主要脏器功能，如肝和肾。

第8章

外科急性感染

第一节　皮肤和软组织坏死性感染

皮肤及软组织常见的坏死性感染主要有毛囊炎、疖、痈、急性蜂窝织炎、脓肿、丹毒、急性淋巴管炎，少见的皮肤、皮下组织、筋膜和软组织坏死性。感染主要有以下几种：①细菌协同性坏死；②坏死性筋膜炎；③溶血性链球菌性坏死；④新生儿皮下坏疽。

【症状体征】　红肿、皮温增高、压痛、硬结、硬块或向心性蔓延的红肿条状物，局部有无波动感、坏死、溃疡及功能障碍等，注意区域淋巴结有无肿大。躯体其他部位有无同样病灶。活动性手、足癣。

【诊断检查】

1. 病史　询问患部有无红、肿、热、痛及其发生、发展情况，有无发热及其程度，起病前局部是否受过外伤。此外，还应注意询问有无手、足癣；有无下肢静脉曲张及其程度；有无结核和糖尿病病史。

2. 体检　局部有无红肿、皮温增高、压痛、硬结、硬块或向心性蔓延的红痛条状物，局部有无波动感、坏死、溃疡及功能障碍等，注意区域淋巴结有无肿大。躯体其他部位有无同样病灶。有无活动性手、足癣。

3. 化验　查血常规，必要时查血糖，因糖尿病患者易发生皮肤及软组织感染。

4. 特殊检查　难以确诊时，可做超声检查和(或)诊断性穿刺。深部脓肿须除外结核性脓肿、动脉瘤及肿瘤。

5. 细菌学检查　一般治疗效果不佳时,需做伤口分泌物及脓肿穿刺液涂片检查、细菌培养及药敏试验。必要时做厌氧菌培养。疑有败血症时应做血培养及药敏试验。

【治疗】

1. 局部一般治疗　①制动及抬高患肢;②局部热敷或辅以紫外线照射等理疗;③外敷中药;④封闭疗法;⑤放射治疗;⑥局部已化脓溃烂者,应适当换药。

2. 酌情选用有效抗生素并用清热解毒中药　上述药物使用至体温、血象恢复正常 3d 后停药。可选用青霉素及氨基糖苷类药物,严重者可给第 2 或 3 代头孢菌素,怀疑有厌氧菌混合感染时加用甲硝唑等抗厌氧菌药物。必要时,根据细菌药敏试验结果调整使用敏感药物。

3. 切开引流　脓肿形成时,应及时做切开引流术,切开引流时应注意以下内容。①切开引流术应待感染局限后进行,以防感染扩散。②深部脓肿,术前应先行穿刺以确定脓肿的部位和深度。③切开部位宜在病变最低位,以利于引流,切口方向宜与其深面的大血管、神经干平行。开始先切小口,用手指探明脓肿准确范围后,再按需要扩大,必要时做对穿切口引流。④引流物不可填塞过紧(除非创口出血不止),以免妨碍引流,并妥善固定,准确记录其数目与部位。⑤痈切开引流时,切口两端应超过炎症边缘少许,直达深筋膜。

4. 彻底清创、去除坏死组织　有些严重的特殊感染,如坏死性筋膜炎、链球菌性坏死等,应广泛彻底清创,切开皮肤并充分潜行游离皮瓣,尽量清除皮肤、皮下及筋膜坏死组织,待感染控制、创口干净后再植皮。

5. 给予富有营养和易消化食物及维持水、电解质平衡　必要时少量多次输新鲜血,以提高机体抵抗力。糖尿病患者应积极治疗糖尿病。有活动性足癣者应同时做癣的治疗,如局部涂酮康唑霜等抗真菌药物。

第二节　厌氧菌感染

厌氧菌不仅可引起严重的胸腹部感染和脓肿，而且很多严重的软组织坏死性感染几乎都与厌氧菌有关。在外科感染中厌氧菌的检出率至少在一半以上，厌氧菌感染近年来已越来越受到外科医师的重视。

【病因及发病机制】 厌氧菌是人体内主要的正常菌群（表 8-1），类杆菌属在口腔、肠道、泌尿道、女性生殖道最多；梭形杆菌主要存在于上呼吸道和口腔；消化球菌和消化链球菌存在于肠道、口腔、阴道和皮肤；丙酸杆菌常存在于皮肤、上呼吸道和阴道；韦永球菌则存在于口腔、上呼吸道、阴道和肠道。由于厌氧菌是人体内的正常菌群，因此，厌氧菌感染绝大多数属内源性。这些细菌是一种条件致病菌，必须在全身或局部抵抗力下降时才能发生侵入和感染。

表 8-1　主要厌氧菌的分布部位

	口腔	结肠	阴道	皮肤	土壤
梭状芽孢杆菌属	±	+	±	○	+
类杆菌属	+	+	+	○	○
梭形杆菌属	+	+	+	○	○
消化链球菌属	+	+	+	+	○
放线菌属	+	±	○	○	○
丙酸杆菌属	+	±	○	+	○
韦永球菌属	+	+	+	○	○

诱发厌氧菌感染的情况：①全身情况，糖尿病低球蛋白血症、脾切除、皮质类固醇、免疫抑制药、胶原蛋白细胞减少症、细胞毒

药物;②氧化还原电位差(Eh)降低,组织缺氧、异物、外周血供应不足组织坏死、钙盐、需氧菌感染、烧伤;③结肠、子宫、肺恶性肿瘤,白血病;④手术前肠道"灭菌"准备;⑤胃肠道和女性盆腔手术;⑥胃肠道创伤;⑦人和动物咬伤。

【临床表现】

1. 中枢神经系统感染　局灶性化脓性感染,如脑脓肿和硬膜下积脓常和厌氧菌感染有关,相反,由厌氧菌引起的硬膜外积脓和脑膜炎却很少见。

2. 败血症和心内膜炎

3. 呼吸系统感染　常见的有上呼吸道感染和胸腔内感染,并可引发肺炎、肺脓肿、坏死性肺炎等疾病。

4. 腹腔内感染　正常肠道内含有大量厌氧菌,腹腔内感染常与肠道菌丛污染有关,因此,具有厌氧菌分离率高,常为多种细菌的混合感染等特征。并可引发肝脓肿、胆道感染、阑尾炎、肠道感染等。

5. 女性生殖道和盆腔感染　几乎所有非性传播造成的女性生殖道感染均包括了厌氧菌感染,常见的致病菌包括消化链球菌、普氏菌(尤为二路普氏菌和解糖胨普氏菌)、波费杆菌、梭菌(包括产气荚膜梭菌)。

6. 尿路感染　厌氧菌引起的尿路感染包括尿道炎、尿道周围炎、尿道周围蜂窝织炎和脓肿(可伴坏死或形成多发性瘘)、尿道球腺炎(包括坏死性和气肿性)、前列腺炎(偶尔呈坏死性并积脓)、迁徙性肾感染(有败血症时常伴积脓)、肾周脓肿、肾盂积脓、腹膜后积脓、肾切除伤口感染、肾移植感染、化脓性血栓性肾静脉炎、膀胱坏疽、会阴脓肿或坏疽、尿路各部位气性坏疽、睾丸脓肿等。

7. 骨和关节感染　厌氧菌性骨髓炎较为少见,厌氧菌性骨髓炎分为放线菌性与非放线菌性两种,放线菌性骨髓炎主要见于颌骨和脊椎骨,其次尚有肋骨、头颅骨、长骨、短骨等,可同时伴有其他厌氧菌和需氧菌的混合感染，大多由附近感染（如牙周感染、鼻窦炎、创伤或恶性肿瘤的感染）直接播散所致，感染过程常呈亚急性或慢性，在颏部或颈部有典型硬块，并有经常流脓并排出“硫黄颗粒”的窦道，多累及较大关节，依次为膝、髋、肘、胸锁、肩、骶髂等。

8. 皮肤和软组织感染　常有腐臭分泌物，产气，广泛组织坏死，并有延伸至皮下组织和筋膜面形成窦道的倾向，多数由需氧菌和厌氧菌协同引起，某些厌氧菌可引起下列特殊的临床综合征：①进行性细菌协同感染性坏疽；②协同性坏死性蜂窝织炎；③慢性窦穴状溃疡；④坏死性筋膜炎；⑤厌氧链球菌性肌炎；⑥梭菌性肌坏死（气性坏疽）；⑦口腔、面颊部感染。

【辅助检查】

1. 厌氧菌的分离与鉴定　厌氧菌的常规鉴定包括菌落形态、溶血性、色素产生、经紫外线照射有无荧光现象、菌落涂片、染色和镜检、生化反应、动力、毒力试验等；其中糖发酵试验为基本的生化反应，常规采用试管法，培养基用量大、需时长，目前已发展微量、快速、商品化的鉴定系统。

2. 气相色谱分析　主要包括细菌代谢产物和细胞成分的分析。

(1)厌氧菌代谢产物的气相色谱分析：厌氧菌的特点之一为代谢过程中产生各种挥发性和非挥发性短链脂肪酸以及醇类产物，不同菌属与菌种所产生的脂肪酸、醇的种类和数量不同，因此可用气相色谱分析鉴定。

(2)厌氧细胞成分的气相色谱分析：将细菌细胞皂化释出脂肪酸，加入甲醇甲基化后进行气相色谱分析，鉴定结果客观，重复性好。

3. 免疫学检查及其他　荧光抗体技术（包括直接和间接）能成功地识别各种厌氧菌（如类杆菌、梭菌、梭形杆菌、短棒菌苗等），临床厌氧菌感染中，致病菌以脆弱类杆菌最为常见。

【诊断及鉴别诊断】

1. 临床提示特征

(1)任何可有厌氧菌寄殖的黏膜面如结肠、阴道和口咽部的感染。

(2)分泌物具典型的腐臭,但无此臭味者尚不能排除,因半数的病例可无此气味。

(3)存在组织严重坏死、脓肿、筋膜炎或坏疽。

(4)病变组织或渗出物中有气体。

(5)常规血液(需氧)培养结果阴性的感染性心内膜炎。

(6)感染继发于恶性肿瘤(尤其是结肠、子宫和肺部等处)或其他引起组织破坏的疾病者。

(7)氨基糖苷类和β-内酰胺类抗生素应用后发生的感染。

(8)伴发化脓性血栓性静脉炎。

(9)继发于人或动物咬伤后的感染。

(10)血性渗出物呈黑色。在紫外线下可发红色荧光(产黑色素普氏菌或卟啉单胞菌感染)。

(11)分泌物中有硫黄颗粒存在(放线菌感染)。

(12)有提示厌氧菌感染的某些临床表现。如败血性流产、吸入性肺炎、肠道手术后感染等。

(13)典型临床表现(如气性坏疽、放线菌病和肺脓肿等)。

2. 细菌学检查提示有厌氧菌感染可能

(1)渗出物革兰染色或培养所见菌落具有形态学特征。

(2)脓性标本常规培养无细菌生长(在硫乙醇酸钠肉汤培养基中或琼脂深处可有细菌生长),革兰染色则见到细菌。

(3)在含卡那霉素和万古霉素的培养基中有革兰阴性杆菌生长。

(4)在培养过程中有大量气体产生,且有恶臭。

(5)在厌氧琼脂平板上有典型菌落(如核梭形杆菌和产气荚膜梭菌);刚长出的产黑色素普氏菌菌落于紫外光下呈红色荧光。

(6)气相色谱分析呈现厌氧菌特有的挥发性脂肪酸。

3. 提示可能的厌氧菌感染种类

(1)接受化疗的白血病患者,如有败血症表现伴口腔黏膜损害,可能为噬二氧化碳纤维菌属或口腔纤毛菌性败血症。

(2)出现中性粒细胞减少、发热、呕吐、腹泻和腹痛者,可能为中性粒细胞减少性的结肠炎,并常伴有败血症,常见于败毒梭菌、第三梭菌或产气荚膜梭菌和革兰阴性微需氧杆菌的混合感染。

(3)放置宫内避孕器的妇女发生盆腔感染时,多见放线菌或真杆菌感染。

(4)当肺部感染出现在下垂肺叶段,尤其是患有牙周病、近期有麻醉史或吸入麻醉史者,可能为吸入性肺炎。

(5)发生压疮感染和入侵途径不明的败血症者,致病菌常为脆弱类杆菌组厌氧菌,后者自压疮入血。

(6)导管相关性的感染中,非厌氧菌所致者更常见,而常见的厌氧菌为短棒菌苗属和大消化链球菌。

(7)咬伤患者伤口感染的致病菌常为口腔寄殖厌氧菌和链球菌,被人咬伤者常见啮蚀艾肯菌,而被动物咬伤者常为巴斯德菌属。

【治疗】

1. 扩创和引流　厌氧菌感染常伴有广泛的组织坏死,必须彻底切除,因坏死组织能降低局部氧化还原电位差(Eh),有利于厌氧菌的繁殖,这是治疗厌氧菌感染的先决条件。产气荚膜杆菌性肌炎(即气性坏疽)时肌肉广泛坏死,也必须切除,严重的甚至需要截肢。坏死性筋膜炎是较少见的厌氧菌感染,筋膜和皮肤常有广泛坏死,如不彻底切除,常难以控制感染的扩散而导致死亡。

2. 抗生素疗法　必须选择对厌氧菌敏感的抗生素。厌氧菌对氨基糖苷类抗生素常有抗药性。大多数厌氧菌,除脆弱类杆菌外,均对青霉素 G 敏感。林可霉素的抗菌谱与青霉素 G 相仿,如患者对青霉素过敏时可选用。氯霉素几乎对所有的厌氧菌包括脆弱类杆菌在内均有效,但缺点是有骨髓抑制的危险性。厌氧菌对四环素、红霉素和氯霉素的敏感性有差异,且在治疗过程中迅速产生抗药性,克林霉素对厌氧菌感染的疗效优于林可霉素,但它和林可霉素一样,有时会引起致命的假膜性结肠炎。在目前的抗菌药中,疗效最好的首推甲硝唑,对所有的厌氧菌包括脆弱类杆菌有效。甲硝唑不仅可口服(500mg,3/d)、灌肠(每次1～2g),还有静脉制剂,0.5% 100ml,静脉滴注2～3/d。口服甲硝唑和静脉滴注甲硝唑在结肠手术前准备中的作用,证明这两种方法均能有效地降低伤口的感染率。

3. 高压氧疗法　高压氧能提高组织的氧张力,抑制厌氧菌的繁殖。

4. 过氧化氢　过氧化氢是治疗厌氧菌感染伤口的一种有效药物,它所释放的新生氧能杀死厌氧菌。过氧化锌糊剂则可用于治疗某些厌氧菌感染,特别是 Meleney 溃疡。

第三节　脓毒血症

脓毒血症又称“多发脓肿”,是由致病菌侵入血液循环并在其中生长繁殖,产生毒素而引起的全身性感染,易在人体抵抗力降低的情况下发生。绝大多数呈急性病程,病情重,预后差。在临床上可导致全身多脏器的功能紊乱和衰竭。

【病因】　脓毒血症常见致病菌如下。

1. 革兰阴性杆菌　主要致病菌常为大肠埃希菌、铜绿假单胞菌、变形杆菌。主要毒害作用在于其内毒素,其介导的多种炎症介质反应常导致机体遭受严重内源性损伤。因此,由革兰阴性杆菌所致的脓毒血症一般比较严重,可出现“三低”现象(低温、低白细胞、低血压),发生感染性休克者也较多见。

2. 革兰阳性球菌　常见的有金黄色葡萄球菌、表皮葡萄球菌、肠球菌。毒素可使周围血管扩张，阻力降低。以多发性转移性脓肿为主要临床表现。

3. 真菌　外科真菌感染中值得注意的为白念珠菌、曲霉、毛霉、新型隐球菌等，属于条件性感染。

【临床表现】 根据病因不同，分为 3 种类型，见表 8-2。

表 8-2　脓毒血症的临床表现

类型	临床表现
革兰阴性杆菌脓毒血症	一般以突然寒战开始，发热可呈间歇热，严重时体温不升或低于正常。患者四肢湿冷、发绀、少尿或无尿。休克发生早、持续时间长
革兰阳性细菌脓毒血症	发热呈稽留热或弛张热型。患者面色潮红，四肢温暖、干燥。常有皮疹、腹泻、呕吐，可出现转移性脓肿，发生休克的时间较晚，血压下降也较缓慢
真菌性脓毒血症	酷似革兰阴性杆菌脓毒血症。患者突发寒战、高热，全身情况迅速恶化，呈现神志淡漠、嗜睡、血压下降和休克。少数患者尚可发生消化道出血。周围血象常可呈白血病样反应，可出现晚幼粒细胞和中幼粒细胞

【辅助检查】

1. 血常规　白细胞计数大多显著增高，达$(10\sim30)\times10^9/L$，中性粒细胞百分比增高，多在 0.80 以上，可出现明显的核左移及细胞内中毒颗粒。少数革兰阴性菌败血症及机体免疫功能减退者白细胞总数可正常或稍减低。

2. 中性粒细胞四唑氮蓝(NBT)试验　此试验仅在细菌感染时呈阳性，可高达 20%以上(正常在 8%以下)，有助于病毒性感染和非感染性疾病与细菌感染的鉴别。

3. 血液细菌培养和药敏试验　对于脓毒血症来说，是最有价值的检查项目。

【治疗】

1. 局部感染灶的处理　除必要的感染灶脓液引流及坏死组织清除外，解除局部张力、改善局部循环、局部应用抗生素、良好的局部引流及处理、适当的局部制动亦是抗御感染的有效措施。

2. 控制感染　主要包括正确及时应用有效抗生素，同时有效的局部处理。抗生素是控制感染最重要的治疗措施，在没有获得针对性抗生素以前，经验性选用抗生素仍是目前普遍应用的用药观念。对病情较重者联合应给予两种及以上较大剂量广谱抗生素。

3. 提高机体抵抗力　注意积极纠正全身状态、治疗原发病及合并症、应用免疫增强制剂（球蛋白类制剂）、激活机体免疫活力（如慢性感染者少量多次输注新鲜血）。

4. 对症处理　针对原发病的处理可有效地解除感染源，是控制感染的根本；而针对患者所存在的痛苦予以有效处理，同样有益于治疗方案发挥最大的治疗效果。

第9章

普通外科急危重症

第一节　颈部气管损伤

颈部气管损伤的同时常伴有喉部损伤，临床上多见于青壮年，老年人和儿童也时有发生。

【病因】　颈部气管损伤的原因有机械性、物理性和化学性三类。

1. 机械性损伤

(1)闭合性损伤：闭合性损伤多发生于车祸的摔伤、压伤、挤压伤或撞击伤；也发生于工矿或建筑业中的工伤事故，如从高处坠落、车辆冲撞、大面积塌方等致气管穿孔、破裂或离断；还见于打架斗殴时的拳击、棍伤、扭伤等；又如矿井内的瓦斯爆炸后混合气体的巨大压力冲击波，亦可引起颈段气管破裂或断裂。

(2)开放性损伤：开放性损伤与闭合性损伤不同，颈部皮肤和气管黏膜均有破损的创口。平时有刃器伤或切割伤；战时多为火器伤，如枪弹或弹片伤，损伤可为贯通型或盲管型；刎颈或被杀亦可造成颈段气管损伤。在开放性创伤中，较严重者为纵隔穿透伤所造成的气管、支气管裂伤。如仅颈段气管损伤，则可形成皮下气肿，后果尚不严重；如同时伤及颈部大血管，则后果不堪设想。胸段气管损伤可形成纵隔气肿，伤员可因休克、窒息而死亡。以上所述为来自气管腔外的力所造成的气管损伤，称为腔外伤。腔内伤多为医源性，如：①患者全麻半清醒状态做气管插管时，头部躁动或操作者技术不熟练，均可损伤喉部或气管内黏膜。如患者频繁刺激性咳嗽，则可使插管下端不断碰撞气管壁，造成气管黏膜损伤。②自主呼吸不能或呼吸力弱的患者，需借助于呼吸机辅助呼吸。长期用带气囊的插管或带气囊的气管套管，气囊持续充气，压迫气管壁，使黏膜缺血、坏死，造成管型假膜性气管炎。严重者假膜剥离阻塞气道而致窒息死亡。③尖锐异物刺伤气囊穿透气管壁，造成黏膜感染、糜烂。④气管切开的小儿或少年，如插入过粗的气管套管，亦可造成气管黏膜的缺血坏死。

2. 物理性损伤　平时气管的物理性损伤多为热灼伤，即吸入一种干热气体或高压蒸气所引起的气管黏膜灼伤，往往同时伴有面部皮肤灼伤。干热气体或高压蒸气多发生于通风不良的环境。战时气管灼伤多见于燃烧弹、原子弹和热核武器的爆炸；亦可由于在枪、炮弹引发的大火环境中停留，吸入热空气所致。气管黏膜灼伤后，发生局部充血、水肿、渗出、坏死。肿瘤患者的放射性治疗，如放射量设计不当，亦可造成气管灼伤。由于X射线的穿透力强，易被深层细胞吸收，如大剂量的照射，因其破坏力较强，日后形成严重瘢痕狭窄。

3. 化学性损伤　化学性损伤常见于化学工业中的意外事故。在生产过程中因操作不当，或因设备陈旧，使有害气体跑漏挥发，而污染空气。长期慢性吸入有害气体，可以严重损害身体健康。有害的刺激性气体多种多样，可因其种类、浓度、水溶性及吸入时间的长短不同，决定气管黏膜的损伤程度和范围。

总之，浓度越高、水溶性越大的气体，对气管黏膜的损害就越重。如水溶性大的刺激性气体氨，低浓度时仅对黏膜有刺激作用，使黏膜充血、分泌物增多，高浓度时则引起上呼吸道炎症，并可致肺充血、水肿及出血。又如水溶性小的刺激性气体光气，因其水溶性小，在上呼吸道时遇水分很少溶解；继续深入肺泡后，则损害肺泡壁，使肺毛细血管的内皮损伤并破坏其渗透性，大量液体渗出后入肺泡，引起急性肺水肿。故水溶性小的气体对气管黏膜损伤轻，而对肺泡的损害却很重，应该引起重视。化学毒剂或毒气对气管、支气管黏膜的损伤见于战时，最常见的是磷。当含磷炸弹、燃烧弹等爆炸后，磷的颗粒附着于呼吸道黏膜上并不断氧化燃烧，引起气管黏膜的深度烧伤直至气管黏膜上皮及黏膜下各层破坏和坏死。磷还可由烧伤面被吸收入血内，发生全身性作用，引起肝等脏器的损害。

【临床表现】 按其病因，可有不同的临床表现。

1. 机械性损伤 如为轻微裂伤或钝伤，可有短促干咳及轻微疼痛；裂伤较大者，有剧烈咳嗽及呼吸困难，可因缺氧出现青紫，甚至咯血。开放性损伤者，可出现皮下气肿或纵隔气肿。如气管裂伤口与颈外相通，可听到气管内气体吹出的声音。如同时损伤颈部大血管，则可造成深部或纵隔血肿，血可流入气管内引起窒息死亡。

2. 物理性损伤 热灼伤引起的气管黏膜损伤，患者可出现疼痛，咳嗽时加重，分泌物增多等表现。如同时伤及喉头，则伴有声嘶，严重者可出现呼吸困难。

3. 化学性损伤 低浓度慢性吸入气管损伤者，可有流涕、喉痒、咳嗽等症状；如引起明显的气管、支气管炎症和肺炎，则出现体温升高，咳嗽加剧，痰液增多等表现。短时高浓度的化学性损伤，可出现反射性喉痉挛而窒息，或引起气管黏膜脱落阻塞呼吸道而窒息，出现全身性变化者则后果更为严重。

【诊断及鉴别诊断】 开放性机械性损伤的诊断不难，闭合性损伤的诊断在无呼吸困难的情况下行支气管镜检查即可明确诊断。物理性和化学性损伤，经详细询问接触史，出现上述症状，诊断亦无多大困难。

【治疗】

1. 机械性损伤

(1)维持呼吸道通畅：呼吸道的顺畅为首要任务。在出现呼吸困难时，首先插入带气囊气管导管，气囊充气后之气管插管有以下作用：①防止伤口血液流入气管内。②可自导管内吸出气管内血液及分泌物,保持呼吸道通畅。③需要时可用人工呼吸器辅助呼吸。气管插管最好不超过72h;如届时仍不能拔管,应行气管切开术。

(2)止血:对严重出血,充分暴露伤口方能看清出血部位,竭尽全力结扎所有出血点。如有大血管出血,应先以指压住出血部位,控制出血,在充分暴露后探查,视情况处理。如无法修复血管,应行结扎,以避免致命性大出血。

(3)伤口局部处理:轻微气管裂伤,无需局部处理,只需在损伤部位的下方行气管切开,使气流改道,给裂伤口以恢复的机会;如为断裂,应立即进行吻合;如为较大裂伤,应行修复缝合。掌握的原则是气管内黏膜要完整,不留创面,以防肉芽生长,日后形成瘢痕而狭窄。如黏膜缺失过多,应就地取材(用筋膜或血管壁)修补缺损处。

2. 物理性损伤

(1)早期气管切开:气管灼伤患者多同时喉头灼伤,容易发生呼吸困难,早行气管切开,增加呼吸道内有效呼吸量,随时吸出分泌物,保持下呼吸道的通畅,防止下呼吸道分泌物潴留而造成的肺内感染。

(2)肾上腺皮质激素的应用:对部分喉及支气管痉挛的患者,应短时内快速注入大量肾上腺皮质激素。可在1～5min内静注氢化可的松1500～3000mg,或地塞米松120～200mg,可以使症状缓解。肾上腺皮质激素的应用,还可以防止日后的瘢痕形成。

(3)全身治疗:早期输液应以胶体液为多,非胶体液不宜过多,以免促使肺水肿的发生。如发生肺水肿,应积极处理,控制输液量,使用利尿药。应鼓励患者咳嗽,帮助痰液引流,保持呼吸道通畅。加强气管切开的护理,雾化吸入湿化剂,以利痰液排出。全身应用抗生素,以防止呼吸道感染等。

3. 化学性损伤

(1)有呼吸困难或痰液较多者,应行气管切开。

(2)雾化吸入与刺激性有害气体或毒气相对抗,中和或稀释药物。输液以减少全身性吸收,增加排泄。

(3)全身性治疗:进行输血、输液等支持疗法,加强护理,使用全身抗生素以防感染等。

(4)对症处理局部情况,如气管内有假膜,应设法取出,以防呼吸道阻塞。

第二节　甲状腺功能亢进危象

甲状腺功能亢进危象简称甲亢危象,是指甲亢表现有急剧的致命性加重,这是甲亢少见的并发症,病情危重,死亡率很高。

【病因】

1. 外科性　凡甲亢患者在手术后4～16h内发生危象者系与手术直接有关;在术后16h后出现者,还应寻找感染病灶或其他诱因。甲状腺本身的手术或其他急诊手术如急腹症、剖宫产,甚至拔牙等均可引起危象。手术引起甲亢危象的原因如下。

(1)甲亢未控制:术前未用抗甲状腺药物准备或准备不够,甲亢病情未完全控制;或甲状腺手术延误致抗甲状腺药物停用过久,碘剂作用逸脱,甲状腺又能合成及释放激素。

(2)甲状腺激素释放:手术应激及手术时挤压甲状腺致大量甲状腺激素释放入血循环,乙醚麻醉亦可使组织内的甲状腺激素进入血循环。

2. 内科性　指手术以外的诱因引起者,目前的甲亢危象多属于此类。由于诱因和甲亢危象的表现是连续的,因此,临床上很难确定何时甲亢危象开始。诱因可以是单一的或多种的,常见的内科性诱因如下。

(1)感染:感染最常见,大部分的内科性危象有感染,其中3/4是上呼吸道感染,其次为胃肠道及泌尿道感染,偶有皮肤感染、腹膜炎等。

(2)应激:应激可导致突然释放甲状腺激素。精神紧张、劳累过度、高温环境、饥饿、药物反应(如药物过敏、洋地黄中毒、胰岛素性低血糖)、心力衰竭、心绞痛、高钙血症、糖尿病酸中毒、肺栓塞、分娩等均可引起甲亢危象。

(3)不适当地停用抗甲状腺药物:尤其是碘剂,碘化物可抑制甲状腺素结合球蛋白水解,致甲状腺激素释放减少。细胞内碘化物浓度增高,超过临界,可引起“急性抑制效应”,使甲状腺激素合成受抑制。若突然停用碘剂,甲状腺滤泡细胞内碘浓度降低,碘化物抑制效应消失,甲状腺又可用细胞内贮存的碘合成激素并释放之,甲亢因此迅速加重。

(4)其他:甲状腺同位素^{131}I治疗引起放射性甲状腺炎;甲状腺活组织检查,过多过重地扪按甲状腺,均可使大量甲状腺激素释放入血。

【发病机制】 甲亢危象的发病机制及病理生理尚未完全阐明,目前认为可能与下列因素有关。

1. *大量甲状腺激素释放入血* 甲亢的临床表现是由于血甲状腺激素水平过高。甲亢危象是甲亢的急剧加重,它可能是由于大量甲状腺激素突然释放入血所致。正常人及部分甲亢患者服药用大剂量的甲状腺激素可产生危象,甲状腺手术、迅速停用碘剂及同位素^{131}I治疗后血甲状腺激素水平均升高,这些事实均支持以上看法。但甲亢患者服甲状腺激素后,一般不引起危象,甲亢危象时血甲状腺激素水平不一定升高,因此,不能简单地认为甲亢危象是由于血TH过多所致。

2. *血游离甲状腺激素浓度增加* 感染、应激、非甲状腺手术可使血甲状腺结合球蛋白及甲状腺素结合前白蛋白浓度下降,甲状腺激素由甲状腺结合球蛋白解离;T_4(甲状腺素)在周围的降解加强,血循环中游离T_3(三碘甲腺原氨酸)的绝对值和T_3/T_4比值升高,这些可能是甲亢危象发病的重要因素。感染等引起甲状腺激素携带蛋白结合力的改变是短暂的,只持续1～2d,这与甲亢危象一般在 2～3d 脱离危险也是一致的。

3. 机体对甲状腺激素耐量衰竭　甲亢危象时各脏器系统常有功能衰竭，甲亢危象时甲状腺功能测定多在甲亢范围内，死于甲亢危象的患者尸检并无特殊病理改变，典型的和淡漠型甲亢危象间亦无病理差异，这些均间接地支持某些因素引起周围组织及脏器对过高甲状腺激素的适应能力减低，即甲亢失代偿。

4. 肾上腺能活力增加　甲亢时心血管系统的高动力状态和肾上腺素过量的表现极相似，甲亢危象也多在应激时，即交感神经和肾上腺髓质活动增加时发生；经动物硬膜外麻醉、给甲亢患者行交感神经阻断或服用抗交感神经或 β 肾上腺能阻断药物，均可使甲亢的症状和体征改善。这些研究均提示甲亢的表现是由于血中甲状腺激素水平高，加大了儿茶酚胺的作用所致。有人认为，甲亢危象时产生过多热量是由于脂肪分解加速，甲状腺激素有直接或通过增加儿茶酚胺使脂肪分解的作用。由于大量 ATP 消耗于将脂肪分解产生脂酸再脂化，此作用使氧消耗增加，并产生热量。甲亢危象患者用 β 肾上腺能阻断药后，血内很高的游离脂肪酸水平迅速下降，同时临床上甲亢危象好转，这也支持交感神经活力增加在甲亢危象发病中起重要作用的论点。

甲亢危象的临床表现尚不能全部用对儿茶酚胺的反应增加来解释，因甲亢危象时总代谢并无改变，用抗交感神经药物或用 β 肾上腺能阻断药后，甲亢患者的体重减轻，氧消耗增加，脂肪代谢紊乱及甲状腺功能异常等均未能恢复正常，因此，也不能认为肾上腺素能活力增加是甲亢危象的唯一发病机制。

【临床表现】　甲亢危象的典型临床表现为高热、大汗淋漓、心动过速、频繁呕吐及腹泻、极度消耗、谵妄、昏迷，最后死于休克、心肺功能衰竭、黄疸及电解质紊乱。

1. 体温　急骤上升，高热 39℃以上，大汗淋漓，皮肤潮红，继而汗闭，皮肤苍白和脱水。高热是甲亢危象与重症甲亢的重要鉴别点。

2. 中枢神经系统　精神异常，极度烦躁不安、谵妄、嗜睡，最后昏迷。

3. 心血管系统　心动过速，常达160/min以上，与体温升高程度不成比例。可出现心律失常，如期前收缩、室上性心动过速、心房纤颤、心房扑动或房室传导阻滞等，也可以发生心力衰竭。最终血压下降，陷入休克。一般有甲亢性心脏病者较易发生危象，一旦发生甲亢危象也促使心脏功能恶化。

4. 胃肠道　食欲极差，恶心，频繁呕吐，腹痛、腹泻甚为突出，每天可达数十次。体重锐减。

5. 肝　肝大，肝功能不正常，终至肝细胞功能衰竭，出现黄疸。黄疸的出现是预后不良的征兆。

6. 电解质紊乱　最终患者有电解质紊乱，约半数患者有低钾血症，1/5患者有低钠血症。

少部分甲亢危象患者临床表现不典型，其特点是表情淡漠、嗜睡、反射降低、低热、恶病质、明显无力、心率慢、脉压小，突眼和甲状腺肿常是轻度的，最后陷入昏迷而死亡，临床上称之为淡漠型甲亢危象。

【诊断及鉴别诊断】　甲亢危象的诊断主要依赖临床症状和体征，诊断甲亢危象时患者应有甲亢的病史和特异体征如突眼、甲状腺肿大及有血管杂音等。当临床上疑有甲亢危象时，可在抽血查TH水平或紧急测定甲状腺2h吸^{131}I率后即进行处理。

由于甲亢危象是严重甲亢的加重期，不同医师有不同的诊断标准。Means认为甲亢有并发症即应考虑有甲亢危象；Waldstein等认为甲亢症状和体征加重，同时发热高于37.8℃并明显心悸即为危象；Mazzaferri等的意见是除以上3项必有的表现外，还应有中枢神经、心血管和胃肠功能紊乱。

【治疗】

1. 降低循环甲状腺素水平

(1)抑制甲状腺素的制造和分泌：抗甲状腺药物可抑制甲状腺素的合成，一次口服或胃管鼻饲大剂量药物（相当于丙硫氧嘧啶 600～1200mg)后，可在 1h 内阻止甲状腺内碘化物的有机结合。然后每天给维持量(相当于丙硫氧嘧啶 300～600mg)，分 3 次口服。丙硫氧嘧啶与甲巯咪唑相比，它的优点是丙硫氧嘧啶可抑制甲状腺外 T_4 脱碘转变为 T_3，给丙硫氧嘧啶后 1d 血 T_3 水平降低 50%，这样就抑制了 T_3 的主要来源。给抗甲状腺药物后 1h 开始给碘剂，无机碘能迅速抑制 TBG 的水解而减少甲状腺素的释放。由于未测出产生持续反应的最小剂量，现一般给大量，每天口服复方碘溶液 30 滴，或静脉滴注碘化钠 1～2g 或复方碘溶液(3～4)ml/(1000～2000)ml 溶液。碘化物的浓度过高或滴注过快会引起静脉炎。患者过去未用过碘剂者效果较好，已用过碘剂准备者效果常不明显。要在给硫脲嘧啶后 1h 给碘剂的理由是避免甲状腺积集碘化物，后者是甲状腺素的原料，使抗甲状腺药物作用延缓。但有时碘化物的迅速退缩作用比抗甲状腺药物的延缓作用对甲亢危象患者的抢救更加重要，而在临床应用时不需等待。

(2)迅速降低循环甲状腺素水平：碘化物和抗甲状腺药物只能减少甲状腺素的合成和释放，不能迅速降低血 T_4 水平。T_4 的半衰期为 6.1d，且多与血浆蛋白结合。迅速清除血中过多甲状腺素的方法如下。

①换血：此法能迅速移走甲状腺素含量高的血，输入血内的甲状腺素结合蛋白和红细胞均未被 T_4 饱和，可再从组织中吸回一些甲状腺素，但有输血所有的缺点。

②血浆除去法：在 1d 内取患者血 5～7 次，每次 500ml，在取出后 3h 内迅速离心，将压缩红细胞加入乳酸复方氯化钠液中再输入。患者均可于治疗当天或次日神志清醒、体温正常、心率下降、心力衰竭好转，甚至心房纤颤消失，血 T_3 及 T_4 明显下降或降至正常。此法比较安全节约。

③腹膜透析法：血清 T_4 可下降 1/3～1/2。

上述迅速清除血甲状腺素的方法操作均较复杂，在有条件的医疗单位，当其他抢救措施均无效时可考虑试用。由于这些方法应用尚不多，其真正疗效及并发症尚待继续观察。

2. 降低周围组织对甲状腺素的反应　碘和抗甲状腺药物只能减少甲状腺素的合成和释放，对控制甲亢危象的临床表现作用不大。近年来多用抗交感神经药物来减轻周围组织对儿茶酚胺过敏的表现，常用的药物有β肾上腺素能阻断药。

甲亢患者用普萘洛尔后虽然甲状腺功能无改善，但代谢研究证实，有改善负氮平衡、使糖耐量进步、降低氧消耗、使皮肤温度下降等作用。普萘洛尔可抑制甲状腺激素对周围交感神经的作用，可立即使 T_4 转变为 T_3。甲亢危象的一般用量是静脉注射普萘洛尔 1～5mg，或每 4 小时口服 20～60mg。用药后心率常在数小时内下降，继而体温、精神症状，甚至心律失常均有明显改善。对心脏储备不全、心脏传导阻滞、心房扑动、支气管哮喘患者应慎用或禁用。交感神经阻断后，低血糖的症状和体征可被掩盖。阿托品是普萘洛尔的矫正剂，需要时可静脉或肌内注射 0.4～1.0mg 以拮抗普萘洛尔的作用。由于甲亢危象的发病机制不单是肾上腺素能活力增加，故抗交感类药物只应作为综合治疗的一部分。

3. 大力保护体内各脏器系统，防止其功能衰竭　发热轻者用退热药，但阿司匹林可进一步增高患者代谢率，应当避免使用；发热高者用积极物理降温，必要时考虑人工冬眠、吸氧。由于高热、呕吐及大量出汗，患者易发生脱水及低钠，应补充水及电解质。补充葡萄糖可提供热量及肝糖原。给大量维生素，尤其是 B 族，因患者常有亚临床的不足。积极处理心力衰竭。甲亢危象时证实有肾上腺皮质功能不全者很少，但危象时对肾上腺皮质激素的需要量增加，故对有高热和(或)休克的甲亢危象可加用肾上腺皮质激素，肾上腺皮质激素还可抑制甲状腺素的释放及 T_4 转变为 T_3，剂量相当于氢化可的松 200～300mg/d。

4. 积极控制诱因　有感染者应给予积极抗菌治疗，伴有其他疾病者应同时积极处理。

第三节　乳 腺 癌

乳腺癌是女性最常见的恶性肿瘤之一，占全身恶性肿瘤的7%～10%。

【病因】　乳腺癌的发病原因尚未阐明，但是，近年来病因学的研究提示了一些与乳腺癌发病可能的相关因素，包括家族因素、生殖因素、性激素水平、相关基因等。

1. 家族史与乳腺癌相关基因　乳腺癌家族史是重要的危险因素，乳腺癌可表现为家族聚集的特征，即父系或母系中至少有 3 个亲属患乳腺癌，同时有乳腺癌和卵巢癌家族史，有双侧和(或)早期乳腺癌的家族史。一般而言，家族聚集性的乳腺癌可分为两种机制，一种是由于多种基因的改变而导致乳腺癌的发生，另一种则是由于某种遗传基因突变引起的。值得说明的是，绝大多数有乳腺癌家族史的妇女并不存在上述遗传素质，因而她们的危险性远远低于那些有明显遗传倾向的人群。

2. 生殖因素　妇女的乳腺在青春期受卵巢激素的作用发育成熟，而乳腺细胞受每个月体内激素水平的周期性变化以及妊娠期体内激素水平的升高而发生生理性的增殖改变。这种细胞增殖分裂的形式于妇女绝经时终止。乳腺癌的发生与上述多种生殖因素有着密切的关系。

(1)初潮年龄：初潮年龄小的妇女患乳腺癌的概率大，初潮年龄小的育龄妇女体内的激素水平较高，月经周期较短，因此，暴露于内源性雌激素环境中的程度较大，这可能是造成这部分妇女易患乳腺癌的主要原因。

(2)停经年龄：停经每推迟 1 年，乳腺癌的概率增加 3%。

(3)第一胎足月妊娠年龄：大量流行病学调查发现，未育妇女患乳腺癌的危险性要比生育过的妇女大，而妇女第一胎正常妊娠年龄越小，一生中患乳腺癌的概率也越小，但是这些危险性的差异主要体现在40岁以后诊断为乳腺癌的妇女中，而非年轻的乳腺癌患者。其原因主要在于第一次足月妊娠可以导致乳腺上皮发生一系列变化而趋成熟，而成熟后的上皮细胞具有更强的抗基因突变能力。

(4)产次和哺乳史：大规模的调查研究发现，高产次的妇女患乳腺癌的概率小，未哺乳妇女患乳腺癌的概率高，乳腺癌高发区较低发区人群的母乳喂养普及率低，且维持时间也短。

3. 性激素　性激素在乳腺癌的发生中扮演着重要的角色。

(1)内源性和外源性雌激素：绝经后妇女中患乳腺癌者较健康女性体内总雌激素水平平均高出15%～24%，有研究显示，未用过激素替代治疗的绝经后妇女其血浆雌激素水平与乳腺癌的危险性呈明显正相关；对于绝经前女性，也证实了内源性雌激素与乳腺癌危险性的相关性。虽然与子宫内膜癌的发生相比较其危险度要小得多，但是补充外源性雌激素会增加乳腺癌的发病可能已被证实。

(2)其他激素：包括雄激素、催乳素、血清胰岛素样生长因子(IGF-1)及其主要的结合蛋白IGFBP-3等，都与乳腺癌的发生有着一定的关系。

4. 营养饮食

(1)脂肪与高热能饮食：大多数流行病学研究都证实体重增加与乳腺癌有关，尤其是在绝经后体重增加者。

(2)乙醇：饮酒可能增加体内雌激素水平，并导致妇女患乳腺癌的危险度增加。

(3)纤维素和维生素：虽然对其机制尚不明了，但纤维素对乳腺癌和大肠癌都有抑制作用已经得到了证实。维生素A有保护乳腺细胞的作用。

5. 其他环境因素

(1)电离辐射：乳腺癌的发生与电离辐射有关，且暴露于放射线的年龄越小，其危险性越大。因此，有些人提出乳腺X线普查可能增加乳腺癌的危险性，但由于其可以早期发现乳腺癌而降低病死率，利大于弊，故被推荐为40岁以上女性乳腺检查项目。

(2)药物：化疗药物在治疗肿瘤同时，其本身也有致癌作用。

(3)体育锻炼：适当的体育运动可以减少许多疾病的发生，包括降低乳腺癌的发病率。体育锻炼对于已经患有乳腺癌的患者具有延长生存率、降低病死率的作用。

【发病机制】 与乳腺癌有关的数十种基因受多种生物调节机制包括删除、扩增、突变、移位和表型基因改变等的调控影响。而BRCA，EGFR，PTEN等数十种乳腺癌基因已被确定，它们的异常使细胞动态平衡失调，并影响细胞的信号传导和调节途径。目前在乳腺癌治疗中广泛应用的曲妥珠单抗，就是针对这一基因相关的信号网络的靶向治疗药物。

【临床表现】 乳腺癌生长至临床可检出前的病程有多长还不清楚，而且在不同患者，其生长速度也各不相同，差异很大。但一般来说，乳腺癌倍增时间为25～200d，因此，乳腺癌患者一般有长达数年的临床前期阶段，如能在此阶段检出乳腺癌，可明显提高治愈率。当肿瘤发展到一定阶段，就会出现一系列相应的临床表现，这些临床表现正是许多患者就医的主要原因。

乳腺癌在早期多为无痛的、单发的小肿块，质硬，表面不光滑，与周围组织分界不清，在乳房内不易被推动。一般都由患者在无意中，如在洗澡时发现。当然，随着乳房自检和常规健康体检的普及，亦有相当一部分肿块为体检时所发现。另外，由于早期乳腺癌不引起任何自觉症状，有的患者又不知其严重性，以致部分患者治疗较晚。乳腺癌逐渐增大，侵入Cooper韧带，使之收缩，因此肿块处皮肤往往有凹陷，即所谓的“酒窝征”，是乳腺癌早期常有的征象。乳腺癌继续发展常使乳房缩小、变硬、乳头抬高，并可由于乳管的牵拉而扁平、回缩，甚至凹陷。也可在数月内显著增大，使患侧乳腺体积变大，隆起。乳腺癌侵入胸肌筋膜、胸肌，以致肿块固定于胸壁而不易被推动。癌细胞阻塞皮下淋巴管，造成淋巴滞留，从而出现真皮水肿，皮肤呈“橘皮样”改变，晚期出现皮肤破溃，形成溃疡。溃疡常有恶臭，伴有出血。乳腺癌也可以与皮肤发生广泛粘连，如癌细胞扩散至乳房和乳房周围皮肤，则会出现多数小结节，甚至彼此融合。

淋巴结转移最初多见于腋窝，早期为散在淋巴结增大、变硬，尚可被推动，进而逐渐增多，并连接成硬块，甚至与深部组织和皮肤发生粘连。锁骨上淋巴结亦可肿大、变硬，对侧腋窝也可有淋巴结转移。如癌细胞堵塞腋窝主要的淋巴管，引起该侧手臂淋巴回流的障碍，则发生蜡白色的手臂水肿。如锁骨下或腋窝的硬变淋巴结压迫腋静脉，则引起该侧手臂青紫色水肿。

乳腺癌发生远处转移的常见部位为骨、肺、肝、脑，并有相应的症状。如侵入椎骨，则发生背痛；侵入股骨，可发生病理性骨折；肺和胸膜的转移，常引起咳嗽和呼吸困难；肝转移可引起肝大和黄疸。

【辅助检查】

1. 乳腺X线摄影　乳腺钼靶X线摄影是早期发现和诊断乳腺癌最有效的影像学检查方法之一。美国癌症协会(ACS)制定了乳腺癌普查的推广原则，明确了检查对象和检查方法：18－39岁女性每个月进行1次乳房自我检查，3年进行1次临床体检；40－49岁女性每年进行1次临床体检和乳腺X线检查；50岁以上女性每年进行1次临床体检和乳腺X线检查，每个月进行1次乳房自我检查。

X线影像与年龄、月经、妊娠、哺乳等生理因素有关，一般分为致密型、透明型、导管型、混合型。恶性疾病常表现为不规则的高密度影，边缘有毛刺或有小而密集的沙粒状钙化点。乳腺钼靶还可显示部分腋窝淋巴结情况。美国放射学会规定并出版的《乳腺影像报告与数字系统》是其形态学描述的标准化语言。BI-RADS共7种分类(表9-1)。

表 9-1　BI-RADS 分类

等级	分类
0 级	“评估不完全”，需进一步证实
1 级	“阴性结果”，结果不需要描述
2 级	“良性发现”，应描述一个良性特征
3 级	“可能良性发现”，极低恶性可能
4 级	“可疑恶性”，建议活检
5 级	“高度怀疑恶性”
6 级	“明确恶性”，有病理证实的恶性

乳腺癌在钼靶 X 线片上多表现为致密影，外形不规则分叶状，有毛刺，内部密度不均匀，部分可见小杆状、小叉状或泥沙样恶性钙化点。周围可见丰富血管影，表面皮肤可因淋巴回流障碍而增厚或受深部病灶牵拉而凹陷。BI-RADS 分级多提示为 4 级以上。

2. *乳腺 B 超*　B 超检查具有方法简便，安全易行，无损伤的特点，适用于各年龄段、不同乳腺疾病的诊断。高频（7.5～10.0MHz）B 超是最实用有效的检查方法，适于致密型乳腺，引导肿物定位和穿刺活检，鉴别 X 线摄影所检出的病变为囊性或实性。与 X 线片结合成为乳腺检查的“黄金搭档”。但是 B 超检查对于临床阴性的乳腺病变敏感性较低，不易检出微小钙化，对较小的不典型病灶难以定性诊断。

3. *乳腺磁共振成像*　乳腺磁共振成像（MRI）较 X 线检查有更高的敏感性和特异性。近年来越来越多地受到临床的重视。尤其动态增强显像在鉴别良恶性肿块方面具有更高的准确性。2008 版《NCCN 临床实践指南》推荐选择 MRI 作为乳腺癌新辅助治疗疗效的评价标准，但是，MRI 作为乳腺癌的普查工具仍受到很多限制，尚不适于大规模的人群普查。

4. *空芯针活检*　空芯针活检（SCNB）是将穿刺针直接刺入乳

腺可疑病变区，取得组织标本进行组织病理学检查的一种方法。总体诊断准确率比细针穿刺细胞学检查高，敏感度为90%～97%，特异性为100%。空芯针活检运用自动反弹切割式活检枪从病变部位切取少量组织，其因损伤小，对乳房外观无影响而成为最常用的穿刺活检方法。

5. 真空辅助活检　麦默通（Mammotome）病灶旋切系统在切割的同时，真空抽吸目标组织于针槽内，行卷笔刀式切割，且一次进针可连续获得多点标本。对乳腺外观损伤较小的病变能完全切除，获取的标本量大，病理诊断准确率几乎达到100%。活检同时有真空抽吸，不易形成血肿，并发症进一步减少，可以替代手术活检。

6. 纤维乳腺导管镜检查　将直径0.5mm的纤细内镜经乳头开口插入乳腺大导管直接观察，并可同时进行冲洗及细胞学检查，是诊断乳头溢液疾病的较好方法，可早期发现乳管内小病灶，明确病变的部位及范围。

7. 病理检查　病理检查包括乳头溢液涂片和细针针吸细胞学检查，乳头或其他糜烂溃疡面刮取涂片，手术标本剖面印片以及空芯针穿刺和麦默通病灶切除或切除病理组织学检查。

【诊断及鉴别诊断】

1. 诊断　根据详细的病史询问、症状、体格检查及辅助检查，作出乳腺癌的诊断并不困难。但是，一个完整的乳腺癌的诊断应具有指导治疗的作用，需要包括病理分型、组织学分级、TNM分期以及免疫组化结果等。

2. 鉴别诊断

(1)乳腺导管扩张症：又名浆细胞性乳腺炎。其临床表现与乳腺癌难以分辨，肿块质硬，有浸润感，与皮肤粘连并引起乳头内陷，有慢性脓肿形成，伴腋下淋巴结肿大，空芯针组织学检查可以确诊。

(2)脂肪坏死：表现为实性肿块，伴有疼痛，可有外伤史。病变边缘不整，可与皮肤粘连，甚至 X 线片也有细小钙化。空芯针组织学检查可以确诊。

(3)乳腺囊性增生病有多个大小不一、质韧结节，往往分散在两侧整个乳腺。对局限在一侧乳房外上象限的病变，要注意与乳腺癌相鉴别。

【治疗】

1. 外科治疗

(1)乳腺癌根治术：手术切除范围包括患侧全部乳腺组织、超过肿瘤边缘 2cm 表面皮肤以及胸大肌、胸小肌、腋窝和锁骨下脂肪及淋巴组织。在不影响手术清除的情况下，胸长神经和胸背神经可予保留。由于该手术方式创伤过大，严重影响患侧上肢运动功能及胸壁外形，使患者的生活质量明显下降，且对于预后没有明显改善，故目前此种术式在临床中的应用已经非常有限。

(2)乳腺癌扩大根治术：即在根治术的基础上，同时切除胸廓内动脉、静脉及胸骨旁淋巴结。目前该术式在临床中极少应用。

(3)改良根治术：包括保留胸大肌、切除胸小肌的改良根治术以及胸大肌、胸小肌均保留的改良根治术。除了保留胸大肌或同时保留胸大肌、胸小肌外，切除范围基本同根治术。通过大量的病例观察认为，Ⅰ期、Ⅱ期乳腺癌应用根治术及改良根治术，患者的生存率无明显差异，且该术式保留了胸大肌，患者的上肢功能及外形都得到了充分的保障，明显提高了患者的生活质量，为目前临床中最常用的术式之一。

(4)保留乳房的术式：20 世纪 80 年代以来，早期乳腺癌采用此法治疗者日益增多，尤其在欧美一些国家，该方法已经成为治疗早期乳腺癌最多采用的治疗方法，在我国也正在推广应用中。

该手术应在严格遵循适应证的前提下进行，其适应证：患者的愿望；一般情况下，$T \leqslant 3cm$；乳房有适当体积，术后能够保持外观效果；术后必须施以放射治疗以杀灭可能残存的癌灶。

该术式也存在一些禁忌证：①绝对禁忌证。既往接受过患侧乳腺或胸壁放射治疗；活动性结缔组织病，尤其注意硬皮病和系统性红斑狼疮的风险；妊娠、哺乳期患者（终止哺乳后可考虑）；分布在两个以上象限的多中心或多灶性病灶；肿瘤经局部广泛切除后切缘阳性，再次切除后仍不能保证病理切缘阴性。②相对禁忌证。肿瘤位于乳房中央区，即乳晕及乳晕旁 2cm 环形范围内，包括乳头 Paget 病；直径＞3cm（建议根据肿瘤占乳房的比例来衡量，部分大乳房患者仍有机会接受该术式治疗）；乳腺钼靶 X 线显示弥散的恶性或可疑恶性的微小钙化灶。乳腺癌保留乳房的术式在缩小手术切除范围和减少手术破坏的情况下，依然可以取得不亚于根治术的疗效，同时保持完美的乳房外形，以满足患者精神方面的需要，使患者生活质量大大提高。

2. 化学治疗　乳腺癌是一种全身疾病，化学治疗作为乳腺癌综合治疗中的重要组成部分之一，能明显提高患者的无病生存率、无复发生存率及总生存率。化学治疗主要用于配合手术的辅助治疗和晚期乳腺癌的治疗。

(1)辅助化学治疗（术后化学治疗）：可以杀灭手术过程中进入血液循环的癌细胞，以防止血行转移灶的形成，并提高远期疗效。

(2)新辅助化学治疗（术前化学治疗）：杀灭术前已转移的潜在体内的微转移灶，提高远期疗效，或降低乳腺癌的临床期别，利于进一步治疗。

(3)晚期乳腺癌的化学治疗（解救化学治疗）：用于已发生远处或广泛转移，不适合手术根治者。

(4)术后辅助化疗方案及选择

①低危的腋淋巴结阴性者：CMF×6 周期（环磷酰胺/氨甲蝶呤/氟尿嘧啶）；AC×(4～6)周期（多柔比星/环磷酰胺）或 EC×(4～6)周期（表柔比星/环磷酰胺）。

②有高危复发因素的腋淋巴结阴性者：CAF×6 周期（环磷酰胺/多柔比星/氟尿嘧啶）或 CEF×6 周期（环磷酰胺/表柔比

星/氟尿嘧啶)；TC×6 周期(多西他赛/环磷酰胺)。

③腋淋巴结阳性者：AC×4 周期→T×4 周期(AC 序贯紫杉醇)；FEC×3 周期→T×3 周期(FEC 序贯多西他赛)；TAC×6 周期(多西他赛/多柔比星/环磷酰胺，同时 G-CSF 支持)，密集化疗(每 2 周方案，同时 G-CSF 支持)；AC×4 周期→T×4 周期(密集化疗，每 2 周方案，同时 G-CSF 支持)；A→T→C＜多柔比星序贯紫杉醇、序贯环磷酰胺，密集化疗，每 2 周方案，同时 G-CSF 支持。

3. *放射治疗*　随着放射治疗设备和放射治疗技术的不断改进，尤其立体准确定位和适形调强技术的应用，不论单独应用还是作为综合治疗的一部分，放射治疗都成为治疗乳腺癌的重要手段。有关放射治疗的应用主要包括以下几个方面。

(1)保留乳房手术后的全乳房放射治疗。可以杀灭可能残存的癌灶。乳腺照射建议剂量为 45～55Gy，瘤床加量 10～15Gy。

(2)根治性手术的辅助放射治疗。可降低局部复发率。

(3)术后局部复发癌灶的放射治疗。

(4)局部晚期乳腺癌的放射治疗。可收到一定的局部控制效果，还可使部分不可手术的乳腺癌晚期患者获得手术机会。

(5)转移性癌灶的姑息性放射治疗。可以止痛、减轻压迫症状、使破溃癌灶止血等，从而改善患者的生活质量。

4. *内分泌治疗*　雌激素可以通过与雌激素受体(ER)的结合而刺激癌细胞的生长，如果同时有孕激素(PR)存在，则能更准确地预示 ER 的功能。对内分泌完全反应或部分反应型乳腺癌，即通常为 ER 和(或)PR 阳性者，可取得一定疗效。

关于内分泌治疗的方法包括以下几类。

(1)卵巢去势：通过手术切除、放射治疗或药物去除卵巢功能，降低患者体内的雌激素水平，从而达到治疗的目的。

(2)抗雌激素药物：最常用的为他莫昔芬，其作用机制是与雌激素竞争与 ER 结合而发挥作用。不论患者绝经与否，均有一定的疗效，推荐剂量为 10mg，2/d，并服用 5 年。同时，他莫昔芬具有引起血栓性疾病以及增加子宫内膜癌患病风险的可能，需要引起注意。

(3)芳香化酶抑制药：可阻断或减少绝经后妇女体内雌激素的来源，因为绝经后妇女体内的雌激素主要由外周雄激素在芳香化酶作用下转化而来。目前临床应用的主要是第3代芳香化酶抑制药，常用药物为来曲唑、阿那曲唑及依西美坦。

芳香化酶抑制药用于绝经后激素受体ER和(或)PR阳性的乳腺癌患者，关于绝经有几条明确的定义：①双侧卵巢切除术后；②年龄≥60岁；③年龄＜60岁，停经≥12个月，没有接受化学治疗以及他莫昔芬、托瑞米芬或抑制卵巢功能治疗，且FSH及雌二醇水平应在绝经后范围内；④正在接受LH-RH激动药或拮抗药治疗的患者无法判定是否绝经；⑤正在接受辅助化学治疗的绝经前妇女，停经不能作为判断绝经的依据；⑥因为尽管患者在化学治疗后会停止排卵或出现停经，但卵巢功能仍可能正常或有恢复可能，所以，对于化学治疗引起停经的妇女，如果考虑以芳香化酶抑制药作为内分泌治疗，则需要进行卵巢切除或连续多次监测FSH和(或)雌二醇水平，以确保患者处于绝经后状态。

5. 靶向药物治疗　HER2基因定位于人染色体17q21，是表皮生长因子受体之一，是具有酪氨酸激酶活性的跨膜蛋白，在许多上皮肿瘤中都有扩增和过度表达现象。在乳腺癌患者中，该基因过度表达与生存期短、肿瘤进展及转移有关，同时也是靶向治疗的目标。原发肿瘤或转移HER2过表达的患者，即淋巴结免疫组化检测HER2(＋＋＋)或FISH/CISH阳性者，可行曲妥珠单抗治疗。

6. 乳腺癌个体化治疗

(1)非浸润性乳腺癌：《NCCN乳腺癌临床实践指南》中国版(2008年第1版)建议①小叶原位癌(LCIS)的治疗：目前有观点认为LCIS并非癌，而是乳腺癌的高危因素，诊断后需行双乳钼靶X线检查，然后随诊，每6～12个月临床检查1次，每12个月进行

1 次钼靶 X 线检查。为降低乳癌风险,也可考虑口服他莫昔芬。②导管原位癌(DCIS)的治疗:行双乳钼靶 X 线检查,行肿物切除或乳腺单纯切除±同期乳腺重建手术。行肿物局部切除的患者需术后辅助放疗。对 ER(+)的 DCIS,尤其行保乳手术患者,术后考虑口服他莫昔芬 5 年。随诊每 6～12 个月临床检查 1 次,每 12 个月进行 1 次钼靶 X 线检查。

(2)浸润性乳腺癌:原则采用综合治疗,概括地说,包括对局部病灶进行手术治疗、放射治疗,或两者联合以及对全身性疾病进行细胞毒化学治疗、内分泌治疗、生物治疗或以上手段的联合应用。实施细则应根据病灶(T)大小和腋淋巴结(N)情况分别进入以下流程治疗:0～ⅡA 期可直接实施手术(保留乳房或改良根治术),ⅡA～ⅢC 期可考虑先行新辅助化学治疗或新辅助内分泌治疗再手术,Ⅳ期以化学治疗、内分泌治疗和靶向治疗为主。临床腋淋巴结转移应经针吸细胞学检查(FNAC)证实。行保留乳房手术的患者及腋淋巴结 4 个以上(含 4 个)的患者行术后放射治疗,在 2008 版 NCCN 指南中对 1～3 个淋巴结阳性患者也建议积极考虑全乳房切除术后行放射治疗。术后辅助化学治疗及方案的选择如前所述,其中所谓的高复发危险因素包括肿瘤＞2cm,腋淋巴结阳性、高组织学分级、激素受体阴性、HER2 受体阳性及年龄≤35 岁。关于内分泌治疗,2008 版 NCCN 指南要求对所有原发性浸润性乳腺癌确定其 ER 和 PR 状态,对 ER 和(或)PR 阳性的浸润性乳腺癌患者,不论其年龄、淋巴结状况、是否应用了辅助化学治疗,都应当考虑辅助内分泌治疗。目前所有曲妥珠单抗辅助治疗的试验均表明曲妥珠单抗可以改善无病生存率,HER2 过表达的患者可用曲妥珠单抗治疗,但目前不建议在肿瘤小(直径＜1cm)、淋巴结阴性的患者中应用曲妥珠单抗辅助治疗,因为现有临床研究中未纳入过具有以上特征的患者。

第四节 肝损伤

肝是腹腔内最大的实质性器官，位于右侧膈下，由于其占腹腔面积大，位置固定，质地较脆而柔软，因此是人体最易损伤的腹腔实质脏器之一。肝外伤后主要表现为肝实质及肝内血管伤所引起的大出血、休克和肝内胆管伤所引起的胆汁性腹膜炎。难以控制的出血、其他脏器的伴随损伤及并发症是肝外伤的主要死亡原因。

肝外伤是腹部外伤中较常见且严重的损伤，仅次于脾外伤。战时肝外伤多为火器伤，平时则主要为交通事故、刺伤、摔伤、拳击、坠落、压砸、撞击、枪伤等。由于肝血供丰富，具有重要而复杂的生理功能，往往伤情复杂，死亡率高。

【病因】 肝损伤的原因，战时绝大部分为火器伤，平时以刺伤和交通或工业事故造成的钝性伤为多。复苏时粗暴的胸外按压，分娩时新生儿受狭窄的产道挤压，或助产、人工呼吸方法不当，也偶尔引起肝破裂。

1. 开放性肝外伤 由刀、剑刺伤及枪弹伤、弹片伤等所致，其中霰弹猎枪所致较一般枪伤重。

2. 闭合性肝外伤 由钝性外力如打击、挤压、车祸、爆震伤、高处跌伤等原因使肝直接遭受到冲击或间接对冲所致，腹部并无伤口沟通。常合并肾、脾、胰及十二指肠的损伤。

【发病机制】

1. Moynihan 闭合性肝外伤分类

(1)肝包膜下血肿：肝实质表面破裂，包膜完整，多发生于肝右叶的前外侧。血液在包膜下积聚，形成大小不一的血肿。小的血肿，出血往往可自行停止，因其被膜完整，出血量受到限制，故临床上并无明显内出血征象而不易被发现；而大的血肿，可将包膜广泛掀起，在咳嗽等使腹内压突然升高时可发生真性破裂引起大出血。

(2)肝裂伤(真性破裂):最常见,肝实质及包膜均裂伤,血液和胆汁可流入腹腔,可引起腹膜刺激征。按程度可再分为肝实质挫裂伤、肝实质离断伤、肝实质毁损伤。

(3)中央型:深部实质裂伤,可伴或不伴包膜裂伤,是较严重的一类损伤。常常伴有肝动脉、门静脉、肝静脉或肝内胆管损伤,造成出血、胆汁漏、继发感染。中央型肝破裂时,肝组织呈暗紫色,质硬,常可造成广泛的肝组织坏死,易发展为继发性肝脓肿。

2. Corica 分类

(1)单处裂伤。

(2)多处裂伤。

(3)星芒状裂伤。

(4)爆裂伤。

(5)包膜下血肿。

3. 分级　吴孟超提出的分级(五级法),见下表 9-2。

表 9-2　五级法

级别	裂伤深度	表现
Ⅰ级(轻度伤)	裂伤深＜1cm	范围小,含小的包膜下血肿
Ⅱ级(中度伤)	裂伤深 1～3cm	范围局限,含周围性穿透伤
Ⅲ级(重度伤)	裂伤深＞3cm	范围广,含中央性穿透伤
Ⅳ级(复杂伤)	—	肝叶离断、毁损,含巨大中央性血肿
Ⅴ级(大血管伤)	—	肝门或肝内大血管或下腔静脉损伤

4. 评分　肝外伤伤情 AIS 评估标准:按目前国际通用的简略创伤评分法(AIS)进行肝外伤伤情评估,凡总分超过 11 分者为严重复杂性损伤,死亡率极高(表 9-3)。

表 9-3 AIS 评估标准

损伤情况	程度	计分数
伤情不详	—	2
挫伤	程度不详	2
	浅表小血肿	2
	深层小血肿	3
裂伤	程度不详	2
	浅表小裂伤	3
	血腹＞1L	3
	伴大血管、大肝管伤	3
	大裂伤	4
	伴肝组织缺损（撕脱、毁损、星芒状者）	5

【临床表现】 肝损伤的临床表现主要是腹腔内出血和血液、胆汁引起的腹膜刺激征。按损伤的类型和严重程度不同，其临床表现也有较大差异。

肝裂伤时，轻微者出血量少并可自行停止，腹部体征也较轻。严重者，大量出血而致休克，患者有面色苍白、四肢冰冷、脉搏细数、血压下降等休克表现。如合并血管受累，则胆汁和血液刺激腹膜，引起腹痛、腹肌紧张、压痛和反跳痛等腹膜刺激表现。有时胆汁刺激膈肌可出现呃逆和肩部牵涉痛。肝被膜下裂伤时，多有被膜下血肿，受伤不重时临床表现不典型，仅有肝区或右上腹胀痛、压痛，肝区叩击痛，有时可扪及触痛的肝脏，血肿不破裂一般无出血性休克和明显的腹膜刺激征。若继发感染则形成脓肿。若出血继续，血肿逐渐增大，张力增高，经数小时、数天或更长时间可破裂，出现迟发性急性腹痛和内出血症状和体征。如伴肝内胆管裂伤时，血液可流入胆道和十二指肠，表现为阵发性胆绞痛和上消化道出血。

【辅助检查】

1. 实验室检查　定时测定红细胞、血红蛋白和血细胞比容，观察其动态变化，如有进行性贫血表现，提示有内出血。

2. X线检查　如有肝被膜下血肿或肝内血肿时，X线可见肝阴影扩大和膈肌抬高。如同时发现膈下游离气体，则提示合并空腔脏器损伤。

3. 诊断性腹腔穿刺及腹腔灌洗　此法对肝等实质脏器裂伤诊断价值很大，但出血量少时可能有阴性结果。故必要时需多次穿刺或行腹腔灌洗。

4. B超、CT检查　B超检查是现代化医院急诊科和急救中心肝外伤的第一线诊断措施，可用于稳定期和血循环不稳定的患者，可重复检查、动态观察伤情变化，可准确发现腹腔内积血，判定损伤的器官、损伤程度。B超检查可见到肝损伤时肝被膜的连续性中断，肝被膜下血肿、肝中央血肿、肝裂伤的深度和腹腔内积血等。

CT检查对腹内实质性器官损伤和腹腔内出血能提供更为准确的依据，并可根据需要重复检查，前后对比。另外CT检查还可估计肝外伤时的出血量。但B超和CT检查有时需要等候，耗费时间，因此绝不能因等待而耽误诊断治疗。

5. 其他检查　对一些诊断确实困难的闭合性损伤，如怀疑肝内血肿，伤情不很紧急者可考虑选择性肝动脉造影术。此项检查可以全面了解肝外伤本身的情况，如肝实质挫伤、肝动脉破裂出血、肝动-静脉短路、假性动脉瘤、损伤肝的组织血供等，有时比手术探查能发现更多、更全面的资料。

【诊断及鉴别诊断】

1. 诊断

(1)病史：多有右上腹、右季肋部、右下胸部火器伤或撞击伤病史。应详细了解受伤史，注意询问受伤时间、受伤地点、致伤条件、暴力大小、方向、部位及受伤至就诊之间的伤情变化和就诊前的急救处理等。

(2)症状：伤后患者一般诉右上腹疼痛，有时向右肩部放射，后转右下腹、全腹部疼痛，多伴有恶心、呕吐。

①肝浅表裂伤时出血和胆汁外渗都不多，能在短期内自行停止，临床表现较轻，腹痛范围较局限，一般仅有右上腹部疼痛。

②中央型肝挫伤或贯通伤，临床可有右上腹部持续而剧烈的腹痛，多伴恶心、呕吐，腹腔内出血量大者甚至出现低血压、休克等表现，患者常自觉口渴、烦躁不安或抑郁淡漠，且病情变化快。

③肝严重破碎或合并肝门大血管、下腔静脉破裂者，可短期内大出血死亡。

④肝包膜下血肿或深部血肿，主要表现为肝区胀痛，若血肿与胆管相通，可有胆管出血症状，可有呕血、黑粪等上消化道出血的表现。巨大血肿长期存在可发生感染而形成继发性肝脓肿，出现如寒战、高热、肝区疼痛等肝脓肿的征象。当咳嗽等使腹腔内压力急剧升高时，血肿可破裂出现腹腔内大出血的征象。

⑤肝外伤往往合并其他脏器的损伤，比较多见的是肝的邻近器官，如右侧肾、十二指肠、胰腺、结肠肝区、肝外胆管等。也可合并全身其他器官的损伤，如脑外伤、胸部创伤、四肢骨折等。

(3)体征

①休克：肝外伤一般都有休克的体征，表现为面色苍白、血压不稳或血压下降、脉搏细数、大汗淋漓、四肢厥冷、尿量减少等。严重时，全身皮肤、黏膜明显发绀，四肢厥冷，脉搏摸不清，血压测不出，尿少甚至无尿。

②腹膜刺激征：腹腔内出血所致一般较轻，而肝损伤时肝内较大的胆管破裂或肝碎裂伤时所致大量胆汁外渗，表现为上腹部或全腹部有明显压痛、反跳痛及腹肌紧张，形成典型的“板状腹”征象。

③其他：肝区叩痛明显，有血肿形成时可触及肝大或上腹部肿块。开放性损伤在上腹部可见火器及刀刺伤的入口。闭合性损伤有时可见到表皮擦伤、腹壁软组织挫伤及腹壁瘀血的局部征象。

2. 鉴别诊断　应注意与脾破裂、大血管破裂以及空腔脏器破裂等鉴别。另外，有肝硬化或肝癌的患者轻度外伤即可能引起肝破裂。

(1)脾破裂：多有左侧胸腹部的外伤史，临床表现与肝破裂较为相似，但当肝破裂合并有胆管损伤时可致胆汁性腹膜炎，腹痛一般较剧烈，呈全腹持续性疼痛，且腹部压痛、反跳痛及腹肌紧张的征象也较明显，而脾破裂腹痛及腹膜刺激征都较轻，腹部X线片示胃右移、横结肠下移、胃大弯有锯齿形压迹(脾胃韧带内血肿所致)，提示为脾破裂。另外，通过B超或CT即可明确脾破裂的位置，可资鉴别。

(2)肝周腹水：肝包膜下血肿行CT检查时形成的新月形或半月形的低密度或等密度区，需与腹水围绕肝周围鉴别。通过外伤病史及密度测量不难鉴别。

(3)病理性肝破裂：常见于肝硬化或肝癌的患者，多为青壮年，有肝炎病史，轻微的打击即可造成肝破裂，伤后局部症状明显，肿块迅速增大，通过B超及CT等影像学检查或实验室检查可发现肝硬化或肝癌的特征性改变而不难鉴别。

(4)腹腔内空腔脏器破裂：如胃、十二指肠的破裂，由于胃酸、胆汁和胰液有很强的化学刺激性，伤后立即出现剧痛和腹膜刺激征，查体见肝浊音界消失，腹部X线摄片示膈下新月形阴影，胃管引流出血性液，且诊断性腹腔穿刺抽出食物残渣，可资鉴别。

(5)大血管破裂：较常见的为外伤后腹主动脉破裂出血，其出血量大，迅速出现休克征象，死亡率极高。

【治疗】　治疗主要分为非手术治疗和手术治疗。

1. 非手术治疗　部分肝外伤患者可采用非手术方法治愈，这是因为人们对肝外伤的自然转归有了更深入的了解。随着现代医学的发展，现代医疗检查设备(B超、CT及MRI等)的应用，高质量的CT及B超等检查设备能较准确地判断肝损伤的部位及腹腔积血量，以及腹腔内其他脏器的损伤情况。临床医师经验不断丰富，综合处理的手段和监测能力不断加强。相当一部分肝外伤患者采用非手术治疗而痊愈，减少了患者的痛苦，节约了医疗费用。

(1)非手术治疗指征

①单纯性肝裂伤，或肝内血肿，或伤情较轻，属Ⅰ～Ⅲ级肝损伤，无活动性出血，血肿不进行性扩大者。

②无腹腔内其他脏器损伤而需手术探查者。

③患者血流动力学稳定，无明显的腹膜炎体征。

④患者神志清楚，在观察中反复多次检查都合作者。

⑤腹腔积血＜250～500ml，少量输血(200ml)就能纠正血流动力学的改变。

⑥观察过程中CT扫描证实已好转或已稳定。

⑦具备重症监护的条件及高素质CT或B超专业人员，若病情发生变化能及时转手术治疗。

(2)注意事项：由于肝外伤病情的复杂性，在非手术治疗期间，要严密动态观察病情变化。

①严密观察生命体征和腹部情况。观察是否合并腹腔内其他脏器损伤，防止漏诊消化道穿孔，必要时要做多次B超及CT检查以明确腹腔内积血、渗漏胆汁及肝的愈合情况。

②监测血流动力学的变化。检验包括血红蛋白、红细胞计数及血细胞比容等。

③用B超对肝损伤进行动态监测。

④做好术前准备，随时中转手术。如发现患者有腹痛进行性加重，持续的血流动力学不稳定，血压下降，腹胀、腹膜炎体征逐渐加重时，要及时行B超或CT检查，如果腹腔出血量持续增加，化验红细胞计数、血红蛋白含量及血细胞比容进行性下降，或发现合并其他脏器较严重的损伤，必须及时转手术治疗。

(3)治疗措施

①严密观察伤情变化及生命体征：入院48h内每小时测1次

血压和脉搏，而后改每 2～4 小时测 1 次。每 2～3 天测血红蛋白、血细胞比容、白细胞总数及分类。经常检查腹部体征，动作要轻柔。

②建立通畅的静脉通道，纠正水、电解质紊乱，酌情输血，有休克者积极抗休克治疗，应用止血药物，促凝、抗纤溶药物联用，必要时联用小血管收缩药。

③禁食，静脉营养支持，必要时胃肠减压，以促进胃肠功能恢复，使腹腔内积血易于吸收。72h 后若伤情稳定，可开始进食。

④选择适当的抗生素预防感染，以胆汁可能存在的细菌为依据。

⑤绝对卧床休息 2 周以上；吸氧，适当的镇静、止痛。

⑥72h 内每天复查 CT 或床边 B 超，以后每 5～7 天复查 1 次，观察肝创伤愈合及腹腔积血吸收情况。

⑦出院后 3 个月内限制剧烈活动，半年内避免重体力劳动。

非手术治疗需要维持血流动力学的稳定。输血量与失血量有关，如输血不能使血流动力学稳定，应立刻手术。

如患者没有进行性加重的腹痛，血流动力学稳定，部分患者可行选择性动脉造影，查找出出血灶后栓塞出血部位的肝动脉分支，效果较好。

非手术治疗肝外伤的最大危险是延迟性出血。肝外伤延迟性出血多发坐在伤后 2 周内，且多与腹内压突然异常增加、剧烈活动或再次外伤有关，在非手术治疗期间应绝对卧床休息 2 周，避免腹内压增加，3 个月内避免剧烈活动，半年内避免重体力劳动。如果发生延迟性出血，应立即中转手术治疗，不再适宜采取非手术治疗的方法。如出院后发生再出血，应立即收住院观察治疗。如住院期间出现渐进性出血，但血流动力学稳定，可继续非手术治疗，如血流动力学不稳定或突发大出血，应迅速手术治疗。选择非手术治疗时，要注意避免漏诊其他脏器的损伤，如肠破裂、胰腺裂伤、十二指肠损伤以及合并胸部联合伤等，否则可造成严重的后果，危及患者的生命。因此，选择非手术治疗要严格掌握适应证，随时调整治疗方案。

2．手术治疗　手术是治疗严重肝外伤最重要且有效的方法。

(1)适应证：当肝外伤患者有明显的腹腔内出血，血流动力学不够稳定，疑有腹腔内脏器合并伤，多量腹腔内积血、积液者，应在积极抗休克的同时行剖腹探查术。

(2)手术治疗原则：彻底清创，有效止血，阻止胆漏，清除坏死肝组织，通畅引流以及处理合并伤。

(3)手术探查

①切口：闭合性钝挫伤，明确受伤部位为右上腹或右胸部撞击，术前疑为肝破裂为主可做右腹部切口，可采用右肋缘下切口，切口宜大，暴露充分，便于手术操作；火器伤或车祸伤，术前不能排除多脏器伤，一般选用上腹正中切口，此类切口可根据术中需要向上、向下延伸，或可延伸至第7肋间成胸腹联合切口。

②止血：不能控制出血是肝外伤患者早期死亡的主要原因，据估计，在伤后24h死亡的患者，60%～80%是死于出血，因此，肝外伤处理的根本问题就是出血和如何控制出血。开腹后边抽吸腹腔内的积血边注意出血来源，凝血块较集中处往往为出血部位。明确出血部位后，可根据具体情况选用以下几种止血方法。

肝门阻断法：若见创面出血多，速度快，可用指压法阻断肝门，一般术者左手拇指、示指自小网膜孔分别压住肝蒂即可止血，但此法不能持久，且妨碍术者进行手术操作；再换用准备好的乳胶管自小网膜孔穿入，分开肝胃韧带后传出，以血管钳钳夹乳胶管可暂时阻断肝动脉、门静脉血流而达到止血的目的，此时，即可进行肝创面的清创，阻断肝血流以20min为限，以免造成肝的缺血性损伤，故每隔20min松开止血乳胶管1次。若行肝门阻断后仍有大量出血，从肝破裂处涌出，提示肝破裂可能累及肝静脉主干或下腔静脉，是肝外伤最危险、处理最困难的合并伤，其出血量大、迅速，且有并发空气栓塞的可能，死亡率高达80%。直接修补静脉破裂口因术野出血多，且显露不佳而十分困难，通常需将切口延至胸部以改善显露，并将一带有气囊的硅胶管经肾静脉下方、下腔静脉前壁小切口置入下腔静脉内，气囊插至膈肌上方时，即向气囊注水，同时在肾静脉上方用纱带缚住下腔静脉，以建立暂时性静脉血流内转流，这样可大大减少肝静脉破裂处的出血，且此时较易看清楚肝静脉或下腔静脉损伤范围，有利于肝静脉或下腔静脉裂口的修补。

纱布填塞法：适用于严重肝外伤、肝双叶广泛的碎裂伤，出血难以控制、广泛扩展的肝包膜下血肿、已有休克，在无大量输血条件，无肝切除技术，患者情况较差不能耐受较大手术时，可用此法暂时止血，待情况稳定后再做进一步的处理。此外，若肝门阻断法止血效果不佳，疑为肝静脉或下腔静脉损伤时。应迅速用纱布卷肝后填塞止血。创面以明胶海绵、淀粉海绵或止血纱布垫压数块，纱布尾端经腹壁切口或另做腹壁戳孔引出，原切口缝合。手术后第 3～5 天起，每天抽出纱条一段，7～10d 取完。此法有并发感染或在抽出纱条的最后部分时引起再次出血的可能，故非不得已，应避免采用。

局部止血法：结扎肝裂伤创缘内小动脉、门静脉分支，较大的分支血管双重结扎或结扎加缝扎；对于肝创面渗血可用微纤丝胶原、胶原片、海绵纤维蛋白、止血纱布等止血。

肝动静脉结扎术：适用于创伤局部结扎不能止血或术中止血效果不佳及手术止血后继发性出血者，尤其是星芒状、中央型破裂伤及深度断裂伤、肝广泛爆炸伤、广泛扩展的肝包膜下血肿者，可行肝动脉结扎术。一般只行结扎肝左动脉或肝右动脉的选择性肝动脉结扎术，因其止血效果与肝动脉结扎术相似，但对肝功能影响更小。在严重肝外伤中，由于肝静脉损伤致大出血，为争取时间，抢救患者的生命，在不宜也无法行肝静脉修补时，可采用肝静脉结扎术。

③清创缝合术：对于裂口浅、创口整齐的肝损伤，常采用单纯

缝合术。该术式简便、快捷,且能在短时间内控制出血、修复创面。大多数伤口可做间断缝合或褥式缝合。缝合的要点是经裂口底部缝合,不残留死腔,并常规放置引流。对于肝钝性或高速投射物伤、有肝组织粉碎、创缘不整齐、失活组织较多者,彻底的清创是手术的关键步骤。原则上应切除、清除已失活的肝组织碎片,修齐创缘,经创缘结扎、缝扎肝内断裂血管、胆管,清除血凝块,但应尽可能保留健康的肝组织,彻底止血。有生机的肝组织的判断标准是肝创面上有鲜血渗出,清创后的肝创面应达到无失活肝组织、无渗血、无胆漏。创面渗血可用止血纱布压敷或大网膜覆盖后,用1号丝线或肠线做间断"8"字缝合或交叉垂直褥式缝合,缝合时进针要深不留残腔。

④清创性肝切除术:清创性肝切除术是指清除外伤造成的失去活力或脱落、损毁的肝组织碎块及部分肝叶、肝段,并直接于创面上止血。清创性肝切除术适用于复杂严重的肝外伤,如刀刺伤、高速枪弹伤、腹部钝挫伤的肝部分毁损、离断,火器伤、挤压伤以及星芒状破裂伤、多发碎裂伤等都有较大范围失活的肝组织或肝碎片相连,尤其是第Ⅷ段的星芒状破裂常合并有肝内血肿,或在同一肝平面上有两条平行的裂伤时,中间的肝组织无生机者。若肝的损毁或撕脱伤局限于肝一叶、一段、半肝时,或肝叶、肝段的肝动脉、门静脉、胆管完全断裂时,可行肝叶切除术。施行清创性肝切除术仍具有较高的死亡率。尽管如此,清创性肝切除对治疗严重肝外伤仍不失为一种有效措施。清创性肝切除的要点为清创性肝切除术与规则性肝切除术的区别,就在于前者常跨段、跨叶切除,即肝破到哪里就切到哪里,手术简单、止血可靠,正常肝组织破坏少。在清创切除时,应注意观察创面远侧残留肝的颜色,如呈暗紫色,则应及时将缺血部分切除。

⑤肝网片包裹术:肝碎裂严重而无法行修补的,采用合成网片行碎裂肝包裹术,即肝网片包裹术,此法能较好地达到肝修复的目的。对严重肝外伤的治疗取得了良好的效果。具体为用可

吸收性聚乙二醇酸等人工合成的网织片，紧紧包裹受损伤的肝一叶和(或)全肝达到压迫止血目的，为近年开展治疗严重肝外伤的新技术，尤其适用于大面积肝实质星芒状裂伤而各碎块未失活且与肝蒂相连者。其禁忌证为伴有主肝静脉或肝段腔静脉损伤而出血难以控制者。该方法操作较为简单，也克服了纱布填塞需再次手术的缺点。

⑥引流术：所有的肝外伤经外科处理后均放置腹腔内引流，以引流渗出的血液和胆汁，这是减少肝外伤后并发症的一项重要措施。一般在肝下间隙放置烟卷引流或双套管引流，术后持续吸引双套管，以免胆漏引起胆汁性腹膜炎。

⑦腹腔镜在肝外伤中的应用：腹部闭合性外伤行腹腔镜检查可判断损伤的部位、损伤的程度，以及指导具体的治疗。对轻型肝外伤可利用腹腔镜行修补术，可减少患者的创伤，利于术后恢复。运用腹腔镜行肝动脉结扎术，可配合应用医用生物胶涂撒于肝损伤创面，减少出血，并可做腹腔积血的清洗与引流等处理。

⑧肝移植：本法适于极严重肝损伤，特别是肝门撕脱、撕裂而造成无法修复的致命性损伤时，采用肝移植挽救患者生命是一种唯一合理的手段。

第五节　急性肝脓肿

肝脓肿是严重的肝感染性病变，常由胆管感染或脓毒败血症引起，发病急剧，症状明显，救治不及时后果严重。急性肝脓肿可分为细菌性(化脓性)肝脓肿和阿米巴肝脓肿。

【病因】

1. 细菌性肝脓肿　细菌性肝脓肿又称化脓性肝脓肿，是指在患者抵抗力弱时，化脓性细菌经胆道、肝动脉、门静脉、开放性肝损伤等途径侵入肝，引起感染形成多腔或融合成单腔的肝脓肿。引起细菌性肝脓肿最常见的致病菌是大肠埃希菌和金黄色葡萄球菌，其次为链球菌、类杆菌属等。胆管源性或门静脉播散者以大肠埃希菌为最常见，其次为厌氧性链球菌。肝动脉播散或“隐源性”者，以葡萄球菌，尤其是金黄色葡萄球菌为常见。病原菌侵入肝的途径中以经胆道系统较多见。此外，肝毗邻感染病灶的细菌可循淋巴系统侵入肝。在开放性肝损伤时，细菌可随致伤异物、破裂的小胆管或创口直接侵入肝引发脓肿。有一些原因不明也称为“隐源性”肝脓肿者，可能与肝内已存在隐匿病变有关。在机体抵抗力减低时，病原菌在肝内繁殖而形成肝脓肿。

2. 阿米巴肝脓肿　阿米巴性肝脓肿是肠道阿米巴感染的并发症，阿米巴原虫经结肠溃疡侵入门静脉所属分支进入肝组织所致。本病通常并发于治疗不及时的阿米巴肠病，主要见于热带、亚热带地区。阿米巴性肝脓肿多为单发，以肝右叶，尤其是右顶叶常见。典型的阿米巴性肝脓肿，其脓液呈巧克力样，无臭味，由坏死、液化的肝组织和白细胞组成，其内很少能找到阿米巴滋养体，阿米巴滋养体主要位于肿胀壁上。当阿米巴性肝脓肿合并细菌感染时，其脓液为黄色或黄绿色，常有恶臭。

【发病机制】

1. 细菌性肝脓肿　细菌侵入肝后引起局部炎症改变，形成单个或多个小脓肿。经及时抗炎治疗，小脓肿多能吸收消失；或感染继续扩散，多个小的脓肿可融合成一个或数个较大的肝脓肿。肝血供丰富，在脓肿形成发展过程中，大量毒素被吸收可呈现较严重的毒血症。而当脓肿进入慢性期后，脓腔周边肉芽组织增生、纤维化，肝脓肿也可向膈下、腹腔或胸腔穿破导致严重的感染并发症。

2. 阿米巴肝脓肿　进入肝内的阿米巴原虫，大部分在小叶间静脉内被消灭，在此过程中只出现肝轻度到中等度增大、肝区隐痛而无明显局限性病变。少量未被消灭的原虫，于门静脉小支内继续繁殖，阻塞了门静脉小支末梢，因原虫不断分泌溶组织酶，使肝细胞溶解破坏，致肝组织呈点状或片状坏死，周围充血，以后坏死斑点逐渐融合成团块样病变，此即所谓阿米巴性肝炎或肝脓肿前期。此期若得不到及时治疗，病情继续发展，已变性的肝细胞便会进一步溶解液化形成肝脓肿。

【临床表现】

1. 细菌性肝脓肿　通常继发于某种感染性疾病，起病较急，主要症状是寒战、高热、肝区疼痛和肝大。

(1)寒战和高热是最常见的症状。体温常可高达 39～40℃，多表现为弛张热，伴有大量出汗、脉率增快等感染中毒症状。

(2)肝区钝痛或胀痛多为持续性，有的可伴右肩牵涉痛，右下胸及肝区叩击痛。增大的肝有压痛；如脓肿在肝前下缘比较表浅部位时，可伴有右上腹肌紧张和局部明显触痛。

(3)全身症状：主要表现为恶心、呕吐、乏力、食欲缺乏等。因肝脓肿对机体的营养消耗大，患者可在短期内出现重病消耗面容。

(4)体征：肝区压痛和肝肿大最常见。右下胸部和肝区有叩击痛。脓肿巨大时，右季肋部或上腹部饱满，局部皮肤可出现红肿、皮温升高，甚至局限性隆起。若能触及增大肝或波动性肿块，可出现腹肌紧张。

2. 阿米巴肝脓肿　阿米巴性肝脓肿的临床表现与病程、脓肿大小及部位、有无并发症有关。常有食欲缺乏、腹胀、恶心、呕吐、腹泻、痢疾等症状。较为特异的表现如下。

(1)大多缓慢起病，有不规则发热、盗汗等症状，发热以间歇型或弛张型居多，有并发症时体温常达 39℃以上，并可呈双峰热。体温大多午后上升，傍晚达高峰，夜间热退时伴大汗。

(2)肝区痛为本病之重要症状，呈持续性钝痛，深呼吸及体位变更时增剧，夜间疼痛常更明显。右叶顶部脓肿可刺激右侧膈肌，引起右肩痛，或压迫右下肺引起肺炎或胸膜炎征象，如气急、咳嗽、肺底压迫右下肺引起肺炎或胸膜炎征象，如气急、咳嗽、肺底浊音界升高，肺底闻及湿啰音，局部有胸膜摩擦音等。脓肿位于肝下部时可引起右上腹痛和右腰痛。

(3)肝往往呈弥漫性增大,病变所在部位有明显的局限性压痛及叩击痛,肝下缘钝圆,质韧。

(4)黄疸少见且多轻微,多发性脓肿中黄疸的发生率较高。

(5)慢性病例呈衰竭状态,消瘦、贫血、营养性水肿,发热反不明显,部分晚期患者肝大质坚,局部隆起,易误为肝癌。

【辅助检查】

1. 细菌性肝脓肿

(1)实验室检查:白细胞计数和中性粒细胞百分比明显升高,肝功能血清转氨酶升高。

(2)X线检查:有时可见肝阴影增大,右侧横膈抬高,可伴有反应性胸膜炎或胸腔积液。

(3)B超检查:可作为首选的检查方法,表现为:①早期肝充血水肿时,表面低回声;②脓肿期无回声,脓稠时,低回声;③恢复期无回声区缩小,中小回声光点或斑片。

(4)CT检查:CT平扫呈圆形或卵圆形低密度区,脓液密度稍高于水,边缘多不清楚;增强扫描脓肿壁呈环状强化,脓液不强化。动态CT有两个特点:①早期显示脓肿壁,其密度大于脓腔,小于肝实质,3～5mm厚边缘增强圈,中心不增强,呈层状或月晕状;②强化早期周围出现片状一过性强化,提示炎性,是因病灶周围组织充血水肿,炎性细胞浸润所致。

(5)其他检查:放射性核素扫描(ECT)可显示肝局部暗淡阴影,直径<2cm的肝脓肿扫描很难显示,并且不能与肿瘤、囊肿等肝占位病变鉴别。MRI可在T_1加权像呈圆形或卵圆形低信号,T_2加权像脓腔呈高信号。

2. 阿米巴肝脓肿

(1)实验室检查:①血液常规检查。急性期白细胞总数可达$(10～20)\times10^9/L$,中性粒细胞在80%以上,明显升高者应怀疑合并有细菌感染。慢性期白细胞升高不明显。病程长者贫血较明显，血细胞沉降率可增快。②肝功能检查。肝功能多数在正常范围内，偶见谷丙转氨酶、碱性磷酸酶升高，血浆清蛋白下降。少数患者血清胆红素可升高。③粪便检查。仅供参考，仅少数患者的新鲜粪便中可找到阿米巴原虫，国内报道阳性率约为 14%。④血清补体结合试验。对诊断阿米巴病有较大价值。但由于在流行区内无症状的带虫者和非阿米巴感染的患者也可为阳性，故诊断时应结合具体患者进行分析。

(2)超声检查：B 超检查对肝脓肿的诊断有肯定的价值，能显示肝脓性暗区，同时 B 超定位有助于确定穿刺或手术引流部位。

(3)X 线检查：因为阿米巴性肝脓肿多位于肝右叶膈面，因此在 X 线透视下可见到肝阴影增大，右膈肌抬高，运动受限或横膈呈半球形隆起等征象。有时还可见胸膜反应或积液，肺底有云雾状阴影等。此外，如在 X 线片上见到脓腔内有液气面，则对诊断有重要意义。

(4)CT：可见脓肿部位呈低密度区，造影强化后脓肿周围呈环形密度增高带影，脓腔内可有气液平面。囊肿的密度与脓肿相似，但边缘光滑，周边无充血带；肝肿瘤的 CT 值明显高于肝脓肿。

(5)放射性核素肝扫描：可发现肝内有占位性病变，即放射性缺损区，但直径＜2cm 的脓肿或多发性小脓肿易被漏诊或误诊，因此仅对定位诊断有帮助。

(6)诊断性穿刺抽脓：是确诊阿米巴肝脓肿的主要证据，可在 B 超引导下进行。典型的脓液呈巧克力色或咖啡色，黏稠无臭味。脓液中查滋养体的阳性率很低，若将脓液按每毫升加入链激酶 10U，在 37℃条件下孵育 30min 后检查，可提高阳性率。从脓肿壁刮下的组织中，几乎都可找到活动的阿米巴原虫。

(7)诊断性治疗：如上述检查方法未能确定诊断，可试用抗阿米巴药物治疗。如果治疗后体温下降，肿块缩小，诊断即可确立。

【诊断及鉴别诊断】

1. 诊断　根据病史，临床上的寒战高热、肝区疼痛、肝大，以及B型超声或影像检查，即可诊断细菌性肝脓肿。必要时可在肝区压痛最剧烈处或超声探测导引下施行诊断性穿刺，可予以确诊。

2. 鉴别诊断

(1)原发性肝癌：巨块性肝癌中心坏死、出血继发感染时因均有畏寒、发热和肝区痛，易与肝脓肿混淆，但肝癌患者多有慢性肝病病史、症状及体征，在结合B超、CT和甲胎蛋白检查，必要时穿刺活检，一般不难鉴别。

(2)膈下脓肿：继发腹腔化脓性感染如脏器炎症、穿孔或腹部手术术后感染。全身感染中毒症状较肝脓肿轻，表现为胸痛深呼吸时加重，B超、CT有助于诊断。

(3)细菌性肝脓肿：患者常继发于胆道感染或其他部位感染灶，且发病急，全身感染中毒症状重。CT示脓肿壁3～5mm厚边缘增强圈，呈层状或月晕状，阿米巴脓肿壁无充血带。细菌性肝脓肿抗阿米巴治疗无效。

(4)肝囊肿合并感染：常见有先天性肝囊肿和肝棘球蚴囊肿，一般在合并感染前多数已明确诊断，一旦感染后不难诊断。而原先未知肝囊肿存在，继发感染不易诊断，需详细询问病史和检查才能加以鉴别。

细菌性肝脓肿主要与阿米巴性肝脓肿及棘球蚴性肝脓肿鉴别(表9-4)，其他需要进行鉴别的疾病有膈下脓肿、胆道感染、先天性肝囊肿合并感染、原发性肝癌等。

表9-4 细菌性肝脓肿与其他肝脓肿的鉴别

项目	细菌性肝脓肿	阿米巴性肝脓肿	棘球蚴性肝脓肿
病史	常继发于胆道感染或其他全身细菌性感染	有阿米巴痢疾病史	常继发于棘球蚴囊内感染

（续　表）

项目	细菌性肝脓肿	阿米巴性肝脓肿	棘球蚴性肝脓肿
症状	起病急骤，全身中毒症状明显	起病较缓慢、病程较长	起病缓慢、病程长，可有过敏症状，全身中毒症状较轻
体征	肝大不明显，多无局限性隆起	肝大显著，可有局限性隆起	右肋缘略鼓出或上腹部有局限性隆起
脓肿	较小，常为多发性	较大，多数为单发性	通常较大，多为单发伴钙化厚壁
脓液	多为黄白色脓液，涂片和培养有细菌	呈巧克力色，无臭味，可找到阿米巴滋养体	多为黄色糊状，和棘球蚴内囊皮混合
血象	白细胞计数及中性粒细胞均明显增加	嗜酸粒细胞计数可增加	嗜酸粒细胞及中性粒细胞均可增加，包虫试验阳性
血清学	细菌培养阳性	若无混合感染，细菌培养阴性	细菌培养可呈阳性，多有混合感染
粪便检查	无特殊发现	部分患者可找到阿米巴滋养体	无特殊发现
诊断性治疗	抗炎治疗明显有效	抗阿米巴药物治疗有效	抗棘球蚴病药物治疗部分有效

【治疗】

1. 细菌性肝脓肿

(1)非手术治疗

①全身对症支持治疗：给予充分营养和能量，纠正水及电解质平衡紊乱，高热时给予物理降温，疼痛及呕吐给予对症处理。必要时多次小量输血或血浆。

②大剂量抗生素治疗：本病致病菌以大肠埃希菌、金黄色葡

萄球菌和厌氧菌为常见，在未确定病原菌以前，应首选对此类细菌有效的抗生素；应行脓液细菌培养或多次血培养检查，然后根据细菌培养及抗生素敏感测试结果选用有效的抗生素。疗程宜长，直到症状控制、发热消退之后仍继续应用3～5d。

③单个较大的脓肿可在B超引导下经皮肝穿刺引流并反复冲洗后注入抗生素。B超穿刺可多次进行，必要时置管外引流，待每天引流量＜50ml或脓腔直径＜2cm后即可考虑拔管。多数肝脓肿可经非手术疗法治愈。

(2)手术治疗

①适应证：患者原发病需要手术；穿刺引流无效(脓腔无缩小及体温、临床症状无好转)；脓肿即将破裂或已破裂形成腹膜炎；脓腔壁较厚不易塌陷形成无效腔；脓腔已向周围脏器穿破。

②脓肿切开引流术：适用于较大脓肿估计有穿破可能或已穿破引起腹膜炎、脓胸者；或胆源性肝脓肿需同时处理胆道疾病；或慢性肝脓肿非手术治疗难以奏效者。脓肿切开有经腹腔和腹膜外两种途径。近年来由于B超引导下穿刺引流的应用，目前经腹膜外脓肿切开引流术已较少应用。常用的手术方式有经腹腔切开引流：目前最常选用的手术方法，适用于多数患者，特别是脓肿不易定位时，能暴露肝各部，可明确脓肿的位置和数目，同时探查腹腔其他脏器对原发病灶进行处理；腹膜外脓肿切开引流：主要适用于位于右叶前侧和左外叶的肝脓肿；后侧脓肿切开引流：适用于肝右叶膈顶部或后侧的脓肿。

③肝叶、段切除术：适用于慢性厚壁肝脓肿和脓肿切开引流后脓肿壁不塌陷、留有死腔或窦道长期不愈、胆瘘或存在肝内胆管结石等肝其他疾病需要同时切除累及的肝叶、段。

2. 阿米巴肝脓肿

(1)药物治疗：是首先应考虑的治疗方法，以抗阿米巴药物治疗和支持治疗为主，常用的药物有甲硝唑、氯喹和盐酸吐根碱。①甲硝唑(灭滴灵)：为首选治疗药物，视病情可给予口服或静脉滴注，该药疗效好，毒性小，疗程短，除妊娠早期均可适用，治愈率70%～100%。②氯喹：本品对阿米巴滋养体有杀灭作用。口服后肝内浓度高于血液200～700倍，毒性小，疗效佳，适用于阿米巴性肝炎和肝脓肿。成年人口服第1与第2天每天0.6g，以后每天服0.3g，3～4周为1个疗程，偶有胃肠道反应、头痛和皮肤瘙痒。③依米丁(吐根碱)：由于该药毒性大，目前已很少使用。对阿米巴滋养体有较强的杀灭作用，为根治肠内阿米巴慢性感染。本品毒性大，可引起心肌损害、血压下降、心律失常等。此外，还有胃肠道反应、肌无力、神经痛，吞咽和呼吸肌麻痹。故在应用期间，每天测量血压。若发现血压下降应停药。

(2)穿刺吸脓：经药物治疗症状无明显改善者，或脓腔大或合并细菌感染病情严重者，应在抗阿米巴药物应用的同时，进行穿刺抽脓。穿刺应在B超检查定位引导下和局部麻醉后进行，取距脓腔最近部位进针，严格无菌操作。每次尽量吸尽脓液，每隔3～5d重复穿刺，穿刺术后应卧床休息。如合并细菌感染，穿刺抽脓后可于脓腔内注入抗生素。患者体温正常，脓腔缩小为5～10ml后，可停止穿刺抽脓。

(3)手术治疗的方法：①闭式引流术：对病情较重、脓腔较大、积脓较多者，脓肿位于右半肝表浅部位者，或多次穿刺吸脓后脓液不见减少者，可在抗阿米巴药物治疗的同时行闭式引流术。②切开引流术：适用于经抗阿米巴药物治疗及穿刺排脓后高热不退者；伴有继发性细菌感染，经综合治疗不能控制者；脓肿穿破入胸腔或腹腔，并发脓胸及腹膜炎者；左外叶肝脓肿，穿刺易损伤腹腔内脏器或污染腹腔者；脓肿位置较深，不易穿刺吸脓者。③肝叶切除术：对慢性厚壁脓肿、药物和引流治疗效果不佳者，可行肝叶切除术。

第六节 胆管损伤

胆管损伤主要包括创伤性胆管损伤和医源性胆管损伤两大类。

【病因】

1. 创伤性胆管损伤

(1)胆囊创伤

①胆囊破裂:最常见,多为直接创伤所致,几乎全部合并肝创伤。

②胆囊撕脱:是由于突然减速产生强大的剪切力导致胆囊从胆囊床上撕脱,可分为完全撕脱和部分撕脱。

③胆囊挫伤:外界暴力可引起胆囊壁挫伤,表现为胆囊壁充血、淤血或胆囊壁内出血。严重的胆囊挫伤可引起局部缺血坏死而发生延迟性胆囊破裂。

④胆囊炎:聚集于胆囊内的胆囊出血可以引起胆囊管的阻塞,从而出现急性胆囊炎。

(2)胆管创伤:肝外胆管创伤的发生率由高至低分别为胆总管、右肝管、左肝管。根据创伤程度将胆管创伤分为以下类型。

①胆管挫伤:为非全层损伤,无胆汁渗漏。

②简单胆管裂伤:伤口长度小于管壁周径的1/2的切线伤。

③复杂胆管裂伤:包括伤口长度大于管壁周径的1/2的切线伤、胆管壁的节段型缺损、胆管的完全贯通伤。

2. 医源性胆管损伤

(1)解剖因素:胆囊三角内及肝门结构的变异、结石的嵌顿造成解剖的复杂性等,均可成为医源性胆管损伤的原因。

(2)病理因素:胆囊周围组织充血、水肿、炎症明显时,增加了手术难度,可导致医源性胆管损伤。

(3)技术因素:直接影响医源性胆管损伤的发生率。

【发病机制】

1. 创伤性胆管损伤

(1)胆囊创伤:胆囊切除术适用于胆囊破裂、胆囊撕脱或严重的胆囊挫伤,是疗效确定和治疗彻底的手术方式。对于胆囊底部小的裂伤而全身情况危重的患者,可先行胆囊造口术,但大部分患者需行第 2 次手术治疗。胆囊修补术现已不主张采用,仅用于裂口很小且无污染的单纯胆囊锐器裂伤。

(2)胆管创伤:术式的选择根据患者的全身情况而定。血流动力学稳定、术野清洁的患者可按下文行彻底性手术治疗,反之则应清创、近端胆管外引流,延期再行第 2 次手术。

小于管壁周径 1/2 的简单胆管裂伤行损伤胆管壁的缝合和 T 形管引流术,后者应留置 6～12 个月。胆管壁部分断裂或缺损不大时,可行脐静脉、腮囊、带血管蒂的胃浆肌瓣或空肠片修复,再加以内支撑 3～6 个月。复杂性胆管裂伤通常需行胆肠吻合术,同样需留置 T 形管引流支撑。

2. 医源性胆管损伤

(1)按损伤类型分类

①胆漏性胆管损伤:包括胆管撕裂、横断、坏死穿孔及胆囊残端漏。

②梗阻性胆管损伤:指术中不当操作引起的肝外胆管和副右肝管闭塞。

③胆总管下段假道伤:多由于术中使用胆管探子等强行通过胆总管下段时造成的胆总管十二指肠假道,术后感染破溃从而形成胆管十二指肠内瘘。

(2)按损伤的时间分类

①早期胆管损伤:指术中或术后出院前发现的医源性胆管损伤。

②晚期胆管损伤:常为胆管狭窄,出现较晚、表现为进行性梗阻性黄疸及腮管感染。常与局部胆管壁缺血有关,或发生胆漏导

致局部组织炎性改变、结缔组织增生，最终出现胆管狭窄。

(3)按损伤部位分类：Bismuth损伤胆管的部位将晚期胆管狭窄的患者分为以下类型(表9-5)。

表9-5 晚期胆管狭窄分类

类型	位置
Ⅰ型	距胆总管起始部向远端2cm以外
Ⅱ型	距胆总管起始部向远端2cm以内
Ⅲ型	左右肝管汇合部
Ⅳ型	左侧或右侧肝管
Ⅴ型	左右肝管分支处

【临床表现】

1. 创伤性胆管损伤　由于常合并腹腔多器官损伤，故创伤性胆管损伤常无特异性临床表现，仅表现为腹痛、休克和腹膜炎。胆管挫伤瘢痕愈合后可引起迟发性的胆管狭窄，潜伏期可达40～80d，以2～3周最常见，表现为梗阻性黄疸、腹痛、食欲缺乏和胆管炎。

2. 医源性胆管损伤

(1)早期胆管损伤

①胆漏：由于术中胆汁分泌常受抑制，小的胆漏术中常易漏诊。术后出现腹痛、发热等胆汁性腹膜炎的相应表现，并可有胆汁样液体自腹腔引流管引出。部分患者可出现麻痹性肠梗阻和腹腔脓肿。

②梗阻性黄疸：胆总管或肝总管部分或完全闭塞可早期出现黄疸、尿色深染、陶土样便等梗阻性黄疸的相应表现。

③胆总管十二指肠内瘘：表现为术后1周左右自T形管内引流出臭味液体，内含浑浊棕黄色絮状物甚至食物残渣，T形管引

流量 1000～1500ml；患者常出现寒战、高热。

(2)晚期胆管损伤：从胆管壁损伤至出现胆管狭窄症状常需 3～12 个月，以致常被误诊为残余结石等。其表现为反复发作的胆管感染、胆管结石、梗阻性黄疸甚至胆汁淤积性肝硬化。

【辅助检查】

1. 创伤性胆管损伤　创伤性胆管损伤行诊断性腹腔穿刺可能见到胆汁，但由于后者也可见于肝损伤和十二指肠损伤时，故不具特异性。当疑有创伤性胆管损伤或其引起的胆管狭窄时，应尽早行 CT、MRCP、B 型超声及 ERCP 等检查以协助诊断。

2. 医源性胆管损伤　除碱性磷酸酶、谷氨酰转肽酶、总胆红素、直接胆红素等生化指标外，术后疑有医源性胆管损伤的患者，应选择性应用行 T 形管造影、MRCP，ERCP，PTC，B 超和腹部 CT 等检查。术中怀疑医源性胆管损伤的患者，应行术中胆管造影或术中 B 超，切勿抱侥幸心理而放弃术中诊断和治疗的机会。

【诊断及鉴别诊断】

1. 创伤性胆管损伤　由于缺乏特异性的临床表现，创伤性胆管损伤术前明确诊断十分困难，重要的是在腹部创伤的患者行剖腹探查术时考虑到此诊断可能，并仔细、全面地探查胆管系统；对可疑的患者应行术中胆管造影。

2. 医源性胆管损伤　以下情况应考虑到医源性胆管损伤的可能：①术中见术野黄染；②胆管手术术后反复出现胆管炎症状或术后 24～48h 出现黄疸者；③引出大量胆汁达 1 周者；④切除的胆囊标本有双管结构者。

【治疗】

1. 创伤性胆管损伤　创伤性胆管损伤治疗的首要目标是修复损伤的胆管和终止并发的腹腔内出血。手术方式根据损伤部位决定。

2. 医源性胆管损伤　医源性胆管损伤的处理根据损伤的类型、时间和部位而定。

(1)术中诊断的胆管损伤:术中获得诊断时应尽可能术中处理。

①误扎肝外胆管:时间较短者拆除结扎线即可;若结扎时间较长,则可留置T形管支撑以防坏死或狭窄;已引起胆管壁血供障碍时,可切除该段胆管,行端端吻合或胆肠吻合术。

②肝外胆管撕裂伤:损伤小于胆管管径50%者应缝合损伤的管壁,并留置T形管支撑;损伤较大者,可行脐静脉、胆囊、带血管蒂的胃浆肌瓣或空肠片修复,再加以T形管内支撑3～6个月。

③肝外胆管横断伤:可行端端吻合术;对行该术式困难者,可行胆肠吻合术,以鲁氏Y形吻合术为佳。

(2)早期胆管损伤:术后早期诊断的梗阻性胆管损伤应尽早再次手术修复或松解。胆漏性胆管损伤引流量少且无腹膜炎表现者,可暂行非手术治疗。引流情况不满意或出现胆汁性腹膜炎表现时,应果断手术探查:损伤＜72h,全身状况较好者,可行一期修复;＞72h或一般情况较差者宜仅行胆管引流手术或ENBD,2～3个月后再行修复性手术治疗。

(3)晚期胆管损伤:晚期胆管损伤常表现为胆管狭窄,应行完善的术前准备,再根据不同情况采取不同的处理。

①手术治疗

胆管端端吻合术:仅适用于胆管环状狭窄者。

胆肠吻合术:胆管空肠鲁氏Y形吻合术是应用最为广泛、效果最好的胆肠吻合术,适用于绝大多数困难的胆肠重建,术后常规置管支撑6个月以上;胆管十二指肠侧侧或端侧吻合术操作简便,但由于术后并发症较多、效果常不满意,目前已较少应用,仅应用于高龄或全身情况不能耐受更复杂手术的患者;间置空肠胆管十二指肠吻合术是将一带血管系膜的空肠襻置于胆管与十二指肠之间、从而将胆汁引流入十二指肠的术式。该术式吻合口张力小、可有效减少十二指肠液的反流和十二指肠溃疡的发生,但由于操作复杂、手术难度大,故应用较少;胆管修复术应用小牛心包膜、脐静脉、大隐静脉、自体胆囊、腹膜、带血管蒂的胃浆肌瓣或空肠片修复损伤的胆管。该术式可取得较好疗效，但目前应用较少，主要适用于不全梗阻的胆管狭窄。

②非手术治疗：经 T 管窦道胆管狭窄扩张术。对留置 T 形管的患者，可试行经 T 形管窦道利用扩张器、气囊等治疗狭窄，胆管镜有助于此种治疗的顺利进行；内镜下括约肌切开术（EST）仅应用于胆总管末段狭窄且范围$<$3cm 者；经皮肝穿刺气囊扩张主要应用于肝外胆管较短的良性狭窄。

第七节　急性重症胆管炎

急性重症胆管炎（acute cholangitis of severe type，ACST）过去称为急性梗阻性化脓性胆管炎（acute obstructive suppurative cholangitis，AOSC），是由于胆管梗阻和细菌感染，胆管内压升高，肝胆血屏障受损，大量细菌和毒素进入血液循环，造成以肝胆系统病损为主，合并多器官损害的全身严重感染性疾病，是急性胆管炎的严重形式。

【病因及发病机制】

1. *胆管内细菌感染*　正常人胆汁中无细菌。当胆管系统发生病变时（如结石、蛔虫、狭窄、肿瘤和胆管造影等），可引起胆汁含菌数剧增，并在胆管内过度繁殖，形成持续菌胆症。细菌的种类绝大多数为肠源性细菌，以需氧革兰阴性杆菌阳性率最高，其中以大肠埃希菌最多见，也可见大肠埃希菌、副大肠埃希菌、产气杆菌、铜绿假单胞菌、变形杆菌和克雷伯杆菌属等。需氧和厌氧多菌种混合感染是 ACST 细菌学特点。细菌产生大量强毒性毒素是引起本病全身严重感染综合征、休克和多器官衰竭的重要原因。

2. *胆管梗阻和胆压升高*　导致胆管梗阻的原因有多种，常见的病因依次为结石、寄生虫感染（蛔虫、华支睾吸虫）、纤维性狭窄。较少见的梗阻病因有胆肠吻合术后吻合口狭窄、医源性胆管损伤狭窄、先天性肝内外胆管囊性扩张症、先天性胰胆管汇合畸形、十二指肠乳头旁憩室、原发性硬化性胆管炎、各种胆管器械检查操作等。胆管梗阻所致的管内高压是ACST发生、发展和恶化的首要因素。

3. 内毒素血症和细胞因子的作用　内毒素是革兰阴性菌细胞壁的一种脂多糖成分，其毒性存在于类脂A中。内毒素具有复杂的生理活性，在ACST的发病机制中发挥重要作用。

4. 高胆红素血症　当胆管压力超过3.4kPa(25.7mmHg)时，肝毛细胆管上皮细胞坏死、破裂，胆汁经肝窦或淋巴管反流入血，即胆小管静脉反流，胆汁内结合和非结合胆红素大量进入血液循环，引起以结合胆红素升高为主的高胆红素血症。

5. 机体应答反应

(1)机体应答反应异常：各种损伤因所触发的体内多种内源性介质反应，在脓毒症和多器官功能障碍的发病中所起的介导作用也非常重要。

(2)免疫防御功能减弱：本病所造成的全身和局部免疫防御系统的损害是感染恶化的重要影响因素。

【临床表现】

1. 原发胆管疾病　多数患者有长期胆管感染病史，部分患者有过1次以上胆管手术史。原发胆管疾病不同，临床表现也有所不同。

(1)胆管蛔虫病和先天性胆管病：多见于儿童和青年，胆管蛔虫症多为剑突下阵发性钻头顶样绞痛，症状与体征分离。

(2)胆管结石：多于青壮年起病，持续而呈阵发性加剧的剑突下或右上腹绞痛，可伴不同程度的发热和黄疸。

(3)胆管肿瘤：以中老年最为常见，多表现为持续性上腹胀痛，放射至同侧肩背部，常伴有进行性重度梗阻性黄疸。可在胆管造影或介入治疗后出现腹痛加剧、寒战发热和全身中毒症状。

接受过胆管手术治疗的患者，多在反复发作急性胆管炎后出现AOSC。

2. *急性胆管感染和全身脓毒性反应*　急性胆管感染的症状为各类胆管炎所共有。典型表现为右上腹痛、发热和黄疸的Charcot 三联征，临床表现因原发病不同而异。根据梗阻部位不同，将其分为肝内梗阻和肝外梗阻两型。

(1)肝外胆管梗阻型：肝外胆管梗阻型一般起病较急骤，腹上区较剧烈疼痛、畏寒发热及黄疸，即 Charcot 三联征，这是肝外梗阻型 AOSC 的典型临床表现。腹痛多为持续性，并有阵发性加剧。高热是此症的特点，热型多为弛张热，常是多峰型，体温一般持续在 39℃以上，不少患者可达 41℃。发热前常有畏寒或寒战，有时每天可能有多次寒战及弛张高热。

①恶性胆管梗阻：多有深度黄疸和高胆红素血症，尿黄如茶、大便秘结，少数患者胆管完全阻塞，黄疸在不断加深的同时粪便变成灰白色，常伴恶心、呕吐。腹部检查时发现腹上区饱满，腹式呼吸减弱，右上腹及剑突下有明显压痛及肌紧张，肝呈一致性增大，并有明显的压痛和叩击痛，肋下触及肿大的胆囊。

②合并肝脓肿时：该处的肋间饱满，凹陷性水肿，并有定点压痛。炎症波及周围者，腹上区压痛及肌紧张更明显。胆管、胆囊发生坏疽穿孔后，则表现局限性或弥漫性腹膜炎刺激征，即有明显压痛、反跳痛和肌紧张。

(2)肝内胆管梗阻型：肝内胆管梗阻型指左右肝胆管汇合以上的梗阻，在我国最常见。其主要特点是阻塞部位越高腹痛越轻，甚至可无疼痛，仅以寒热为主诉而就诊者并不罕见。若非双侧一级胆管同时受阻，则无黄疸或轻度黄疸。缺乏上腹压痛和腹膜刺激征，肝常呈不均匀的增大，以患侧增大为著，并有明显压痛和叩击痛，胆囊一般不大。病变侧肝可因长期或反复梗阻致肝纤维化、萎缩。由于梗阻部位高而局限，胆管内高压缺乏缓冲余地，更易发生胆管周围炎以及败血症，故全身感染症状常更突出。由于临床症状不典型，易延误诊治。

3. 感染性休克和多器官功能衰竭(MODS)　ACST 常起病急骤，多在腹痛和寒战之后出现低血压，病情严重者可发生于发病后数小时内。出现低血压之前，患者常烦躁不安，脉搏增快，呼吸急促，血压可短暂上升，随后迅速下降，脉搏细弱。随着病情加重发生神志障碍，以反应迟钝、神志恍惚、烦躁不安、谵妄、嗜睡多见，重者可发展至昏迷状态。曾认为，低血压和肝性脑病是主要表现，事实上脓毒性反应可累及循环、呼吸、中枢神经系统及肝、肾等全身各重要系统及器官而出现相应的症状，因而其临床表现是复杂多样的。

【辅助检查】

1. 实验室检查　除年老体弱和机体抵抗力很差者外，多有血白细胞计数显著增高，其上升程度与感染严重程度成正比，分类可见核左移；胆管梗阻和肝细胞坏死可引起血清胆红素、尿胆红素、尿胆素、碱性磷酸酶、血清转氨酶、谷氨酰转肽酶、乳酸脱氢酶等升高。如同时有血清淀粉酶升高，表示伴有胰腺炎。血小板计数降低和凝血酶原时间延长，提示有 DIC 倾向。此外，常可有低氧血症、代谢性酸中毒、低血钾、低血糖等。血细菌培养阳性，细菌种类与胆汁中培养所得一致。

2. B超检查　B超检查是最常应用的简便、快捷、无创伤性辅助诊断方法，可显示胆管扩大范围和程度以估计梗阻部位，可发现结石、蛔虫、直径>1cm 的肝脓肿、膈下脓肿等。可见胆总管甚至肝内胆管均有明显扩大，一般直径在 1.5～2.5cm 之间，胆管内有阻塞因子存在(主要是结石和胆管蛔虫，偶可为胆管癌或壶腹部癌)，肝或胆囊也常有增大。

3. 胸、腹部 X 线检查　胸、腹部 X 线检查有助于诊断脓胸、肺炎、肺脓肿、心包积脓、膈下脓肿、胸膜炎等。胆肠吻合手术后反流性胆管炎的患者，腹部 X 线平片可见胆管积气。上消化道钡剂示肠胆反流。腹部 X 线平片还可同时提供鉴别诊断，可排除肠梗阻和消化道穿孔等。

4. CT 检查 ACST 的 CT 图像，不仅可以看到肝胆管扩张、结石、肿瘤、肝增大、萎缩等的征象，有时尚可发现肝脓肿。若怀疑急性重症胰腺炎，可做 CT 检查。

5. 经内镜逆行胆管引流(ERBD)、经皮肝穿刺引流(PTCD) ERBD，PTCD 既可确定胆管阻塞的原因和部位，又可做应急的减压引流，但有加重胆管感染或使感染淤积的胆汁漏入腹腔的危险。如果 B 超检查发现肝内胆管有扩张，进一步做经皮胆管穿刺(PTC)，更可以明确真相，抽出的胆汁常呈脓性，细菌培养结果阳性者往往达 90%以上；胆管内压也明显增高，一般均在 2.4kPa(18mmHg)以上，有时可高达 3.9kPa(29.4mmHg)。

6. 磁共振胆胰管成像(MRCP) MRCP 可以详尽地显示肝内胆管树的全貌、阻塞部位和范围。图像不受梗阻部位的限制，是一种无创伤性的胆管显像技术，已成为目前较理想的影像学检查手段。MRCP 比 PTC 更清晰，它可通过三维胆管成像(3DMRC)进行多方位不同角度扫描观察，弥补平面图上由于组织影像重叠遮盖所造成的不足，对梗阻部位的确诊率达 100%，对梗阻原因确诊率达 95.8%。

【诊断】

1. 诊断标准 除根据病史、体征和辅助检查外，可参照全国座谈会制订的标准诊断，即有胆管梗阻，出现休克(动脉收缩压低于 70mmHg)或有以下两项者，即可诊断为重症急性胆管炎：①精神症状；②脉搏＞120/min；③白细胞计数 20×10^9/L；④体温 39℃或低于 36℃；⑤胆汁为脓性伴有胆管压力明显增高；⑥血培养阳性或内毒素升高。

ACST 可因胆管穿孔、肝脓肿溃破引起脓毒败血症、胆管出血、邻近体腔脓肿及多脏器化脓性损害和功能障碍，故可出现相应的多种症状，须密切观察，及时检查确诊。但是，重症急性胆管炎的病理情况复杂，不能待所有症状全部出现。肝外胆管梗阻型患者，术中探查见胆总管压力较高，内有脓性胆汁，常伴有结石和蛔虫等，胆汁细菌培养常为阳性。肝内胆管梗阻型，则手术中可见肝外胆管内压不高，胆汁也可无脓性改变，但当松动肝内胆管的梗阻后，即有脓性胆汁涌出，便可确定哪侧肝胆管梗阻。

2. 临床分期　ACST 的病理情况复杂，临床过程也不一致，根据疾病发展的基本规律，按“华西分级标准”可以归纳为 4 级：Ⅰ级（单纯 ACST），胆管有梗阻和感染的因素，并出现急性胆管炎的症状，病变局限于胆管范围内；Ⅱ级（ACST 伴感染性休克），胆管梗阻和感染发展，产生胆管高压，胆管积脓，出现内毒素血症、败血症和感染性休克；Ⅲ级（ACST 伴胆源性肝脓肿），胆管压力进一步增高，肝的病理损伤加重，继发肝脓肿，患者表现为顽固性败血症、脓毒血症和感染性休克，内环境紊乱难以纠正；Ⅳ级（ACST 伴多器官衰竭），患者休克进一步发展，引起多器官系统衰竭，危及患者生命。

分级是病情程度的划分，但病情恶化并不一定按顺序逐级加重，患者可因暴发性休克而迅速死亡，也可不经休克或肝脓肿而发生多器官功能衰竭。经有效的治疗后，病情又可出现不同程度的缓解，甚至痊愈。

【治疗】

1. 处理原则　ACST 一经诊断，应迅速采用强有力的非手术治疗措施。根据患者对治疗的早期反应来决定进一步采取何种治疗对策。如经过数小时的非手术治疗和观察，病情趋于稳定，全身脓毒症表现减轻，腹部症状和体征开始缓解，则继续采用非手术疗法。一旦非手术治疗反应不佳，即使病情没有明显恶化或病情一度好转后再度加重，则应积极地进行胆管减压引流。早期有效地解除胆管梗阻、降低胆压是急性重症胆管炎治疗的基本着眼点和关键环节。长期实践证明，外科手术是最迅速、最确切的胆管减压方法，但急症手术也存在一些不足之处。

首先，患者处于严重感染中毒状态下，对手术和麻醉的耐受能力均差，手术死亡率和并发症发生率较择期手术高。

其次，局部组织因急性炎症，有时合并凝血功能障碍甚至伴有肝硬化、门静脉高压，加上过去胆管手术所形成的瘢痕性粘连等，常给手术带来很大困难，少数极困难者亦有由于渗血不止或找不到胆管而被迫终止手术的。

最后，由于此症常发生在合并有复杂胆管病理改变的基础上，如广泛的肝内胆管结石或肝胆管狭窄，在全身和局部恶劣条件下，不允许较详细探查和处理肝内胆管和肝病变，常需再次手术解决。

近年来，非手术胆管减压术已成为急性重症胆管炎急症处理方法之一，对胆管起到一定的减压作用，使患者度过急性期，经充分检查和准备后，行计划性择期手术，从而避免因紧急手术时可能遗留的病变而需二期手术处理。但是，各种非手术胆管减压方法的治疗价值是有限的，有其特定的适应证，并且存在一定的并发症，不能完全取代传统的手术引流。因此，外科医生应根据患者的具体病情、梗阻病因及可能的肝胆系统病变范围来选择有利的胆管减压方式和时机，并处理好全身治疗和局部治疗、手术与非手术治疗的关系。

2. *全身治疗*　全身治疗的目的是有效地控制感染、恢复内环境稳定、纠正全身急性生理紊乱、积极地防治休克以及维护重要器官功能，为患者创造良好的手术时机，是急性重症胆管炎治疗的基本措施，也是胆管减压术围术期处理的重要内容。

(1)一般处理措施：①全面检查，了解患者的主要脏器功能；②改善全身状态；③禁食及胃肠减压；④保持呼吸道通畅，给予吸氧；⑤高热者采取物理降温，因应用药物降温常对肝不利，故应慎用；解痉止痛。

(2)纠正全身急性生理紊乱：①补充血容量和纠正脱水应在动脉压、中心静脉压、尿量、血气和电解质、心肺功能等监测下补充血容量，纠正脱水。②纠正电解质紊乱和代谢性酸中毒。③营养和代谢支持急性重症胆管炎患者处于全身高代谢状态,同时由于肝首先受累而易于发生代谢危机。因此,当循环稳定后,应即经胃肠外途径给予营养和代谢支持。

(3)合理选择抗菌药物:抗菌药物是有效地控制感染的重要环节之一。急性重症胆管炎的细菌大多来自肠道,最常见的是混合细菌感染。在选用药物时,应首先选用对细菌敏感的广谱抗菌药物,既要注意能控制需氧菌,又要注意控制厌氧菌,同时强调要足量和联合用药,这既可扩大抗菌谱、增强抗菌效果,又可降低和延缓耐药性的产生。

(4)防治休克:出现休克时,要严密监护,做好中心静脉压的测定、监护和动态分析。留置导尿管,记录每小时的尿量和密度。防治休克主要包括以下几个方面。

①扩充血容量:维持每小时尿量在 30ml 以上。

②纠正酸中毒:纠正酸中毒可以改善微循环,防止弥散性血管内凝血的发生和发展,并可使心肌收缩力加强和提高血管对血管活性药物的效应。

③血管活性药物的应用:血管活性药物包括扩血管和缩血管两类药物。无论应用何种血管活性药物,必须补足有效血容量,纠正酸中毒,这对扩血管药物来讲尤为重要。除早期轻型休克或高排低阻型可单独应用缩血管药物外,晚期病例或低排高阻型宜应用扩血管药物,如山莨菪碱、阿托品、苄胺唑啉等。也可将扩血管药物和缩血管药物联合应用,常用的药物为多巴胺或多巴酚丁胺与间羟胺联用,既可增加心排血量,又不增加外周血管阻力,并扩张肾动脉,以维护肾功能。缩血管药物单独应用时以选用间羟胺或新福林(去氧肾上腺素)为宜。

④肾上腺糖皮质激素:能抑制脓毒症时活化巨噬细胞合成、释放促炎性细胞因子,以及改善肝代谢,因而有助于控制急性重症胆管炎时肝内及全身炎症反应。能使血管扩张以改善微循环,增强对血管活性药物的反应,在一定程度上具有稳定细胞溶酶体

膜的作用,减轻毒血症症状。强调早期、大剂量、短程使用。常用剂量为氢化可的松 200～400mg/d,地塞米松 10～20mg/d,待休克纠正后即应停用。

⑤防治弥散性血管内凝血:可用复方丹参注射液 20～40ml 加入 10%葡萄糖注射液 250ml 中静脉滴注,1～2/d。亦可用短程小量肝素治疗,剂量为 0.5～1.0mg/kg,每 4～6 小时静脉滴注 1 次,使凝血时间(试管法)延长至正常的 2～3 倍。

⑥强化药的应用:急性重症胆管炎时,多为低排高阻型休克,故宜早期使用毛花苷 C 0.4mg 加入 5%葡萄糖注射液 40ml 中静脉滴注,以增强心肌功能,使肺循环及体循环得以改善。如发生心功能衰竭,4～6h 可重复 1 次。

(5)积极支持各器官系统功能和预防多器官功能衰竭

①注意肝功能变化:ACST 往往引起肝功能的严重损害,目前监测方法尚不能及早发现肝衰竭,多在出现精神症状、肝昏迷后作出诊断,因此必须高度重视肝功能的保护。

②防止肾衰竭:肾衰竭的临床判定指标虽然明确,多能及早发现,但肾不像肝那样具有较大储备力,一旦发生衰竭,救治比较困难,因此应注意预防肾衰竭和对肾的监护。应在充分补足液体量的同时间断应用利尿药,以利于排出毒性物质、“冲洗”沉积于肾小管内的胆栓。当少尿或无尿时,应给予大剂量呋塞米(400～500mg/d)以及苄胺唑啉(酚妥拉明)、普萘洛尔,也可用微量泵持续静脉泵入多巴胺。

③预防呼吸衰竭:呼吸衰竭早期临床上也无简便易行的观察指标,一旦症状明显,肺功能障碍处于不可逆状态,往往缺乏有效治疗措施。必要时可用呼吸道持续加压呼吸(PEEP),以提高组织的氧供应。

3. 非手术胆管减压　胆管梗阻所致的胆管内高压是炎性病变发展和病情加重的基本原因,不失时机地有效胆管减压,是缓解病情和降低病死率的关键。近年来,非手术性胆管减压术已用于 ACST 的治疗,并获得了一定的疗效。

(1)内镜鼻胆管引流(ENBD):ENBD 是通过纤维十二指肠镜,经十二指肠乳头向胆管内置入 7F 鼻胆管引流管,由十二指肠、胃、食管、鼻引出体外。此法具有快捷、简便、经济、创伤小、患者痛苦小、并发症少、恢复快、不用手术和麻醉等特点,是一种安全可靠的非手术引流减压方法。ENBD 可重复行胆管造影,具有诊断价值,能明确胆管梗阻的原因和程度,可抽取胆汁进行细菌培养、取出胆管蛔虫,对于泥沙样结石、胆泥或结石小碎片,可经鼻胆管冲洗引流。通过胆管口括约肌切开,用气囊导管或取石篮将结石取出,如胆管内的结石太大,取出困难,可用特制的碎石篮先将结石夹碎。部分病例经单用此法可得到治愈。但这一积极措施只适用于部分胆管病变,如胆总管下端结石的病例,而在高位胆管阻塞时引流常难达到目的。对于胆总管多发结石包括需机械碎石的大结石,在紧急情况下完全清除胆管病变,建立满意胆管减压并非必要,并具有潜在的危险性。通过胆管口括约肌切开还有利于胰液的引流,降低胰管压力,减少胰腺炎的发生。影响其治疗效果的主要因素是鼻导管管径较细,易为黏稠脓性胆汁、色素性结石沉渣和胆泥所堵塞。

因此,泥沙样胆结石引起者,不宜采用 ENBD。最常见的并发症是咽部不适、咽炎及导管脱出。导管反复插入胰管,也有感染扩散,可诱发胰腺炎,甚至发生急性重症胰腺炎。ENBD 前后应用生长抑素以及直视下低压微量注射造影剂可降低胰腺炎的发生。

(2)内镜下乳头切开术(EST):这是一项在 ERCP 基础上发展而来的治疗性新技术,随着该项技术的不断改良,其安全性和成功率也在提高,乳头括约肌切开以后,胆管内的结石可以随即松动、排出,胆管内的高压脓性胆汁也可以向下引流而达到胆管减压的目的。

(3)内镜胆管内支撑管引流:经纤维内镜置入胆管内支撑管

引流，它不仅可以解除胆管梗阻，通畅胆汁引流，排出淤滞的胆汁，而且保证了胆肠的正常循环，是一种比较理想的、符合生理的非手术引流方法。内支撑管分别由聚乙烯、聚四氟乙烯制成。现多采用一种有许多侧孔且两端各有侧瓣的直的内支撑管(5～9F)。最常见的并发症是胆汁引流不通畅引起胆管炎。缺点是不能重复造影，支撑管堵塞时不能冲洗，只有在内镜下换管。

(4)经皮经肝穿刺胆管引流(PTCD)：PTCD 是在 PTC 的基础上，经 X 线透视引导将 4～6F 导管置入阻塞以上胆管的适当位置，可获得满意的引流效果。它既可以引流肝外胆管，也可以引流单侧梗阻的肝内胆管。本法适用于肝内胆管扩张者，特别适用于肝内阻塞型。具有操作方便、成功率高、疗效显著等特点。可常规作为此症的初期治疗措施，为明确胆管病变的诊断及制订确定性治疗对策赢得时间。

PTCD 内引流是使用导丝通过梗阻部位进入梗阻下方，再将有多个侧孔的引流管沿导丝送入梗阻下方，使胆汁经梗阻部位进入十二指肠。若肝门部梗阻，需要在左、右肝管分别穿刺置管。PTCD 本身固有的并发症包括出血、胆瘘、诱发加重胆管感染及脓毒症。进行完善的造影，应在 PTCD 后数天病情确已稳定后进行。当肝内结石致肝内胆管系统多处梗阻，或肝内不同区域呈分隔现象，以及色素性结石沉渣和胆泥易堵塞引流管时，引流出来的胆汁量常不能达到理想程度。

因此，应选择管径足够大的导管，在超声引导下有目的地做选择性肝内胆管穿刺。PTCD 后每天以抗菌药物溶液常规在低压下冲洗导管和胆管 1～2 次。引流过程中，一旦发现 PTCD 引流不畅或引流后病情不能改善时，应争取中转手术。经皮肝穿刺后，高压脓性胆汁可经穿刺孔或导管脱落后的窦道发生胆管腹腔漏，形成局限性或弥漫性腹膜炎，还可在肝内形成胆管血管漏而导致脓毒败血症、胆管出血等并发症，故仍须谨慎选用，不能代替剖腹手术引流。在老年、病情危重不能耐受手术者，可作为首选对象。对于凝血机制严重障碍、有出血倾向或肝、肾功能接近衰竭者,应视为禁忌证。

以上几种非手术的胆管引流法各有其适应证:①对于胆管结石已引起肝内胆管稍显扩张者,一般以 PTCD 最为相宜;②对嵌顿在壶腹部的胆石,可考虑做内镜括约肌切开;③对壶腹部癌或胆管癌估计不可能根治者,可通过内镜做内引流术作为一种姑息疗法。总之,胆石症患者一旦急性发作后引起急性胆管炎,宜在患者情况尚未恶化以前及时做手术治疗,切开胆管、取尽胆石并设法使胆管通畅引流,这是防止病变转化为 AOSC 的关键措施。

4. 手术治疗　近年来由于强有力的抗菌药物治疗和非手术胆管减压措施的应用,使需要急症手术处理的 ACST 病例有减少趋势。但是,各种非手术措施并不能完全代替必要的手术处理,急症手术胆管减压仍是降低此病死亡率的基本措施。应密切观察病情变化,以及对全身支持治疗和非手术胆管减压的反应,在各器官功能发生不可逆损害病变之前,不失时机地行胆管引流手术。

(1)手术治疗的目的:解除梗阻,祛除病灶,胆管减压,通畅引流。

(2)手术适应证:手术时机应掌握在 Charcot 三联征至 Royeolos 五联征之间,如在已发生感染性休克或发生多器官功能衰竭时手术,往往为时过晚。恰当地掌握手术时机是提高疗效的关键,延误手术时机则是患者最主要的死亡因素。若出现下列情况时应及时手术。

①经积极非手术治疗,感染不易控制,病情无明显好转,黄疸加深、腹痛加剧、体温在 39℃以上,胆囊胀大并有持续压痛。

②出现精神症状或预示出现脓毒性休克。

③肝脓肿破裂、胆管穿孔引起弥漫性腹膜炎。对于年老体弱或有全身重要脏器疾病者,因代偿功能差,易引起脏器损害,一旦发生,难以逆转,故应放宽适应证,尽早手术。

(3)手术方法:手术方法主要根据患者的具体情况而定,其基本原则是以抢救生命为主,关键是行胆管减压,解除梗阻,通畅引流。手术方法应力求简单、快捷、有效,达到充分减压和引流的目的即可。有时为了避免再次手术而追求一次性彻底解决所有问题,在急症手术时做了过多的操作和过于复杂的手术,如术中胆管造影、胆囊切除、胆肠内引流术等,对患者创伤大,手术时间延长,反而可加重病情。对于复杂的胆管病变,难以在急症情况下解决者,可留作二期手术处理。分期分阶段处理,适应病情的需要,也是正常、合理的治疗过程。强调应根据患者具体情况采用个体化的手术方法。

①急诊手术:急诊手术并非立即施行手术、在实施手术前,需要 4～8h 的快速准备,以控制感染、稳定血压及微循环的灌注,保护重要器官,使患者更好地承受麻醉和手术,以免发生顽固性低血压及心搏骤停,更有利于手术后恢复。

胆总管切开减压、解除梗阻及“T”形管引流是最直接而有效的术式,可以清除结石和蛔虫,但必须探查肝内胆管有无梗阻,尽力去除肝胆管主干即 1～2 级分支内的阻塞因素,以达到真正有效的减压目的。胆管狭窄所致梗阻常不允许在急症术中解除或附加更复杂的术式,但引流管必须置于狭窄以上的胆管内。遗漏肝内病灶是急诊手术时容易发生的错误。怎样在手术中快速和简便了解胆系病变和梗阻是否完全解除,应引起足够重视。术中胆管造影时,高压注入造影剂会使有细菌感染的胆汁反流进入血液循环而使感染扩散,因而不适宜于急诊手术时应用。术中 B 超受人员和设备的限制,术中纤维胆管镜检查快捷安全,图像清晰,熟练者 5～10min 即可全面观察了解肝内外胆管系统,尚有助于肝内外胆管取石及病灶活组织检查,值得推广。若病情允许,必要时可劈开少量肝组织,寻找扩大的胆管置管引流。失败者可在术中经肝穿刺近侧胆管并置管引流,也可考虑“U”形管引流。术后仍可用胆管镜经“T”形管窦道取出残留结石,以减少梗阻与感染的发生。

胆囊造口：胆囊管细而弯曲还可有炎性狭窄或阻塞因素，故一般不宜以胆囊造口代替胆管引流，在肝内胆管梗阻更属禁忌。肝外胆管梗阻者，若寻找胆管非常艰难，病情又不允许手术延续下去，亦可切开肿大的胆囊，证实其与胆管相通后行胆囊造口术。

胆囊切除术：胆管减压引流后可否同时切除胆囊，须慎重考虑。对一般继发性急性胆囊炎，当胆管问题解决后，可恢复其形态及正常功能，故不应随意切除。严重急性胆囊炎症如坏疽、穿孔或合并明显慢性病变，可行胆囊切除术。有时也要根据当时病情具体对待，如全身感染征象严重、休克或生命体征虽有好转但尚不稳定者，均不宜切除胆囊，以行胆囊造口更恰当。

胆肠内引流术：胆肠内引流术应慎重，我国肝内胆管结石、狭窄多见，在不了解肝内病变情况下，即使术中病情允许，加做胆肠内引流术也带有相当盲目性，可因肝内梗阻存在而发生术后反复发作的反流性化脓性胆管炎，给患者带来更多痛苦及危险。但是，对于部分无全身严重并发症，主要是由于胆管高压所致神经反射性休克，在解除梗阻，大量脓性胆汁涌出后，病情有明显好转，血压等重要生命体征趋于平稳。梗阻病变易于一次彻底解决的年轻患者，可适当扩大手术范围，包括对高位胆管狭窄及梗阻的探查如狭窄胆管切开整形和胆肠内引流术。

胆肠内引流术除能彻底解除梗阻外，还有以下优点：一是内引流术使胆汁中的胆盐、胆酸直接进入肠道，可迅速将肠道内细菌产生的内毒素灭活并分解成无毒的亚单位或微聚物，降低血中内毒素浓度，减轻内毒素对心、肺、肝、肾及全身免疫系统的损害，起到阻断病情发展的作用；二是有益于营养物质消化吸收，胆汁进入肠道有利于脂肪及脂溶性维生素消化吸收，改善患者营养状况。三是避免水、盐、电解质及蛋白质的丢失，有益于内环境稳定。四是缩短住院时间。五是避免再次手术。

②择期手术：ACST 患者急性炎症消退后，为了去除胆管内

结石及建立良好的胆汁引流通道,需要进行择期手术治疗。

胆总管切开后取结石"T"形管引流是最常用的方法,术中运用纤维胆管镜有助于发现及取出结石。

胆总管十二指肠侧侧吻合术是简单、快速和有效的胆肠内引流术,但因术后容易产生反流性胆管炎和"漏斗综合征"等并发症,已很少被采用。

胆肠鲁氏 Y 形吻合术有肝内胆管狭窄及结石存在时,可经肝膈面或脏面剖开狭窄胆管,取出肝内结石。胆管整形后与空肠做鲁氏 Y 形吻合术。该手术被认为是较少引起胆内容物反流的可靠内引流手术方法。将空肠襻的盲端置入皮下,术后如有复发结石或残留结石,可在局麻下切开皮肤,以空肠襻盲端为进路,用手指或胆管镜取石。

间置空肠胆管十二指肠的吻合术既能预防反流性胆管炎和十二指肠溃疡,又能保证肠道的正常吸收功能,是目前较为理想的胆肠内引流方法。

肝叶切除手术病变局限于一叶、肝段或因长期胆管梗阻而导致局限性肝叶萎缩及纤维化者,可做病变肝叶切除术。

第八节　急性胆囊炎

急性胆囊炎(acute cholecystitis)是由化学刺激和细菌感染引起的急性胆囊炎性疾病,女性患者多于男性患者,多数合并有胆囊结石,称为急性结石性胆囊炎。临床上有急性水肿型、急性化脓性两种类型。典型表现是进食油腻食物后,右上腹强烈绞痛,阵发性加重,常伴有右肩背部痛、恶心、呕吐、发热、寒战等,严重时还有全身黄疸。检查时右上腹部有压痛,常可以摸到肿大的胆囊。查血常规发现血液中白细胞明显升高,行胆囊超声检查常会发现胆囊增大、壁增厚、胆囊内结石。

【病因及发病机制】　本病的主要病因是胆汁滞留和细菌感

染。胆汁在胆囊内的滞留常为先驱的基本病变，而细菌感染为其后续变化，但少数急性胆囊炎可以无明显的胆囊胆汁滞留现象，而细菌感染似为急性胆囊炎的唯一原因；但是实际上某种程度的胆汁滞留仍可能存在，不过胆汁滞留的原因未能发现。所以，“胆汁滞留”继发感染、结石形成，可以认为是胆管病变的普遍规律。

1. 胆汁滞留　胆汁滞留原因为胆囊管机械性阻塞或胆囊排空功能紊乱。前者主要有结石嵌顿在胆囊颈部和胆囊管内，或胆囊管本身过于曲折，或胆囊管与胆总管的交角过于尖锐，甚至溃疡病引起的胆管粘连或怀孕所致的子宫增大，均可引起胆囊管的梗阻和胆汁滞留。至于胆囊排空的功能性障碍，多见于十二指肠溃疡、肾周围炎或慢性阑尾炎等，反射性地影响到胆囊管括约肌的运动功能，同时乳头括约肌则易处于痉挛状态，致整个胆管系统内可有胆汁滞留现象。

2. 细菌感染　胆囊内如有胆汁长期滞留和浓缩，本身即可刺激胆囊黏膜，引起炎性病变；如果再有继发的细菌感染，便可形成急性脓性胆囊炎。

3. 其他因素

(1)个别传染病，如流行性感冒、猩红热、伤寒、布氏杆菌病等，细菌也可经血行到胆囊引起急性非结石性胆囊炎。

(2)有的在严重创伤、烧伤后或与胆囊无关的大手术后发生急性胆囊炎，可能是禁食、麻醉药、发热、脱水等诸多因素使胆囊胆汁更浓缩，胆囊排空延缓，胆汁滞留，囊壁受化学性刺激，再加以细菌感染而引起急性胆囊炎。

(3)当胰酶反流入胆囊，被胆汁激活时可侵害胆囊黏膜引起急性炎症，急性胆囊炎合并急性胰腺炎也是这种原因。其他如妊娠期妇女由于性激素的影响，胆囊排空延缓，胆囊扩张，胆汁淤积也可诱发急性胆囊炎。

(4)免疫功能缺陷，如 AIDS 可因感染巨细胞病毒或隐孢子菌等而发生急性胆囊炎；在应用抗菌药物发生过敏反应后也可导致急性胆囊炎的发生。

【临床表现】

1. 症状　急性胆囊炎往往以腹痛为首要症状，其疼痛部位以右上腹为主，持续性加重，伴有恶心、呕吐，疼痛可放射至右肩或右腰背部。

(1)结石性急性胆囊炎：以胆绞痛为主，非结石性急性胆囊炎以腹上区及右上腹持续性疼痛为主要临床表现。如果伴有左上腹或腰部明显疼痛，应考虑合并胰腺炎。

(2)胆囊化脓或坏疽：剧痛，有尖锐刺痛感，疼痛范围扩大，提示不仅炎症重，而且有胆囊周围炎乃至腹膜炎。疼痛可放射至胸前、右肩胛下部或右肩部，个别可放射至左肩部或耻区。腹痛如因身体活动、咳嗽或呕吐而加重，主要是腹膜刺激所致。由于是炎症性腹痛，患者仰卧位或向右侧卧位并大腿屈向腹部可减轻疼痛，腹式呼吸减弱。疼痛阵发加剧时，患者常呈吸气性抑制。

(3)急性化脓性胆囊炎：随着腹痛的持续加重，轻者常有畏寒、发热，若发展到急性化脓性胆囊炎，则可出现寒战、高热，甚至严重全身感染的症状。

(4)恶心和呕吐：是除腹痛外唯一有价值的症状。其出现可能是与胆囊压力迅速上升有关的反射现象。由于患者于呕吐后感到舒适，故常有诱发呕吐的企图。重症患者常反复呕吐，但不会变为粪性，呕吐也不能使腹痛减轻。患者常大便秘结，反复呕吐时亦应想到胆囊管或胆总管结石的可能。

2. 体征　最常见和最可靠的体征是右上腹、上腹正中或两处均有压痛。出现压痛非常多见，以至于对无压痛者应当怀疑此病的诊断。约半数患者在右上腹有肌紧张；严重患者有反跳痛。这些反映腹膜炎体征的检出率随疾病的进展而增加。15%～30%的病例可扪及肿大而有触痛的胆囊，并有典型的 Murphy 征，即检查者用左手拇指轻按压胆囊下缘，嘱患者做深吸气使肝下移，因胆囊碰到拇指时感到剧痛，患者将有突然屏气或停止吸气现象，是确诊急性胆囊炎的可靠体征。胆囊区触及肿块者约占40%，该肿块可能是扩张的胆囊或因炎症反应而黏附在胆囊上的大网膜；而疾病晚期出现的包块则是发生了胆囊周围脓肿的标志。

部分患者黄疸主要由于急性炎症、水肿，波及肝外胆管而致发生黄疸。可能与胆色素经受损的胆囊黏膜进入血液循环或由于胆囊周围炎症过程继发胆总管括约肌痉挛引起胆管系统生理性梗阻有关。

【辅助检查】

1. 实验室检查　血象检查主要表现为白细胞计数及中性粒细胞计数增高，白细胞计数一般为$(10\sim15)\times10^9$/L，但在急性化脓性胆囊炎、胆囊坏死等严重情况时，白细胞计数可上升至20×10^9/L以上。50%患者的胆红素升高。1/3患者血清淀粉酶常呈不同程度升高，部分患者是由于同时有急性胰腺炎，小结石从胆囊排出过程中，可以引起急性胰腺炎，而胆管口括约肌部的炎症、水肿，亦可能是导致血清淀粉酶升高的原因。较多的患者表现有血清谷草转氨酶（SGOT）和血清谷丙转氨酶（SGPT）升高，特别是当有胆管阻塞及胆管感染时，SGPT升高更为明显，提示有肝实质的损害。血清碱性磷酸酶亦可升高。

2. 超声检查　B型超声是急性胆囊炎快速简便的非创伤性检查手段，为首选检查方法。其主要声像图特征为：①胆囊的长径和宽径可正常或稍大，由于张力增高常呈椭圆形；②胆囊壁增厚、轮廓模糊，有时多数呈双环状，其厚度＞3mm；③胆囊内容物透声性降低，出现雾状散在的回声光点；④胆囊下缘的增强效应减弱或消失。

3. CT和MRI检查　CT和MRI检查也是诊断胆囊病变的重要手段，并可排除鉴别相关病变。

【诊断及鉴别诊断】

1. 诊断　患者大多有：①突发的右上腹痛及右肩部放射痛；②右上腹胆囊区有腹壁压痛和腹肌紧张，并有典型的Murphy

征；③白细胞计数常有增加，一般在(10～15)×10^9/L，有时可高达 20×10^9/L 以上，表示胆囊可能已有蓄脓；④患者常有轻度体温升高(38～39℃)，但寒战高热不多见，有此现象时多表示已伴有胆管炎；⑤少数病例发病 2～3d 后可出现轻度黄疸(血清胆红素低于 3mg/d)，为肝细胞有损害的表现，小便中的尿胆素原常有增加；⑥其他肝功能也可能有一定变化，如 SGPT 可超过 300U；⑦影像学证据，B 超或 CT 检查有典型表现，但要指出，15%～20%的患者的临床表现可能较为轻微，或者症状发生后随即有所好转，以致有鉴别诊断上的困难。

2. 鉴别诊断

(1)胆囊扭转：既往有腹痛病史者很少见，绝大多数是突发腹上区或右上腹痛，伴有恶心、呕吐，胆囊区可触及肿大肿块并有压痛。无全身症状及中毒症状，一旦绞窄引起腹膜炎，则全身症状明显，未合并胆总管病变时一般无黄疸。此种患者胆囊以“系膜”与肝相连，又称“钟摆胆囊”。

(2)十二指肠溃疡合并十二指肠周围炎：患者呈右上腹疼痛剧烈并持续加重，常常误诊为急性胆囊炎。但溃疡病患者有季节性发作，疼痛呈规律性，以夜间为重，服药或适当进食后可暂时缓解，多数患者有反酸史，Murphy 征阴性，可有隐血或黑粪，血清胆红素无明显增高，X 线钡剂或胃镜检查是鉴别的主要方法。

(3)胃、十二指肠溃疡急性穿孔：发病较急性胆囊炎更突然，疼痛剧烈并迅速扩散至全腹。开始时发热不明显，甚至由于休克体温可低于正常。溃疡病穿孔患者腹膜刺激症状出现早并且非常明显，肝浊音界消失。腹部透视或平片常显示膈下有游离气体，可确诊。

(4)急性胰腺炎：本病和急性胆囊炎都可因饱餐或酒后发病，两病可同时存在。急性胰腺炎疼痛更为剧烈，尤其是出血坏死性胰腺炎，多为持续性胀痛。疼痛与触痛多位于上腹中部及左上腹，其次是右上腹和脐部，疼痛可放射至背部。呕吐常在腹痛后发生并且较重。绝大多数急性胰腺炎血清淀粉酶及其同工酶显著增高。B超检查和CT检查可帮助鉴别。

(5)肠梗阻:由于腹痛、恶心、呕吐及腹胀,可误诊为急性胆囊炎。其不同点是肠梗阻患者无特殊右上腹痛和触痛,Murphy征阴性,亦无右肩背放射痛。腹部立位平片可帮助鉴别。

(6)肝癌出血:大多数原发性肝癌患者有肝炎或肝硬化病史,破裂出血时多为全腹痛和腹膜刺激征。当破裂出血仅限于肝周时,其疼痛局限于右季肋部或右上腹,并可有右肩部放射痛,可误诊为急性胆囊炎。B超和CT检查可帮助鉴别。

【治疗】 急性胆囊炎的治疗应针对不同原因区别对待,对于结石性急性胆囊炎一般主张手术治疗,但手术时机的选择目前尚存在争论。一般认为,经非手术治疗,60%~80%的结石性急性胆囊炎患者病情可以得到缓解,然后再进行择期手术,择期手术的并发症及死亡率远低于急性期手术。近年来,几组前瞻性随机研究表明,急性胆囊炎早期胆囊切除术(在诊断时即进行手术)优于急性发作解除后的择期胆囊切除术,其优点是并发症发生率明显降低,住院天数减少,并不再有发作出现。而对于非结石性胆囊炎的患者,由于其情况多数较为复杂,并发症较多,应及早手术。因此,对于急性胆囊炎患者手术时机的选择是非常重要的。

手术方法主要是胆囊切除术或胆囊造口术,如病情允许而又无禁忌证时,一般行胆囊切除术。但对高度危重患者,应在局部麻醉下行胆囊造口术,以达到减压、引流的目的。胆囊切除术是治疗最彻底的手术方式,在当前也是较安全的术式,总体手术死亡率不足1.0%,但急性期手术死亡率要稍高一些。

1. 胆囊切除术

(1)自胆囊颈开始的切除法(顺行):如果胆囊周围的粘连并不严重,胆囊管与胆总管交角(Calot三角)的解剖关系可以辨认清楚,则自囊颈部开始先分离出胆囊管并予以结扎切断,再辨认清肝右动脉分出的胆囊动脉,予以结扎、切断,则较容易提起胆囊颈部，将胆囊自胆囊床中剥离出并予以切除。注意：在胆囊切除过程中最严重的事故是胆总管的损伤，这是由于胆囊管与胆总管的解剖关系辨认不清，或在胆囊切除时将胆囊管牵拉过度，以致胆总管被拉成锐角，血管钳夹得太低；或因胆囊动脉出血时，盲目使用血管钳在血泊中夹钳，而致误伤胆总管。所以条件允许者先解剖出 Calot 三角中胆囊管、胆囊动脉与胆总管的关系，是防止误伤胆总管的根本保证，也是切除胆囊的常用方法。在解剖胆囊中发生大出血时，切勿在血泊中盲目钳夹，以致误伤胆总管、门静脉等重要组织。此时可先用左手示指伸入网膜孔，与拇指一起捏住肝十二指肠韧带中的肝固有动脉，使出血停止，再查明出血点所在，予以彻底止血。从肝床上剥离胆囊时，须仔细钳夹并结扎直接进入肝床的小血管支，并在胆囊窝放置引流，防止积血和感染。

(2)自胆囊底部开始的切除法（逆行）：若胆囊管和胆总管等组织因周围粘连过多而辨认不清，可以先自胆囊底部开始分离。若胆囊的边界不十分清楚，可以先切开胆囊底部，将左手示指伸入胆囊中，作为剥离胆囊的依据，正如剥离疝囊一样。做胆囊底部开始的切除术时出血可能较多，因胆囊动脉未能先行结扎，胆囊管的残端既可以因切除过多而伤及胆总管，也可能因切除不足而致残端过长，术后有可能形成残株综合征，因在胆囊管残端中可有结石形成，或继发感染，致有轻度不适。所以在胆囊周围粘连较多而必须做囊底开始的胆囊切除时，应紧贴胆囊壁做囊壁分离，以减少出血，而不一定要暴露右肝动脉，待胆囊颈部完全游离后，将囊颈向外牵拉暴露出胆囊管，随胆囊管向下追踪就可以找到胆总管，在认清胆囊管与胆总管和肝总管的关系后可以切断胆囊管，并切除胆囊。注意：切断胆囊管时，应将胆囊管残端保留长些（保证胆囊颈管内无结石嵌顿），切勿将胆囊管牵拉过长，血管钳也不可夹得太低，以免损伤胆总管。

(3)胆囊半切除术：若手术时发现①胆囊的位置过深、粘连很多，所以从胆囊窝中剥离胆囊非常困难或出血过多者。②胆囊壁已有坏死，不耐受切除者。③患者的情况在手术过程中突然恶化，需要尽快结束手术者，可以选择做胆囊部分切除术——将胆囊底部、体部及颈部前壁、紧贴肝的胆囊窝予以切除，刮除后壁上的剩余黏膜，并结扎胆囊管，然后将留下的胆囊边缘用肠线相对缝合，其中插入一支导管引出体外作为引流。该导管常在术后第2周予以拔除，所余瘘口不久可以自动愈合。

(4)胆囊部分切除术：成功的关键在于①在手术时胆囊颈必须予以结扎，否则有形成胆瘘的危险。②胆囊后壁的黏膜必须刮除干净，或用碳酸或电烧灼予以烧毁，否则窦道也可能长期不愈。胆囊部分切除术虽不如全切除“正规”，但其疗效与全切除术无明显差异，较单纯胆囊造口术后须再次切除者显然更合理。故在胆囊周围粘连很多、炎症严重、胆囊管与胆总管的解剖关系辨认不清时，与其冒损伤胆总管或右肝管的危险而勉强做胆囊全切除术，不如知难而退，行胆囊部分切除术。外科医师应保持头脑清醒，临场时应该善于抉择。

2. 胆囊造口术　胆囊造口术的适应证如下。

(1)病程已久，保守疗法无效，不得已须做手术治疗而又不能耐受长时间手术者。

(2)术中发现胆囊已有蓄脓或穿孔，胆囊周围的炎症也很严重，不能做胆囊切除者。

(3)术中发现胆总管内有大量结石和严重感染，而患者又病情严重，不易或不耐受暴露胆总管做探查者。待病情好转后再择期做胆囊切除或其他手术，唯后一种情况做胆囊造口前，必须肯定胆囊管通畅，且结石的位置又在胆囊管水平以上者，方属有益。

决定做胆囊造口时，应先对胆囊行穿孔减压。手术多采用距胆囊底最近的切口(有条件时经B超定位)，如右肋缘下切口。在胆囊底部做双重荷包缝合线后于中心处抽吸减压，剪开小口探查胆囊尽量取净结石，再插入18～22F的蕈状导管，收紧并结扎双重荷包缝线。然后使用温盐水冲洗胆囊，并观察有无漏液，有可能时将胆囊底固定于腹壁上，胆囊旁放置引流管。胆囊造口后如病情逐渐好转，一般在术后2～4周便可拔除导管，所留胆瘘多能自行愈合。术后3～6个月后应考虑再做胆囊切除或其他手术，否则不仅胆囊炎有复发可能，胆管的其他病变也可能再度恶化。曾做胆囊造口术的患者，发生胆囊癌的机会较多，这也是需要切除胆囊的另一理由。

如患者不能耐受手术，可在B超引导下行经皮经肝胆囊穿刺置管引流术，在一定程度上可缓解病情；条件允许时也可行腹腔镜胆囊切除术；需要再次强调，胆囊是整个胆管系统的一个组成部分，在处理胆囊病变时，如发现有胆管病变者切不可忘记同时做胆总管探查；即使患者的情况不允许做胆管病变(结石成癌肿)的彻底治疗，也必须尽可能放置一支"T"形管引流，以便术后通过"T"形管做胆管造影；必要时还应做PTC或ERCP，然后在彻底了解胆系病变的基础上考虑选择正确的手术方案，方能使胆管的再次手术获得满意的疗效。

第九节 胰腺损伤

由于胰腺为腹膜后器官，位置深在，前有肋弓、胃、横结肠和腹壁，背靠脊柱，因而外伤较少见。但近年来发病率在逐渐增加，主要原因是高速行驶的机动车事故发生增多，城市暴力犯罪中匕首、枪械使用频繁，以及儿童中常见的自行车把手碰撞增多所致。胰腺的损伤多伴有腹部其他脏器及颅脑、胸部的损伤，病情往往凶险危重。胰腺损伤的诊断较困难，多数需手术探查才能明确诊断。胰腺损伤因伤情不同手术方式各异，其手术后并发症较常见。胰腺损伤的死亡率也较高，死亡的原因主要是难以控制的大出血、败血症及多器官衰竭，而延误诊断和腹部损伤后手术探查不全面，或未能正确估计胰腺损伤的程度和范围或选择手术方式不当，均可增加死亡率。

【病因】 胰腺位于上腹部腹膜后，部位较深，受伤机会较少。胰腺损伤常因上腹部遭受强力挤压暴力，以致将胰腺挤压于脊柱上，造成不同程度的损伤。暴力偏向脊柱右侧时，多伤及胰头及邻近的十二指肠、肝外胆管和肝；暴力正对脊柱时，多造成胰体或胰体和十二指肠裂伤或断裂；暴力偏向左侧时，可引起胰尾和脾破裂。胰腺损伤，无论是钝性伤还是火器伤，多数都合并其他脏器伤。死亡率主要取决于合并伤的多少和程度，也与受伤机制和损伤部位有关。医源性损伤主要见于胃大部切除术、脾切除术和十二指肠憩室手术，容易造成胰瘘。

临床上可以将胰腺损伤的程度简单地分为：单纯挫伤；胰被膜破裂，无胰管损伤；有主要胰管断裂；胰-十二指肠复合伤 4 类。此分类实用并可指导实践，但略显简单。美国创伤外科学会器官损伤评分委员会制定的分级法在当前最为常用：①Ⅰ级，胰腺轻度挫伤或裂伤，无胰管损伤；②Ⅱ级，重度胰腺挫伤或裂伤，但无胰管损伤；③Ⅲ级，远端胰腺断裂伤或远端胰腺实质伤，并有胰管损伤；④Ⅳ级，近端胰腺断裂或胰管及壶腹的近端胰腺损伤；⑤Ⅴ级，胰头的严重撕脱伤。

【临床表现】 胰腺损伤的主要临床表现是内出血和胰液性腹膜炎。胰液可积聚于网膜囊内而表现为上腹明显压痛和肌紧张，还可因膈肌受刺激而出现肩部疼痛。外渗的胰液经网膜孔或破裂的小网膜进入腹腔后，可很快出现弥漫性腹膜炎。部分病例渗液局限在网膜囊内，可形成胰腺假性囊肿。

胰腺损伤所致内出血数量一般不大，所致腹膜炎体征也无特异性。单纯胰腺钝性伤，缺乏典型的临床表现，常易延误。

【辅助检查】 血清及腹腔灌洗液淀粉酶测定、腹部 B 超检查、CT 检查、ERCP 检查等均有助于胰腺损伤的诊断。

1. *淀粉酶测定* 血清及腹腔灌洗液淀粉酶测定是腹部创伤时的常用检查项目，胰腺创伤及创伤性胰腺炎时，其测定值升高。但血清及腹腔灌洗液淀粉酶升高并非胰腺损伤所特有，上消化道穿孔时也可有类似表现，其升高幅度也与胰腺伤情不成比例，且约 30％胰腺损伤无淀粉酶升高。重复测定，血清淀粉酶呈上升趋势，比单次测定更有助于诊断胰腺损伤。

2. B 超检查　胰腺损伤时，B 超可见胰腺肿大、裂伤、回声不均、周围积血积液、腹腔内出血、伴发的其他脏器损伤等。但 B 超检查易受空腔脏器内气体的干扰，对胰腺损伤及其范围难以确定。

3. CT 及 ERCP 检查　CT 检查是当前公认的最有价值的诊断胰腺外伤的无创性检查，CT 可准确判断有无胰腺的裂伤、胰腺血肿、胰腺周围积液、胰腺及周围组织水肿等。

ERCP 可明确胰腺损伤时胰管的完整性，但因属侵入性检查，故病情不稳定时不宜施行。

【诊断】 穿透性腹部损伤中，胰腺外伤较容易及时发现。但闭合性腹部损伤中，因合并周围脏器损伤掩盖胰腺损伤症状而难以在术前作出诊断。单纯胰腺损伤，症状体征可能不重，常延误诊断，甚至直到形成假性囊肿时方被发现。血清及腹腔灌洗液中淀粉酶测定、B 超、CT 等辅助检查可为诊断胰腺损伤提供重要的参考价值。重要的是，凡上腹部创伤，都应考虑到胰腺损伤的可能。

尽管如此，大多数胰腺损伤不是在术前确诊，而是在剖腹探查术中发现的，故在术中注意发现胰腺损伤也十分重要。

【治疗】 高度怀疑或诊断为胰腺损伤者，应立即手术治疗。因腹部损伤行剖腹手术，怀疑有胰腺损伤可能者，应探明胰腺，进行全面探查，包括切断胃结肠韧带探查胰腺的腹侧，按 Kocher 方法掀起十二指肠探查胰头背面和十二指肠。胰腺严重挫裂伤或断裂者，较易确诊；但损伤范围不大者可能漏诊。凡术中探查时发现胰腺附近后腹膜有血肿者，都应将血肿切开，以查清胰腺损伤。

手术以止血、清创、控制胰腺外分泌及处理合并伤为目的。

被膜完整的胰腺挫伤，可仅做局部引流；胰体部分破裂而主胰管未断者，可用丝线行褥式修补；胰颈、胰体、胰尾部的严重挫裂伤或横断伤，宜行胰腺近端缝合、远端切除（胰腺储备功能足够，不易发生内外分泌功能不足）；胰头严重挫裂或断裂，则宜行主胰管吻合或胰头断面缝闭和远段胰腺空肠鲁氏Y形吻合（因胰岛多分布于体尾部，头部较少）；胰头损伤合并十二指肠破裂者，若胰头部胆总管断裂而胰管完好，可缝闭胆总管两断端，修补十二指肠及胰腺裂口，另行胆总管空肠鲁氏Y形吻合，如胆总管与胰管同时断裂，且胰腺后壁完整，可以空肠鲁氏Y形襻覆盖胰腺后壁与胰腺和十二指肠裂口吻合，以上两种情况都应加做缝闭幽门的十二指肠旷置术；只有胰头严重毁损，无法修复时不得已行胰头十二指肠切除。

各类手术均需建立充分有效的腹腔引流，最好同时使用“烟卷”引流和双套管负压吸引，“烟卷”可数天后拔除，胶管则应维持10d以上。

第十节　急性胰腺炎

急性胰腺炎是一种常见的急腹症。按病理分类可分为水肿性和出血坏死性。急性水肿性胰腺炎病情轻，预后好；而急性出血坏死性胰腺炎则病情险恶，病死率高，不仅表现为胰腺的局部炎症，而且常常累及全身的多个脏器。

【病因】

1. 梗阻因素　胆结石、胆道感染、胆道蛔虫症、Oddi括约肌痉挛、先天性胰胆管异常、胰管结石等均可引起胆管共同开口处梗阻。

2. 酒精（乙醇）中毒　乙醇通过刺激胰液分泌增加引起Oddi括约肌痉挛水肿和对胰腺腺泡的直接毒性作用导致胰腺炎发生。

3. 饮食因素　暴饮暴食可刺激大量胰液分泌，从而导致胰腺炎。

4. 外伤和手术

5. 代谢性疾病　高脂血症、高钙血症患者易发生胰腺炎。

6. 其他　胰腺血管的病变、急性细菌或病毒感染、药物过敏、自身免疫性疾病、妊娠等也是引起急性胰腺炎的原因。

【发病机制】

1. 急性水肿性胰腺炎　病变轻,多局限在体尾部。胰腺肿胀变硬,充血,被膜紧张,其下可有积液。腹腔内的脂肪组织,特别是大网膜可见散在粟状或斑块状的黄白色皂化斑(脂肪酸钙)。腹水为淡黄色,镜下见间质充血、水肿并有炎性细胞浸润。有时可发生局限性脂肪坏死。

2. 急性出血坏死性胰腺炎　病变以胰腺实质出血、坏死为特征。胰腺肿胀,呈暗紫色,分叶结构模糊,坏死灶呈灰黑色,严重者整个胰腺变黑。腹腔内可见皂化斑和脂肪坏死灶,腹膜后可见广泛组织坏死。腹腔内或腹膜后有咖啡或暗红色血性液体或血性浑浊渗液。镜下可见脂肪坏死和腺泡细胞破坏,腺泡小叶结构模糊不清。间质小血管壁也有坏死,呈现片状出血,炎细胞浸润。晚期坏死组织合并感染形成胰腺或胰周脓肿。

【临床表现】　由于病变程度不同,患者的临床表现也有很大差异。

1. 腹痛　腹痛是本病的主要症状。常于饱餐和饮酒后突然发作,腹痛剧烈,多位于左上腹,向左肩及左腰背部放射。胆源性者腹痛始发于右上腹,逐渐向左侧转移。病变累及全胰时,疼痛范围较宽并呈束带状向腰背部放射。

2. 腹胀　腹胀与腹痛同时存在。是腹腔神经丛受刺激产生肠麻痹的结果,早期为反射性,继发感染后则由腹膜后的炎症刺激所致。腹膜后炎症越严重,腹胀越明显。腹腔积液时可加重腹胀。患者排便、排气停止。

3. 恶心、呕吐　该症状早期即可出现。呕吐剧烈而频繁,以后逐渐减少。呕吐物为胃、十二指肠内容物，偶可呈咖啡色。呕吐后腹痛不缓解。

4. 腹膜炎体征　急性水肿性胰腺炎时压痛多局限于上腹部，常无明显肌紧张。急性出血坏死性胰腺炎压痛较明显，并有肌紧张和反跳痛，范围较广或延及全腹。移动性浊音多为阳性。肠鸣音减弱或消失。

【辅助检查】

1. 实验室检查

(1)血清淀粉酶：发病 2h 后开始升高，24h 到达高峰，可持续 4～5d，超过正常值 2 倍以上才有诊断意义。

(2)尿淀粉酶：发病 24h 后开始升高，可持续 1～2 周，升高 2 倍以上才有诊断意义。

(3)血清钙：常降低，若低于 2mmol/L，提示病情较为严重。

(4)血脂肪酶：有较高特异性。

(5)白细胞计数：增高多在 12×10^9/L 以上。

(6)血糖测定：血糖升高较为常见，若血糖持续升高难以下降，提示病情较重。

(7)变性血红蛋白、弹力蛋白酶、载脂蛋白 A_2($Apo\text{-}A_2$)以及 C 反应蛋白：有助于胰腺坏死的诊断。

(8)动脉血氧分析：PaO_2＜8.0kPa，若同时呼吸率＞35/min，要考虑急性呼吸窘迫综合征(ARDS)的可能。

(9)诊断性腹腔穿刺：急性出血坏死性胰腺炎可见红褐色腹水，同时可通过其性状与消化道穿孔等急腹症进行鉴别诊断。

2. 影像学检查

(1)B 超检查：急性胰腺炎时往往腹胀严重，不利于 B 超检查，但应检查胰腺肿大程度、有无囊性病变、腹水、有无胆囊和胆道结石、胆管有无扩张等项目，可以作为辅助诊断手段之一。

(2)腹部 X 线平片：可见横结肠、胃等充气扩张，或有左侧膈肌上升，左下胸腔积液等。

(3)CT:动态增强 CT 是目前诊断胰腺坏死及胰外病变的首选检查。主要表现为胰腺肿大,胰腺部分区域密度减低、胰周边缘模糊,严重者出现小网膜囊、肾周区、结肠后区和肠系膜血管根部区等水肿或密度改变。在增强的情况下可以更为容易判断密度减低的坏死区。根据 CT 表现可做 Balthazar 评分及分级(表 9-6,表 9-7)。

表 9-6　急性胰腺炎 Balthazar 分级

分级	表现与评分
A 级	胰腺正常,为 0 分
B 级	胰腺局限性或弥漫性肿大,为 1 分
C 级	除 B 级病变外,还有胰周炎性改变,为 2 分
D 级	除胰腺病变外,胰腺有单发性积液区,为 3 分
E 级	胰腺或胰周有 2 个或多个积液积气区,为 4 分

表 9-7　胰腺坏死程度及评分

坏死程度	评分
无坏死	0 分
坏死范围≤30%	2 分
坏死范围≤50%	4 分
坏死范围>50%	6 分

CT 严重程度指数=急性胰腺炎分级+胰腺坏死程度

严重度分为 3 级:Ⅰ级,0～3 分;Ⅱ级,4～6 分;Ⅲ级,7～10 分。Ⅱ级以上为重症

【诊断及鉴别诊断】

1. 诊断

(1)急性胰腺炎没有局部并发症和脏器功能不全者,属于轻型急性胰腺炎,仅出现极轻微的脏器功能紊乱,没有严重的腹膜炎体征,对及时液体治疗反应良好,临床体征和实验室检查迅速

恢复正常。

(2)急性胰腺炎伴有功能障碍,或合并坏死、脓肿或假性囊肿等局部并发症,腹膜刺激征明显者属于重症急性胰腺炎。在重症急性胰腺炎中没有脏器功能障碍者属Ⅰ级,有脏器功能障碍者属Ⅱ级。凡有条件的单位,对重症急性胰腺炎严重程度还可采用临床 APACHEⅡ评分(>8 分)及 Balthazar CT 分级(>Ⅱ级)。

2. 鉴别诊断

(1)急性胆囊炎、胆石症:有胆绞痛、寒战、高热、Murphy 征阳性、胆囊肿大。

(2)胃十二指肠溃疡急性穿孔:有溃疡病史,腹肌呈板状硬,肝浊音区缩小或消失,有膈下游离气体。

(3)急性肠梗阻:阵发性腹痛、腹胀、呕吐,可见肠型,听诊有气过水音或金属音,肠腔有气液面。

(4)心肌梗死:有冠心病史,突然发病,有时疼痛限于上腹部。心电图示心肌梗死图像,血清心肌酶升高。血、尿淀粉酶正常。

【治疗】 根据急性胰腺炎的分型、分期和病因选择恰当的治疗方法。

1. 非手术治疗　急性胰腺炎全身反应期、水肿性胰腺炎及尚无感染的出血坏死性胰腺炎均应采用非手术治疗。

(1)禁食、胃肠减压:持续胃肠减压可防止呕吐、减轻腹胀、增加回心血量,并能降低促胰酶素和促胰液素的分泌,从而减少胰酶和胰液的分泌,使胰腺得到休息。

(2)补液、防治休克:静脉输液,补充电解质,纠正酸中毒,预防治疗低血压,改善微循环,维持循环稳定。对重症患者应进行重症监护。

(3)镇痛解痉:在诊断明确的情况下给予止痛药,同时给予解痉药如山莨菪碱、阿托品等,禁用吗啡,以免引起肝胰壶腹括约肌痉挛。

(4)抑制胰腺分泌:H_2 受体阻滞药(如西咪替丁)可间接抑制

胰腺分泌;生长抑素疗效较好,但由于价格昂贵,多用于病情比较严重的患者。

(5)营养支持:早期禁食,主要靠完全肠外营养。可考虑手术时附加空肠造口,待病情稳定、肠功能恢复后可经造瘘管输入营养液。当血清淀粉酶恢复正常,症状、体征消失后可恢复饮食。

(6)抗生素的应用:在合并胰腺或胰周坏死时,应经静脉使用致病菌敏感广谱抗生素。

(7)腹腔灌洗:可将富含胰酶和多种有害物质的腹腔渗出液移出体外,减少由它们所造成的局部和全身损害。方法:经脐下做小切口,向上腹部和盆腔分别置入进水管和出水管,用平衡液灌洗。

2. 手术治疗

(1)手术适应证:①不能排除其他急腹症者;②胰腺和胰周坏死组织继发感染;③虽经合理支持治疗,但临床症状继续恶化;④暴发性胰腺炎经过短期非手术治疗多器官功能障碍仍不能得到纠正;⑤胆源性胰腺炎;⑥病程后期合并肠瘘或胰腺假性囊肿。

(2)手术方式:坏死组织清除加引流术最为常用。经上腹弧形切口开腹,游离、松动胰腺,切断脾结肠韧带,将结肠向中线翻起,显露腹膜后间隙,清除胰周和腹膜后的渗液、脓液以及坏死组织,彻底冲洗后放置多根引流管从腹壁或腰部引出,以便术后灌洗和引流。缝合腹部切口,若坏死组织较多,切口也可部分敞开,以便术后经切口反复多次清除坏死组织。同时行胃造口、空肠造口及胆管引流术。

(3)胆源性胰腺炎的处理:伴有胆管下端梗阻或胆管感染的重症患者,应该急诊或早期手术。取出结石,解除梗阻,畅通引流,并按上述方法清除坏死组织,做广泛引流。若以胆管疾病表现为主,急性胰腺炎的表现较轻,可在手术解除胆管梗阻后,行胆管引流和网膜囊引流术,病情许可时同时切除胆囊。若有条件可经纤维十二指肠镜行肝胰壶腹括约肌切开、取石及鼻胆管引流术。如果患者经非手术治疗后病情缓解，可在急性胰腺炎治愈后2～4周做胆管手术。

第十一节　胰　瘘

胰腺管破裂后，胰液由非生理途径外流者称为胰瘘。向体外流出者称为胰外瘘，向消化道流入者称为胰内瘘。胰外瘘（通称胰瘘）是胰腺外科的严重并发症。随着急性坏死性胰腺炎、胰腺外伤和胰腺外科手术的增多，胰瘘的发生率亦随之增多。胰瘘的处理较为困难，如处理不当，易引起出血、感染等严重并发症，甚至死亡。

【病因】

1. 外伤　外伤是胰瘘最常见的原因，这主要是由于：①胰腺受损后，尤其是钝性损伤所造成的胰腺挫伤、裂伤或挤压伤，胰腺组织实际损伤的范围往往较肉眼所见的为大。因此，在做胰腺清创或修补时，如忽略这一个因素，残留的受损胰腺组织在术后可继续坏死，一旦累及胰管，则发生胰瘘。②手术时虽将所见到的受损胰管予以结扎，术后如继发感染，仍易发生胰瘘。③损伤到大胰管或主胰管，如果胰管为正常大小，做胰管吻合，较难获得成功，易发生胰瘘，如直接做外引流，术后也可能发生胰瘘。

2. 急性坏死性胰腺炎　坏死的胰腺组织经过手术切除或自行脱落后胰管外露，或胰体尾切除后，因组织炎症，感染不愈，使胰腺分泌持续由引流口流出，造成胰瘘。在急性坏死性胰腺炎中，胰瘘的发生率约为15%。

3. 胰腺手术　各种类型的胰腺手术，均有可能损伤胰管，形成胰瘘。胰十二指肠切除术后，有10%～25%发生胰瘘，是该手术最严重的并发症，亦是胰十二指肠切除术后死亡的主要原因。多数系由于胰十二指肠切除术后残留胰腺与消化道吻合的技术失误所致。其发生率和手术方式，残留胰腺的处理和胰管的粗细有关。一般来说，胰腺头部切除术后胰瘘的发生率比胰腺远端切除的为高；胰管结扎术后的胰瘘发生率较胰空肠吻合术为高；胰管口径正常的胰瘘发生率较胰管明显扩张的为高。胰岛细胞瘤手术通常做肿瘤摘除，不易损伤胰管。如肿瘤位置较深或贴近大胰管者，手术时如不注意，可能损伤胰管造成胰瘘。此外，在做胰腺楔形切除活检和粗针穿刺细胞学检查等，如部位较深亦可能损伤胰管。脾切除或脾肾静脉吻合术，如胰尾过长过厚，有时也会受到损伤。

【诊断】 胰瘘的早期临床表现往往不很明显，其诊断主要依靠引流液的实验室检查及现代影像学及内镜的检查。

1. 引流液淀粉酶水平的测定　测定引流液淀粉酶水平是一种简单而有用的胰瘘诊断方法，但需要鉴别胰瘘和胰漏两种不同情况，前者多见胰-十二指肠切除术后，吻合口周围渗出的液体中也常含有较高水平的淀粉酶，但逐步降低，如引流不畅或继发感染，导致吻合口愈合不佳而转化成胰瘘。术后引流液淀粉酶浓度大于正常血浆浓度 3 倍以上，且持续 7d 以上，应考虑胰瘘的存在，尤其是术后第一天引流液淀粉酶浓度＞4000U，应视为胰瘘有价值的预兆。引流液淀粉酶浓度的测定是判断胰瘘的一个重要标准，而大多血浆淀粉酶浓度在胰瘘时却表现为正常氛围。

2. 影像学检查

(1)B 超：由于价格低廉、无损伤，是怀疑胰瘘患者的常规检查之一，可用于探查胰腺的外形、胰周有无积液以及有无胰源性囊肿的存在，并作为胰、胆管系统的初步检查，但对较胖的患者、胃肠道含有大量气体及有过腹部手术史的患者，B 超检查较为困难。

(2)CT 及 MRI 检查：可进一步查看胰腺及胰管有无变形、有无胰周积液及囊肿的存在，尤其对胰管与胰液漏出的部位或囊肿的关系上较 B 超优越。

(3)逆行性胰胆管显影(ERCP)：ERCP 在显示胰胆管解剖结

构上是重要的检查手段。通过胰胆管造影可直接观察到胰管破裂的位置、范围以及胰管与瘘的解剖关系，尤其可以确定胰瘘的原因和分类。

(4)磁共振胰胆管显影(MRCP)：MRCP是一种高质量的胰胆管三维成像，不需要造影剂，无损伤，能清楚显示胰胆管树、胰管解剖结构及胰管与胰周积液的关系，这一点对后期治疗起着指导作用。对ERCP检查失败或属禁忌者尤为适用。ERCP和MRCP检查在诊断胰瘘方面有较高的价值，且能互相弥补其不足，但应根据具体情况作出正确的选择。

(5)瘘管造影剂显影：对于已成慢性瘘管的病例，则可做瘘管造影剂显影，最为简便。瘘管造影可以显示瘘管的大小、行径以及与胰管的关系，明确有无胰管或壶腹部狭窄。

【治疗】

1. *支持疗法*　对合并有水、电解质严重紊乱的胰瘘患者，应予积极纠正。禁食者应补给充分的热量，每天达16 720J，并给足量蛋白质，以维持正氮平衡，为胰瘘的自行愈合创造条件。关于胰瘘患者是否需要禁食，不能一概而论。通常认为禁食可明显减少胰液分泌，也有认为饮食对胰腺分泌的影响不大。况且胰瘘的治疗是一个较长期的过程，如果没有完善的肠道外营养等措施，长期禁食不是一个切实可行的办法。对少数高流量胰瘘患者，胰液引流量每天超过1000ml者，予以短暂禁食，可减少胰液分泌，收到暂时的效果。

2. *充分引流*　充分引流和保持引流通畅是治疗胰瘘的最重要原则，也是防止并发症的重要手段。方法是及时吸净漏入腹腔内的胰液，不使积聚在腹腔内而消化周围组织；以免造成腹腔内感染和出血等严重并发症。通常采用双套管或多孔硅胶软管持续负压吸引，引流过程中应及时排出堵塞引流管的坏死脱落组织，保证引流通畅。引流不畅的常见原因为引流管位置不当和坏死组织堵塞。前者可予调整引流管位置，后者可在负压吸引同时用生理盐水滴注或冲洗，以排出坏死组织。如仍不奏效，应更换引流管。

通过积极有效的持续引流，大多数胰瘘可望自行愈合。动物实验发现，狗的大胰管被扎切断以后，常可见胰管切断的远近端有再沟通现象。此外，通过“内瘘化”，即胰瘘自发地与消化道相通而形成内瘘，使外瘘获得愈合。

3. *手术治疗*　虽然大多数胰瘘经非手术治疗后可自愈，但也有相当一部分的胰瘘需要手术治疗。对非手术治疗期限尚无统一的意见，但不宜无限期等待。因为非手术治疗亦有一定的缺点，如①丢失大量胰液。②周围皮肤易腐蚀、糜烂。③有发生出血、感染等严重并发症的危险。④确实有少数胰瘘（如伴有近端胰管狭窄等）经非手术治疗不能奏效。因此，一般认为胰管经积极非手术治疗 3 个月而仍未愈合者，应考虑手术。

手术前做瘘管造影或 ERCP，了解主胰管与瘘管的关系，以决定手术方式。一般先沿瘘管壁切除瘘管，直至胰腺管开口处。然后根据瘘管的部位和胰管的关系决定下一步手术步骤。如仅与小胰管相通而近端胰管无病变者，行单纯瘘管切除，缝闭小胰管开口即可。如开口在胰尾部，可连胰尾一并切除，不做消化道吻合。如开口在胰头或体部，可将胰管开口处扩大，和空肠做鲁氏 Y 形吻合。如果同时胰管有多处狭窄或慢性胰腺炎者，做胰十二指肠切除，可获良效。也有完整游离瘘管及其周围组织，使与消化道吻合（Coffrey 手术），但分离出来的瘘管壁常不够坚固和完整，与消化道吻合不易成功，且术后吻合口瘢痕收缩又可致胰瘘复发。瘘管与周围脏器粘连致密，切除难度较大，又易损伤周围脏器。部分患者可复发胰瘘。因此手术治疗要格外慎重。

4. *其他方法*

（1）抑制胰腺外分泌：乙酰胆碱阻滞药（阿托品、溴丙胺太林等）、碳酸酐酶抑制药（乙酰唑胺）以及胰高糖素等可减少胰液分泌，为胰瘘的自行愈合创造条件。

(2)放射治疗:大剂量放射线照射胰腺,使胰组织受到放射性损伤从而抑制胰腺的外分泌功能,而对其内分泌功能则无明显影响。这种损伤是可逆的。一般在停止照射后数周即可逐渐恢复。有报道此法用于治疗胰腺恶性肿瘤术后并发胰瘘患者,收到良好效果。

(3)用高分子黏合剂(如氯丁二烯乳化液)直接注射在瘘管内,封堵瘘管。

(4)维持水电解质平衡、全胃肠道外营养,合理使用抗生素控制感染,防止出血等都是非常重要的辅助治疗措施。

第十二节　脾破裂

正常脾包膜仅1～2mm厚,脾实质内间质较少,柔软脆弱,故易在直接或间接暴力作用下破裂。有慢性病理改变(如血吸虫病、疟疾、黑热病、传染性单核细胞增多症、淋巴瘤等)的脾更易破裂。脾损伤20%～30%合并有其他内脏伤,按其频数依次为左胸、左肾、颅脑、肝及胃肠道等。这些多器官伤表明损伤严重,也增加了治疗的复杂性,故其并发症及死亡率较单纯脾破裂有显著的增加。

【病因】　脾破裂依病因分成两大类。

1. 外伤性破裂　占绝大多数,都有明确的外伤史,裂伤部位以脾的外侧凸面为多,也可在内侧脾门处,主要取决于暴力作用的方向和部位。

外伤性脾破裂又可分为:

(1)闭合性腹外伤,脾破裂,临床上占多数,多为钝性伤所致,如交通事故、钝性打击、坠落伤等。

(2)开放性腹外伤,脾破裂,如刀刺伤、火器伤等,和平时期较少见。

2. 自发性破裂　更少见,且主要发生在病理性肿大的脾;如仔细询问病史，多数仍有一定的诱因，如剧烈咳嗽、打喷嚏或突然体位改变等。

根据损伤的范围，脾破裂可分为中央型破裂（破在脾实质深部）、被膜下破裂（破在脾实质周边部分）和真性破裂（破损累及被膜）3 种。前两种因被膜完整，出血量受到限制，故临床上并无明显出血征象而不易被发现。如未被发现，可形成血肿而最终被吸收。但有些血肿（特别是被膜下血肿）在某些微弱外力影响下，可以突然转为真性破裂，导致诊治中措手不及的局面，这种情况常发生于外伤后 1～2 周，应予警惕。

临床所见脾破裂，约 85％是真性破裂，破裂部位较多见于脾上极及膈面。破裂如发生在脏面，尤其是邻近脾门者，有撕裂脾蒂的可能，在这种情况下，出血量大，患者可迅速发生休克，甚至未及抢救以致死亡。

【临床表现】　脾破裂的临床表现常随脾外伤的程度、部位、出血的数量与速度，以及有无合并伤等而表现不同。97％有腹痛及腹部压痛，以左腹上区最为明显；88.4％有腹肌紧张，而由于左膈下血液或脾包膜紧张刺激，30％～70％的患者会出现左肩牵涉痛，有的可先以血腹症状出现，30％～40％可检得左上腹脾浊音区扩大（Balance 征）。

【诊断及鉴别诊断】　据观察，脾破裂大部分有明显的外伤史。腹腔诊断性穿刺或灌洗阳性者更可作为重要的诊断依据。少数病例症状不典型，会发生诊断困难，若患者情况允许，可进行 B 型超声波检查，会发现脾外形缺损、左上腹积血或包膜下积血的征象。腹部 CT 也可发现脾裂口及脾内或脾区积血图像。选择性脾动脉造影更可显示脾破裂及出血。当然，外伤性脾破裂患者绝大多数属重危急诊，一般不宜做过多的搬动检查，以免造成继发性大出血，故 B 超、CT 检查等只能在特殊情况下采用，不宜作为常规的诊断检查。

脾破裂中，有 10％～20％的病例会表现为延迟性脾破裂，或由于无明确外伤史而称为自发性脾破裂。延迟性脾破裂多发生于腹部闭合伤后，其形成的原因如下。

(1)外伤仅造成了脾的包膜下或中心性破裂，先引起脾内血肿，继而由于血肿增大、内压增高或体位活动，再造成脾包膜破裂而有内出血症状。

(2)外伤造成脾膈面或侧面的小破裂，出血量少，血凝块堵住裂口而暂时止血，此后由于体位活动或血凝块纤溶亢进而引起继发性出血。由于脾包膜平滑肌发育极差，无自动收缩能力，故脾破裂出血少有自止的倾向。延迟性脾破裂多于伤后 2 周以内出现，但也有报道外伤 1 年后再次破裂出血的，故脾破裂非手术治疗的成功率亦需予以慎重评价。

自发性脾破裂是指无明显外伤史的情况下出现的脾破裂，一般多发生在原有脾病变的患者。由于脾被膜菲薄、实质脆弱又原有病变，故在弯腰、转体，或日常生活中的轻微冲撞、咳嗽等，甚至熟睡时的转侧都可发生脾破裂。这种类型的脾破裂，由于无明显外伤史，且在失血性休克出现之前，常有多种症状和体征，有的以口渴、乏力为主诉，有的以腹胀为主诉，血腹体征也常不典型，故极易延误诊断而增加并发症及死亡率。

【治疗】

1. 非手术治疗

(1)非手术治疗的适应证：对非手术治疗脾破裂应持慎重态度，其适应证应限于以下 5 种情况。

①4 岁前的婴幼儿，其脾包膜较韧柔，脾髓发育尚未成熟，间质相对较丰富，而且婴幼儿外伤常较轻，在证实无其他内脏损伤、血流动力学一直保持稳定的情况下，方可考虑采用。

②成年人、非老年患者、外伤轻、排除其他内脏伤、腹内失血量少、全身血流动力学一直维持稳定者，与脾损伤相关的输血量少于 2U，有连续检测条件，随时可手术治疗。

③来院时已超过 24h，一般情况良好，无合并伤，也无继续出

血征象,可在做好一切术前准备情况下,进行观察治疗。

④CT 或 B 超检查证实为 0～1 级脾损伤。

⑤患者神志清楚,有利于观察腹部体征变化。

(2)非手术的一般症状治疗:确定非手术治疗以后注意患者要绝对卧床、禁食、补液,必要时输血,动态观察腹部体征及监测循环稳定情况,辅助腹穿、B 超、CT 和诊断性腹腔灌洗检查。若病情稳定,住院治疗 2～3 周,出院限制活动 3 个月。如在观察中有继续出血的表现,应及时中转手术。保守治疗应严格选择病例。

总的说来,因为采用脾切除治疗脾破裂是安全可靠、风险较少、并发症与死亡率都相当低的疗法,若为减少脾切除术后凶险性感染(OPSI)的发生而采用的任何会增加并发症及死亡率的疗法,看来都是不可取的。相反,如确有保脾的把握,则亦未尝不可。

(3)脾动脉栓塞:脾动脉栓塞是另一种比较安全的非手术治疗方法,因为脾有多支动脉供血。脾动脉栓塞或结扎后并不会造成脾缺血坏死,对脾损害也不太严重。选择性腹腔动脉造影是一种侵入性检查,操作较复杂,有一定危险性,但诊断脾破裂的准确性颇高,经皮脾动脉栓塞治疗脾破裂取得较好的效果,应严格掌握适应证,方法如下:采用 Seldinger 技术经股动脉穿刺插管,进行选择性脾动脉造影,明确脾破裂活动性出血后,用较大的栓塞材料如不锈钢螺网及明胶海绵条进行脾动脉近端栓塞,远离脾门,栓塞后造影,若未发现造影剂外溢,说明出血停止,栓塞治疗成功。

2. 手术疗法

(1)全脾切除术:脾损伤是外科临床的严重急症,应力争在最短时间内做好一切术前准备,包括确定血型、备足血源、补足血容量、恢复血流动力学平衡等。但如术前无休克征象,脉搏不超过 100/min,血压不低于 13.3kPa(100mmHg)者,则不必过多的输血、输液,以免引起血容量骤增而血压回升过快促使脾裂口再次出血。若来院时已有休克征象,则应迅速输血、输液,待血压回升到10.7～13.3kPa(80～100mmHg),即开始手术。若迅速输血达400～800ml后仍不能纠正低血容量休克,则表明体内仍有持续出血病灶,应在加速输血情况下迅速进腹,控制出血点,才能纠正休克。

切口选择应根据有无合并伤,一般脾破裂选用左上腹直肌贯穿切口,进腹后先用左手从脾上极托住脾,同时控制脾蒂以制止出血,吸尽腹内积血及血凝块,若无合并胃肠道破裂伤,腹内积血经抗凝过滤后可以回输。有的外伤已超过24h,回输积血也未发生严重输血反应。控制出血后,患者情况一般多能趋于稳定,这时应全面探查腹腔内脏情况,常见的合并伤有肝破裂、肾破裂、腹膜后或肠系膜血肿和胃肠道挫伤或穿孔等,都应根据各种具体情况,给予妥善的处理。

(2)脾的保留性手术:对脾破裂患者能否采用脾保留性手术,主要取决于脾损伤的程度与伤者的全身情况,不宜勉强。若患者情况稳定,脾裂伤轻微且腹内无其他合并伤者,尚可采用保留脾功能的术式,如单纯缝合或用大网膜包裹缝合等。若患者情况不稳定,或脾损伤较严重无法保留,为挽救患者生命,应毫不犹豫地进行脾切除术,迅速结束手术,术中根据脾破裂程度及患者情况,分别采用不同方法。

①脾修补术:脾修补术能保留一个形态、功能都完整的脾,操作一般也不太困难,只要全身情况允许,可作为Ⅰ度、Ⅱ度脾破裂的首选术式。具体操作:a.进腹后,轻柔地分离脾肾及脾肠韧带(多数病例无此韧带),关键是防止损伤脾包膜,并控制脾蒂;b.按其自然应力,轻柔地把脾托出切口下,脾床垫用温的盐水纱布巾;c.检查全脾损伤情况,勿漏检上极及后侧面;d.除去裂口处的血块及失去生机的脾组织;e.缝扎脾裂口内的活动性出血点;f.以细针和3-0肠线做直达裂口底部的褥式"8"字缝合,肠线必须充分浸

泡柔软以免割裂脾组织，否则改用 4-0 号丝线缝合，更易操作。若裂口较大，一般先行缝合而暂不结扎，待全部缝好之后将裂口两边组织对合后，再轻轻地抽拉结扎缝线。为防止脾内腔隙形成血肿，较大、较深的裂口可拉一块网膜充填。

正常脾包膜较菲薄，脾实质内间质少而质脆弱不耐拉扎，故缝合时进针、抽线及拉扎操作必须轻柔均匀，这是手术成功的关键。只要对合良好，脾有极强的再生修复能力，一般不会在修补后发生继发性出血和(或)血肿继发感染等情况。

②脾部分切除术：脾破裂或部分脾组织的严重挫裂伤，脾修补术已难以施行，则可采用脾部分切除术。据观察，若能保留 25%～30%血供正常的脾组织，即能维持正常的脾功能。部分切除后留存的脾组织，一般能保持正常的血供，而且术后能代偿性再生，故能维持完全正常的功能，不失是一种安全可靠的术式。脾部分切除可分为规则性切除术及不规则性切除术。按照脾内血管的分布而作脾段、脾叶、半脾或大部分切除术，称为规则性脾部分切除。一般脾动脉沿胰腺上缘至脾门 2～4cm 处先分出 2 支较小的上、下极动脉，其主干在脾内再分为 2～5 支脾段动脉，脾极及脾段动脉各自独立的供应相应的脾段，各段之间有一个相对的无血管平面。根据脾组织破碎情况，可结扎相应血管，再从缺血的脾组织面切除该段，创面缝扎止血后外加大网膜包裹。不规则性脾部分切除术的切口、探查、托脾及控制脾蒂血管等步骤与脾修补术相同。将脾分为上、中、下三部分，按照损伤无活力脾组织范围切除、结扎血管支，切面在缝扎活动性出血之后，以 6-0 号丝线做横向贯穿脾的褥式缝合，必要时加用网膜覆盖。不规则性切除分别切除脾的上、下极或半脾，因此可保留较多的脾组织。

(3)其他手术

①应用脾动脉结扎以代替脾切除术：手术具体方法是进腹探查，对Ⅰ～Ⅱ度脾破裂的病例，即从脾胃韧带的无血管区进入小网膜腔，在胰上缘找到最表浅的脾动脉干，给予结扎，结扎后即可

见脾体积缩小，裂口出血即可停止或大为减少，此时处理裂口就较容易。若裂口不大，在清除血块和失去生机的脾组织后，放几块明胶海绵，若无继续出血即可关腹；若裂口较大，或仍有渗血不止者，则以大网膜填塞缝扎。若结扎在脾段支时，则有引起梗死的可能，而且脾的功能与脾的血流量密切相关，主干结扎后的脾组织即使不坏死，能否保持完整的功能实属可疑。为此，尚有待积累更多经验及更长时间的观察，方能对此术式作出适当的评价。

手术探查时如发现脾外伤属Ⅲ～Ⅳ度，即脾已碎裂或甚至脾蒂也断裂，则不宜做脾修补术或脾部分切除术，应迅速做脾切除术。若止血后患者情况稳定，腹内又无合并伤者，可考虑做脾自体移植术，以期恢复部分脾功能。

②脾移植可采用脾片移植及带血管蒂脾组织移植：a. 脾片移植。将切下的脾用等渗盐水青霉素溶液清洗后，将无损伤之脾组织用利刀切成 2cm×2cm×0.5cm 或 2cm×1cm×0.5cm 大小的脾组织片，植入大网膜做成的囊袋内；为使脾组织易于获得血液供应，一般可沿大网膜的血管弓的走向，缝固在血管弓上而成“V”形或“W”形排列，植入的脾组织总量应达原脾的 1/3～1/2 为宜。据实验观察，这种脾组织移植后能否存活，取决于移植脾片能否从宿主获得充分的血供。移植的脾片都需依序经历从缺血、变性、萎缩、存活和再生的过程。移植 2 周内，脾组织出现缺血、变性萎缩或甚至坏死，若未坏死则在第 3～4 周可逐步存活再生，体积增大。血供良好的最终可增大至植入时的 2～3 倍；若血供不良，则可出现移植片坏死、溶解机化，并增加腹腔内粘连。故对于年老有血管硬化倾向者，或肥胖、网膜上充满脂肪者，移植片难以存活，则以植入肌层或腹膜后较好。b. 带血管蒂脾组织移植。带血管蒂的脾叶、段移植是一种保留脾功能的术式。用于严重脾破裂不能做脾修补及脾部分切除时。方法是把切下的脾像其他器官移植一样，立即以肝素平衡液充分灌洗，并修去碎裂无生机的

脾组织，结扎缝补准备移植的脾块（一般是半脾）后，再植于左盆腔内，将脾动静脉分别与髂内动静脉的分支做吻合。

第十三节　脾脓肿

脾脓肿是脾的化脓性感染性疾病，临床上较为少见。因脾是血液中微生物的高选过滤器和吞噬活动中心，具有抵抗局部感染的免疫能力，故脾一般不易感染，自抗生素开发应用以来，脾脓肿更为罕见。由于其发病率低，缺乏特异性症状和体征，术前诊断困难，容易延误诊断和治疗。

【病因】　脾脓肿多继发于全身性感染，血源播散至脾。63%原有亚急性细菌性心内膜炎、化脓性门静脉炎或化脓性腹膜炎等感染源，约 31%合并有脾损伤、脾梗死或在严重损伤性休克之后，其他则合并有血液病，如白血病、血红蛋白病、再生障碍性贫血等病，其他少见原因为从邻近器官病变发展而来，如肾周围脓肿、膈下脓肿、坏死性胰腺炎等。

【临床表现】　脾脓肿常继发于全身其他急性或慢性疾病，起病隐匿，除非脓肿引起脾包膜炎及脾周围炎才出现左上腹定位症状。脾脓肿早期无特殊表现，大部分患者均有某种先驱感染史，以后出现败血症。典型的临床表现如下所述。

1. 畏寒、发热　大多数患者均有畏寒、发热表现，体温多达 38～39.0℃或更高，呈弛张热或稽留热型。发热与畏寒是脾脓肿的前驱症状。部分患者发热后数天即出现脾脓肿，但有的可相隔数周、数月，甚至 1～2 年。

2. 腹痛　80%以上患者左上腹持续性钝痛或胀痛，呼吸时疼痛加重。疼痛表示炎症累及脾包膜及脾周围炎。约 35%的疼痛向左肩部放射痛，表示炎症侵犯膈肌。

3. 脾大　约 50%患者左上腹可触及增大的脾，局部压痛、反跳痛及肌紧张；左上腹或左季肋部局限性皮肤水肿。

4. 白细胞增高　有70%～90%的患者白细胞增高,核左移伴中毒颗粒。

5. 血培养　多发性脓肿血培养阳性率达70%,孤立性脓肿仅为10%～15%。

【辅助检查】

1. 实验室检查　约1/3病例的血细胞比容低于0.30,约80%病例的白细胞计数在14×10^9/L以上。

2. X线检查　X线检查发现胸腔积液者有28.4%,左横膈抬高18.3%,腹部X线平片见左上腹脾区阴影扩大的有35.6%,11.1%可见到左上腹有液气平面。吞钡造影检查约1/3可见胃底有压迹或局部刺激征。钡剂灌肠约1/4可见脾曲下降或局部有刺激征象。

3. 放射性核素扫描　以放射性核素^{99m}Tc或^{67}Ga扫描可发现80%～90%的病例局部有放射线缺损区,但直径<2cm的脓肿易出现假阴性结果。

4. B型超声图及CT检查　这种检查有较高的分辨率,配合放射性核素扫描则准确性可提高到95%以上。B超检查可见脾增大,内有呈囊性液性暗区,并可确定其部位、大小和性质;CT检查可见脾大及液性暗区,以及脓肿的大小、部位及性质。

5. 选择性脾动脉造影　选择性脾动脉造影也有较高的准确性,但属侵入性检查,准确性并未优于B超,故近来已较少应用。具有以上临床表现及影像学检查阳性的患者,诊断并不困难。

【治疗】　良好的支持治疗及应用广谱抗生素是治疗的基础,而特效治疗是脾切除,故诊断一旦明确,应积极做好术前准备,及早手术。延误诊断和延迟手术是造成脾脓肿死亡的主要原因。

手术应争取做脾切除,一般脾周围都会有不同程度的粘连,若分离有困难,应先游离脾胃韧带,控制脾蒂后切除脾。腹内以抗生素溶液冲洗后,于脾窝留置引流管。脾与周围组织有广泛的致密粘连,切除确有困难者,可改用脓肿引流术,但疗效不如脾切除满意。降低手术死亡率的关键是及早诊断,积极的支持治疗,强有力的广谱抗生素及充分的术前准备,然后及时做脾切除。脾切除具体手术操作如下所述。

1. 麻醉的选择　脾位于左上腹的背侧,经腹切口显得深而远,良好的暴露及顺利的操作,必须依赖于良好的麻醉,要求止痛完善及腹肌充分松弛,否则胃肠鼓胀于手术野,脾各韧带的游离难以顺利进行,更难以进行可靠的缝扎,术者常被迫徒手盲目分离脾肾韧带强行托脾,易造成大出血甚至撕裂脾蒂,导致严重后果。故良好的麻醉是手术的基本条件,一般可选用硬膜外麻醉或复合麻醉。

2. 切口的选择　脾切除术的切口可选用上腹纵切口、左下腹肋缘下斜切口或胸腹联合切口。

(1)上腹纵切口:包括上腹正中切口、左旁正中切口及经腹直肌切口,起自剑突或肋缘,下至脐下3～5cm。本切口组织损伤少,操作简捷,出血少,适用于急诊或一般脾切除。纵切口中以经腹直肌切口暴露最好,组织愈合也好,应用最普遍,在广泛粘连的脾手术中,又可改变成胸腹联合切口,或加一横切口成“T”形或“L”形,以便完成困难的脾切除术。上腹正中切口则用于腹部损伤,疑有内脏多处伤者,可兼顾右腹脏器的探查处理。

(2)左肋缘下斜切口:切口自剑突右侧沿肋缘下3cm直达左腋中线。这种切口在暴露脾的脆面、胃底贲门区比纵切口为佳,尤其在身材粗壮的患者更宜采用。但这种切口须横断腹上区的所有肌肉及神经,腹肌功能恢复较纵切口差,仅用于肠面可能有粘连的病例。

(3)胸腹联合切口:一般先做经腹直肌切口探查,如发现脾与膈或脾与左肝有广泛的血管性粘连,为改善手术野的暴露,减少大出血的危险,切口向左第7或第8肋间延伸,切断肋软骨及肋间肌,剪开膈肌,直达脾的膈面。在门静脉高压症,这种切口也可顺利完成Sugiura的门奇离断术。这种切口需加做气管内插管,损伤也较大,仅在少数情况中采用。

3. 粘连巨脾的手术　脾是一个血窦样器官,实质柔软脆弱,通过各韧带与周围组织器官有广泛的血管性交通,出血是手术的最大危险,尤其在门静脉高压的情况下,脾更易与脆面、侧腹壁粘连形成侧支循环,切脾手术出血的危险性就更大。具体方法如下所述。

(1)扩大切口:根据探查结果,可考虑做胸腹联合切口或"T"形、"L"形切口。

(2)控制脾蒂或结扎脾动脉:粘连脾的分离一般由浅入深,先易后难,先打开胃脾韧带,在胰腺上沿找到脾动脉表浅处分离结扎,减少脾的动脉血供,脾的体积也会相应缩小,便于操作,减少出血。一般可在分离脾胃韧带及脾结肠韧带之后,在胰尾下缘剪开后腹膜,术者以示指在胰尾与脾蒂的背面沿疏松组织仔细地向上分离,直至脾动静脉及整个脾蒂在拇指和示指的控制之下。分离时必须轻柔,严防损伤脾静脉及侧支血管引起出血;若有可能,将胰尾从脾蒂分开后,可用粗丝线结扎脾动脉,若与胰尾分离困难,则可用一细条带先行结扎控制出血。

(3)分离脾周粘连:脾与侧腹壁的粘连一般可逐步钳夹结扎分离,由前缘到下极的脾结肠韧带游离完成后,则可把脾向内上推移以暴露脾肾韧带,也逐步做钳夹分离,并尽可能在明视下分离切断脾胃韧带及胃短动静脉;肠面及肝面的粘连应尽可能采用逐步分离结扎的方法以确保安全。多数情况下,可采用脾包膜下剥离的方法处理,即在肝膈面粘连处,切开脾包膜,剥离脾,立即以大块纱布巾填塞压迫膈面的剥离面,托出脾。若有可能,可把脾包膜对合缝合以消灭粗糙面。仔细检查各剥离面,尤其是胃底、贲门区及脾膈韧带区位置深,常被胃底所掩盖,应把胃底向内推开,彻底缝扎该处的剥离面。此外,脾肾韧带的剥离面也常需缝扎止血。

脾切除术后常规在脾窝处留置橡皮引流管,以引出残血或渗血，并便于观察有无继续出血情况。引流管一般存留24～48h后拔去。

4. *脾切除术后持续发热问题*　脾切除术后，有持续38℃以上发热的病例较其他腹部手术后多见。切脾术后持续发热主要原因是感染，诱因是：①脾窝积血；②大量缝扎、异物存留及组织坏死增加；③脾切除术后感染的易感性增高；④胰尾损伤、结扎坏死等。故脾切除术后持续发热首先应考虑是腹内感染，应多次测定血白细胞，包括胸部在内的全身体格检查。若出现胸腔积液、左肺感染、左肋间饱满压痛，或左上腹压痛、左腰背部压痛等，都是膈下感染的征象，若患者诉左胸腹部或左腰背部胀痛不适，也提示有膈下感染。应做胸腹透视及拍摄胸腹部平片检查，若可见液气平面或膈下积液、左胸积液等，都提示为膈下脓肿，应在穿刺确诊后给予引流。近年来采用B型超声图检查，可获得较准确的定位，并可在B超引导下做穿刺，穿刺抽得脓液后应做细菌培养加抗生素敏感试验以选用有效的抗生素。脓肿经保守治疗无效者都应做切开引流，一般采用背部第11肋间切口，经胸膜外直达脓腔引流。

持续发热的另一个原因是栓塞性静脉炎，脾切除术后，脾静脉成一长的盲管，加上脾切除术后血小板的急剧上升，脾静脉不可避免地会有血栓形成，导致持续的发热。若脾静脉血栓延至门静脉可以引起高热、腹痛、腹胀、腹水、血便、黄疸等门静脉栓塞症的表现。故在术后血小板升高达500×10^9/L以上者，应考虑应用水杨酸制剂以抑制血小板聚集和血栓形成。手术后持续发热是否由脾切除后免疫功能紊乱所引起，目前尚无定论。

总之，脾切除术后发热大多数是由于感染、吸收热、血栓形成等原因引起，应竭力寻找原因，进行处理。对少数“不明原因”者，可采用吲哚美辛等退热药加抗生素治疗，持续1～2周，停药后若反复发热，仍应考虑有潜在感染病灶，若停药后体温正常，则可认为是原因不明的“脾热”。

第十四节　胃、十二指肠溃疡急性穿孔

胃、十二指肠溃疡急性穿孔是溃疡病的常见并发症之一。急性十二指肠溃疡穿孔常见于十二指肠球部前壁偏小弯侧;急性胃溃疡穿孔多发生在近幽门的胃前壁,也多偏小弯侧。

【病因】　胃十二指肠溃疡穿孔发生在慢性溃疡的基础上,患者有长期溃疡病史,但在少数情况下,急性溃疡也可以发生穿孔。下列因素可促进穿孔的发生:①精神过度紧张或劳累,增加迷走神经兴奋程度,溃疡加重而穿孔;②饮食过量,胃内压力增加,使溃疡穿孔;③应用非甾体类抗炎药(NSAIDs)和十二指肠溃疡、胃溃疡的穿孔密切相关,现在研究显示,治疗患者时应用这类药物是主要的促进因素;④免疫抑制,尤其在器官移植患者中应用激素治疗;⑤其他因素包括患者年龄增加,慢性阻塞性肺疾病、创伤、大面积烧伤和多器官功能障碍。

【发病机制】　急性穿孔后,有强烈刺激性的胃酸、胆汁、胰液等消化液和食物溢入腹腔,引起化学性腹膜炎,导致剧烈的腹痛和大量腹腔渗出液,甚至可致血容量下降,低血容量性休克。6～8h后,细菌开始繁殖,并逐渐转变为化脓性腹膜炎,病原菌以大肠埃希菌及链球菌多见。在强烈的化学刺激,细胞外液丢失的基础上,大量毒素被吸收,可导致感染中毒性休克的发生。胃十二指肠后壁溃疡可穿透全层,并与周围组织包裹,形成慢性穿透性溃疡。

【临床表现】

1. 80％～90％的患者有溃疡病史,近期有溃疡病症状加重史。

2. 突发上腹刀割样剧烈疼痛,迅速波及全腹,可有肩、肩胛部放射性疼痛。

3. 可有恶心、呕吐等上消化道症状。

4. 常有面色苍白、出冷汗、肢端发冷等休克症状。

5. 急性痛苦面容，惧怕翻身活动及深呼吸。

6. 腹膜炎体征压痛、反跳痛、肌紧张，典型者为板状腹。

7. 腹式呼吸受限，胃泡鼓音区缩小或消失，肝浊音界缩小或消失，肠鸣音减弱或消失。

【辅助检查】

1. 白细胞计数总数增多，中性粒细胞比例升高；血淀粉酶可轻度升高。

2. 站立位腹部 X 线透视或平片约 80％患者可见单侧或双侧膈下线状、新月状游离气体影。

3. 腹部 B 超可发现腹水。

4. 腹腔穿刺可获胆汁着色液或脓性液体。

【诊断及鉴别诊断】

1. 诊断　胃、十二指肠溃疡急性穿孔后表现为急剧上腹痛，并迅速扩展为全腹痛，伴有显著的腹膜刺激征，结合 X 线检查发现腹部膈下游离气体，诊断性腹腔穿刺抽出液含有胆汁或食物残渣等特点，正确诊断一般不困难。在既往无典型溃疡病者，位于十二指肠及幽门后壁的溃疡小穿孔，胃后壁溃疡向小网膜腔内穿孔，老年体弱反应性差者的溃疡穿孔及空腹时发生的小穿孔等情况下，症状、体征不太典型，较难诊断。另需注意的是，X 线检查未发现膈下游离气体并不能排除溃疡穿孔的可能，因约有 20％患者穿孔后可以无气腹表现。

2. 鉴别诊断

(1)急性胰腺炎：主要从现病史、气腹征、腹膜刺激征的严重程度及血尿淀粉酶测定等方面鉴别。

(2)急性阑尾炎：胃十二指肠穿孔外溢的内容物可循右结肠旁沟流聚于右下腹，引起与急性阑尾炎相似的右下腹疼痛和压痛。鉴别要点为现病史、腹部体征、气腹征等。

(3)胆石症、急性胆囊炎：胆绞痛发作以阵发性为主，压痛较局限于右上腹，而且压痛程度也较轻，腹肌紧张远不如溃疡穿孔者显著。腹膜炎体征多局限在右上腹，有时可触及肿大的胆囊，Murphy征阳性，X线检查无膈下游离气体，B超提示有胆囊结石、胆囊炎，如血清胆红素有增高，则可明确诊断。

(4)胃癌穿孔：胃癌急性穿孔所引起的腹内病理变化与溃疡穿孔相同，因而症状和体征也相似，术前难以鉴别。老年患者，特别是无溃疡病既往史而近期内有胃部不适或消化不良及消瘦、体力差等症状者，当出现溃疡急性穿孔的症状和体征时，应考虑到胃肠穿孔的可能。

【治疗】

1. 非手术治疗

(1)适应证：①症状较轻，一般情况较好的单纯性空腹小穿孔；②空腹穿孔者；③穿孔超过24h，症状较轻，腹膜炎较局限，估计穿孔已自行粘堵者。

(2)方法：①禁食；②持续胃肠减压；③高坡卧位；④静脉营养支持；⑤广谱抗生素＋抗厌氧菌；⑥可配合针刺等中医药疗法；⑦密切观察，若治疗6～8h后，症状、体征不见好转反而加重，应立即改用手术治疗。

2. 手术治疗

(1)适应证：①症状重，腹痛剧烈的患者；②饱腹穿孔者；③腹膜炎体征重者；④非手术治疗后症状和体征无缓解，甚至加重的患者。

(2)术前准备：①禁食；②胃肠减压；③抗生素治疗。

(3)术式：①单纯穿孔缝合术适用于穿孔时间较长、腹腔污染重、继发感染重及一般情况差不能耐受复杂手术者。②胃大部切除术适用于穿孔时间在8h之内或超过8h，腹腔内炎症及胃、十二指肠壁水肿较轻，一般情况较好，且溃疡本身有较强的根除指征（如幽门梗阻、出血、恶变可能、胼胝性溃疡、顽固性溃疡等）者。③迷走神经切断加胃窦切除、穿孔缝合加高选择性迷走神经切断术等术式可视术者经验选用。

术中将腹水尽量清除干净，并用生理盐水做腹腔冲洗(积液较局限时可不冲洗)。一般不需放置引流，但腹腔感染严重或穿孔修补不满意时应放置引流。

(4)术后注意事项：①持续胃肠减压；②术后高坡卧位；③术后给予 H_2 受体阻滞药或质子泵抑制药。

第十五节　急性消化道出血

消化道出血是常见的、有致命危险的临床急症。消化道是指从食管到肛门的管道，包括胃、十二指肠、空肠、回肠、盲肠、结肠及直肠。上消化道出血部位指屈氏韧带以上的食管、胃、十二指肠、上段空肠以及胰管和胆管的出血。屈氏韧带以下的肠道出血称为下消化道出血。

【病因】　消化道出血可因消化道本身的炎症、机械性损伤、血管病变、肿瘤等因素引起，也可因邻近器官的病变和全身性疾病累及消化道所致。

1. 上消化道出血的病因

(1)食管疾病：食管炎(反流性食管炎、食管憩室炎)、食管癌、食管溃疡、食管贲门黏膜撕裂症、器械检查或异物引起损伤、放射性损伤、强酸和强碱引起化学性损伤。

(2)胃、十二指肠疾病：消化性溃疡、急慢性胃炎(包括药物性胃炎)、胃黏膜脱垂、胃癌、急性胃扩张、十二指肠炎、残胃炎、残胃溃疡或癌，还有淋巴瘤、平滑肌瘤、息肉、肉瘤、血管瘤、神经纤维瘤、膈疝、胃扭转、憩室炎、钩虫病等。

(3)胃肠吻合术后的空肠溃疡和吻合口溃疡。

(4)门静脉高压，食管胃底静脉曲线破裂出血、门脉高压性胃病肝硬化、门静脉炎或血栓形成的门静脉阻塞、肝静脉阻塞(Budd-Chiari 综合征)。

(5)上消化道邻近器官或组织的疾病:①胆管出血,胆管或胆囊结石,胆管蛔虫病、胆囊或胆管病、肝癌、肝脓肿或肝血管病变破裂;②胰腺疾病累及十二指肠,胰腺脓肿、胰腺炎、胰腺癌等;③胸或腹主动脉瘤破入消化道;④纵隔肿瘤或脓肿破入食管。

(6)全身性疾病在胃肠道表现出血:①血液病,白血病、再生障碍性贫血、血友病等;②尿毒症;③结缔组织病,如血管炎;④应激性溃疡。严重感染、手术、创伤、休克、肾上腺糖皮质激素治疗及某些疾病引起的应激状态,如脑血管意外、肺源性心脏病、重症心力衰竭等;⑤急性感染性疾病,流行性出血热、钩端螺旋体病。

2. 下消化道出血病因

(1)肛管疾病:痔、肛裂、肛瘘。

(2)直肠疾病:直肠的损伤、非特异性直肠炎、结核性直肠炎、直肠肿瘤、直肠类癌、邻近恶性肿瘤或脓肿侵入直肠。

(3)结肠疾病:细菌性痢疾、阿米巴痢疾、慢性非特异性溃疡性结肠炎、憩室、息肉、癌肿和血管畸形。

(4)小肠疾病:急性出血性坏死性肠炎、肠结核、克罗恩病、空肠憩室炎或溃疡、肠套叠、小肠肿瘤、胃肠息肉病、小肠血管瘤及血管畸形。

【临床表现】 消化道出血的临床表现取决于出血的性质、部位、失血量与速度,与患者的年龄、心肾功能等全身情况也有关系。

1. **出血方式** 急性大量出血多数表现为呕血;慢性小量出血则以粪隐血阳性表现;出血部位在空肠曲氏韧带以上时,临床表现为呕血,如出血后血液在胃内潴留时间较久,因经胃酸作用变成酸性血红蛋白而呈咖啡色。如出血速度快而出血量又多。呕血的颜色是鲜红色。黑粪或柏油样粪表示出血部位在上消化道,但如十二指肠部位病变的出血速度过快时,在肠道停留时间短,粪颜色会变成紫红色。右半结肠出血时,粪颜色为鲜红色。在空肠、回肠及右半结肠病变引起小量渗血时,也可有黑粪。

2. 失血性周围循环衰竭　上消化道大量出血导致急性周围循环衰竭。失血量大，出血不止或治疗不及时可引起机体的组织血液灌注减少和细胞缺氧。进而可因缺氧、代谢性酸中毒和代谢产物的蓄积，造成周围血管扩张，毛细血管广泛受损，以致大量体液淤滞于腹腔内脏与周围组织，使有效血容量锐减，严重地影响心、脑、肾的血液供应，终于形成不可逆转的休克，导致死亡。

在出血、周围循环衰竭发展过程中，临床上可出现头昏、心悸、恶心、口渴、黑矇或晕厥；皮肤由于血管收缩和血液灌注不足而呈灰白、湿冷；按压甲床后呈现苍白，且经久不见恢复。静脉充盈差，体表静脉往往瘪陷。患者感到疲乏无力，进一步可出现精神萎靡、烦躁不安，甚至反应迟钝、意识模糊。老年人器官储备功能低下，加之老年人常有脑动脉硬化、高血压病、冠心病、慢性支气管炎等老年基础病，虽出血量不大，但也会引起多器官衰竭，增加死亡的危险因素。

3. 氮质血症　可分为肠源性、肾性和肾前性氮质血症 3 种。肠源性氮质血症指在大量上消化道出血后，血液蛋白的分解产物在肠道被吸收，以致血中氮质升高。肾前性氮质血症是由于失血性周围循环衰竭造成肾血流暂时性减少，肾小球滤过率和肾排泄功能降低，以致氮质潴留。在纠正低血压、休克后，血中尿素氮可迅速降至正常。肾性氮质血症是由于严重而持久的休克造成肾小管坏死(急性肾衰竭)，或失血更加重了原有肾病的肾损害。临床上可出现尿少或无尿。在出血停止的情况下，氮质血症往往持续 4d 以上，经过补足血容量、纠正休克而血尿素氮不能至正常。

4. 发热　大量出血后，多数患者在 24h 内常出现低热。发热的原因可能由于血容量减少、贫血、周围循环衰竭、血分解蛋白的吸收等因素导致体温调节中枢的功能障碍。分析发热原因时要注意寻找其他因素，如有无并发肺炎等。

5. 出血后的代偿功能　当消化道出血量超过血容量的 1/4 时，心排血量和舒张期血压明显下降。此时体内相应地释放了大量儿茶酚胺，增加周围循环阻力和心脉率，以维持各个器官血液灌注量。除了心血管反应外，激素分泌、造血系统也相应地代偿。醛固酮和垂体后叶素分泌增加，尽量减少组织间水分的丢失，以恢复和维持血容量。如仍不能代偿就会刺激造血系统，血细胞增殖活跃，红细胞和网织细胞增多。

失血量的估计对进一步处理极为重要。一般每天出血量在5ml以上，粪色不变，但隐血试验就可以为阳性，50～100ml以上出现黑粪。以呕血、便血的数量作为估计失血量的资料，往往不太精确。因为呕血与便血常分别混有胃内容与粪便，另一方面部分血液尚储留在胃肠道内，仍未排出体外。因此，可以根据血容量减少导致周围循环的改变，作出判断。

(1)一般状况：失血量少，在400ml以下，血容量轻度减少，可由组织液及脾储血所补偿，循环血量在1h内即得改善，故可无自觉症状。当出现头晕、心慌、冷汗、乏力、口干等症状时，表示急性失血在400ml以上；如果有晕厥、四肢冰凉、尿少、烦躁不安时，表示出血量大，失血至少在1200ml以上；若出血仍然继续，除晕厥外，尚有气短、无尿，此时急性失血已达2000ml以上。

(2)脉搏：脉搏的改变是失血程度的重要指标。急性消化道出血时血容量锐减、最初的机体代偿功能是心率加快。小血管反射性痉挛，使肝、脾、皮肤血窦内的储血进入循环，增加回心血量，调整体内有效循环量，以保证心、肾、脑等重要器官的供血。一旦由于失血量过大，机体代偿功能不足以维持有效血容量时，就可能进入休克状态。所以，当大量出血时，脉搏快而弱(或脉细弱)，脉搏每分钟增至100～120次以上，失血估计为800～1600ml；脉搏细微，甚至扪不清时，失血已达1600ml以上。

有些患者出血后，在平卧时脉搏、血压都可接近正常，但让患者坐或半卧位时，脉搏会马上增快，出现头晕、冷汗，表示失血量大。如果经改变体位无上述变化，测中心静脉压又正常，则可以排除有过大出血。

(3)血压：血压的变化同脉搏一样，是估计失血量的可靠指标。

当急性失血 800ml 以上时(占总血量的 20%)，收缩压可正常或稍升高，脉压缩小。尽管此时血压尚正常，但已进入休克早期，应密切观察血压的动态改变。急性失血 800～1600ml 时(占总血量的 20%～40%)，收缩压可降至 9.3～10.7kPa(70～80mmHg)，脉压小。急性失血 1600ml 以上时(占总血量的 40%)，收缩压可降至 6.7～9.3kPa(50～70mmHg)，更严重的出血，血压可降至零。

有人主张用休克指数来估计失血量，休克指数＝脉率/收缩压。正常值为 0.58，表示血容量正常；指数＝1，失血 800～1200ml(占总血量 20%～30%)；指数＞1，失血 1200～2000ml(占总血量 30%～50%)。

有时，一些有严重消化道出血的患者，胃肠道内的血液尚未排出体外，仅表现为休克，此时应注意排除心源性休克(急性心肌梗死)、感染性或过敏性休克，以及非消化道的内出血(宫外孕或主动脉瘤破裂)。若发现肠鸣音活跃，肛检有血便，则提示为消化道出血。

(4)血象：血红蛋白测定、红细胞计数、血细胞比容可以帮助估计失血的程度。但在急性失血的初期，由于血浓缩及血液重新分布等代偿机制，上述数值可以暂时无变化。一般需组织液渗入血管内补充血容量，即 3～4h 后才会出现血红蛋白下降，平均在出血后 32h，血红蛋白可被稀释到最大程度。如果患者出血前无贫血，血红蛋白在短时间内下降至 70g/L 以下，表示出血量大，在 1200ml 以上。大出血后 2～5h，白细胞计数可增高，但通常不超过 15×10^{9}/L。但是在肝硬化、脾功能亢进时，白细胞计数可以不增加。

(5)尿素氮：上消化道大出血后数小时，血尿素氮增高，1～2d 达高峰，3～4d 降至正常。如再次出血，尿素氮可再次增高。尿素氮增高是由于大量血液进入小肠，含氮产物被吸收。而血容量减少导致肾血流量及肾小球滤过率下降，则不仅尿素氮增高，肌酐亦可同时增高。如果肌酐在133μmol/L(1.5mg%)以下，而尿素氮>14.28mmol/L(40mg%)，则提示上消化道出血在1000ml以上。

6. 判断是否继续出血　临床上不能单凭血红蛋白在下降或粪柏油样来判断出血是否继续。因为一次出血后，血红蛋白的下降有一定过程，而出血1000ml，柏油样便可持续1～3d，大便隐血可达1周，出血2000ml，柏油样便可持续4～5d，大便隐血达2周。有下列表现，应认为有继续出血。

(1)反复呕血、黑粪次数及量增多，或排出暗红以致鲜红色血便。

(2)胃管抽出物有较多新鲜血。

(3)在24h内经积极输液、输血仍不能稳定血压和脉搏，一般状况未见改善；或经过迅速输液、输血后，中心静脉压仍在下降。

(4)血红蛋白、红细胞计数与血细胞比容继续下降，网织细胞计数持续增高。

【诊断及鉴别诊断】

1. 上消化道大量出血的早期识别　若上消化道出血引起的急性周围循环衰竭征象的出现先于呕血和黑粪，就必须与中毒性休克、过敏性休克、心源性休克或急性出血坏死性胰腺炎，以及子宫异位妊娠破裂、自发性或创伤性脾破裂、动脉瘤破裂等其他病因引起的出血性休克相鉴别。有时还需要进行上消化道内镜检查和直肠指检，借以发现尚未呕出或便出的血液，而使诊断得到及早确立。上消化道出血引起的呕血和黑粪首先应与由于鼻出血、拔牙或扁桃体切除而咽下血液所致者加以区别。也需与肺结核、支气管扩张、支气管肺癌、二尖瓣狭窄所致的咯血相区别。此外，口服禽畜血液、骨炭、铋剂和某些中药也可引起粪便发黑，有时需与上消化道出血引起的黑粪鉴别。

2. 出血量的估计　上消化道出血量达到约 20ml 时，粪便隐血(愈创木脂)试验可呈现阳性反应。当出血量达 50～70ml 以上，可表现为黑粪。严重性出血指 3h 内需输血 1500ml 才能纠正其休克。严重性出血性质又可分为大量出血即指每小时需输血 300ml 才能稳定其血压者；最大量出血即指经输血 1000ml 后血红蛋白仍下降到 100g/L 以下者。持续性出血指在 24h 之内的 2 次胃镜所见均为活动性出血，出血持续在 60h 以上，需输血 3000ml 才能稳定循环者。再发性出血指 2 次出血的时间距离至少在 1～7d。如果出血量不超过 400ml，由于轻度的血容量减少可很快被组织滤过 500ml，失血又较快时，患者可有头昏、乏力、心动过速和血压偏低等表现，随出血量增加，症状更加显著，甚至引起出血性休克。

对于上消化道出血量的估计，主要根据血容量减少所致周围循环衰竭的临床表现，特别是对血压、脉搏的动态观察。根据患者的血红细胞计数，血红蛋白及血细胞比容测定，也可估计失血的程度。

3. 出血的病因和部位的诊断

(1)病史与体征：消化性溃疡患者 80％～90％都有长期规律性上腹疼痛史，并在饮食不当、精神疲劳等诱因下并发出血，出血后疼痛减轻，急诊或早期胃内镜检查即可发现溃疡出血灶。呕出大量鲜红色血液而有慢性肝炎、血吸虫病等病史，伴有肝掌、蜘蛛痣、腹壁静脉曲张、脾大、腹水等体征时，以门脉高压食管静脉曲张破裂出血为最大可能。45 岁以上慢性持续性粪便隐血试验阳性，伴有缺铁性贫血者应考虑胃癌或食管裂孔疝。有服用消炎止痛或肾上腺皮质激素类药物史或严重创伤、手术、败血症时，其出血以应激性溃疡和急性胃黏膜病变为可能。50 岁以上原因不明的肠梗阻及便血，应考虑结肠肿瘤。60 岁以上有冠心病、心房颤动病史的腹痛及便血者，缺血性肠病可能大。突然腹痛、休克、便血者要立即想到动脉瘤破裂。黄疸、发热及腹痛者伴消化道出血时，胆管源性出血不能除外，常见于胆管结石或胆管蛔虫症。

(2)特殊诊断方法：近年来消化道出血的临床研究有了很大的进展，除沿用传统方法 X 线钡剂之外，内镜检查已普遍应用，在诊断基础上又发展了血治疗。

①X 线钡剂检查：仅适用于出血已停止和病情稳定的患者，其对急性消化道出血病因诊断的阳性事不高。

②内镜检查。

③血管造影。

④放射性核素显像：近年应用放射性核素显像检查来发现活动性出血的部位，其方法是静脉注射^{99m}Tc 胶体后做腹部扫描，以探测标记物从血管外溢的证据，可直到初步的定向作用。

【治疗】

1. 一般治疗　卧床休息；观察神色和肢体皮肤是冷湿或温暖；记录血压、脉搏、出血量与每小时尿量；保持静脉通路并测定中心静脉压。保持患者呼吸道通畅，避免呕血时引起窒息。大量出血者宜禁食，少量出血者可适当进流食。多数患者在出血后常有发热，一般无需使用抗生素。

2. 补充血容量　当血红蛋白低于 90g/L，收缩血压低于 12kPa(90mmHg)时，应立即输入足够量的全血。对肝硬化门静脉高压的患者要提防因输血而增加门静脉压力激发再出血的可能性。要避免输血、输液量过多而引起急性肺水肿或诱发再次出血。

3. 上消化道大量出血的止血处理

(1)胃内降温：通过胃管以 10～14℃冰水反复灌洗胃腔而使胃降温。从而可使其血管收缩、血流减少，并可使胃分泌和消化受到抑制。出血部位纤溶酶活力减弱，从而达到止血目的。

(2)口服止血药：消化性溃疡的出血是黏膜病变出血，采用血管收缩药如去甲肾上腺素 8mg 加于冰盐水 150ml 分次口服，可使出血的小动脉强烈收缩而止血。此法不主张老年人使用。

(3)抑制胃酸分泌和保护胃黏膜：H_2 受体拮抗药如西咪替丁因抑制胃酸提高胃内 pH 的作用，从而减少 H^+ 反弥散，促进止血，对应激性溃疡和急性胃黏膜病变出血的防治有良好作用。近年来作用于质子泵的制酸药奥美拉唑，是一种 H^+-K^+-ATP 酶的阻滞药，大量出血时可静脉注射，每次 40mg。

(4)内镜直视下止血：局部喷洒 5%碱式硫酸铁溶液，其止血机制在于可使局部胃壁痉挛，出血周围血管发生收缩，并有促使血液凝固的作用，从而达到止血目的。内镜直视下高频电灼血管止血适用于持续性出血者。由于电凝止血不易精确凝固出血点，对出血面直接接触可引起暂时性出血。近年已广泛开展内镜下激光治疗，使组织蛋白凝固，小血管收缩闭合，立即直到机械性血管闭塞或血管内血栓形成的作用。

(5)食管静脉曲张出血的非外科手术治疗

①气囊压迫：是一种有效的，但仅是暂时控制出血的非手术治疗方法。此方法一直是治疗食管静脉曲张大出血的首选方法，近期止血率 90%。三腔管压迫止血的并发症有呼吸道阻塞和窒息；食管壁缺血、坏死、破裂；吸入性肺炎。最近几年，对气囊进行了改良，在管腔中央的孔道内，可以通过一根细径的纤维内镜，这样就可以直接观察静脉曲张出血及压迫止血的情况。

②降低门脉压力的药物治疗：使出血处血流量减少，为凝血过程提供了条件，从而达到止血。不仅对静脉曲张破裂出血有效，而且对溃疡、糜烂、黏膜撕裂也同样有效。可选用的药物有血管收缩药和血管扩张药：a. 血管升压素及其衍生物，以垂体后叶素应用最普遍，剂量为 0.4U/min 连续静脉滴注，止血后每 12 小时减 0.1U/min。可降低门脉压力 8.5%，止血成功率 50%～70%，但复发出血率高，药物本身可致严重并发症，如门静脉系统血管内血栓形成，冠状动脉血管收缩等，应与硝酸甘油联合使用。本品衍生物有八肽加压素、三甘氨酰赖氨酸加压素。b. 生长抑素

及其衍生物:近年合成了奥曲肽,能减少门脉主干血流量25%~35%,降低门脉压12.5%~16.7%,又可同时使内脏血管收缩及抑制胃泌素及胃酸的分泌。适用于肝硬化食管静脉曲张的出血,其止血成功率70%~87%。对消化性溃疡出血的止血效率87%~100%。静脉缓慢推注100μg,继而每小时静脉滴注最快25μg。c.血管扩张药:不主张在大量出血时用,而认为与血管收缩药合用或止血后预防再出血时用较好。常用硝苯地平与硝盐等药物如硝酸甘油,有降低门脉压力的作用。

4. 下消化道大量出血的处理　基本措施是输血、输液,纠正血容量不足引起的休克。尽可能排除上消化道出血的可能,再针对下消化道出血的定位及病因诊断而进行相应治疗。

内镜下止血治疗是下消化道出血的首选方法。局部喷洒5%孟氏液、去甲肾上腺素、凝血酶复合物,也可做电凝、激光治疗。

5. 手术处理

(1)食管胃底静脉曲张出血:采取非手术治疗如输血、药物止血、三腔管、硬化剂及栓塞仍不能控制出血者,应做紧急静脉曲张结扎术,此种方法虽有止血效果,但复发出血率较高。如能同时做脾肾静脉分流手术可减少复发率。其他手术如门奇静脉断流术、H形肠系膜上静脉下腔静脉分流术、脾腔静脉分流术等也在临床应用中。择期门腔分流术的手术死亡率低,有预防性意义。由严重肝硬化引起者亦可考虑肝移植术。

(2)溃疡病出血:当上消化道持续出血超过48h仍不能停止;24h内输血1500ml仍不能纠正血容量、血压不稳定;保守治疗期间发生再出血者;内镜下发现有动脉活动出血等情况,死亡率高达30%,应尽早外科手术。

(3)肠系膜上动脉血栓形成或动脉栓塞:常发生在有动脉粥样硬化的中老年人,突然腹痛与便血,引起广泛肠坏死的死亡率高达90.5%,必须手术切除坏死的肠组织。

6. 预防消化道出血急救措施

(1)如果大量出血又未能及时送医院,则应立即安慰患者静卧,消除其紧张情绪,注意给患者保暖,让其保持侧卧、取头低足高位,可在脚部垫枕头,与床面成 30°,这样有利于下肢血液回流至心脏,首先保证大脑的血供。呕血时,患者的头要偏向一侧,以免血液吸入气管引起窒息。

(2)患者的呕吐物或粪便要暂时保留,粗略估计其总量,并留取部分标本待就医时化验。

(3)少搬动患者,更不能让患者走动,同时严密观察患者的意识、呼吸、脉搏,并快速通知急救中心。

(4)消化道出血的临床表现是呕血和便血,呕出的血可能是鲜红的,也可能是咖啡色的;便出来的血可能是鲜红的或暗红的,也可能呈柏油样黑色。

(5)吐血时,最好让患者漱口,并用冷水袋冷敷心窝处。此时不能饮水,可含化冰块。

这些基本的急救措施加之急救医生的科学救治,一定能最大限度地挽救患者的生命。肝硬化患者一定要定期复查,必要对应进行内镜诊断,预防消化道出血的发生,并严格按照医生的提示科学治疗和保养。

第十六节　急性肠梗阻

急性肠梗阻是由于各种原因使肠内容物通过障碍而引起一系列病理生理变化的临床症候群。由于病因多种多样,临床表现复杂,病情发展迅速,使诊断比较困难,处理不当可导致不良后果。近年来对该病的认识虽然有了提高,但绞窄性肠梗阻仍是死亡率较高的急腹症之一。

【病因】

1. 病因分类　肠梗阻是由不同原因引起,根据发病原因可分为三大类。

(1)机械性肠梗阻:在临床中最为常见,是由于肠道的器质性病变,形成机械性的压迫或堵塞肠腔而引起的肠梗阻。机械性肠梗阻的常见原因有肠粘连、肿瘤、嵌顿疝、肠套叠、肠扭转、炎症狭窄、肠内蛔虫团或粪块、先天性肠畸形(旋转不良、肠道闭锁)等。

(2)动力性肠梗阻:这是由于神经抑制或毒素作用使肠蠕动发生暂时性紊乱,使肠腔内容物通过障碍。根据肠功能紊乱的特点,又有麻痹性和痉挛性之分。麻痹性是由于肠管失去蠕动功能以致肠内容物不能运行,常见于急性弥漫性腹膜炎、腹部创伤或腹部手术后,当这些原因去除后,肠麻痹仍持续存在即形成麻痹性肠梗阻。痉挛性是由于肠壁肌肉过度收缩所致,在急性肠炎、肠道功能紊乱或慢性铅中毒时可以见到。

(3)血供性肠梗阻:由于肠系膜血管血栓形成而发生肠管血液循环障碍,肠腔内虽无梗阻,但肠蠕动消失,使肠内容物不能运行。

在临床上,以机械性肠梗阻最多见,麻痹性肠梗阻也有见及,而其他类型的肠梗阻少见。

2. 其他分类

(1)根据是否有肠管血供障碍,肠梗阻可以分为单纯性和绞窄性肠梗阻两种。肠梗阻的同时不合并有肠管血循环障碍者称为单纯性肠梗阻,如肠腔堵塞、肠壁病变引起的狭窄或肠管压迫等一般无血供障碍,都属于单纯性肠梗阻;肠梗阻同时合并有血循环障碍者称为绞窄性肠梗阻,如嵌顿疝、肠套叠、肠扭转等随着病情发展,均可发生肠系膜血管受压,都属于绞窄性肠梗阻。在临床上鉴别是单纯性还是绞窄性对治疗有重要意义,绞窄性肠梗阻如不及时解除,可以很快导致肠坏死、穿孔,以致发生严重的腹腔感染和中毒性休克,死亡率很高。但有时鉴别困难,粘连性肠梗阻可能是单纯性的,也可能是绞窄性的。

(2)根据肠梗阻的部位,可分为高位小肠梗阻、低位小肠梗阻和结肠梗阻。梗阻部位不同,临床表现也有不同之处。如果一段肠襻两端受压，如肠扭转，则称为闭襻性肠梗阻，结肠梗阻时回盲瓣可以关闭防止反流，也形成闭襻性肠梗阻。这类梗阻时，肠腔往往高度膨胀，容易发生肠壁坏死和穿孔。

(3)根据肠梗阻的程度，分为完全性肠梗阻和不完全性肠梗阻。

(4)根据梗阻发生的缓急，分为急性与慢性肠梗阻。

肠梗阻的这些分类主要是为了便于对疾病的了解及治疗上的需要，而且肠梗阻是处于不断变化的过程中，各类肠梗阻，在一定条件下是可以转化的。如单纯性肠梗阻治疗不及时，可能发展为绞窄性肠梗阻。机械性肠梗阻，梗阻以上的肠管由于过度扩张，到后来也可发展为麻痹性肠梗阻。慢性不完全性肠梗阻，也可由于炎症水肿加重而变为急性完全性肠梗阻。

【临床表现】

1. 症状　由于肠梗阻发生的急缓、病因不同、部位的高低以及肠腔堵塞的程度不同而有不同的临床表现，但肠内容物不能顺利通过肠腔而出现腹痛、呕吐、腹胀和停止排便排气的四大症状是共同的临床表现。

(1)腹痛：腹痛是肠梗阻最先出现的症状。腹痛多在腹中部脐周围，呈阵发性绞痛，伴有肠鸣音亢进，这种疼痛是由于梗阻以上部位的肠管强烈蠕动所致。腹痛是间歇性发生，在每次肠蠕动开始时出现，由轻微疼痛逐渐加重，达到高峰后即行消失，间隔一段时间后，再次发生。腹痛发作时，患者常可感觉有气体在肠内窜行，到达梗阻部位而不能通过时，疼痛最重，如有不完全性肠梗阻时，气体通过后则感疼痛立即减轻或消失。如腹痛的间歇期不断缩短，或疼痛呈持续性伴阵发性加剧，且疼痛较剧烈时，则肠梗阻可能是单纯性梗阻发展至绞窄性梗阻的表现。腹痛发作时，还可出现肠型或肠蠕动波，患者自觉似有包块移动，此时可听到肠鸣音亢进。当肠梗阻发展至晚期，梗阻部位以上肠管过度膨胀，收缩能力减弱，则阵痛的程度和频率都减低，当出现肠麻痹时，则不再出现阵发性绞痛，而呈持续性的胀痛。

(2)呕吐：呕吐的程度和呕吐的性质与梗阻程度和部位有密切关系。肠梗阻的早期呕吐是反射性的，呕吐物为食物或胃液。然后有一段静止期，再发呕吐时间视梗阻部位而定，高位小肠梗阻，呕吐出现较早而频繁，呕吐物为胃液、十二指肠液和胆汁，大量丢失消化液，短期内出现脱水、尿少、血液浓缩，或代谢性酸中毒。如低位小肠梗阻时呕吐出现较晚，多为肠内容物在梗阻以上部位淤积到相当程度后，肠管逆蠕动出现反流性呕吐，吐出物可为粪样液体，或有粪臭味。如有绞窄性梗阻，呕吐物为血性或棕褐色。结肠梗阻仅在晚期才出现呕吐。麻痹性肠梗阻的呕吐往往为溢出样呕吐。

(3)腹胀：腹部膨胀是肠腔内积液、积气所致。一般在梗阻发生一段时间后才出现，腹胀程度与梗阻部位有关。高位小肠梗阻由于频繁呕吐，腹胀不显著，低位小肠梗阻则腹胀较重，可呈全腹膨胀，或伴有肠型。闭襻性肠梗阻可以出现局部膨胀，叩诊鼓音。而结肠梗阻如回盲部关闭可以显示腹部高度膨胀而且不对称。慢性肠梗阻时腹胀明显，肠型与蠕动波也较明显。

(4)停止排便排气：有无大便和肛门排气，与梗阻程度有关。在完全性梗阻发生后排便排气即停止。少数患者因梗阻以下的肠管内尚有残存的粪便及气体，由于梗阻早期，肠蠕动增加，这些粪便及气体仍可排出，不能因此而否定肠梗阻的存在。在某些绞窄性肠梗阻如肠套叠、肠系膜血管栓塞，患者可自肛门排出少量血性黏液或果酱样便。

2. 体征

(1)全身情况：单纯性肠梗阻早期多无明显全身变化。但随梗阻后症状的出现，呕吐、腹胀、丢失消化液，可发生程度不等的脱水。若发生肠绞窄、坏死穿孔，出现腹膜炎时，则出现发热、畏寒等中毒表现。

一般表现为急性痛苦病容，神志清楚，当脱水或有休克时，可出现神志萎靡、淡漠、恍惚，甚至昏迷。肠梗阻时由于腹胀使膈肌上升，影响心肺功能，呼吸受限、急促，有酸中毒时，呼吸深而快。体温在梗阻晚期或绞窄性肠梗阻时，由于毒素吸收，体温升高，伴有严重休克时体温反而下降。由于水和电解质均有丢失，多属等渗性脱水，表现全身乏力，眼窝、两颊内陷，唇舌干燥，皮肤弹性减弱或消失。急性肠梗阻患者必须注意血压变化，可由于脱水、血容量不足或中毒性休克友生，而使血压下降。患者有脉快、面色苍白、出冷汗、四肢厥冷等末梢循环衰竭时，血压多有下降，表示有休克存在。

(2)腹部体征：腹部体征可按视、触、叩、听的顺序进行检查。

急性肠梗阻的患者，一般都有不同程度的腹部膨胀，高位肠梗阻多在上腹部，低位小肠梗阻多在脐区，麻痹性肠梗阻呈全腹性膨隆。闭襻性肠梗阻可出现不对称性腹部膨隆。机械性梗阻时，常可见。到肠型及蠕动波。

腹部触诊时，可了解腹肌紧张的程度、压痛范围和反跳痛等腹膜刺激征，应常规检查腹股沟及股三角，以免漏诊嵌顿疝。单纯性肠梗阻时腹部柔软，肠管膨胀可出现轻度压痛，但无其他腹膜刺激征。绞窄性肠梗阻时，可有固定性压痛和明显腹膜刺激征，有时可触及绞窄的肠襻或痛性包块。压痛明显的部位，多为病变所在，痛性包块常为受绞窄的肠襻。回盲部肠套叠时，腊肠样平滑的包块常在右中上腹；蛔虫性肠梗阻时可为柔软索状团块，有一定移动度；乙状结肠梗阻扭转时包块常在左下腹或中下腹；癌肿性包块多较坚硬而疼痛较轻；腹外疝嵌顿多为圆形突出腹壁的压痛性肿块。

腹部叩诊时，肠管胀气为鼓音，绞窄的肠襻因水肿、渗液为浊音。因肠管绞窄腹腔内渗液，可出现移动性浊音，必要时腹腔穿刺检查，如有血性腹水，则为肠绞窄证据。

腹部听诊主要是了解肠鸣音的改变。机械性肠梗阻发生后，腹痛发作时肠鸣音亢进，随着肠腔积液增加，可出现气过水声，肠管高度膨胀时可听到高调金属音。麻痹性肠梗阻或机械性肠梗阻的晚期,则肠鸣音减弱或消失。正常肠鸣音一般在3～5/min,5/min以上为肠鸣音亢进,少于3次为减弱,3min内听不到肠鸣音为消失。

【辅助检查】

1. 实验室检查　单纯性肠梗阻早期各种化验检查变化不明显。梗阻晚期或有绞窄时,由于失水和血液浓缩,化验检查为判断病情及疗效可提供参考。

(1)血常规:血红蛋白、血细胞比容因脱水和血液浓缩而升高,与失液量成正比。尿比重升高,多在1.025～1.030。白细胞计数对鉴别肠梗阻的性质有一定意义,单纯性肠梗阻正常或轻度增高,绞窄性肠梗阻可达(15～20)$\times 10^9$/L,中性粒细胞亦增加。

(2)血pH及二氧化碳结合力下降,说明有代谢性酸中毒。

(3)血清Na^+,K^+,Cl^-等离子在早期无明显变化,但随梗阻存在,自身代谢调节的作用,内生水和细胞内液进入循环而稀释,使Na^+及Cl^-等逐渐下降,在无尿或酸中毒时,血清K^+可稍升高,随着尿量的增加和酸中毒的纠正而大量排K^+,血清K^+可突然下降。

2. X线检查　这是急性肠梗阻常用的检查方法,常能对明确梗阻是否存在、梗阻的位置、性质以及梗阻的病因提供依据。

(1)腹部平片检查:肠管的气液平面是肠梗阻特有的X线表现。摄片时最好取直立位,如体弱不能直立时可取侧卧位。在梗阻发生4～6h后,由于梗阻近端肠腔内积存大量气体和液体,肠管扩张,小肠扩张在3cm以上,结肠扩张在6 cm以上,黏膜皱襞展平消失,小肠皱襞呈环形伸向腔内,呈“鱼骨刺”样的环形皱襞,多见于空肠梗阻。而回肠梗阻时,黏膜皱襞较平滑,至晚期时小肠肠襻内有多个液平面出现,典型的呈阶梯状。可将小肠分布位置分为五组:空肠上段为第一组,位于左上腹;第二组为空肠下段,在左下腹;第三组为回肠上段在脐周围;第四组为回肠中段,在右上腹；第五组为回肠下段，在右下腹。这样可以判断梗阻在小肠的上段、中段还是下段。结肠梗阻与小肠梗阻不同，因梗阻结肠近端肠腔内充气扩张，回盲瓣闭合良好时，形成闭襻性梗阻，结肠扩张十分显著，尤以壁薄的右半结肠为著，盲肠扩张超过 9cm。结肠梗阻时的液平面，多见于升、降结肠或横结肠的凹下部分。由于结肠内有粪块堆积，液平面可呈糊状。如结肠梗阻时回盲瓣功能丧失，小肠内也可出现气液平面，此时应注意鉴别。

(2)肠梗阻的造影检查：考虑有结肠梗阻时，可作钡剂灌肠检查。检查前清洁灌肠，以免残留粪块造成误诊。肠套叠、乙状结肠扭转和结肠癌等，可明确梗阻部位、程度及性质。多数为肠腔内充盈缺损及狭窄。在回结肠或结肠套叠时，可见套入的肠管头部呈新月形或杯口状阴影。乙状结肠扭转时，钡柱之前端呈圆锥形或鹰嘴状狭窄影像。另外钡剂或空气灌肠亦有治疗作用。早期轻度盲肠或乙状结肠扭转，特别是肠套叠，在钡(或空气)灌肠的压力下，就可将扭转或套叠复位，达到治疗目的。

肠梗阻时的钡剂检查，由于肠道梗阻，通过时间长，可能加重病情或延误治疗，多不宜应用。而水溶性碘油造影，视梗阻部位，特别是高位梗阻时，可以了解梗阻的原因及部位。

3. B 超检查　B 超检查有助于了解肠管积液扩张的情况，判断梗阻的性质和部位，观察腹水及梗阻原因。肠梗阻患者 B 超常见到梗阻部位以上的肠管有不同程度的扩张，管径增宽，肠腔内有形态不定的强回声光团和无回声的液性暗区。如为实质性病变显示更好，在肠套叠时 B 超横切面可见“靶环”状的同心圆回声，纵切面可显示套入肠管的长度，蛔虫团引起的肠梗阻可见局部平行旋涡状光带回声区。如肠管扩张明显，大量腹水，肠蠕动丧失，可能发生绞窄性肠梗阻或肠坏死。

【诊断及鉴别诊断】　急性肠梗阻的诊断，首先需要确定是否有肠梗阻存在，还必须对肠梗阻的程度、性质、部位及原因作出较准确的判断。

1. 肠梗阻是否存在　典型的肠梗阻具有阵发性腹部绞痛、呕吐、腹胀、停止排气排便四大症状以及肠型、肠鸣音亢进等表现，诊断一般并不困难。但对于不典型病例、早期病例及不完全性肠梗阻，诊断时有一定困难，可借助 X 线检查给予帮助。一时难以确诊者，可一边治疗，一边观察，以免延误治疗。诊断时应特别注意与急性胰腺炎、胆绞痛、泌尿系结石、卵巢囊肿扭转等鉴别，应做相关疾病的有关检查，以排除这些疾病。

2. 肠梗阻的类型　鉴别是机械性肠梗阻还是动力性肠梗阻(尤以麻痹性肠梗阻)。机械性肠梗阻往往有肠管器质性病变，如粘连、压迫或肠腔狭窄等，晚期虽可出现肠麻痹，但 X 线片检查有助于鉴别。动力性肠梗阻常继发于其他原因，如腹腔感染、腹部外伤、腹膜后血肿、脊髓损伤或有精神障碍等，麻痹性肠梗阻虽有腹部膨胀，但肠型不明显、无绞痛、肠鸣音减弱或消失，这些与机械性梗阻的表现不同。

3. 肠梗阻的性质　鉴别是单纯性还是绞窄性肠梗阻。在急性肠梗阻的诊断中，这两者的鉴别极为重要。因为绞窄性肠梗阻肠壁有血供障碍，随时有肠坏死和腹膜炎、中毒性休克的可能，不及时治疗可危及生命。但两者的鉴别有时有一定困难，有以下表现时应考虑有绞窄性肠梗阻的可能。

(1)腹痛剧烈：阵发绞痛转为持续性痛伴阵发性加重。

(2)呕吐出现较早且频繁，呕吐物呈血性或咖啡样。

(3)腹胀不对称，有局部隆起或有孤立胀大的肠襻。

(4)出现腹膜刺激征或有固定局部压痛和反跳痛，肠鸣音减弱或消失。

(5)腹腔有积液，腹穿为血性液体。

(6)肛门排出血性液体或肛指检查发现血性黏液。

(7)全身变化出现早，如体温升高，脉率增快，白细胞计数升高，很快出现休克。

(8)X 线腹部平片显示有孤立胀大的肠襻，位置固定不变。

(9)B 超提示肠管扩张显著，大量腹水。单纯性与绞窄性梗阻的预后不同，有人主张在两者不能鉴别时，在积极准备下以手术探查为妥，不能到绞窄症状很明显时才手术探查，以免影响预后。

4. 肠梗阻的部位　鉴别高位小肠梗阻还是低位小肠梗阻，或是结肠梗阻。由于梗阻部位不同，临床表现也有所差异。高位小肠梗阻呕吐早而频，腹胀不明显；低位小肠梗阻呕吐出现晚而次数少，呕吐物呈粪样，腹胀显著；结肠梗阻，由于回盲瓣作用，阻止逆流，以致结肠高度膨胀形成闭襻性梗阻，其特点是进行性结肠胀气，可导致盲肠坏死和破裂，而腹痛较轻，呕吐减少，腹胀不对称，必要时以钡灌肠明确诊断。

5. 梗阻的程度　鉴别完全性还是不完全性肠梗阻。完全性肠梗阻发病急，呕吐频，停止排便排气，X 线腹部平片显示小肠内有气液平面呈阶梯状，结肠内无充气；不完全性肠梗阻发病缓，病情较长，腹痛轻，间歇较长，可无呕吐或偶有呕吐，每有少量排便排气，常在腹痛过后排少量稀便，腹部平片示结肠内少量充气。

6. 肠梗阻的原因　肠梗阻的病因要结合年龄、病史、体检及 X 线检查等综合分析，尽可能作出病因诊断，以便进行正确的治疗。

(1)年龄因素：新生儿肠梗阻以肠道先天性畸形为多见，1 岁以内小儿以肠套叠最为常见，1－2 岁嵌顿性腹股沟斜疝的发生率较高，3 岁以上的儿童应注意蛔虫团引起的肠梗阻，青壮年以肠扭转、肠粘连、绞窄性腹外疝较多，老年人则以肿瘤、乙状结肠扭转、粪便堵塞等为多见。

(2)病史：如有腹部手术史、外伤史或腹腔炎症疾病史多为肠粘连或粘连带压迫所造成的肠梗阻；如患者有结核病史，或有结核病灶存在，应考虑有肠结核或腹腔结核引起的梗阻；如有长期慢性腹泻、腹痛应考虑有节段性肠炎合并肠狭窄；饱餐后剧烈活动或劳动考虑有肠扭转；如有心血管疾病，突然发生绞窄性肠梗阻，应考虑肠系膜血管病变的可能。

(3)根据检查结果:肠梗阻患者除了腹部检查外，一定要注意腹股沟部检查，除外腹股沟斜疝、股疝嵌顿引起的梗阻，直肠指诊应注意有无粪便堵塞及肿瘤等，指套有果酱样粪时应考虑肠套叠。腹部触及肿块应多考虑为肿瘤性梗阻。大多数肠梗阻的原因比较明显，少数病例一时找不到梗阻的原因，需要在治疗过程中反复检查，再结合 X 线表现，或者在剖腹探查中才能明确。

【治疗】 肠梗阻的治疗要根据病因、性质、部位、程度和患者的全身性情况来决定，包括非手术治疗和手术治疗。不论是否采取手术治疗，总的治疗原则:①纠正肠梗阻引起的全身生理紊乱，纠正水、电解质及酸碱平衡紊乱;②去除造成肠梗阻的原因，采用非手术治疗或手术治疗。

1. 非手术治疗 非手术治疗措施也适用于每一个肠梗阻的患者，部分单纯性肠梗阻患者，经非手术疗法症状完全解除可免予手术，麻痹性肠梗阻，主要采用非手术疗法。对于需要手术的患者，这些措施为手术治疗创造条件也是必不可少的。

(1)禁食、胃肠减压:这是治疗肠梗阻的重要措施之一。肠梗阻患者应尽早给予胃肠减压，有效的胃肠减压可减轻腹胀，改善肠管的血供，有利于肠道功能的恢复。腹胀减轻还有助于改善呼吸和循环功能。胃肠减压的方法是经鼻将减压管放入胃或肠内，然后利用胃肠减压器的吸引或虹吸作用将胃肠中气体和液体抽出，由于禁饮食，下咽的空气经过有效地减压，可使扭曲的肠襻得以复位，肠梗阻缓解。减压管有较短的单腔管(Levin 管)，可以放入胃或十二指肠内，这种减压管使用简便，对预防腹胀和高位小肠梗阻效果较好，另一种为较长的单腔或双腔管(Miller-Abbott 管)，管头端附有薄囊，待通过幽门后，囊内注入空气，利用肠蠕动，可将管带至小肠内梗阻部位，对低位小肠梗阻可能达到更有效的减压效果。缺点是插管通过幽门比较困难，有时需在透视下确定管的位置，比较费时。

(2)纠正水、电解质和酸碱平衡紊乱：失水和电解质酸碱平衡紊乱是肠梗阻的主要生理改变，必须及时给予纠正。补给的液体应根据病史、临床表现及必要的化验结果来决定，掌握好“缺什么，补什么；缺多少，补多少”和“边治疗、边观察、边调整”的原则。

①补充血容量：由于大量体液的丧失，引起血容量不足，甚至休克。应快速按“先快后慢”来补充液体。失水的同时有大量电解质的丧失，也应按“先盐后糖”(先补充足够的等渗盐水，然后再补充葡萄糖溶液)来补给，绞窄性肠梗阻患者有大量血浆和血液的丢失，还需补充血浆或全血。一般按下列方法来决定补液量：

当天补液量＝当天正常需要量＋当天额外丧失量＋既往丧失量的一半

当天正常需要量：成年人每天 2000～2500ml，其中等渗盐水 500ml，余为 5%或 10%葡萄糖液。

当天额外丧失量：指当天因呕吐、胃肠减压等所丧失的液体。胃肠液一般按等渗盐水∶糖＝2∶1补给。

既往丧失量：指发病以来，因呕吐、禁食等所欠缺的液体量，可按临床症状来估计。

在补液过程，必须注意血压、脉搏、静脉充盈程度、皮肤弹性及尿量和尿比重的变化，必要时监测中心静脉压(CVP)变化，在 CVP 不超过 1.2kPa(8.85mmHg)时认为是安全的。

肠梗阻时，一般都缺钾，待尿量充分时可适量补充钾盐。

②纠正酸中毒：肠梗阻患者大多伴有代谢性酸中毒，患者表现为软弱、嗜睡、呼吸深快，血液 pH，HCO_3^-，BE 均降低。估计碱量补充的常用方法如下。

补充碱量(mmol)＝(正常 CO_2-CP－测得的患者 CO_2-CP)mmol×患者体重(kg)

1g $NaHCO_3$ 含 HCO_3^- 12mmol。

1g 乳酸钠含 HCO_3^- 9mmol。

补碱时可先快速给予 1/2 计算量，以后再做血气分析结果及患者呼吸变化情况决定是否继续补充。

(3)抗生素的应用：应用抗生素可以减低细菌性感染，抑制肠道细菌，减少肠腔内毒素的产生和吸收，减少肺部感染等。一般单纯性肠梗阻不需应用抗生素，但对绞窄性肠梗阻或腹腔感染者，需应用抗生素以控制感染。抗生素选择应针对肠道细菌，以广谱抗生素及对厌氧菌有效的抗生素为好。

(4)中医中药治疗

①针刺治疗：针刺疗法具有增强和调整胃肠蠕动作用，对较轻病例可达治疗目的，特别对麻痹性肠梗阻效果较好。常用主穴：足三里、合谷、天枢、中脘。呕吐者加上脘，腹胀重者加大肠俞，腹痛加内关。可用强刺激手法，或用电针，留针 30min 至 1h。还可用耳针：交感、大肠、小肠。也有水针穴位注射，可选用新斯的明，足三里各注射 0.25mg，或 10%葡萄糖注射液各注射 10ml。

②中药治疗：中药以通里攻下为主，辅以理气活血化瘀、清热解毒等方剂。常用的有：

复方大承气汤：适用于痞结型肠梗阻，肠腔积液少者。组成：炒莱菔子 30g，厚朴、枳实各 15g，大黄(后下)15g，芒硝(冲服)15～30g。水煎服或胃管注入，每天 1～2 剂。

甘遂通结汤：适用于痞结型肠梗阻，肠腔积液多者。组成：甘遂末(冲服)0.6～0.9g，桃仁、牛膝各 10g，木香 10g，大黄(后下)10～24g。水煎服或胃管注入，每天 1～2 剂。

肠粘连松解汤：用于粘连性肠梗阻或不完全性肠梗阻，表现为气滞血瘀者。组成：炒莱菔子、厚朴各 15g，木香、乌药、桃仁、赤芍、番泻叶、芒硝(冲服)各 10g。水煎服，每天 1～2 剂。

温脾汤：用于偏寒型肠梗阻。组成：大黄 15g，附子 10g，干姜、人参、甘草各 6g。水煎服，每天 1～2 剂。

③其他疗法：颠簸疗法：适用于早期肠扭转的患者。推拿、按摩疗法：适用于腹胀不重，无腹膜刺激症状的单纯性肠梗阻、肠粘连、肠扭转、蛔虫性肠梗阻时。总攻疗法：在一段时间内，综合各

种中西医有效措施，发挥协同作用，产生最大的通下作用，以克服肠内容物通过障碍，缩短疗程。但总攻疗法应慎重，时间应控制在 20h 之内。

在非手术治疗过程中，要严格观察患者的全身和腹部变化，必要时进行 X 线检查，随时判断梗阻是否解除，或是否需要中转手术。

肠梗阻解除的指征：全身情况改善，患者安静入睡；自觉腹痛明显减轻或基本消失；腹胀明显减轻或消失，肠型包块消散；高调肠鸣音消失；通畅的排气排便；X 线腹部平片液平面消失。

在非手术治疗过程中，观察不宜过长，一般单纯性肠梗阻可观察 24～48h，而绞窄性肠梗阻不宜超过 4～6h，根据情况及时中转手术。

④中转手术指征：全身情况恶化，神志恍惚，烦躁甚至昏迷，脉率增快，体温升高；腹痛加重，由阵发性疼痛转为持续性疼痛，或腹痛很重转为无腹痛反应；腹软或轻压痛变为腹肌紧张及反跳痛，肠鸣音亢进转为减弱或消失；出现移动性浊音，腹腔穿刺有血性液体；白细胞及中性粒细胞计数增多；X 线腹部平片显示肠管膨胀加重，横径增宽，液平面增大；粘连性肠梗阻或反复发作的肠梗阻，梗阻缓解不满意，有复发因素存在者；老年肠梗阻患者，有肿瘤可能时亦应考虑中转手术。

2. *手术治疗*　手术是急性肠梗阻的重要治疗方法，大多数急性肠梗阻需要手术解除。手术治疗原则：争取较短时间内以简单可靠的方法解除梗阻，恢复肠道的正常功能。手术大致有 4 种：①解决引起梗阻的原因；②肠切除肠吻合术；③短路手术；④肠造口或肠外置术。肠梗阻的手术方式应根据梗阻的性质、原因、部位及患者的具体情况决定，各种术式有其不同的适应证和要求，选择得当则可获得最佳临床效果。

(1)肠切除术：由于某种原因使一段肠管失去生理功能或存活能力，如绞窄性肠坏死、肠肿瘤、粘连性血块、先天性肠畸形（狭窄、闭锁)需要行肠段切除术。切除范围要视病变范围而决定。

在绞窄性肠梗阻行肠切除时要根据肠襻的血供情况而决定部分肠切除术,合理判断肠壁生机是否良好,这是正确处理绞窄性肠梗阻的基础,如将可以恢复生机的肠襻行不必要地切除,或将已丧失活力的肠,纳回腹腔,均会给患者带来损害,甚至危及生命。首先应正确鉴定肠壁生机,在肠襻的绞窄已经解除以后,用温热盐水纱布包敷5～10min,或在肠系膜根部用0.5%普鲁卡因注射液行封闭注射以解除其可能存在的血管痉挛现象,如仍有下列现象存在,可作为判断肠管坏死的依据:①肠管颜色仍为暗紫色或发黑无好转;②肠管失去蠕动能力,可用血管钳等稍加挤压刺激仍无收缩反应者;③肠管终末动脉搏动消失。根据这些特点,受累肠襻不长,应将肠及其内容物立即予以切除并行肠吻合术。但有时虽经上述处理,仔细观察,肠管生机界限难以判断,且受累肠襻长度较长时,应延长观察时间,可用布带穿过系膜并将肠管放回腹腔,维持观察30min、1h乃至更长时间,同时维持血容量及正常血压,充分供氧,对可疑肠襻是否坏死失去生机作出肯定的判断,再进行适当处理。如患者情况极为严重,血压不易维持,可将坏死及可疑失去生机的肠襻做肠外置术,如以后肠管的色泽转佳,生机已恢复时,或坏死分界更加明确后,再做适当的肠切除吻合术。

肠切除术大致可分三步:①处理肠系膜,在预定切除肠曲的相应肠系膜上做扇形切口,切断并结扎系膜血管,注意不要损伤切除区邻近肠管的供应血管,肠管在切除线以外清除其系膜约1cm,确保系膜缘做浆肌层缝合。②切除肠曲的两端各置有齿钳两把,可适当斜行钳夹,保证对系膜缘有较好的血供,并可加大吻合口。离两侧钳夹约5cm处,各放置套有橡胶管的肠钳一把,以阻断两侧肠内容物,切除病变肠段,吸去两端间肠内容物,肠壁止血。③将两断端靠拢,1号丝线做间断全层内翻吻合,然后在前后壁做间断浆肌层缝合,缝闭肠系膜缺口,以防内疝。

(2)肠短路术:肠短路术又称肠捷径手术,适用于急性炎症期的粘连、充血水肿严重、组织脆弱易撕裂、不能切除的粘连性肿块或肿瘤晚期不能切除而仅为解除梗阻的一种姑息性手术。其方法是在梗阻部位上下方无明显炎症、肠壁柔软的肠管间行短路吻合。肠短路手术有两种方式:一种是侧-侧式,即在梗阻部位近、远端的肠管间做侧-侧吻合;另一种是端-侧式,即先将梗阻近侧胀大肠襻切除,远切端予以缝合关闭,近侧端与梗阻远端萎陷的肠襻做端-侧吻合。两种术式的优劣各异,可根据病变的情况决定。如患者情况较差,手术以解除梗阻而病变不能再切除者或为完全性梗阻者,则以简单有效的侧-侧吻合术为宜,以免在端-侧吻合梗阻近端的肠襻盲端有胀破的可能。如需做二期手术,且能根除梗阻病变者,作为二期病灶切除术前的准备手术,可行端-侧式吻合。

(3)肠造口术:肠造口术包括小肠造口及结肠造口,主要用于危重患者,由于患者周身状况危急不能耐受更大手术操作时仍不失为一种有效地解除梗阻的外科疗法。但在小肠梗阻时,因术后营养、水电解质平衡都不易维持,造口周围皮肤护理也甚麻烦,因此,应竭力避免小肠造口术。对不能切除的结肠肿瘤或直肠肿瘤所致梗阻,或肿瘤虽能切除但因肠道准备不足,患者情况较差等情况下,适宜行结肠造口术或永久性人工肛门手术。

肠造口术分为 3 种:①断端造口,如为绞窄性肠梗阻、肠管已坏死,则须将坏死肠段切除,近端肠管从侧腹壁造口处拖出并缝合固定,远端缝闭,待病情许可时再行二期手术;②双口造口:将梗阻上方肠管提出行双口造口,主要适用于结肠梗阻或粘连性梗阻,肠管虽无坏死但无法分离,造口目的为单纯减压;③插管造口:单纯插管造口作为解除肠道梗阻效果不理想,只有在坏死肠管切除后一期吻合,预防术后发生吻合口瘘时,可在吻合口上端肠管内插入减压管,并包埋固定在侧腹壁的腹膜上,戳孔引出,术后减压,避免吻合口瘘的发生。小肠高位插管造口又可作为供给肠内营养的备用通道。

(4)其他手术:①肠粘连松解术及肠管折叠或肠排列。②肠套叠复位术:使套叠的肠管退出并恢复原位。手术要求尽量在腹腔内操作,术者用手挤压套入部远端,轻柔地将套入部挤出。待完全复位后,仔细观察肠壁血供及蠕动情况,确认有无坏死表现。如为回结肠套叠,可将末端回肠与升结肠内侧壁稍予固定,以免再发生套叠。③肠扭转复位术:将扭转的肠管复位后,恢复原来的功能位置。复位前应注意肠管血供情况及肠腔内容物多少,当肠腔内积存大量液体气体时,应先行减压后再复位,以免突然复位而使大量毒素吸收导致中毒性休克。④肠减压术:如果术中见肠管极度扩张致手术有困难时,可先行肠管减压。常用减压方法有:穿刺减压,用一粗针头接上吸引装置,直刺入膨胀的肠管,尽可能吸出肠内气体和液体,拔针后缝合针眼。因针头易堵塞,减压不满意;橡皮管减压,在肠壁上做一小切口,置入橡皮管或导尿管,还可接上三通管,管周固定后进行吸引减压,可用生理盐水灌洗肠腔,减少中毒机会;切开减压,对较游离肠管可提至切口外,周围保护好后可直接切开肠管进行减压,这种方法减压效果好,但易污染腹腔。

总之,肠梗阻的手术治疗应视患者梗阻情况而定。单纯性肠梗阻可采用解除引起梗阻机制的手术,如粘连松解术、肠切开取出堵塞异物术等,如肠管的病变为肿瘤、炎症可行肠切除、肠吻合术,狭窄病变不能切除时可做肠短路术。绞窄性肠梗阻应尽快采取解除梗阻机制的手术,如肠套叠或肠扭转的复位术、肠管坏死应行肠切除吻合术等。结肠梗阻时由于回盲瓣关闭作用,形成闭襻型肠梗阻,结肠血供也不如小肠丰富,单纯性肠梗阻也容易发生局部坏死和穿孔,应早期进行手术治疗。如患者全身情况差,腹胀严重,梗阻限位于左半结肠时,可先以横结肠造口,待情况好转再行肠切除吻合,如肠管坏死,应将坏死肠段切除,做肠造口术,待全身情况好转后行二期手术。由于结肠梗阻时出现的问题较多,手术治疗时需审慎地处理。

急性肠梗阻的预后与梗阻的病因、性质、诊治的早晚、术前后的处理及手术选择是否得当有关，多数良性梗阻效果较好，但单纯性肠梗阻的死亡率仍在 3%左右，绞窄性肠梗阻的死亡率在 8%左右，如诊治过晚死亡率可达 25%以上。死亡多见于老年患者，主要原因是难复性休克、腹膜炎、肺部并发症、肠道术后并发症及全身衰竭等，因此应及时诊断、恰当的处理，减少死亡率。

急性肠梗阻的预防在某些类型的肠梗阻是可能的。如术后粘连性肠梗阻，在进行腹部手术时，操作轻柔，尽量减少脏器浆膜和腹膜的损伤，防止或减少术中胃肠道内容物对腹腔的污染，术后尽早恢复胃肠道蠕动功能，对预防粘连性肠梗阻有积极作用。有报道近年来在腹部手术后，腹腔内置入透明质酸酶可有效减少肠粘连的发生。积极防治肠蛔虫病是预防蛔虫团堵塞性肠梗阻的有效措施。避免饱食后强体力劳动或奔跑，可减少肠扭转的发生。腹腔内炎症及结核等病变，应积极治疗避免发展成粘连或狭窄，如患者存在发生肠梗阻的因素，应嘱患者注意饮食，以防止或减少肠梗阻的发病。

第十七节　急性腹膜炎

腹膜炎是发生于腹腔壁腹膜与脏腹膜的炎症，可由细菌感染、化学或物理损伤等因素引起。按发病机制分为原发性腹膜炎和继发性腹膜炎；按病因分为细菌性腹膜炎和非细菌性腹膜炎；按累及范围分为弥漫性腹膜炎和局限性腹膜炎；按临床过程分为急性腹膜炎、亚急性腹膜炎和慢性腹膜炎，各型之间可以相互转化。临床上的急性腹膜炎多指继发性的化脓性腹膜炎，是一种常见的外科急腹症。

【病因】

1. *原发性腹膜炎*　原发性腹膜炎是指腹腔内并无明显的原发感染病灶，病原体经血行、淋巴或经肠壁、女性生殖系统进入腹腔而引起的腹膜炎，较继发性腹膜炎少见。

(1)常发病的患者：①婴儿和儿童；②患肾病综合征的儿童；③肝硬化腹水患者；④免疫功能抑制的患者，如肾移植或用皮质类固醇治疗的血液病患者；⑤全身性红斑狼疮患者。

(2)致病因素：儿童期原发性腹膜炎的主要致病菌是肺炎球菌和链球菌，可能经呼吸道或泌尿道侵入，经血行播散到达腹膜腔；在成年人则多为肠道的内源性细菌所致，经女性生殖道上行性感染的细菌种类较多。

2. 继发性脓性腹膜炎

(1)腹内脏器穿孔以急性阑尾炎穿孔最为常见，其次是胃、十二指肠溃疡穿孔，其他还有胃癌、结肠癌穿孔、胆囊穿孔、炎症性肠病和伤寒溃疡穿孔等。

(2)肠道和腹内脏器炎症：如阑尾炎、憩室炎、坏死性肠炎、克罗恩病、胆囊炎、胰腺炎和女性生殖器官的化脓性炎症等。

(3)腹部钝性或穿透性损伤致腹内脏器破裂或穿孔。

(4)手术后腹腔污染或吻合瘘。

(5)机械性绞窄性肠梗阻和血供性肠梗阻：如肠扭转、肠套叠、闭襻性肠梗阻、肠坏死、肠系膜血管栓塞或血栓形成等。

(6)医源性损伤：如结肠镜检查时结肠穿孔、肝活检或经皮肝穿刺、胆管造影的胆管瘘、腹腔穿刺后小肠损伤等。

【发病机制】

1. 腹膜受细菌侵犯或消化液(胃液、肠液、胆汁、胰液)刺激后，腹膜充血，由肥大细胞释放组胺和其他渗透因子，使血管通透性增加，渗出富于中性粒细胞、补体、调理素和蛋白质的液体。细菌和补体及调理素结合后就被吞噬细胞在局部吞噬，或进入区域淋巴管。间皮细胞受损伤可释放凝血活酶，使纤维蛋白原变成纤维素。纤维素在炎症病灶的周围沉积，使病灶与游离腹腔隔开，阻碍细菌和毒素的吸收。如果感染程度轻，机体抵抗力强，治疗及时，腹膜炎可以局限化，甚至完全吸收消退。反之，局限性腹膜炎亦可发展成为弥漫性腹膜炎。由于大量中性粒细胞的死亡、组织坏死、细菌和纤维蛋白凝固，渗出液逐渐由清变浊，呈脓性。大肠埃希菌感染的脓液呈黄绿色，稍稠，如合并厌氧菌混合感染，脓液有粪臭味。

2. 肠道浸泡在脓液中，可发生肠麻痹。肠管内积聚大量空气和液体，使肠腔扩张。肠腔内积液、腹腔内大量炎性渗液、腹膜和肠壁以及肠系膜水肿，使水、电解质和蛋白质丢失在第三间隙，细胞外液锐减，加上细菌和毒素吸入血，导致低血容量和感染中毒性休克，引起内分泌、肾、肺、心、脑代谢等一系列改变。常发生代谢性酸中毒、急性肾衰竭和成年人型呼吸窘迫综合征，最终导致不可逆性休克和患者死亡。

【临床表现】

1. 症状　急性腹膜炎的主要临床表现，早期为腹膜刺激症状如(腹痛、压痛、腹肌紧张和反跳痛等)。后期由于感染和毒素吸收，主要表现为全身感染中毒症状。

(1)腹痛：腹痛是腹膜炎最主要的症状。疼痛的程度随炎症的程度而异，但一般都很剧烈，不能忍受，且呈持续性。深呼吸、咳嗽，转动身体时都可加剧疼痛，故患者不易变动体位。疼痛多自原发灶开始，炎症扩散后蔓延及全腹，但仍以原发病变部位较为显著。

(2)恶心、呕吐：此为早期出现的常见症状。开始时因腹膜受刺激引起反射性的恶心呕吐，呕吐物为胃内容物。后期出现麻痹性肠梗阻时，呕吐物转为黄绿色的含胆汁液，甚至为棕褐色粪样肠内容物。由于呕吐频繁可出现严重脱水和电解质紊乱。

(3)发热：突然发病的腹膜炎，开始时体温可以正常，之后逐渐升高。老年衰弱的患者，体温不一定随病情加重而升高。脉搏通常随体温的升高而加快。如果脉搏增快而体温下降，多为病情恶化的征象，必须及早采取有效措施。

(4)感染中毒：当腹膜炎进入严重阶段时，常出现高热、大汗口干、脉快、呼吸浅促等全身中毒表现。后期由于大量毒素吸收，患者则处于表情淡漠，面容憔悴，眼窝凹陷，口唇发绀，肢体冰冷，舌黄干裂，皮肤干燥、呼吸急促、脉搏细弱，体温剧升或下降，血压下降、休克、酸中毒。若病情继续恶化，终因肝肾衰弱及呼吸循环衰竭而死亡。

2. 体征　由于致病原因的不同，腹膜炎可以突然发生，也可以逐渐发生。例如，胃、十二指肠溃疡急性穿孔或空腔脏器损伤破裂所引起的腹膜炎，常为突然发生；而急性阑尾炎等引起者，则多先有原发病的症状，而后再逐渐出现腹膜炎征象。

(1)腹胀：腹部体征表现为腹式呼吸减弱或消失，并伴有明显腹胀。腹胀加重常是判断病情发展的一个重要标志。

(2)压痛及反跳痛：压痛及反跳痛是腹膜炎的主要体征，始终存在，通常是遍及全腹而以原发病灶部位最为显著。

(3)腹肌紧张程度：随病因和患者全身情况的不同而轻重不一。突发而剧烈的刺激，胃酸和胆汁这种化学性的刺激，可引起强烈的腹肌紧张，甚至呈“木板样”强直，临床上称“板样腹”。而老年人、幼儿或极度虚弱的患者，腹肌紧张可以很轻微而被忽视。

(4)腹部叩诊：当全腹压痛剧烈而不易用叩诊的方法去辨别原发病灶部位时，轻轻叩诊全腹部常可发现原发病灶部位有较显著的叩击痛，对定位诊断很有帮助。腹部叩诊可因胃肠胀气而呈鼓音。

(5)腹部听诊：胃肠道穿孔时，因腹腔内有大量游离气体平卧位叩诊时常发现肝浊音界缩小或消失。腹腔内积液多时，可以叩出移动性浊音，也可以用来为腹腔穿刺定位。听诊常发现肠鸣音减弱或消失。

(6)直肠指检：如直肠前窝饱满及触痛，则表示有盆腔感染存在。

【辅助检查】

1. 化验检查　血常规检查示白细胞计数增高，但病情严重或机体反应低下时，白细胞计数并不高，仅有中性粒细胞比例升高或毒性颗粒出现。

2. X 线检查　腹部 X 线检查可见肠腔普遍胀气并有多个小气液面等肠麻痹征象，胃肠穿孔时，多数可见膈下游离气体存在（应立位透视），这在诊断上具有重要意义。体质衰弱的患者，或因有休克而不能站立透视的患者，可行侧卧摄片也能显示有无游离气体存在。

【诊断及鉴别诊断】

1. 诊断　根据腹痛病史，结合典型体征，白细胞计数及腹部 X 线检查等，诊断急性腹膜炎一般并不困难。

(1)致病菌：一般空腔脏器穿孔引起的腹膜炎多是杆菌为主的感染，只有原发性腹膜炎是球菌为主的感染。

(2)病因诊断：病因诊断是诊断急性腹膜炎的重要环节。在诊断时需要做进一步的辅助检查，如肛指检查、盆腔检查、低半卧位下诊断性腹腔穿刺和女性后穹窿穿刺检查。

①诊断性腹腔穿刺：a. 如果腹腔液体在 100ml 以下，诊断性腹穿不易成功。b. 根据穿刺所得液体颜色、气味、性状及涂片镜检，或淀粉酶值的定量测定等来判定病因，也可做细菌培养。c. 腹腔抽出的液体大致有透明、浑浊、脓性、血性和粪水样几种。d. 结核性腹膜炎为草黄色透明的黏性液，上消化道穿孔为黄绿色混浊液含有胃液、胆汁。e. 急性阑尾炎穿孔为稀薄带有臭味的脓液。f. 而绞窄性肠梗阻肠坏死，可抽出血性异臭的液体。g. 急性出血坏死性胰腺炎可抽出血性液而且胰淀粉酶含量很高。h. 若腹穿为完全的新鲜不凝血则考虑为腹腔内实质性脏器损伤。

②诊断性腹腔冲洗：为明确诊断，可行诊断性腹腔冲洗，在无菌下注入生理盐水后再抽出，进行肉眼检查和镜检，给明确诊断提供可靠资料。

③剖腹探查：对病因实在难以确定而又有肯定手术指征的病

例,则应尽早进行剖腹探查以便及时发现和处理原发病灶,不应为了等待确定病因而延误手术时机。

(3)根据腹膜炎的类型诊断

①原发性腹膜炎:常发生于儿童呼吸道感染期间。患儿突然腹痛呕吐、腹泻并出现明显的腹部体征。病情发展迅速。

②继发性腹膜炎:病因很多,只要仔细询问病史结合各项检查和体征进行综合分析即可诊断,腹肌的紧张程度并不一定反映腹内病变的严重性。例如,儿童和老年人的腹肌紧张度不如青壮年显著;某些疾病如伤寒肠穿孔或应用肾上腺皮质激素后,腹膜刺激征往往有所减轻。故不能单凭某一项重要体征的有无而下结论,要进行全面分析。

2. 鉴别诊断

(1)内科疾病:有不少内科疾病具有与腹膜炎相似的临床表现,必须严加区别,以免错误治疗。

①肺炎、胸膜炎、心包炎、冠心病等:以上疾病都可引起反射性腹痛,疼痛也可因呼吸活动而加重。因此,呼吸短促、脉搏变快,有时出现腹上区腹肌紧张而被误认为腹膜炎,但详细追问疼痛的情况,细致检查胸部,以及腹部缺乏明显和肯定的压痛及反跳痛,即可作出判断。

②急性胃肠炎、痢疾等:也有急性腹痛、恶心、呕吐、高热、腹部压痛等,易误认为腹膜炎。但急性胃肠炎及痢疾等有饮食不当的病史、腹部压痛不重、无腹肌紧张、听诊肠鸣音增强等,均有助于排除腹膜炎的存在。

③其他:如急性肾盂肾炎、糖尿病酮中毒、尿毒症等也均可有不同程度的急性腹痛、恶心、呕吐等症状,而无腹膜炎的典型体征,只要加以分析,即可鉴别。

(2)外科疾病

①急性肠梗阻:多数急性肠梗阻具有明显的阵发性腹部绞痛、肠鸣音亢进、腹胀,而无肯定压痛及腹肌紧张,易与腹膜炎鉴

别。但如梗阻不解除，肠壁水肿淤血，肠蠕动由亢进转为麻痹，临床可出现肠鸣音减弱或消失，易与腹膜炎引起肠麻痹混淆。除细致分析症状及体征，并通过腹部 X 线摄片和密切观察等予以区分外，必要时需做剖腹探查，才能明确。

②急性胰腺炎：急性胃肠炎、痢疾等水肿性或出血坏死性胰腺炎均有轻重不等的腹膜刺激症状与体征，但并非腹膜感染；在鉴别时，血清或尿淀粉酶升高有重要意义，从腹腔穿刺液中测定淀粉酶值有时能确定诊断。

③腹腔内或腹膜后积血：各种病因引起腹内或腹膜后积血，均可出现腹痛、腹胀、肠鸣音减弱等临床表现，但缺乏压痛、反跳痛、腹肌紧张等体征。腹部 X 线摄片、腹腔穿刺和观察往往可以明确诊断。

④其他：泌尿系结石症、腹膜后炎症等均各有其特征，只要细加分析，诊断并不困难。

【治疗】　治疗原则上应积极消除引起腹膜炎的病因，并彻底清洗吸尽腹腔内存在的脓液和渗出液，或促使渗出液尽快吸收或通过引流而消失。为了达到上述目的，应根据不同的病因，不同的病变阶段，不同的患者体质，采取不同的治疗措施。总的来说，急性腹膜炎的治疗可分为非手术治疗和手术治疗两种。

1. 适应证

(1)非手术治疗的适应证：非手术治疗应在严密观察及做好手术准备的情况下进行，其指征如下所述。

①原发性腹膜炎或盆腔器官感染引起的腹膜炎，前者的原发病灶不在腹腔内，后者对抗生素有效一般不需手术，但在非手术治疗的同时，应积极治疗其原发病灶。

②急性腹膜炎的初期尚未遍及全腹，或因机体抗病力强，炎症已有局限化的趋势，临床症状也有好转，可暂时不急于手术。

③急性腹膜炎病因不明病情也不严重，全身情况也较好，腹腔积液不多，腹胀不明显，可以进行短期的非手术治疗进行观察。

观察其症状、体征、化验以及特殊检查结果等，根据检查结果和发展情况决定是否需要手术。

(2)手术治疗的适应证：手术治疗通常适用于病情严重，非手术治疗无效者，其指征如下所述。

①腹腔内原发病灶严重者，如腹内脏器损伤破裂、绞窄性肠梗阻、炎症引起的肠坏死、肠穿孔、胆囊坏疽穿孔、术后胃肠吻合口瘘所致的腹膜炎。

②弥漫性腹膜炎较重而无局限趋势者。

③患者一般情况差，腹水多，肠麻痹重，或中毒症状明显，尤其是有休克者。

④经保守治疗，如腹膜炎症状与体征均不见缓解，或反而加重者。

⑤原发病必须手术解决的，如阑尾炎穿孔、胃及十二指肠穿孔等。

2. 非手术治疗

(1)体位：在无休克时，患者应取半卧位，有利于腹内的渗出液积聚在盆腔，因为盆腔脓肿中毒症状较轻，也便于引流处理。半卧位时要经常活动双下肢，改变受压部位，以防发生静脉血栓和压疮。

(2)禁食：对胃肠道穿孔患者必须绝对禁食，以减少胃肠道内容物继续漏出。对其他病因引起的腹膜炎已经出现肠麻痹者，进食则使肠内积液积气腹胀加重，必须待肠蠕动恢复正常后，才可开始进饮食。

(3)胃肠减压：胃肠减压可以减轻胃肠道膨胀，改善胃肠壁血供，减少胃肠内容物通过破口漏入腹腔，是腹膜炎患者不可少的治疗，但长期胃肠减压妨碍呼吸和咳嗽，增加体液丢失，可造成低氯低钾性碱中毒，故一旦肠蠕动恢复正常应及早拔去胃管。

(4)静脉输液：腹膜炎禁食患者必须通过输液以纠正水、电解质和酸碱失调。对严重衰竭患者应增加血和血浆的输入量，白蛋白以补充因腹腔渗出而丢失的蛋白，防止低蛋白血症和贫血。对轻症患者可输注葡萄糖液或平衡盐，对有休克的患者在输入晶胶体液的同时要有必要的监护，包括血压、脉率、心电、血气、中心静脉压、尿相对密度和酸碱度、血细胞比容、电解质定量观察、肾功能等，以便及时修正液体的内容和速度，增加必要的辅助药物，也可给予一定量的激素治疗。在基本扩容后可酌情使用血管活性药，其中以多巴胺较为安全，确诊后可边抗休克边进行手术。

(5)补充热量与营养：急性腹膜炎需要大量的热量与营养以补其需要，其代谢率为正常的 140%，每天需要热量达 12 558～16 744kJ。当不能补足所需热量时，机体内大量蛋白质被消耗，则患者承受严重损害，目前除输入葡萄糖供给部分热量外，尚需输注复方氨基酸液以减轻体内蛋白的消耗，对长期不能进食的患者应考虑深静脉高营养治疗。

(6)抗生素的应用：由于急性腹膜炎病情危重且多为大肠埃希菌和粪链球菌所致的混合感染，早期即应选用大量广谱抗生素，再根据细菌培养结果加以调整，给药途径以静脉滴注较好，除大肠埃希菌、粪链球菌外，要注意有耐药的金黄色葡萄球菌和无芽胞的厌氧菌(如粪杆菌)的存在，特别是那些顽固的病例，适当地选择敏感的抗生素，如氯霉素、克林霉素、甲硝唑、庆大霉素、氨基青霉素等。对革兰阴性杆菌败血症者可选用第三代头孢菌素如头孢曲松钠(菌必治)等。

(7)镇痛：为减轻患者痛苦适当地应用镇静止痛药是必要的。对于诊断已经明确，治疗方法已经决定的患者，用哌替啶或吗啡来制止剧痛也是允许的，而且在增强肠壁肌肉张力和防止肠麻痹有一定作用。但如果诊断尚未确定，患者还需要观察时，不宜用止痛药以免掩盖病情。

3. 手术治疗

(1)病灶处理：清除腹膜炎的病因是手术治疗的主要目的。感染原消除得越早，则预后越好，原则上手术切口应该越靠近病灶的部位越好，以直切口为宜，便于上下延长，并适合于改变手术方式。

①探查应轻柔细致，尽量避免不必要的解剖和分离，防止因操作不当而引起感染扩散，对原发病灶危重而不能耐受较大手术时可简化操作，只做病灶周围引流或造口术。待全身情况好转、炎症愈合后3～6个月择期行胆囊切除或阑尾切除术。

②对于坏死的肠段必须切除，条件不允许时可做坏死肠段外置术。一边抗休克一边尽快切除坏死肠段以挽救患者，此为最佳手术方案。

③对于胃、十二指肠溃疡穿孔在患者情况允许下，如穿孔时间短，处在化学性腹膜炎阶段，空腹情况下穿孔、腹腔污染轻，病变需切除时应考虑行胃大部切除术，若病情严重，患者处于中毒性休克状态，且腹腔污染重，处在化脓性腹膜炎阶段，则只能行胃穿孔修补术，等待体质恢复，3～6个月后住院择期手术。

(2)清理腹腔：在消除病因后，应尽可能地吸尽腹腔内脓汁、清除腹腔内的食物和残渣、粪便、异物等，清除最好的办法是负压吸引，必要时可以辅以湿纱布擦拭，应避免动作粗糙而伤及浆膜表面的内皮细胞。

①若有大量胆汁，胃肠内容物严重污染全腹腔时，可用大量生理盐水进行腹腔冲洗，一边洗一边吸引，为防止冲洗时污染到膈下，可适当将手术床摇为头高的斜坡位，冲洗到水清亮为止，若患者体温高时，亦可用4～10℃的生理盐水冲洗腹腔，也能收到降温效果。

②当腹腔内大量脓液已被形成的假膜和纤维蛋白分隔时，为达到引流通畅的目的，必须将假膜和纤维蛋白等分开、去除，虽有一定的损伤但效果较好。

(3)引流：引流的目的是使腹腔内继续产生的渗液通过引流物排出体外，以便残存的炎症得到控制、局限和消失，防止腹腔脓肿的发生。弥漫性腹膜炎手术后，只要清洗干净，一般不需引流。

①必须放置腹腔引流的病例：a. 坏疽病灶未能切除，或有大量坏死组织未能清除时；b. 坏疽病灶虽已切除，但因缝合处组织水肿影响愈合有漏的可能时；c. 腹腔内继续有较多渗出液或渗血时；d. 局限性脓肿。

②腹腔引流的方式：通常采用的引流物有烟卷引流、橡皮管引流、双套管引流、潘氏引流管、橡皮片引流，引流物一般放置在病灶附近和盆腔底部。

第十八节　急性非特异性肠系膜淋巴结炎

急性非特异性肠系膜淋巴结炎较少见，但有时呈急腹症表现，需与急性阑尾炎鉴别。该病以儿童及青少年多见，5－15 岁是高发年龄段。男性患者略多于女性患者，冬春季节多见。急性非特异性肠系膜淋巴结炎主要由于细菌病毒及其毒素引起的感染，多在上呼吸道感染后发病。

【病因】　急性非特异性肠系膜淋巴结炎的常见感染病原如下。

1. 柯萨奇 B 病毒　临床资料已证实肠系膜淋巴结炎的主要致病因素是柯萨奇 B 病毒及其毒素，病毒及其产物经血循环到达回肠系膜引起淋巴结的急性炎症。

2. 链球菌及金黄色葡萄球菌　也是引起本病的重要因素，这些化脓菌及其产物从原发病灶经血行或淋巴途径引起肠系膜淋巴结的急性感染，炎症通常较为剧烈。

3. 肠道内的细菌及寄生虫　如沙门菌、耶尔森菌血吸虫、阿米巴原虫等，可经肠壁直接侵入肠系膜淋巴结内，引起特殊性炎症，但临床上较少见。

【发病机制】

1. 好发部位　急性非特异性肠系膜淋巴结炎主要发生于回肠末端的肠系膜淋巴结内，空肠系膜淋巴结也可发生急性炎症但临床上少见。感染与下列因素有关。

(1)解剖因素:回肠末端肠壁各层内含有极为丰富的淋巴管网,末端回肠系膜内淋巴结,特别是中间群淋巴结的数量,远远多于空肠系膜的淋巴结,常成群分布,数目高达数百个。这是感染好发于此的基础。

(2)生理因素:由于回盲瓣的影响,食糜在回肠末端内停留的时间较长,这虽有利于消化和吸收但是也增加了肠道病原体及其产物的吸收量和肠系膜淋巴结感染的机会。

2. 病理特征　炎症的早期,可见肠系膜内淋巴结肿大,呈暗红色,相互不粘连触之尚软,可以活动。后期淋巴结逐渐变硬,灰白色外观,同时腹腔内可有少量浆液性渗出液。镜下主要发现为淋巴组织增生、充血及水肿。少数病例,淋巴结呈化脓性改变,可形成脓肿,甚至相互融合成较大的脓肿,溃破后导致化脓性腹膜炎。受肠系膜炎症的影响,回肠末端、盲肠及阑尾等均可伴有不同程度的炎症存在,一般情况下,腹腔渗出液及肿大淋巴结穿刺做细菌培养大多为阴性。

【临床表现】

1. 上呼吸道感染　患者近期内曾有低热、咽痛及咳嗽等上呼吸道感染症状,或就医时正值上感期表现为腹痛的同时有发热、头痛及咽部充血等。

2. 表浅淋巴结肿大　颈侧表浅淋巴结可有反应性增大,触诊可及肿大伴有压痛的淋巴结,病愈后肿大的淋巴结可恢复正常。

3. 腹部症状与体征　腹部疼痛是患者主要就医的原因。

(1)腹痛发生较急,常呈绞痛性及阵发性的特点。间歇期腹痛明显好转,或毫无不适,照常活动腹痛部位常较广泛,疼痛可始于上腹、脐周或全腹部,以后局限于右下腹部。常伴有轻度胃肠道反应,如恶心呕吐、食欲缺乏及腹泻等。

(2)腹部压痛以右下腹部为主,但范围较广泛,压痛明显的部位经常变化不恒定。左侧卧位时,压痛点也可移向左侧。腹肌紧张较轻或无，反跳痛常为阴性。部分患者在右下腹可触及结节状伴压痛的肿块，很可能是肿大的肠系膜淋巴结。

【辅助检查】

1. 实验室检查

(1)血常规：外周血白细胞计数常不升高或反而降低，淋巴细胞比例相对增高。若发生化脓性肠系膜淋巴结炎伴明显全身中毒症状时常有外周血中性粒细胞增多伴核左移。

(2)淋巴结活检：剖腹探查时，可在切除阑尾的同时，做淋巴结活检。

(3)细菌学检查：取腹腔积液行细菌学培养与药敏试验。

2. 其他辅助检查

(1)B 超：声像显示：囊段回肠肠壁增厚淋巴结肿大，未见阑尾。

(2)CT 扫描：可见阑尾正常，淋巴结肿大。

(3)腹腔诊断性穿刺对鉴别诊断有一定意义。

【诊断及鉴别诊断】

1. 诊断

(1)青少年或儿童在上呼吸道感染后发生右下腹急性疼痛。

(2)腹痛起病较急，但间歇期可无任何不适，照常活动。

(3)右下腹压痛不固定，范围较大有时可触到肿大的淋巴结。

2. 鉴别诊断　常需与以下疾病鉴别。

(1)急性阑尾炎或阑尾周围脓肿：肠系膜淋巴结炎误诊为急性阑尾炎的机会最多。该病压痛部位较阑尾炎压痛点稍高，且偏内侧，压痛点不固定，少有反跳痛与腹肌紧张而转移性右下腹痛，右下腹明显固定压痛点的持续存在是阑尾炎的特点。

(2)原发性腹膜炎：也多见于儿童，但女孩较多。腹痛较重范围较广，下腹部的腹膜刺激征也较明显，腹腔诊断性穿刺可抽出稀薄的脓性分泌物，涂片镜检，可发现大量革兰染色阳性的球菌。

(3)肠系膜淋巴结结核：多继发于肺结核、肠结核之后，病程较长，伴有明显的结核性中毒症状，腹痛不剧烈，部位不明确，腹部体征较轻。

【治疗】 急性非特异性肠系膜淋巴结炎应以非手术为主，决定手术应慎重。

1. *非手术治疗* 考虑到本病时，应积极保守治疗 24～48h，如诊断明确，措施得当，一般在 24h 内腹痛症状及体征可逐渐减轻和好转，具体措施如下。

(1)卧床休息暂禁饮食，严密观察体温及血象的变化注意腹部症状和体征的发展。

(2)静脉补液，纠正水电解质失调。

(3)采用广谱抗生素，迅速控制感染，中药解毒清热药也有一定效果。

(4)腹部物理治疗，促进炎症的局限及吸收。

2. *手术治疗* 经积极非手术治疗后病情无好转，或因考虑同时合并有其他急腹症时，如不能排除急性阑尾炎，则应果断地施行手术治疗。

(1)采用硬膜外麻醉或全身麻醉经右下腹纵切口进行。

(2)适当探查：包括回盲部、阑尾与末端回肠及其系膜，女性患者还要探查卵巢及附件，以明确诊断。对于化脓性肠系膜淋巴结炎多做腹腔引流；当累及邻近肠管时有时需做受累肠管的切除。

(3)关于阑尾切除：如误诊急性阑尾炎而行手术，术中发现阑尾病变轻而常规探查发现同肠末端系膜淋巴结散在多个肿大，即可诊断为本病。阑尾无论是否合并炎症或炎症很轻，均应予以切除，以防日后腹痛发作时造成诊断困难。

(4)关于淋巴结活检：多数学者认为取肠系膜淋巴结活检应列为禁忌，因为活检后可能带来局部粘连的发生，且此举意义不大。

(5)腹腔渗液：应行细菌培养与药敏试验。

(6)术后处理：继续应用以抗生素为主的综合措施。若为耶尔森菌属感染宜用环丙沙星治疗，若为鸟-胞内分枝杆菌感染，宜用克拉霉素(甲红霉素)治疗。

第10章

泌尿外科急危重症

第一节 肾绞痛

肾绞痛(renal colic)是泌尿外科最常见的急症,有相当一部分的患者都有间歇发作的疼痛史,一般是由于某种病因使肾盂、输尿管平滑肌痉挛或管腔的急性部分梗阻造成的。疼痛常位于肋脊角和腰部,也有少数患者表现为腹痛,多数呈阵发性发作,常突然发作,疼痛难忍,大汗淋漓,亦可表现为持续性疼痛。疼痛时,可能仅表现为腰部酸胀或不适,活动或劳动可促使疼痛发作或加重。疼痛可从患侧腰部开始,沿输尿管向下腹部、腹股沟、大腿内侧、睾丸或阴唇放射,可持续几分钟或数十分钟,甚至数小时不等。发作时,常伴有恶心、呕吐、大汗淋漓、面色苍白、辗转不安等症状,严重者可导致休克。一旦痉挛或梗阻解除,症状会很快缓解。

肾绞痛并非一种独立的疾病,而是一种症状。就发病规律而言,肾绞痛伴有血尿,大多由肾与输尿管结石引起,但这不是结石所特有的症状。有时结石在肾盂或输尿管中嵌顿,不一定出现肾绞痛,但可以引起梗阻,导致不同程度的肾积水。久而久之,肾积水会日益加重,最后导致肾功能丧失。在此过程中,患者仅有轻微腰酸或没有明显的症状,容易被忽视。因此,肾绞痛发作缓解后,必须进一步检查病因并做相应的治疗。

【病因】 常见原因有上尿路结石、输尿管狭窄、先天性输尿管异常、肾下垂、肾及输尿管肿瘤、肾结核等,其中以上尿路结石引起肾绞痛最常见。上述原因导致肾盂、输尿管梗阻或受刺激引起平滑肌强烈痉挛，肾盂紧张度增高，肾内压力升高，富有感觉神经的肾包膜伸张，从而产生剧烈的疼痛。疼痛是患者迫切需要解决的问题，控制疼痛是急诊治疗的关键。

1. *肾、输尿管结石*　系结石活动引起肾盂、输尿管平滑肌痉挛及结石阻塞部分管腔所致。患者肋脊角多有不同程度的叩击痛，尿中多有红细胞，肉眼血尿少见。

2. *体外冲击波碎石后*　肾绞痛是体外冲击波碎石（ESWL）后较常见的并发症，尤其肾结石患者极易出现，接受体外冲击波碎石治疗的患者，结石粉碎后发生肾绞痛者占 45%。发生原因是粉碎的结石碎块或小血块沿肾盂、输尿管向下移动时，刺激肾盂、输尿管平滑肌引起平滑肌痉挛所致。

3. *肾盂、输尿管炎症*　此炎症刺激和产生的脓块、脱落细胞引起的肾绞痛，似女性多见。除血尿外，尿中多有脓细胞，且常伴有尿路刺激症状。

4. *肾及肾盂或输尿管肿瘤*　肿瘤侵入血管时破裂出血，或肾盂、输尿管肿瘤脱落等情况，血块及脱落组织引起输尿管急性梗阻导致肾绞痛。

5. *乳糜血尿*　因尿中乳糜块刺激肾盂、输尿管而引起肾绞痛。

6. *Dietl 危象*　为肾绞痛的一种，是由于肾下垂的患者在站立或跑跳后，肾骤然下垂，使输尿管及其邻近血管发生扭曲。其特点为阵发性急性发作，时轻时重，时痛时止，间歇时间也不确定。

【临床表现】　肾绞痛是一种突然发生的剧烈疼痛，如刀绞样，患者翻身难忍，多数伴有其他腔道梗阻的表现，如恶心、呕吐、心绞痛，甚至出现面色苍白，大汗淋漓，脉搏细数，血压下降等。疼痛常从患侧肋脊角开始，沿输尿管的走向向下腹部、腹股沟、大腿内侧、睾丸或阴唇放射，可持续几分钟或数十分钟，甚至数小时不等。绞痛后可转为钝痛持续数天之久。如结石或血块等排至膀胱或退回肾盂，疼痛可突然消失。患侧肾区有压痛、叩击痛，输尿管走行部位有压痛，尿液检查有红细胞，有时有肉眼血尿。一般而言，绞痛出现于病侧，偶有病变在一侧而疼痛出现在对侧，即所谓的“肾反射性疼痛”，此时应仔细了解对侧有无病变，以免误诊。

【辅助检查】

1. 体格检查　体格检查应注意以下几点。

(1)发病时，肋脊角有无触痛或肾区叩击痛。

(2)腰肌有无紧张、压痛等急性腰扭伤的体征。

(3)脊柱有无变形、压痛，如脊柱结核等。

(4)有无腹肌压痛、反跳痛、肌紧张等腹膜炎体征。

2. 辅助检查

(1)尿液检查：常规多可见红细胞(+～+++)，特别在绞痛后出现，合并感染时有白细胞、脓细胞及轻度蛋白尿。

(2)B超检查：可明确结石的存在和了解肾积水情况，尤其对于阴性结石有帮助。

(3)其他检查。①尿路X线片可发现90%以上肾或输尿管结石。②静脉尿路造影有助于查明原因及病变部位。一般认为，应在绞痛缓解后再考虑造影检查，因在绞痛期间有部分患者患肾不显影，从而导致患侧肾无功能的错觉，易产生误诊。③CT检查：对X线片不显影的阴性结石及肿瘤等诊断较好，但一般不作为首选方法。

【诊断及鉴别诊断】

1. 病史分析

(1)病史中应注意有无外伤、血尿、脓尿、排石史及乳糜血尿病史等。

(2)根据肾绞痛发作时伴随的症状进行分析。

①先发生肾绞痛后出现血尿，可能为肾和输尿管结石；若

肾绞痛同时伴有尿频、尿急、排尿困难者，可能为输尿管末端结石。

②先表现为无痛性血尿，后有肾绞痛发作，可能为肾或输尿管肿瘤。

③肾绞痛伴有脓尿，可能为上尿路感染。

④肾绞痛后出现少尿、无尿者，可能为一侧或双侧肾、输尿管结石。

⑤外伤后出现血尿并伴有肾绞痛，可能为肾损伤。

⑥腰部持续性胀痛并伴发作性肾绞痛，可能为输尿管梗阻。

⑦服用大量磺胺药后发生少尿或无尿，并伴有肾绞痛，应考虑磺胺结晶阻塞的可能。

⑧先发生肾绞痛，后经平卧疼痛缓解，且排出大量尿液，可能为肾下垂。

(3)依据肾绞痛放射的部位进行分析

①肾盂、上段输尿管梗阻时，肾绞痛放射部位由肋脊角开始，沿输尿管的走向放射至髂嵴上方和腹外侧。

②中段输尿管梗阻时，肾绞痛由腹外侧放射至下腹部、睾丸(女性为阴唇)和大腿内侧。

③下段输尿管梗阻时，肾绞痛放射至会阴部，同时有尿频、尿急、尿痛和排尿困难等症状。

2. 鉴别诊断　诊断肾绞痛时需要认真做好鉴别诊断，特别是与急性阑尾炎的鉴别。临床工作中，将右侧肾绞痛误诊为急性阑尾炎而施行阑尾切除术者并不少见，因此，对此类误诊应引起足够重视。需与肾绞痛相鉴别的疾病如表 10-1 所示。

【治疗】　肾绞痛的治疗首要是对症治疗，目前常用的对症治疗方法有镇静、解痉、镇痛、局部封闭及中医中药治疗等。为快速止痛，多采用上述方法的联合运用。其次是病因治疗。

表 10-1　肾绞痛的鉴别诊断

分类	病症	表现
腹部外科疾病	急性阑尾炎	典型急性阑尾炎有上腹部不适，2～3h 后转移至右下腹，呈持续性疼痛；右下腹有压痛、反跳痛，腹肌抵抗明显。尿常规检查一般无红细胞，少数后位阑尾累及输尿管时，尿中有少量红细胞，但较少见。腹部 X 线片无泌尿系统结石影像
	胆石症、急性胆囊炎	呈阵发性右上腹痛，向右肩部放射。检查右上腹有压痛、反跳痛与肌紧张，有时可触及增大的胆囊，或有典型的墨菲征，伴肝区叩击痛。有时有寒战、高热、黄疸。血液化验检查白细胞增高，但尿常规呈阴性
	胆道蛔虫症	儿童和青少年多见，呈上腹部剑突下偏左侧剧烈的阵发性绞痛，有向上钻顶感。间歇期几乎无症状，检查无明显阳性体征，尿常规呈阴性
	急性胰腺炎	有上腹部急性剧痛，向肩部或腰背部放射，伴恶心、呕吐。可有胆道疾病史，或与饮食有关。检查有上腹部压痛。尿常规检查呈阴性，但血、尿淀粉酶增高
女性患者须与右侧疾病相鉴别	卵巢囊肿蒂扭转	下腹部绞痛，伴恶心、呕吐，多有下腹部肿块史。下腹部或阴道指检局部有压痛并可触及肿块，可活动，并呈囊性和半实质性
	宫外孕	下腹部突然剧烈的撕裂样疼痛，伴阴道出血及休克表现。多可询问出有停经史。体检下腹部或全腹部有压痛及反跳痛、移动性浊音。妇科检查，后穹饱满，宫颈举痛，后穹穿刺可抽出不凝血液
	急性输卵管炎	下腹两侧疼痛，有压痛、反跳痛。常伴有体温升高。妇科检查附件区有明显的压痛，血液化验检查白细胞升高

1. 对症治疗　在确诊肾绞痛后，应根据患者就诊时的疼痛程度、伴随症状（如恶心、呕吐）及对止痛药物的反应做相应治疗。处理时不要过激，在应用解痉、镇痛药物时，一定要了解患者的一般情况，如果患者呕吐多次，有可能存容量不足，解痉和镇痛多次，会引起血压下降，甚至心搏骤停。

（1）药物解痉：见表 10-2。

表 10-2　肾绞痛的药物解痉

类别	代表药物	临床应用	用法用量	不良反应
抗胆碱能类药	阿托品	肾绞痛发作时单独使用或与其他镇痛药物联合应用	常用剂量为口服 0.3～0.6mg，3/d，或 0.5～1mg 肌内注射或静脉滴注	本类药物为临床最常用，也是肾绞痛治疗的基础用药。有口干、视物模糊、面部潮红等不良反应多能耐受，少部分可致尿潴留。青光眼、前列腺增生患者不宜使用
	山莨菪碱	作用强度、不良反应都比阿托品小	常用剂量为口服 5～10mg，3/d，或肌内注射 5～10mg。能松弛多种内脏平滑肌，对输尿管平滑肌也有较强的解痉作用	
	复方颠茄片	常用来缓解胃肠道平滑肌痉挛或不太严重的肾绞痛	常用剂量为口服 1～2 片，3/d	
钙通道阻滞药	硝苯地平	治疗肾绞痛疗效确切、起效快、给药方便，高血压患者尤为适用	10～20mg，嚼碎后舌下含服，以后根据情况每 4～6 小时可重复给药 1 次	常有头痛、面部潮红及轻微血压下降等不良反应，但多能耐受

(续　表)

类别	代表药物	临床应用	用法用量	不良反应
孕激素	黄体酮	主要作用于β受体，使输尿管平滑肌松弛，从而起到解痉止痛的作用，其作用强于阿托品，并且还有溶质性利尿作用，使尿量增加、尿流量加大，有利于结石排出；另外，黄体酮还能松弛平滑肌，对交感神经活动有抑制作用，减少肾、输尿管交感传入纤维的痛觉冲动，从而起到镇痛作用	20～40mg，肌内注射，1～2/d	长期应用可引起肝功能异常、缺血性心脏病发生率上升；子宫内膜萎缩，月经量减少，易发生阴道真菌感染
维生素类药物	维生素K_1	常作为临床止血药，尚具有温和而持久的平滑肌松弛作用，可减轻或阻止肾、输尿管管壁细小血管渗血，达到止血和缓解疼痛的目的	20mg，肌内注射，2/d，或加入50%葡萄糖溶液20ml中静脉缓慢注射；维生素K_3 4～8mg，每8小时肌内注射1次，或16mg加入10%葡萄糖溶液500ml中静脉滴注，1/d	常用剂量无不良反应。肌内注射时，注射部位有疼痛感。静脉注射过速时可引起潮红、出汗、支气管痉挛、胸痛、心动过速，甚至发生低血压、休克等

（续　表）

类别	代表药物	临床应用	用法用量	不良反应
硫酸镁	硫酸镁	静脉应用硫酸镁可从多方面松弛输尿管平滑肌，抑制输尿管痉挛，并具有中枢镇静、镇痛，解痉的作用	25%硫酸镁 20ml 加入 5% 葡萄糖溶液 500ml，以 3～4ml/min（每分钟 40～60 滴）速率滴注，2～3h 滴完，使患者收缩压下降 1.3～2.6kPa（10～20mmHg）为宜。1/d，连用 3～5d	应注意观察心率、呼吸、血压和膝反射，以防呼吸抑制

（2）药物镇痛：见表 10-3。

表 10-3　肾绞痛的药物镇痛

类别	药物		用法用量
非阿片类	常用非甾体抗炎药	蒙洛英（双氯芬酸＋对乙酰氨基酚）	2ml，肌内注射
		吲哚美辛（消炎痛）	25～50mg，口服，缓解后可 25mg，3/d，连用 3d
		吲哚美辛栓	50～100mg 置肛
		双氯芬酸（扶他林）	25～50mg，口服或肌内注射
		布桂嗪（强痛定）	100mg，肌内注射，镇痛作用中等
	曲马朵		100mg，肌内注射，为非阿片类中枢性镇痛药，其镇痛强度与哌替啶（杜冷丁）一致，起效较快，用药后 0.5h 起效，1～2h 产生峰效应，吸收较好，持续时间为 5～6h

（续　表）

类别	药物	用法用量	
阿片类药物	哌替啶	50～100mg，肌内注射	此二药对泌尿系统平滑肌有兴奋作用，宜与平滑肌解痉药联合使用。其不良反应有胃肠道反应、药物成瘾、呼吸抑制，而且再痛发生率高，需要进一步用药的可能性较大。与抗胆碱能药物联用时，会增加尿潴留的发生率。对良性前列腺增生症者慎用
	吗啡	5～10mg，皮下注射，镇痛作用强、起效快、止痛效果确切	

(3)针灸疗法：取足三里、肾俞、三阴交等穴位，采用强刺激手法。

(4)指压止痛：指压患侧骶棘肌外缘及 L_3 横突处压痛点。

(5)急诊行体外碎石，可达到立竿见影的止痛效果。

(6)必要时，可逆行输尿管插管，解除梗阻，以求止痛。

(7)有些时候不做处理，痉挛的输尿管平滑肌也会慢慢松弛，疼痛缓解。

解痉、止痛是肾绞痛的主要处理原则。解除平滑肌痉挛为基础，使用镇痛药为辅助，为尽快达到满意止痛效果可联合用药。在上述保守止痛治疗的同时，可配合静脉输液、抗感染等措施。

此外，肾绞痛的处置不能仅仅满足于缓解症状，而是要在明确诊断的前提下，要对肾功能及全身状况作出综合评估，并向患者说明病情，提出建议及下一步诊疗方案。

2. 病因治疗　消除肾绞痛的根本措施是病因治疗。在确定为肾绞痛后，应做进一步检查。在明确诊断后，针对病因进行治疗，方能获得彻底治愈。

第二节　肾周围炎和肾周围脓肿

肾周围炎是发生于肾包膜与肾周筋膜之间的脂肪组织中的

炎症,如感染发展为脓肿,则称为肾周脓肿。

【病因】 肾周围炎致病菌可能来自肾本身或肾外病灶(表10-4)。

表 10-4 肾周围炎和肾周围脓肿的病因

<table>
<tr><th>类别</th><th colspan="2">病因</th></tr>
<tr><td>肾源性者</td><td colspan="2">包括肾皮质化脓性感染、肾内脓肿、肾积脓,慢性或复发性肾盂肾炎(由于存在尿路梗阻)和黄色肉芽肿性肾盂肾炎等因溃破而进入肾周围间隙。致病菌多数为大肠埃希菌、变形菌属和铜绿假单胞菌等</td></tr>
<tr><td rowspan="3">肾外来源者</td><td>血行种植</td><td>从体内其他部位的感染病灶,经血行进入肾周围间隙引起感染。常见的有皮肤感染、上呼吸道感染等。致病菌几乎都是金黄色葡萄球菌</td></tr>
<tr><td>经腹膜后淋巴系统侵入</td><td>来自膀胱、精囊、前列腺、直肠周围、输卵管或其他盆腔组织的感染,再由淋巴管上升到肾周围,引发感染</td></tr>
<tr><td>来自肾邻近组织的感染</td><td>如肝、胆囊、胰腺和高位盲肠后阑尾炎等;肾周感染有时为肾外伤后以及肾、肾上腺手术后引起的感染</td></tr>
</table>

【病理】 肾周围炎的病理:肾周围炎如原发病灶经抗菌药物控制感染后,炎症可消失仅留纤维组织,如炎症继续发展则形成脓肿,并因脓肿位置不同引起患侧胸膜腔积液、肺基底部炎症、支气管胸膜瘘及膈下脓肿等。

【临床表现】 肾周围炎如继发于严重慢性肾感染,则常有持续或反复发作的尿路感染病史,如为金黄色葡萄球菌感染,则常有体内其他部位病灶(如皮肤感染等),肾周围炎症进程缓慢,主要表现为腰部钝痛,患侧肾区有叩痛。2 周后当肾周围脓肿开始形成时，患者腰部和上腹部疼痛，伴有发热，患侧腰部和上腹部疼痛，腰部饱满，患侧肋脊角叩痛，腰肌紧张和皮肤水肿，可触及肿块。腰大肌刺激征明显，当患侧下肢屈伸及躯干向健侧弯曲时，均可引起剧痛。

【辅助检查】

1. 实验室检查　可发现血白细胞计数增多、脓尿和血清肌酐升高。血细菌培养的阳性率大于尿培养。仅40％的患者能够被确定致病菌。

2. B超检查　肾周脓肿在B超下表现多样，可为整个肾被无回声团块占据，也可为肾周脂肪囊强回声相混合的强回声团。

3. X线检查　腹部平片显示肾外形不清，肾区密度增加，腰大肌阴影模糊，腰椎向一侧弯曲，凹向患侧。静脉尿路造影显示患侧肾显影差或不显影。

4. CT检查　CT对肾周脓肿的诊断有特殊的价值，能够清楚地显示感染灶扩散到肾周组织的路径。

【诊断及鉴别诊断】

1. 诊断　根据病史和体征，综合辅助检查可确诊。凡有较长时间的发热伴腰部疼痛、肿胀及脊肋角叩痛（尤其存在尿路结石及梗阻或长期服用糖皮质激素类药物、糖尿病患者等），要考虑到本病的可能。

2. 鉴别诊断　需与急性肾盂肾炎、胸膜炎、膈下脓肿、腹膜炎和腰椎结核所致的腰大肌脓肿等鉴别。B超和CT检查有助于鉴别。

【治疗】　早期肾周围炎而脓肿未形成前，若能及时应用合适的抗菌药物和局部理疗，炎症可以吸收。一旦脓肿形成，自行吸收而愈合的机会较少，应行切开引流术。肾周围脓肿一旦诊断明确，应在手术前后使用足量、广谱抗生素，最好在细菌培养＋药敏试验的基础上针对性用药。目前，腔内泌尿外科发展也可在B超导引下置管引流，引流术后继续配合有效的抗菌药物治疗。

症状好转，体温和血液中白细胞逐渐下降至正常范围，引流管内无分泌物，重复 B 型超声检查或者 CT 扫描证明脓肿消失，可作为拔除引流管的适应证。

肾周围脓肿若延误治疗，向上穿过横膈，进入胸腔形成支气管瘘，脓肿沿腰大肌向下蔓延，可破入髂腰间隙、腹腔或肠道。偶尔脓肿越过脊椎侵入对侧肾周围间隙。脓肿压迫输尿管可导致肾积水。

肾周围脓肿若继发于尿路结石而引起脓肾，或者继发于感染的肾积水，该侧肾功能严重损害，应考虑做肾切除术。切开引流术和肾切除术是同时进行，还是分两期进行，根据病情决定。

第三节　急性尿潴留

急性尿潴留是指患者突然发生的短时间内膀胱充盈，膀胱迅速膨胀而成为无张力性膀胱，下腹胀满并膨隆，尿液急迫而不能自行排出。急性尿潴留是临床工作中经常遇到的问题，情况紧急，且原因很多，必须正确诊断和及时处理。

【病因】　急性尿潴留是泌尿外科的常见急症，情况紧急，且原因很多，必须正确诊断和及时处理(表 10-5)。

表 10-5　急性尿潴留的病因

类别	位置	病因
机械性梗阻	膀胱或尿道外的梗阻	包括前列腺增生、前列腺肿瘤、骨盆骨折压迫尿道、盆腔内的巨大肿瘤或脓肿、妊娠子宫后倾嵌顿于骨盆等
	膀胱颈或尿道的梗阻	尿道结石、尿道异物、后尿道瓣膜病、膀胱颈挛缩，先天性、炎症性或损伤性尿道狭窄，膀胱颈或尿道原发性肿瘤或因被宫颈癌、女阴癌浸润时也可能引起尿潴留

（续　表）

类别	位置	病因
动力性梗阻	手术后尿潴留	盆底组织经广泛分离的宫颈癌根治术或会阴部手术等
	产后尿潴留	多见于第二产程延长的产妇，系因胎先露对膀胱颈长时的压迫，引起组织水肿和神经功能障碍所致
	药物作用	抗胆碱药过量（如溴丙胺太林等）、脊髓麻醉（腰麻）等
	神经系统疾病	中枢神经或周围神经的损伤、炎症、肿瘤等及昏迷患者等
	精神因素	如癔症、对疼痛敏感、有旁人在场或不习惯卧床排尿等

【临床表现】　急性尿潴留的临床表现有下腹部或盆部可扪及肿块，前列腺增生患者尿潴留表现为进行性排尿困难，症状逐渐加重，出现尿频、尿急和夜尿增多，排尿不尽，最终出现尿潴留。由于患者排尿困难、膀胱内有残余尿存留，故膀胱区有胀满感，当残余尿较多，膀胱内压力较高时，可因咳嗽、弯腰等使腹内压增高，出现压力性尿失禁。尿道狭窄主要表现也为排尿困难，尿道结石患者表现为排尿时剧痛、血尿、尿闭等，球部尿道以下的结石体检可以触及。尿道狭窄或前列腺增生常合并膀胱结石，加重尿痛，并可出现排尿中断现象，因前列腺增生中叶突入膀胱腔，有时可出现急性血尿。

【辅助检查】

1. 直肠指检　了解前列腺、直肠及盆腔的情况，同时应检查肛门括约肌及会阴部感觉。

2. B超检查　可见膀胱充盈，内呈无回声暗区表现。

3. 神经系统检查　疑有神经性尿潴留者，应进行神经系统检查。

4. 其他检查　肾功能检查，测量尿素氮、肌酐、血电解质，并进行尿常规、尿培养及药敏试验。

【诊断及鉴别诊断】　对急性尿潴留进行诊断时，应确定原发病变，明确诱因。仔细询问病史，了解有无原发病史及外伤史，有无应用某些特殊药物等，女性患者应注意妊娠与分娩史。急性尿潴留时，下腹部胀痛、尿意紧迫，但排不出尿液，患者采用各种体位企图排出尿液，但均无法排出，故患者辗转呻吟，时起时卧，异常痛苦。下腹部耻骨上区隆起，可扪及胀满的膀胱，即叩诊呈浊音，压之有胀痛感。若膀胱偏移可能伴有膀胱憩室。检查有无尿道外口狭窄、包茎及皮疹，尿道有无狭窄、结石、异物和肿瘤。

【治疗】　急性尿潴留的治疗原则是解除病因，恢复排尿。病因一旦明确，应立即对症治疗(表 10-6)。

表 10-6　急性尿潴留的病因治疗

类别	治疗
病因明确，且有条件及时解除梗阻者	应立即解除病因，恢复排尿。如包皮口或尿道口狭窄，可局部切开恢复排尿；尿道结石患者，可立即手术取出结石。因药物或低血钾引起的尿潴留，可在停药或补钾后恢复正常排尿
腰麻和肛管直肠术后的尿潴留	尽量采用针灸治疗。常选用的穴位有中极、曲骨、阴陵泉、三阴交等。也可穴位注射新斯的明 0.25mg
脊髓损伤引起的急性尿潴留	争取在膀胱尚未十分胀满时掌压排尿。以手掌置膀胱上方持续向下、向后压迫，不宜用力过猛，以免造成膀胱破裂。掌压可使膀胱里尿液被动排出，可避免导尿或留置导尿管引起感染

如病因无法明确，梗阻无法立即解除，应先引流膀胱尿液，解除患者病痛。然后通过进一步的检查，明确病因，对症治疗。

1. 导尿术　导尿术是解除尿潴留最简便最常用的方法。任何情况下，膀胱高度膨胀时应立即导尿，以免膀胱极度膨胀后成为无张力膀胱。同时，导尿亦可作为诊断措施，对不能插入导尿管者，可考虑施行耻骨上膀胱穿刺或耻骨上膀胱造口术。

一般先用硅胶气囊导尿管留置导尿，导尿时一定要将尿管和尿道外口充分润滑，尽可能用合适的尿管，必要时可用质地较硬的吸痰管和胃管。如果导尿一时不能成功，可用带导丝的尿管或金属探子轻柔试插导尿。应用探子不宜选择过细的，从大到小选择，以能插入膀胱为宜，禁止强行导尿。导尿管开放后应注意尿液导出速度，避免过快放出大量尿液，同时注意观察患者生命体征，防止休克的发生。如患者尿潴留短时间内不能解除，留置导尿管，1 周左右拔除。

2. 穿刺造口术　多数患者因前列腺增生、导尿失败，而进行此种治疗。确定膀胱充盈时，在耻骨联合上 1～2 横指处施行穿刺，穿刺时进针一定要垂直，若部位偏低，则穿刺时有可能损伤前列腺而致出血，膀胱穿刺后，应防止穿刺处膀胱及腹壁出血。穿刺造口后插入气囊导尿管，注水后，向腹壁适度力量牵拉；另由腹壁处导尿管纱布打结后，并向腹壁方向推压固定导尿管，膀胱穿刺处以气囊压迫止血，腹壁穿刺处以纱布压迫止血，从而起到止血作用。术后 24h 去除纱布，防止出现腹壁穿刺后缺血坏死。

3. 耻骨上注射器抽尿　导尿管置入困难又不具备膀胱穿刺造口条件时，应用此法，可暂时缓解患者痛苦。

第四节　睾丸扭转

睾丸扭转又称为精索扭转，是由于睾丸和精索本身的解剖异常或活动度增加而引起的扭转，使精索内的血液循环发生障碍，引起睾丸缺血、坏死，是青少年阴囊急性肿痛的重要原因。精索扭转方向多由外向内，一般为 90°～360°。睾丸扭转常需要泌尿外科急诊处理。

【病因】　正常情况下，睾丸在阴囊内有一定活动度。在下列情况下睾丸的活动度会增加，与睾丸扭转的发生有关。

1. 睾丸发育不良及睾丸系膜过长，远端精索完全包绕在鞘膜之内，睾丸悬挂在其中，活动度过大。

2. 睾丸下降不全或腹腔内睾丸，睾丸呈水平位。

3. 睾丸仅与睾丸上、下极的某一极附着。

4. 睾丸、附睾被鞘膜完全覆盖，使睾丸在鞘膜腔内的活动度加大。

睾丸扭转多发生在睡眠中或者睡眠后刚起床时，约占睾丸扭转的40%。这是由于在睡眠中迷走神经兴奋，提睾肌随阴茎勃起而收缩增加，使其发生扭转。另外，由于睡眠中姿势不断变化使两腿经常压迫睾丸，使其位置被迫发生改变，也可能是引起睾丸扭转的诱发原因之一。

【临床表现】

1. 病史　少数患者有阴囊外伤史，但大多数患者并无明显诱因。

2. 症状　突然发作的疼痛，初为隐痛，之后变为剧烈持续性疼痛，可伴有同侧腹股沟及下腹的放射痛，常在睡眠中突然痛醒。伴有恶心及呕吐等。

3. 体征　阴囊肿大、皮肤红肿，睾丸位置上移并固定于异常位置，或呈横位，触痛明显，精索呈麻绳状扭曲缩短。提睾肌反射消失。普雷恩征(阴囊托起试验)阳性。因托起阴囊或移动睾丸时，扭转程度加重，而使疼痛明显加剧。洛希征阳性。因精索扭转而缺血，使睾丸、附睾均肿大，界限不清，难以辨别。对阴囊内睾丸缺如的急腹症患者，要高度怀疑隐睾扭转的可能。

【辅助检查】

1. 实验室检查：睾丸扭转患者在血常规检查时可见轻度白细胞计数增高。

2. 彩色多普勒超声检查:在睾丸扭转时,彩色多普勒超声可提示睾丸肿大,呈中等度回声。睾丸血流量减少或消失。

3. 放射性核素(^{99m}Tc)睾丸扫描:显示扭转的睾丸血流灌注减少,呈放射性冷区,其确诊率达94%。

【诊断及鉴别诊断】

1. 诊断

(1)疼痛史:详细而完整的病史是明确诊断的重要依据。少数患者有阴囊外伤史,但大多数患者并无明显诱因。

(2)症状:突发性阴囊剧烈疼痛,可向下腹部或腹内侧放射,常在睡眠中突然痛醒。起初为隐痛,继而变为持续性剧烈疼痛,可伴有恶心、呕吐。

(3)体征

①阴囊肿大、皮肤红肿,睾丸位置上移并固定于异常位置,或呈横位,触痛明显,精索呈麻绳状扭曲缩短。提睾肌反射消失。

②普雷恩征(Prehn sign,阴囊托起试验)阳性。因托起阴囊或移动睾丸时,扭转程度加重,而使疼痛明显加剧。

③洛希征(Roches sign)阳性。因精索扭转而缺血,使睾丸、附睾均肿大,界限不清,难以辨别。

④对阴囊内睾丸缺如的急腹症患者,要高度怀疑隐睾扭转的可能。

2. 鉴别诊断

(1)急性附睾炎

①急性附睾炎多发生在成年人,而睾丸扭转多发于青少年。

②睾丸扭转起病急,局部症状较重,全身症状较轻。而急性附睾炎起病较缓,常伴有发热、外周血白细胞增多。

③附睾炎能比较清楚地触及肿大和疼痛的附睾轮廓,而睾丸扭转时,附睾轮廓往往触不清楚。

④睾丸扭转时睾丸往往上提呈横位,而附睾炎时睾丸常呈下垂状。

⑤普雷恩征鉴别：附睾炎患者抬高其阴囊时疼痛缓解，而睾丸扭转时疼痛加剧。

(2)嵌顿性腹内疝：腹内疝具有典型的恶心、呕吐等肠梗阻症状和体征。腹腔隐睾的扭转，没有肠梗阻的体征，而且疼痛点比较固定，甚至在轻柔手法下可触及腹腔内肿大的睾丸。

(3)输尿管结石：突发性腰腹部绞痛，并可放射至股部、会阴部、阴囊，伴恶心、呕吐，尿常规检查可见红细胞，腹部 X 线片可见结石阴影，而阴囊及其内容物均为正常。

(4)睾丸附件扭转：睾丸附件一般指苗勒管残余，包括旁睾、迷管、哈勒器官，这些都是中肾的残余。睾丸附件扭转起病较急，好发于青少年，但睾丸本身无变化，仅于睾丸的上方或侧方扪及豌豆大的痛性肿块。

(5)其他还需与睾丸脓肿、腹股沟斜疝、外伤和肿瘤相鉴别。

【治疗】　治疗的目的是挽救睾丸。挽救睾丸的关键在于患者从发病到就诊的时间，以及医师首诊的确诊率。一旦确诊应首先手法复位，手法复位失败可行手术切开复位。术中应切开白膜，评估睾丸是否已坏死，以决定是否行睾丸切除术。将扭转精索复位后，应行双侧睾丸固定术。

1. 手法复位　在发病初期，可尝试手法复位。将处于横位并上提的睾丸进行轻柔的手法复位。根据睾丸扭转方向，反向手法旋转 360°，若睾丸手法旋转复位位置稍下降，睾丸上提的紧张感松弛下来，则说明复位成功，用“丁”字带托起阴囊，让患者充分休息。

2. 手术复位　手术复位力争在出现症状 6h 内完成手术。在手术探查中，一旦明确为睾丸扭转，应立即将睾丸复位，并用温热盐水纱布湿敷 10～15min。若睾丸血液循环恢复良好，色泽转润，应予以保留，并将睾丸、精索与阴囊内层鞘膜间断缝合固定，防止再次扭转。若经上述处理后，睾丸色泽、血液循环无明显好转，则应切除睾丸。

第五节　急性附睾炎

急性附睾炎是阴囊内最常见的感染性疾病，致病菌以大肠埃希菌及葡萄球菌为多见。常见于中青年，多由后尿道炎、前列腺炎及精囊炎沿输精管逆行感染，血行感染少见。在青春期的男性有阴囊肿胀及疼痛时，有1/3病例为附睾炎，1/3病例为睾丸扭转，1/3病例为睾丸附件扭转，发病最高年龄为19－35岁，中老年男性发病率偏低。

【病因】

1. 致病菌入侵　对于致病菌入侵机制至今存在多种学说，有人认为致病菌通过输精管管腔进入附睾，也有人认为致病菌通过淋巴系统入侵。致病菌通过尿道进入尿路可以导致尿道炎、膀胱炎或前列腺炎，穿过淋巴系统或输精管侵入附睾及睾丸引起附睾炎。通常认为35岁以下男性发生附睾炎的主要原因为性接触传播，小儿和老年人则主要是普通尿道致病菌所致。

2. 损伤　部分急性附睾炎患者常有阴囊损伤病史。创伤后可有阴囊及附睾、睾丸血肿，但不多见。

3. 医源性操作　长期应用导尿管引流尿液患者常有21%～33%发生急性附睾炎。原因是长期尿路感染、细菌性膀胱炎、前列腺炎及尿道炎形成细菌病灶，不断通过淋巴系统到达附睾或睾丸引起附睾炎。

【发病机制】　感染由尾部向头部扩散，附睾肿胀、变硬，附睾切面可见细小脓肿形成。睾丸鞘膜有恶臭的分泌物，并可化脓。组织学表现为一种蜂窝织炎。

【临床表现】　发病突然，全身症状明显，可有畏寒、高热等症状。患侧阴囊明显肿胀、阴囊皮肤发红、发热、疼痛，并沿精索、下腹部及会阴部放射。附睾、睾丸及精索均增大或增粗，肿大以附睾头部、尾部为主。有时附睾、睾丸分界不清，下坠时疼痛加重。

可伴有膀胱刺激症状。血白细胞及中性粒细胞升高。

【辅助检查】

1. 实验室检查　血白细胞增多，核左移，中性粒细胞计数明显增多。儿童附睾炎常伴有大肠埃希菌或铜绿假单胞菌引起的尿路感染。

2. 超声检查　彩色多普勒超声可显示阴囊内容物的解剖影像。可将附睾与睾丸肿胀及炎症范围显示出来。

【诊断及鉴别诊断】　急性附睾炎的诊断及鉴别诊断见下表10-7。

表 10-7　急性附睾炎的诊断及鉴别诊断

诊断	症状	可突然发生，发病数小时后形成急性炎症，附睾有局部疼痛与压痛，可放射至腹股沟区及腰部。附睾肿胀进展较快，可在 3～4h 使附睾体积成倍增大。此时体温可达 40℃，亦可出现膀胱炎、前列腺炎等症状
	体征	患侧阴囊皮肤红肿，附睾肿大并伴有明显压痛。如有脓肿形成，皮肤成干性、变薄，脓肿亦可自行破溃。有时伴鞘膜积液，重者精索增厚有压痛。发病早期肿大附睾可与睾丸分开，但在数小时后两器官之间界限不清，数日内出现继发性睾丸鞘膜积液
鉴别诊断	附睾结核	很少有疼痛及体温升高，附睾在触诊时可与睾丸分清。输精管呈串珠样。尿液与前列腺液培养可找到结核杆菌
	睾丸扭转	具有阴囊内疼痛等症状，但多有剧烈活动等诱因，疼痛剧烈严重，精索呈麻绳状扭曲。普雷恩征阳性。附睾炎肿胀局限于附睾尾，但 15% 患者早期扭转肿胀仅限于附睾。早期扭转附睾可在睾丸前触及，睾丸常向上收缩。后期，附睾及睾丸均增大，并有压痛。睾丸扭转时彩色超声提示睾丸血流减少或消失

（续　表）

鉴别诊断	附睾、睾丸附件扭转	常见于青春期前男孩。早期附件扭转后发生局限性疼痛及肿胀。一旦进入后期就不能区别附睾炎或精索扭转，此时早期探查是必需的
	淋菌性附睾炎	有明显的尿频、尿急、尿痛等症状，且有较多尿道分泌物，尿道脓液涂片染色检查可发现多核白细胞中有革兰阴性双球菌
	阴囊内丝虫病	阴囊局部疼痛且附睾肿胀有结节，有居住丝虫流行区及丝虫感染史，精索增厚，纡曲扩张，可并发鞘膜积液，夜间采血可查到微丝蚴
	睾丸肿瘤	睾丸肿瘤一般为无痛肿块，肿瘤侧睾丸肿大、质地坚硬，沉重感明显，附睾常不易摸到，透光试验阴性。阴囊超声检查有助于鉴别诊断

【治疗】　急性期患者应卧床休息，阴囊抬高，应用相应抗生素进行抗感染治疗，出现脓肿需开放引流。对于患有慢性、复发性附睾炎和阴囊疼痛的患者，可行附睾切除以减轻症状。

1. 内科治疗　急性附睾炎多是由细菌性感染引起，应采用药物治疗。抗菌药物的选择应根据细菌培养敏感试验确定。若局部红肿明显，血白细胞增多，体温上升，应静脉应用抗生素治疗。在急性期期间应卧床休息，阴囊托起，减轻疼痛。急性期避免性生活、体力劳动，早期可用冰袋冷敷防止肿胀，后期可用热敷，加速炎症消失。多数患者经药物治疗后症状可减轻或消失。

2. 外科治疗　少数患者可在急性期1个月发生脓肿，出现脓肿时须开放引流。对患有慢性、复发性附睾炎和阴囊疼痛的患者，可行附睾切除以减轻症状。

第六节　急性细菌性前列腺炎

急性细菌性前列腺炎是一种定位于前列腺的急性感染性疾病，有明显的下尿路感染症状及畏寒、发热和肌痛等全身症状，尿液、前列腺液中，白细胞数量升高，甚至出现脓细胞。急性细菌性前列腺炎多由非特异性细菌感染所致，其致病菌包括大肠埃希菌、葡萄球菌、链球菌、肠球菌和类白喉杆菌等。

【病因】　细菌感染有以下 3 个途径（表 10-8）。

表 10-8　急性细菌性前列腺炎的细菌感染途径

类别	途径
血源性	身体其他部位的感染灶，如疖、痈、牙龈炎、扁桃体炎等病灶中的细菌经血液循环途径感染前列腺
淋巴源性	直肠或下尿路的感染细菌经淋巴侵及前列腺
直接扩散	后尿道的感染或上尿路的感染细菌直接扩散至前列腺。疲劳、感冒、过度饮酒、性交放纵、会阴损伤及痔内注射药物均可成为急性细菌性前列腺炎的诱发因素

【临床表现】　急性细菌性前列腺炎部分或整个前列腺明显炎症，从病理上大致分充血期、小泡期、实质期 3 个阶段，临床症状上并没有与病理相对应的截然分期表现。

1. 症状　前列腺炎急性发作时可出现寒战、发热、乏力、食欲减退等全身感染症状；局部由于炎症刺激可出现尿频、尿急、尿痛、终末血尿、肛门和会阴部不适、坠胀感，并可在大便时加重；腺体充血水肿可压迫后尿道引起梗阻，导致排尿困难，甚至发生尿潴留；性欲减退并可出现性交疼痛。如果未予治疗或治疗不力，全身及局部症状会进一步加重，若出现会阴肛门部剧烈疼痛，应考虑有脓肿形成。但注意上述症状并非全都出现，有的早期只有发热、尿道灼热感，甚至被误认为感冒。

2. 体征　尿道可有脓性分泌物。肛门指检可见前列腺肿胀、触痛明显、局部发热、整个或部分腺体坚韧不规则。在急性期禁止做前列腺按摩，以免引起感染扩散或菌血症。

【诊断及鉴别诊断】　急性细菌性前列腺炎的诊断一般不困难，主要依靠病史、体格检查和血（尿）的细菌培养结果。首先，ABP 常突然发病，表现寒战、发热、疲乏无力等全身症状，伴有会阴部和耻骨上疼痛，尿路刺激症状和排尿困难，甚至急性尿潴留；体格检查中，可发现耻骨上压痛、不适感，有尿潴留者可触及耻骨上膨隆的膀胱，对患者进行直肠指检是必需的，肛门指检可触及肿大、压痛、发热的前列腺，但禁忌进行前列腺按摩；尿三杯试验中第一杯及第三杯可出现白细胞升高或可见脓细胞，即可作出诊断，在应用抗生素治疗前，应进行中段尿培养或血培养。经 36h 规范处理，患者病情未改善时，建议进行经直肠 B 超等检查，全面评估下尿路病变，明确有无前列腺脓肿。急性前列腺炎进行 B 超检查时其表现如下。

1. 尿道周围有低回声晕。

2. 腺实质回声不均匀，出现多个低回声区。

3. 前列腺周围因前列腺静脉丛充血、肿胀，出现无回声区。

此外，前列腺轻度肿大，包膜有时模糊不清，但形态仍对称。

【治疗】

1. 抗菌治疗　急性细菌性前列腺炎治疗应使用快速有效的抗生素，迅速控制感染，在正常情况下，药物从血浆弥散到前列腺液较差，但在急性炎症时，弥漫性炎症反应可提高从血浆进入前列腺管和腺泡的药物浓度。复方磺胺甲噁唑（复方新诺明，TMP-SMZ）进入前列腺组织及分泌液中浓度高，常作为首选药物，常用每次 2 片，2/d，口服，至少连用 2 周。还可用红霉素、诺氟沙星、环丙沙星、氧氟沙星等口服药；但若出现体温升高、下尿路症状重、血中白细胞升高，应采用静脉给药。选用庆大霉素、氨苄西林、头孢唑啉钠或头孢呋辛等。庆大霉素 8 万 U，每 12 小时 1 次，或氨苄西林每次 1.5～2g，4/d，或头孢唑啉每次 2g，静脉滴注，每 12 小时 1 次；还可用头孢曲松钠 1～2g，1/d，静脉注射。需要注意的是，急性前列腺炎药物治疗不应满足体温正常、症状消失，用药应持续一段时间，以防迁延转成慢性前列腺炎。

2. 全身支持治疗　卧床休息，保持排便通畅；多饮水，必要时适当补液利尿，碱化尿液；解痉止痛；禁止重体力劳动及性交活动等。

3. 外科治疗　若出现急性尿潴留一般不留置尿管，避免引起尿道炎及附睾炎，而常做耻骨上穿刺造口引流尿液。若在抗菌治疗的同时症状继续加重，并且前列腺可触及波动感，则应考虑有脓肿形成，一般可经会阴部穿刺吸尽脓液，并可用抗生素冲洗脓腔，必要时经尿道或会阴切开引流。

第七节　肾损伤

肾深藏于肾窝，受到脂肪囊和周围组织结构较好的保护。在肾的后面有肋骨、脊椎和背部的肌肉，前面有腹壁和腹腔内容物，而上面则被膈肌所覆盖。正常肾有 1～2cm 的活动度，故肾较少受伤。肾损伤多由火器伤、刺伤及局部直接或间接暴力所致。依创伤的程度可将其分为挫伤、撕裂伤、碎裂伤和肾蒂伤 4 种类型。

肾损伤约占所有泌尿生殖道损伤的大多数，其原因有钝性损伤、贯通伤（战争期间及高犯罪地区增加）及医源性损伤（由于手术、体外震波碎石或肾活检），其并发症包括出血不止、尿外渗、脓肿形成和高血压等。

【病因】　肾损伤可在下列情况时发生。

1. 直接暴力　肾区受到直接打击，伤员跌倒在一坚硬的物体上，或被挤压于两个外来暴力的中间。

2. 间接暴力　人自高处跌落时，双足或臀部着地，由于剧烈的震动而伤及肾。

3. 穿刺伤　常为贯通伤，可以损伤全肾或其一部分，一般会伴发腹腔或胸腔其他内脏损伤。

4. 自发破裂　肾也可无明显外来暴力而自发破裂，这类“自发性”的肾破裂常由于肾已有病变，如肾盂积水、肿瘤、结石和慢性炎症等所引起。

【临床表现】　肾损伤的临床表现颇不一致。有其他器官同时受伤时，肾损伤的症状可能不易觉察。其主要症状有休克、出血、血尿、疼痛、伤侧腹壁强直和腰部肿胀等。

1. 休克　早期休克可能由剧烈疼痛所致，但后期与大量失血有关。其程度与伤势和失血量有关。除血尿、失血外，肾周筋膜完整时，血肿局限于肾周筋膜；若肾周筋膜破裂，血液外渗到筋膜外形成大片腹膜后血肿；如腹膜破裂，则大量血液流入腹膜腔使病情迅速恶化。凡短时间内迅速发生休克或快速输血 400ml 仍不能纠正休克时，则常提示有严重的内出血。

晚期继发性出血常见于伤后 2～3 周，偶尔在 2 个月后亦可发生。

2. 血尿　90%以上的肾损伤患者有血尿，轻者为镜下血尿。但肉眼血尿较多见。严重者血尿甚浓，可伴有条状或铸形血块和肾绞痛，有大量失血。多数患者的血尿是一过性的。开始血尿量多，几天后逐渐消退。起床活动、用力、继发感染是继发血尿的诱因，多见于伤后 2～3 周。部分患者血尿可延续很长时间，甚至几个月。将每小时收集的尿液留在试管中分别依次序排列在试管架上来比较尿色深浅，可以了解病情进展情况。没有血尿不能除外肾损伤的存在，尿内血量的多少也不能断定损伤的范围和程度。肾盂遭受广泛性的损伤、肾血管受伤（肾动脉血栓形成、肾蒂撕脱）、输尿管断裂或被血块或肾组织碎片完全堵塞、血液流入腹腔及血和尿同时外渗到肾周围组织等损伤情况时，尽管伤情严重，但血尿可不明显。如尿标本由导尿所得，需与导尿本身引起的损伤出血相鉴别。

3. *疼痛与腹壁强直*　伤侧肾区有痛感、压痛和强直。身体移动时疼痛加重，但轻重程度不一。这种痛感是由肾实质损伤和肾被膜膨胀引起。虽然腹壁的强直会影响准确的触诊，但在某些患者中仍可在腰部扪及由肾出血形成的肿块。疼痛可局限于腰部或上腹，或散布到全腹，放射到背后、肩部、髋区或腰骶部位。如伴腹膜破裂而有大量尿液、血液流入腹腔，可致全腹压痛和肌卫（肌肉收缩痉挛）等腹膜刺激征。这种情况在幼童患者中较易发生。

当血块通过输尿管时，可有剧烈的肾绞痛。

腹部或腰部的贯通伤常有广泛的腹壁强直，可由腹腔或胸腔内脏的损伤引起，但亦可为肾区血肿或腹腔内出血所致。

4. *腰区肿胀*　肾破裂时的血或尿外渗在腰部可形成不规则的弥漫性肿块，如肾周筋膜完整，则肿块局限，否则在腹膜后间隙可造成广泛性的肿胀，之后皮下可出现瘀斑。这种肿胀即使在腹肌强直时往往也可以扪及。从肿胀的进展程度可以推测肾损伤的严重程度。为缓解腰区疼痛，患者脊柱常呈侧弯。有时尚须与脾、肝包膜下出血所形成的肿块相鉴别。

【辅助检查】

1. *X 线*　腹部 X 线片上，肾阴影增大暗示有肾被膜下血肿，肾区阴影扩大则暗示肾周围出血。腰大肌阴影消失，脊柱向伤侧弯曲，肾阴影模糊或肿大，肾活动受限及伤侧横膈常抬高且活动幅度减小，更可指示肾周组织有大量血或尿外渗。由于肠麻痹可见肠道充气明显。另外，尚可能发现有腹腔内游离气体、气液平面、腹腔内容变位、气胸、骨折、异物等严重损伤的证据。

2. *尿路造影*　排泄性尿路造影能确定肾损伤的程度和范围。轻度的肾损伤可无任何迹象，或仅为个别肾盏的轻度受压变形，或在肾盏以外出现囊状的局限阴影。血块存在于肾盂、肾盏内表现为充盈缺损。在 CT 断层片上可见肾实质有阴性阴影。广泛肾损伤时,一个弥漫不规则的阴影可扩展到肾实质的一部分或肾周,造影剂排泄延迟。集合系统有撕裂伤时可见造影剂外溢。输尿管可因血尿外渗而受压向脊柱偏斜、肾盂输尿管连接处向上移位和肾盏狭窄等,排泄性尿路造影亦可反映两肾的功能。先天性孤立肾虽极少见,但应想到这一可能。休克、血管痉挛、严重肾损伤、血管内血栓形成、反射性无尿、肾盂或输尿管被血块堵塞等原因均可导致肾不显影,故首先必须纠正休克,使收缩血压高于12kPa(90mmHg)后再进行排泄性尿路造影。大剂量排泄性尿路造影(50%泛影葡胺2.2ml/kg+150ml生理盐水快速静脉滴注)可得到比一般剂量更好的效果,并且可避免因压腹引起的疼痛。摄断层X线片可以减少肠内容物的干扰而使显影更清楚。为了避免肠胀气影响X线片的清晰度,故排泄性造影应在伤后尽早进行。一般不采用膀胱镜逆行尿路造影。

3. 血管造影　如有血管断裂时,血管造影动脉期可显示血管内造影剂外渗。有肾实质裂伤时,肾实质期可见肾呈不规则带状缺损或离解成碎块;如有肾内血肿可见血管分支移位;若有包膜下血肿,则可见包膜动脉与肾分离,肾实质轮廓呈弧形压迹。血管造影还可证实创伤后动脉瘤和动静脉瘘。

4. B超表现　肾挫伤可有肾轮廓轻度肿大,肾实质浅层出现局限性高回声带或较小的低回声区。肾包膜下小血肿可产生相应回声。肾裂伤时,肾多有弥漫性增大,肾包膜向外膨出,包膜下为无回声区,肾实质内显示边缘不规则的低回声区。肾窦可变形、扩大、与肾皮质分界不清、肾盂内有积血,显示肾盂、肾盏不同程度的分离、扩张。完全性断裂或断裂成数块者,与肾脂囊内血肿和血凝块混合在一起,结构模糊不清。肾蒂损伤时,输尿管在与肾盂交界处断裂,大量尿液积聚在肾门,形成低回声区,但有时B超对断裂口不易显示。

5. CT表现　肾挫伤可显示肾大,增强后实质强化延迟或不强化。肾部分裂伤或完全裂伤,CT可清楚显示裂伤部位、范围及有无血肿。新鲜血肿为高密度，尿外渗为低密度。根据位置，可区分血肿在肾内、肾包膜下或肾周。后者由于肾周间隙内纤维间隔和脂肪的存在，可呈混杂密度。增强后扫描，若见造影剂外渗，则提示裂伤延及收集系统。伤后数天，由于血红蛋白逐渐吸收，血肿变为低密度。肾包膜下或肾周血肿常显示为由肾包膜或肾周筋膜包围的肾外新月形或半月形低密度影。肾外尿囊肿也可显示相似的肾外低密度影。

6. MRI 表现　诊断原则基本相似，但亚急性和慢性血肿的表现比 CT 更具特征性。

【诊断及鉴别诊断】

1. 诊断　诊断需要详细的病史、体格检查、特殊的实验室检查和影像学检查来支持。查明损伤的机制很重要，任何提示肾损伤的临床表现(如安全带的印痕、腰部挫伤、低位肋骨骨折)，开始的血压和血细胞比容及出现血尿的时间，通过 X 线检查，密切观察或从手术探查着手，所有血流动力学稳定的患者都应该进行放射照相检查以准确地评估肾损伤的程度，除非是钝性损伤后血压平稳，镜下血尿并没有腰部损伤的临床表现。成年患者肾损伤后血清碱性磷酸酶往往升高。一般在伤后 4h 开始上升，16～24h 达高峰，之后逐渐下降，故伤后 16～24h 检查为宜。

影像学检查的选择必须根据临床情况决定。静脉尿路造影和 CT 检查均能提供有关双肾的足够信息，对多发性损伤的患者，CT 更为适合。血管造影的诊断作用随着 CT 的出现而减弱，但可能有助于在栓塞前发现血管出血。

2. 鉴别诊断

(1)腹腔脏器损伤：可与肾损伤并发，有出血、休克等危急症状，但有明显腹膜刺激征，腹腔穿刺可抽出血性液体，尿检多无红细胞，超声检查肾无异常发现，尿路造影检查肾盂、肾盏形态无异常，无造影剂外渗。

(2)肾梗死：以腰痛、血尿为主要症状，无外伤史，但多有心血管疾病或肾动脉硬化病史。X线检查可有肾被膜下血肿征象，静脉尿路造影检查肾显影延迟或不显影，超声检查肾脏无血流。血清乳酸脱氢酶、碱性磷酸酶及天冬氨酸转氨酶增高。

【治疗】

1. *非手术治疗*　适于肾挫伤或轻度撕裂伤，包括绝对卧床休息、抗感染、应用止血药等。严格制动至少2周，保持排便通畅，预防呼吸道感染，避免腹压突然增高导致继发性出血。

肾损伤的治疗是依照患者的一般情况、肾损伤的范围和程度，以及其他器官有无严重损伤来确定的。因此，在处理上应考虑：①休克的治疗；②其他器官损伤的治疗；③肾损伤的处理主要为支持治疗或手术治疗；④至于手术的时间和方法，选择正确的初期治疗方法常是决定预后的重要因素。

对有严重休克的患者，首先进行紧急抢救，包括卧床休息、镇静止痛、保持体温、输血(或血浆)输液等。许多患者经处理后，休克已获得纠正，一般情况可好转。若休克为大量出血或弥漫性腹膜炎引起，则应选择一个尽早且较安全的时期进行探查手术。一般广泛性损伤需手术探查时，可采取腰部切口，因其步骤简单、危险性较小，必要时亦可将切口下角横向延长，切开腹膜探查腹腔内容物。伴有腹腔内脏损伤时，应行紧急剖腹探查，此时可经腹部切口探查。在打开后腹膜探查伤肾之前，先游离并阻断伤肾血管可防止措手不及的大出血，避免不必要的肾切除。

钝性损伤所致的孤立轻微肾损伤，仅表现为镜下血尿的患者，处理可仅予以观察。单纯的肾挫伤或轻微撕裂伤表现为肉眼血尿的患者，如无严重的出血或休克，一般采用支持治疗。①绝对卧床至少2周，待尿液变清后可允许起床活动。但小裂伤创口的愈合须4～6周，因此剧烈活动至少应在症状完全消失后1个月才能进行；②应用镇静止痛和解痉药；③适量抗生素预防和抗感染；④止血药物；⑤定时观察血压、脉搏、血常规、腰腹部体征和血尿进展情况。局部可冷敷，必要时输血补充血容量；⑥3～5周复查排泄性尿路造影并注意有无高血压。

2. 手术治疗　其手术指征包括:①开放性肾创伤;②伴有腹内脏器伤,或疑有腹腔内大出血或弥漫性腹膜炎;③抗休克治疗血压不能回升或升而复降,则提示有大出血;④尿路造影等客观检查提示有明显造影剂外溢,有较大肾实质破裂或肾盂损伤;⑤肾动脉造影显示有肾动脉损伤或栓塞;⑥非手术治疗过程中肾区肿块不断增大,肉眼血尿持续不止,短期内出现严重贫血;⑦明显肾周感染。

肾损伤的手术治疗有下列常用的几种方法。

(1)肾部引流:肾损伤的患者早期手术常可达到完全修复的目的,引流只是作为整个手术的一部分。但在尿外渗伴感染、肾周血肿继发感染、病情危重又不了解对侧肾情况时,则只能单做引流术。如发现腹膜破裂,应吸尽腹腔内的血液和尿液,然后修补腹膜裂口,在腹膜外放置引流。引流必须彻底。引流不彻底常是肾周感染不能控制、大量纤维瘢痕形成的原因。如能放置硅胶负压球引流,效果最佳。术后引流至少留置 7d,连续 3d 的日引流量少于 10ml 才能去除引流。如肾损伤严重而患者处于危险状态时,应用填塞法止血(对大的出血点应加以结扎);等待患者情况好转时,再行肾切除术。

(2)肾修补术或部分肾切除术:肾实质裂伤可用丝线缝合。修补集合系统裂口应用可吸收缝线,如垫入脂肪块或肌肉块可防止缝线切割。失去活力的破碎组织应清创。如无明显感染,一般不必留置内支架或造口。创面应彻底引流。在平时的闭合性肾损伤,这些方法的疗效是良好的。但在战时,对于有感染的贯通伤,结果多不满意。因肾实质感染、坏死和晚期出血等常需第二次手术,甚至被迫切除全肾。

(3)肾切除术:应尽一切力量保留伤肾。但肾切除术较修补术简易,既能解除出血原因和感染来源,亦可避免再度手术和晚期残疾的后患。在病情危重需行肾切除时必须证实对侧肾功能良好后才能进行。至少应打开腹膜,查清对侧肾情况。肾切除适用于以下的情况。①无法控制的大出血;②广泛的肾裂伤,尤其是战时的贯通伤;③无法修复的肾蒂严重损伤;④伤肾原有病理改变且无法修复者,如肾肿瘤、肾脓肿、巨大结石和肾积水。肾错构瘤易发生破裂出血,但属良性,且肿瘤常为多发并可能侵犯双肾,故应尽量争取做部分肾切除。

(4)肾血管修复手术:肾动脉是终末分支,结扎其任一支动脉即可致相应肾实质梗死。而肾静脉分支间有广泛交通,只要保留其一条较粗的分支通畅就不会影响肾功能。左肾静脉尚通过精索静脉(或卵巢静脉)和肾上腺静脉等分支回流,故可在这些分支的近腔静脉端结扎肾静脉主干而不影响肾血液循环。因此,在肾静脉损伤时,左肾的挽救机会较多。对冲伤引起的肾动脉血栓形成,一旦经动脉造影证实,即应积极手术取栓。

(5)肾动脉栓塞疗法:通过选择性动脉造影的检查注入栓塞剂可达到满意的止血效果。常用的栓塞剂为可吸收的自体血块和吸收性明胶海绵碎片。如先注入少量去甲肾上腺素溶液使正常肾血管收缩,则可达到使栓塞剂较集中于受伤部位的目的。

(6)目前,国内外已可用冷冻的肾保存液灌注肾并冷冻保存72h而不影响肾功能的恢复,故有可能经工作台仔细修复伤肾后冷冻保存,待患者情况稳定后再行植入髂窝。

第八节　输尿管损伤

输尿管为一细长而由肌肉黏膜构成的管形器官,位于腹膜后间隙,周围的保护良好并有适当的活动范围。因此,由外界暴力(除贯通伤外)所导致的输尿管损伤较为少见;但在输尿管内进行检查操作和广泛性盆腔手术时常引起输尿管损伤。输尿管受外界暴力损伤时,其症状几乎全被伴发的其他内脏损伤所隐蔽,故多在手术探查时才被发现。

【病因】 输尿管损伤多为外暴力致伤，可分为开放性损伤及闭合性损伤 2 类。前者多见于火器伤或锐器刺戳伤，后者多系输尿管受巨大暴力撞压于脊柱横突所致直接压伤或腰部突然过度伸展致输尿管撕裂或断离。两者均多伴有其他腹腔脏器损伤，特别是开放性损伤，据统计，合并伤中以小肠伤最多见，次为结肠伤，亦可合并肝、脾、胰及肾损伤和腹部血管伤。平时输尿管及其邻近脏器手术操作不当造成的医源性输尿管损伤亦不少见。如输尿管腔内手术造成输尿管穿孔，腹部或盆腔手术中误扎、误切输尿管等。

【临床表现】

1. 血尿　外伤引起输尿管损伤 90％出现血尿，而开放手术损伤引起者仅 10％出现血尿，因此无血尿不能排除输尿管损伤。

2. 尿外渗和尿瘘　尿液进入腹腔引起腹膜炎，出现腹膜刺激症状。尿液渗出至伤口，可见伤口内引流量增加，且引流液内肌酐值高于血肌酐值。尿液进入腹膜后，形成腰部肿块。输尿管阴道瘘或输尿管皮肤瘘，多发生于损伤后 10d 左右。

3. 梗阻症状　输尿管被缝扎、结扎后可引起完全性梗阻，因肾盂压力增高，可有患侧腰部胀痛、腰肌紧张、肾区叩痛及发热等表现。如孤立肾或双侧输尿管被结扎，则可发生无尿。输尿管狭窄者可致不完全性梗阻，也会产生腰部胀痛及发热等症状。

【辅助检查】

1. 静脉尿路造影　输尿管误扎表现为该侧上尿路完全性梗阻，可见造影剂排泄受阻或肾盂输尿管积水、不显影。输尿管断裂、切开，可见造影剂外渗，晚期可见肾功能受损，肾盂输尿管扩张。

2. 膀胱镜检查及逆行肾盂造影　当静脉尿路造影不能明确诊断或为明确损伤部位和范围可行逆行肾盂造影。在插管前应观察输尿管口形态及喷尿情况，插管有无受阻及距离输尿管口的长度。

3. B超　可显示肾盂输尿管有无扩张，损伤部位周围尿外渗情况是术后早期排除输尿管损伤的最好方式。

4. 放射性核素扫描　有梗阻时，表现为梗阻以上肾盂输尿管内放射性浓集、排泄缓慢。当有尿外渗时，表现为尿外渗区域的放射性浓集。如肾功能受损严重，则表现为放射性稀疏。

5. CT　平扫常不能显示输尿管损伤的确切位置，但对尿外渗观察极为准确。增强扫描，可见尿外渗区域造影剂积聚。对输尿管结扎者，可见肾盂输尿管扩张，肾功能受损。

6. MRI　尿囊肿时表现为均匀的长 T_1 及长 T_2 信号。如合并出血，因出血量不同，囊液可表现不同的信号。MRI 水成像表现为输尿管周围大片模糊的中高信号的渗液。输尿管结扎表现为梗阻的 MRI 征象。

【诊断及鉴别诊断】

1. 诊断　输尿管损伤的诊断：腹部手术尤其是后腹膜和盆腔手术时，应警惕有输尿管损伤的可能。手术时缝扎、切断管状组织时应当考虑有输尿管损伤的可能。手术时发现创口内不断有血水样液体积聚时由静脉注射靛胭脂，观察创口内有无蓝色液体积聚，由此可以及早发现输尿管损伤。外伤或术后常因尿外渗、无尿等情况时才考虑到此诊断。需与肾、膀胱损伤相鉴别。肾图常可显示结扎侧上尿路梗阻。而排泄性尿路造影或逆行输尿管造影常可明确诊断。

2. 鉴别诊断

(1)肾损伤：肾碎裂伤、肾蒂损伤时出血严重，疼痛剧烈，腰腹部可迅速出现血肿，发生休克。肾挫伤时腰痛，可伴血尿，不易与其相鉴别。静脉尿路造影可见造影剂外渗至肾周，肾形态失常，肾盂内有血块时可见肾盂、肾盏充盈缺损。

(2)急性腹膜炎：有腹痛、腹肌紧张、压痛、反跳痛等相同症状。但无外伤史，多继发于胃或十二指肠穿孔、急性阑尾炎、胆囊炎及盆腔炎等。一般先有原发病症状，恶心、呕吐等胃肠道症状明显，伴寒战、高热，白细胞升高，无排尿困难、尿外渗等表现。静脉尿路造影可鉴别。

(3)膀胱损伤：常有骨盆骨折，注水试验阳性，膀胱造影见造影剂外溢。

(4)膀胱阴道瘘：常无正常排尿，膀胱造影和膀胱镜检查可确诊。

【治疗】

1. *输尿管外伤手术治疗要点*　输尿管穿孔宜从输尿管切口插入双 J 形输尿管支架引流管(F6)，其近端插进肾盂，远端进入膀胱，留置 7～10d 后，经膀胱镜拔除。

手术时发生输尿管损伤，应及时修复。如钳夹伤或结扎时有钳夹、误扎时，应拆除缝线并留置输尿管内支架管，以引流尿液。但如估计输尿管血供已受损，之后有狭窄可能时应切除损伤段输尿管后重吻合。为保证手术的成功，损伤的无生机输尿管应彻底切除，但吻合口必须无张力。吻合口必须对合好并用可吸收缝线间断缝合。下段输尿管近膀胱处损伤可用黏膜下隧道法或乳头法等抗反流方法与膀胱重吻合。如输尿管缺损段较长，吻合有困难时可游离伤侧膀胱，用膀胱腰大肌悬吊术减少张力或利用管状膀胱瓣输尿管成形术来代替缺损的下输尿管到达盆腔边缘。游离伤侧肾脏。牵引其向下，尿管与膀胱进行吻合，则应保留导尿管至少 1 周。手术野必须彻底引流，以硅胶负压球引流最适宜。

如在手术后才发现输尿管损伤或结扎，原则上应争取尽早手术。术后患者常无再次手术的条件而漏尿又常在术后 10d 左右发生，此时创面水肿，充血脆弱，修复失败的风险较大，故无手术修复条件者可先做肾造口，之后再二期修复。为预防手术中误伤输尿管，可于术前经膀胱留置输尿管导管，作为手术时的标志。以肠道替代输尿管的手术方法并发症较多，应慎用。

2. *逆行插管引起的输尿管损伤*　逆行插管引起的输尿管损伤一般不太严重，可以采用非手术治疗。但如果发生尿外渗、感染或裂口较大者仍应尽早手术。在施行套石时不应使用暴力,如套石篮套住结石嵌顿,无法拉出时,可立即手术切开取石。暴力牵拉可引起输尿管断裂和剥脱,使修复发生困难。

3. *晚期并发症治疗* 输尿管狭窄可试行输尿管插管、扩张、留置双J形输尿管支架引流管(F6),依不同情况决定引流时间长短。狭窄严重或留置管不成功,应视具体情况决定手术,进行输尿管周围粘连松解术或狭窄段切除术。

尿瘘输尿管皮肤瘘或是输尿管阴道瘘发生在3个月以后,伤口水肿、尿外渗及感染所致的炎症反应消退,患者全身情况允许,应进行输尿管修复术,一般应找出输尿管近端,游离后与膀胱或膀胱壁瓣吻合。

对输尿管损伤所致的完全性梗阻暂时不能解除者,可先行肾造瘘术,1～2个月后再行输尿管修复。

对损伤性输尿管狭窄所引起的严重肾积水或感染,肾功能重度损害或丧失者,若对侧肾正常,可行肾切除术。

第九节 膀胱损伤

膀胱是储存和排泄尿液的器官。随着储存尿液的多少而膨起或空虚。在婴儿及儿童时期,膀胱位置高于耻骨弓而位于下腹部。在成年男性,膀胱介于耻骨与直肠之间,其下与前列腺部尿道相通,后面为精囊和输精管壶腹部。膀胱与直肠之间是直肠膀胱陷凹。女性膀胱的后方为子宫,两者之间是膀胱子宫陷凹。故女性膀胱的位置较男性靠前且较低,而覆盖于膀胱后壁的腹膜反折,因与子宫相连,故较男性者为高。脐尿管以下的膀胱壁直接与腹前壁相接触,其间无腹膜覆盖。故膀胱空虚时,仅在其上缘为腹膜遮盖,膀胱的前下方和侧壁下面的部分则无腹膜遮盖。当膀胱充盈膨胀时,膀胱上升到腹下部,覆盖于膀胱顶部的腹膜也随之升高。膀胱解剖和生理的特点与其损伤的类型、部位和范围均有着密切的关系。

【病因】　在尿液充满膀胱时，膀胱壁紧张，膀胱面积增大且高于耻骨联合处，故易遭受损伤。膀胱排空时位于骨盆深处，受到周围筋膜、肌肉、骨盆及其他软组织的保护，故除贯通伤或骨盆骨折外，很少为外界暴力所损伤。根据致伤的病因，膀胱损伤可分成三类。

1. 闭合性损伤　过度充盈或有病变（如肿瘤、溃疡、炎症、憩室）的膀胱易受外界暴力损伤而发生破裂，多见于猛击、踢伤、坠落或意外交通事故。当骨盆骨折时，骨折碎片亦可刺破膀胱。酒醉是引起膀胱破裂的因素之一。酒醉时，膀胱常膨胀充盈，腹部肌肉松弛，故易受损伤。任何可以引起尿潴留的疾病，如尿道狭窄、膀胱结石或肿瘤、前列腺肥大、神经源性膀胱都可能成为膀胱破裂的诱因。酒醉或膀胱原已有病变时，膀胱破裂甚至可无明显外界暴力作用即可发生，称为自发性破裂。自发性膀胱破裂几乎均为腹膜内型膀胱破裂。

2. 开放性损伤　主要见于战时，由火器和锐器所致，常合并其他脏器损伤，如直肠损伤和骨盆损伤。一般而论，从臀部、会阴或股部进入的弹片或刺伤所并发的膀胱损伤多为腹膜外型，经腹部的贯通性创伤引起的膀胱损伤则多为腹膜内型。

3. 手术损伤　见于膀胱镜检、碎石、膀胱腔内 B 超检查、经尿道前列腺切除、膀胱颈部电切除、经尿道膀胱癌电切除、分娩、盆腔和阴道手术，甚至腹股沟疝（膀胱滑疝）修补时也可发生。主要原因是操作不当，而膀胱本身病变更增加了这类损伤的机会。

根据损伤位置，膀胱损伤可分为两类，即膀胱挫伤和膀胱破裂。轻度的膀胱挫伤仅限于膀胱的壁层，无尿外渗，并不引起严重后果，而临床上所遇到的膀胱损伤主要是破裂。依据破裂的位置与腹膜的关系，可分为腹膜内破裂和腹膜外破裂两型。

(1)腹膜外型膀胱破裂：膀胱壁破裂，但腹膜完整。尿液外渗到膀胱周围组织及耻骨后间隙并延伸到前腹壁的皮下，沿骨盆筋膜到盆底,或沿输尿管周围疏松组织蔓延到肾区,但不能进入腹膜腔。腹膜外型膀胱破裂多数伴有骨盆骨折,损伤部位多见于膀胱的前壁。

(2)腹膜内型膀胱破裂:膀胱壁破裂伴覆盖膀胱顶部腹膜破裂,使尿液流入腹腔,引起腹膜炎。其损伤部位多见于膀胱的后壁和顶部。

【临床表现】 轻度膀胱壁挫伤仅有下腹疼痛,少量终末血象,并在短期内自行消失。膀胱全层破裂时症状明显,依裂口所在的位置、大小、受伤后就诊时间及有无其他器官损伤而有所不同。腹膜内型与腹膜外型的破裂又有其各自特殊的证候。膀胱破裂一般可有下列症状。

1. 休克 剧烈的创伤、疼痛和大量失血是休克的主要原因。如为广泛性的创伤并伴有其他脏器的损伤,如骨盆骨折,骨折碎片刺破下腹部和盆腔血管可致严重失血和休克。

2. 疼痛 腹下部或耻骨疼痛和腹壁强直,伴有骨盆骨折时挤压骨盆时尤为明显。血尿外渗于膀胱周围和耻骨后间隙可导致局部肿胀,一旦继发感染发生蜂窝织炎和败血症,则症状更为危重。如尿液漏入腹腔可出现腹膜炎的症状,腹膜重吸收肌酐和尿素氮可致血肌酐和尿素氮升高。

3. 血尿和排尿障碍 患者有尿急或排尿感,但无尿液排出或仅排出少量血性尿液。膀胱破裂后,可因括约肌痉挛、尿道被血块所堵塞、尿液外渗到膀胱周围或腹腔内等情况而无尿液自尿道排出,膀胱全层破裂时导尿仅见少量血性尿液。

4. 尿瘘 在开放性膀胱损伤时,伤口有尿液流出,如与直肠、阴道相通,则可经肛门、阴道排出血性尿液。膀胱直肠瘘形成后,排尿时可排出粪便碎屑及气体。反复发作则可并发严重尿路感染和形成结石。

5. 晚期症状 尿液自伤口溢出,或经膀胱直肠瘘或膀胱阴道瘘自肛门或阴道排出。膀胱容易缩小,易出现尿频、尿急症状,并可有反复尿路感染症状。

【辅助检查】

1. 导尿时　发现膀胱空虚仅有极少血性尿液时，应想到膀胱破裂并有尿外渗可能。可注入200ml的消毒生理盐水，片刻后重新抽出。如抽出液体量少于注入量，应怀疑有膀胱破裂和尿外渗。

2. 导尿后　由导尿管注入造影剂行膀胱造影，以了解有无膀胱破裂、尿外渗及其渗出部位。有时甚至可发现导尿管已通过膀胱裂口进入腹腔，从而明确诊断。

3. 排泄性尿路造影　如病情允许，可做排泄性尿路造影借以显示尿路结构和功能。

4. 其他　如骨盆平片可以了解有无骨盆骨折，有无异物；腹部平片可了解有无膈下游离气体。血液中尿素氮、肌酐升高可能是腹腔内尿液重吸收的后果，并不一定反映肾功能情况，如诊断有疑问，而临床征象表示可能有膀胱破裂，应尽早进行手术探查。尤其是膜内型患者，须行紧急手术治疗。

【诊断及鉴别诊断】

1. 诊断　根据病史、体征及其他检查结果，可以确诊膀胱损伤。但如伴有其他脏器损伤，膀胱损伤的病征可被其隐蔽，故凡下腹部、臀部或会阴部有创伤时，或下腹部受到闭合性损伤时，如有典型的三联征，即耻骨上疼痛和压痛、排尿困难或不能、血尿，则提示膀胱破裂，如出现腹部膨隆、肠鸣音消失，则提示腹腔内尿性腹膜炎引起肠梗阻。

2. 鉴别诊断

(1)尿道损伤：多因骨盆骨折或骑跨伤所致，可有休克、排尿困难、尿道出血症状。有尿道口溢血、导尿失败时，经直肠指检如触及前列腺向上移位，可与单纯膀胱损伤相鉴别。尿道损伤常同时合并膀胱损伤，有时须手术探查明确。

(2)急性腹膜炎：有腹痛、腹肌紧张、压痛、反跳痛等相同症状。但无外伤史,多继发于腹腔脏器穿孔、急性阑尾炎、胆囊炎及盆腔炎等。一般先有原发病症状,恶心、呕吐等胃肠道症状明显,体温及白细胞升高,无排尿困难、尿外渗等临床表现。

【治疗】 膀胱破裂的早期治疗包括综合疗法、休克的防治、紧急外科手术和控制感染。晚期治疗主要是膀胱瘘修补和一般支持性的处理。

1. 休克的处理 休克的预防和治疗是最首要的急救措施,是手术前的必要准备。包括输血、输液及兴奋药的应用等,迅速使伤员脱离休克状态,这种情况尤其在伴有骨盆骨折时常有发生。

2. 紧急外科手术 紧急外科手术处理的方法依损伤的位置、感染的情况和有无伴发损伤而定。手术的主要目标为尿液的引流、出血的控制、膀胱裂口的修补和外渗液的彻底引流。若腹腔内其他器官也有损伤,应同时给予适当的处理。

手术步骤为耻骨上正中切口,依次切开下层筋膜并分离及牵开腹直肌以显露膀胱前间隙。腹膜外型和腹膜内型的膀胱破裂分别处理如下所示。

(1)腹膜外型膀胱破裂:在膀胱前间隙可见大量血液和尿外渗。吸尽后显示膀胱前壁,骨折的耻骨不必细究。如骨折碎片或异物刺破腹壁下血管或膀胱可去除此碎片,结扎出血的血管以止血。必要时切开膀胱前壁探查膀胱内部,证实破裂部位及大小。去除无生机的组织后,裂口内层黏膜必须用可吸收缝线缝合。缝合时应注意避免缝扎输尿管。如病情危重,裂口近膀胱颈部而难以仔细缝合时,无须勉强修补,做耻骨上膀胱造口并彻底引流膀胱前间隙后,裂口可自行愈合。膀胱裂口修复后,留置导尿管1周左右后再拔除。如腹壁、腰部、坐骨肛门窝、会阴、阴囊或股部有尿液外渗时,必须彻底切开引流,以免继发感染。

(2)腹膜内型膀胱破裂:切开腹膜,吸尽腹腔内的液体,探查膀胱圆顶和后壁以确定裂口,同时可在腹膜反折下切开膀胱前壁并观察膀胱内部。修复裂口后如无腹腔内脏损伤,即缝合腹膜。

在膀胱前壁做一高位造口,并引流膀胱前间隙。

3. *晚期治疗*　膀胱损伤的晚期治疗主要是处理膀胱瘘,必须待患者一般情况好转和局部急性炎症消退后才可进行。长期膀胱瘘可使膀胱发生严重感染和挛缩,应采取相应防治措施。手术主要步骤是切除瘘管和瘘孔边缘的瘢痕组织,缝合瘘孔并做高位的耻骨上膀胱造口。结肠造口应在膀胱直肠瘘完全修复愈合后才关闭。膀胱阴道瘘与膀胱子宫瘘应进行修补,在耻骨上膀胱另做造口,并引流膀胱前间隙。

第十节　尿道损伤

尿道损伤是泌尿系统最常见的损伤,绝大多数见于男性,青壮年居多。损伤可大致分为撕裂伤、横断伤和钝挫伤 3 种类型。根据解剖学关系,以尿生殖膈为界,将男性尿道分为前尿道和后尿道两大部分,其中前尿道包括尿道球部和阴茎部,后尿道包括前列腺部及膜部。而尿道损伤的部位、程度和处理原则基本依照前、后尿道的解剖学关系确定,如处理不当,可导致感染、狭窄梗阻及性功能障碍。

【病因】

1. *前尿道损伤*　前尿道损伤按损伤部位分为球部尿道损伤、阴茎部尿道损伤和尿道外口损伤;按损伤程度分为尿道挫伤、尿道裂伤、尿道断裂。

男性前尿道损伤多由骑跨伤或会阴部遭受直接暴力打击引起的会阴部闭合性损伤所致,性生活中海绵体折断、手淫、精神病患者自残也是造成闭合性前尿道损伤的原因,反复查导尿管、进行尿道膀胱镜检查也可引起尿道损伤。

2. *后尿道损伤*　后尿道损伤按损伤部位可分为膜部尿道损伤和前列腺部尿道损伤。损伤程度可分为:①尿道挫伤,仅为尿道黏膜损伤或尿道海绵体部分损伤,而阴茎海绵体完整,局部肿胀和淤血；②尿道裂伤，尿道部分全层裂伤，尚有部分尿道连续性未完全破坏；③尿道断裂，尿道伤处完全断离，连续性丧失，其发生率为全部尿道损伤的40%～70%。

后尿道损伤多合并骨盆骨折（90%以上），常见于车祸和塌方等挤压伤。由于骨盆骨折造成盆底结构变形，前列腺盆底附着处及耻骨前列腺韧带受到急剧牵拉甚至撕断，使前列腺突然向上方移位，穿行其中尿道膜部和前列腺部可发生撕裂伤，前列腺尖部剧烈移位或尿生殖膈移位可产生强烈的剪切力，严重者会造成后尿道完全性断裂。后尿道断裂后，外渗尿液可积聚于耻骨后间隙和膀胱周围。

【发病机制】

1. 前尿道损伤　尿道球部损伤时，血液及尿液渗入会阴浅筋膜包绕的会阴浅袋，使会阴、阴囊、阴茎肿胀，有时向上扩展至下腹壁。因为会阴浅筋膜的远侧附着于尿生殖膈，尿液不会外渗到两侧股部。尿道阴茎部损伤时，如阴茎筋膜完整，血液及尿液渗入局限于阴茎筋膜内，表现阴茎肿胀，如阴茎筋膜亦破裂，尿外渗范围扩大，与尿道球部损伤相同，尿道损伤合并尿外渗，若不及时处理或处理不当，会发生广泛皮肤、皮下组织坏死、感染和脓毒症。

2. 后尿道损伤　见表10-9。

表10-9　后尿道损伤的病理分期

类别	病理
损伤期	损伤后72h之内。此期的病理生理改变是出血和创伤性休克，尿道组织破坏和缺损，尿道失去完整性和连续性，引起排尿困难和尿潴留，血液和尿液经损伤处外渗到耻骨后间隙和膀胱周围

（续　表）

类别	病理
炎症期	闭合性尿道损伤后 72h 到 3 周，开放性尿道损伤有时虽未达 72h，有明显感染迹象者也称炎症期。全身病理生理变化以中毒和感染为主，可出现高热和血白细胞升高
狭窄期	尿道损伤 3 周后损伤部位炎症逐渐消退，纤维组织增生，瘢痕形成，导致尿道狭窄，称创伤性尿道狭窄

【临床表现】

1. 前尿道损伤

(1)尿道滴血及血尿：为前尿道损伤最常见症状。尿道黏膜的挫裂伤可出现较大量的血尿，尿道完全断裂有时反而可仅见到少量血尿。

(2)疼痛：受损伤处局部有疼痛及压痛，排尿时疼痛加重向阴茎头及会阴部放射。

(3)排尿困难及尿潴留：轻度挫伤可无排尿困难，严重挫伤或尿道破裂者，因局部水肿或外括约肌痉挛而发生排尿困难，有时在数次排尿后出现完全尿潴留。尿道断裂者因尿道已完全失去连续性而完全不能排尿，膀胱充盈，有强烈尿意，下腹部膨隆。

(4)血肿及瘀斑：会阴部骑跨伤患者常发生会阴部、阴囊处肿胀、瘀斑及蝶形血肿，阴茎折断伤引起的前尿道损伤患者出现袖套状阴茎肿胀说明 Buck 筋膜完整，若出现会阴部蝶形肿胀说明 Buck 筋膜已破裂，血肿被 Colles 筋膜所局限。

(5)尿外渗：尿道断裂后，用力排尿时，尿液可从裂口处渗入周围组织，形成尿外渗。尿外渗未及时处理或继发感染，导致局部组织坏死，化脓，出现全身中毒症状甚至全身感染，局部坏死后可能出现尿瘘。

(6)休克：前尿道损伤一般不出现休克，合并有其他内脏损伤或尿道口滴血和血尿重而时间长者也应观察患者血压、脉搏、呼吸和尿量等,密切注意有无休克发生。

2. 后尿道损伤

(1)休克:骨盆骨折所致后尿道损伤常合并其他内脏损伤,一般较严重。骨盆骨折、后尿道损伤、前列腺静脉丛撕裂及盆腔内血管损伤等,均可导致大量出血,引起创伤性、失血性休克。

(2)尿道滴血及血尿:为后尿道损伤最常见症状,多表现为尿初及终末血尿或小便终末滴血。

(3)疼痛:后尿道损伤疼痛可放射至肛门周围、耻骨区及下腹部,直肠指检有明显压痛。骨盆骨折者骨盆有叩压痛及牵引痛,站立或抬举下肢时疼痛加重。耻骨联合骨折者耻骨联合处变软,有明显压痛、肿胀。

(4)排尿困难及尿潴留:严重挫伤或尿道破裂者,因局部水肿或外括约肌痉挛而发生排尿困难。有时在数次排尿后出现完全尿潴留,尿道断裂者因尿道已完全失去连续性而完全不能排尿,膀胱充盈,有强烈尿意,下腹部膨隆。

(5)血肿及瘀斑:伤处皮下见瘀斑,后尿道损伤血肿一般位于耻骨后膀胱及前列腺周围,严重者引起下腹部腹膜外血肿而隆起,有尿生殖膈破裂者血肿可蔓延至会阴、阴囊部。

(6)尿外渗:盆腔内尿外渗可出现直肠刺激症状和下腹部腹膜刺激症状,尿外渗未及时处理或继发感染,导致局部组织坏死、化脓,出现全身中毒症状甚至全身感染,局部坏死后可能出现尿瘘。

【辅助检查】

1. 前尿道损伤

(1)尿道造影:怀疑前尿道损伤时逆行尿道造影是首选的诊断方法。逆行尿道造影可以清晰和确切地显示尿道损伤的部位、程度、长度和各种可能的并发症,是一种最为可靠的诊断方法。尿道断裂可有造影剂外渗,尿道挫伤则无外渗征象。

(2)导尿检查:导尿可以检查尿道是否连续、完整。

(3)膀胱尿道镜检查:是诊断尿道损伤最为直观的方法。

2. 后尿道损伤

(1)骨盆X线片:可明确骨盆骨折的部位及程度。

(2)尿道造影或膀胱尿道造影:目前认为逆行尿道造影或膀胱尿道造影应作为诊断尿道损伤的首选辅助检查,应用15%～20%的造影剂20～30ml(可加入8万U庆大霉素)在严格无菌条件下进行。若发现造影剂外溢,则可诊断尿道损伤,并根据造影剂外溢的程度及位置明确尿道损伤的程度和位置。若造影剂通过损伤部位进入后尿道或膀胱显影,则提示尿道部分断裂;若造影剂大量外溢,而后尿道及膀胱不显影,则提示尿道完全断裂。

(3)排泄性尿路造影:后尿道断裂时行排泄性尿路造影可显示膀胱位置抬高,呈泪滴状表现。

(4)导尿及膀胱镜检查:在未明确后尿道损伤部位和程度的情况下,不应实施导尿及膀胱镜检查,有创检查可能加重血肿、感染等损伤。不适当的导尿操作可能加重不完全的尿道撕裂伤,严重者可能导致完全尿道断裂。此外,还可能增加耻骨后间隙及膀胱周围的感染风险。

【诊断及鉴别诊断】

1. 诊断　明确的病史、症状及准确地判断尿外渗部位,诊断前尿道损伤较容易。须明确前、后尿道损伤的部位,以便进一步治疗。

根据明确的外伤史、受伤部位、受力性质、临床表现、尿外渗的部位、直肠指检、诊断性导尿治疗、X线检查、并发损伤部位及必要的全身检查,可确定尿道损伤的类型和部位。

2. 鉴别诊断　主要与膀胱破裂相鉴别。

(1)相同点:与后尿道损伤相同,膀胱破裂也可发生下腹部疼痛、排尿困难、无尿等症状。

(2)不同点:膀胱破裂的查体膀胱区空虚无充盈,直肠指检前列腺无移位,由于尿液向耻骨后间隙及膀胱周围组织渗出,因此,直肠指检可触及压痛肿胀。单纯膀胱破裂时导尿管插入顺利，但无尿液或仅有少许血尿引出，注入试验回流液量少或无，膀胱尿道造影可显示膀胱破裂处造影剂外溢。

【治疗】

1. 前尿道损伤

(1)全身治疗：预防和治疗休克，立即给予抗感染、补充血容量及合并损伤等处理。发生急性尿潴留无法手术者，暂予耻骨上膀胱造口术引流尿液，待病情稳定后再处置尿道损伤。

(2)局部治疗

①前尿道挫伤的治疗：前尿道轻微损伤，出血不多，排尿顺利者，可予观察处理。如因疼痛或水肿造成排尿困难甚至尿潴留者，可插入导尿管并留置 1 周时间，同时加强膀胱冲洗及给予抗感染药物预防感染。

②前尿道不完全断裂的治疗：轻度破裂，尿道周围无明显尿外渗及血肿，且导尿管顺利插入，尿液清亮或淡红色，可留置导尿管 2 周后拔除，日后根据情况进行尿道扩张术。同时给予抗感染药物及雌激素治疗，不必手术。

③前尿道完全断裂的治疗：如导尿管不能插入，导出液体为鲜红色血液，阴囊部明显血肿且有尿液外渗，则需急诊行尿道修补术或尿道端-端吻合术，同时彻底止血并清除血肿，术后留置引流管持续引流。手术中对位严密能满意地恢复尿道的解剖连续性，愈合后很少再需要进行尿道扩张术。

(3)并发症处理

①尿外渗：如尿外渗严重，应尽早在尿外渗部位行多处切开，留置多孔橡皮管引流。必要时行耻骨上膀胱造口术，3 个月后再行尿道修补术。

②尿道狭窄：晚期发生尿道狭窄，可根据尿道狭窄的程度及部位不同选择相应的治疗。

③尿瘘：尿外渗未及时引流，感染后尿道周围可形成脓肿，脓

肿穿破形成尿瘘，狭窄时尿流不畅也可引起尿瘘。治疗应在解除尿道狭窄时切除或搔刮瘘道。

2. 后尿道损伤

(1)全身治疗：预防和治疗休克，立即给予抗感染、补充血容量及合并损伤等处理。发生急性尿潴留无法手术者，暂予耻骨上膀胱造口术引流尿液，待病情稳定后再处置尿道损伤。

(2)局部治疗：后尿道断裂伤的治疗方案较多，但都遵循同一个原则：应根据患者伤时所处的时间、地点和医疗条件施行救治，应在避免近、远期并发症的前提下，恢复尿道原有的解剖生理结构和功能，达到最佳的治疗效果。目前主流治疗方案可以分为以下几种。

①闭合性的后尿道钝挫伤：可行留置导尿管治疗，顺利置入气囊导尿管后，留置导尿管3周，稍加牵引有利于尿道对合。

②后尿道损伤合并骨盆骨折及膀胱、直肠等其他器官损伤：应首先预防和治疗骨盆骨折导致的出血休克及其他重要器官合并伤，防治继发性感染。若生命体征不平稳，重要脏器存在严重合并伤，同时出现尿潴留和尿外渗时，试行导尿治疗失败的情况下，应及时行耻骨上膀胱造口术，待病情稳定后，再行二期尿道修补术。

③完全性后尿道断裂：对于完全性后尿道断裂，稳定性骨盆骨折，且无严重出血性休克及直肠损伤的情况下，伤后72h内，即尿道创伤期可行耻骨上膀胱造口术＋尿道会师术，术后牵引5～7d，牵引力300～750g为宜，牵引角度与躯体纵轴呈45°留置导尿管3～4周，拔管时行膀胱尿道造影，根据狭窄程度进行必要的尿道扩张术。

(3)并发症处理

①骨盆骨折：合并后尿道损伤的骨盆骨折部位多在耻骨和坐骨，无移位或移位不明显者，可不必做特殊处理，卧床3～6周即可下床活动。若骨折移位明显，骨盆不稳定、合并多处骨折或粉碎性骨折者，应协同骨科医师联合手术治疗。

②盆腔出血：盆腔出血患者往往就诊时已处于休克状态，应及时予以输血、补液等抢救性抗休克治疗维持生命。若在行后尿道修补术时遇到盆腔出血，则可应用缝扎、骨蜡封闭、填充止血等方法，也可应用动脉栓塞法治疗创伤性盆腔出血。

③后尿道损伤并发直肠损伤：早期可立即修补，并做暂时性乙状结肠造口，减少粪便污染的机会，有利于直肠损伤的愈合。待炎症控制3个月后再行尿道修补术。并发尿道直肠瘘时，应于3～6个月后再行修补术。

第十一节　阴茎包皮嵌顿

阴茎包皮嵌顿是指包茎或包皮外口狭小的包皮过长者，如将包皮强行上翻而又不及时复位时，狭小的包皮口可勒紧在阴茎冠状沟上，阻碍包皮远端和阴茎头的血液回流，致使这些部位发生肿胀。

【病因】　包皮嵌顿常发生于包皮过长的患者，患者大多在包皮口有一绞窄环，当在性交、阴茎部分手术后、电切术后、放置尿管及阴茎部位消毒等各种原因勉强将包皮翻至冠状沟而未能及时复位时，狭窄的包皮口在该处形成很紧的绞窄环，引起阴茎头的血液、淋巴循环障碍，发生远端包皮及阴茎头淤血、水肿和疼痛，长时间可形成绞窄。

【临床表现】　阴茎包皮嵌顿的临床表现：水肿的包皮翻在阴茎冠状沟上，阴茎头因缺血而青紫、糜烂或坏死，常有不同程度的疼痛。随着时间延长，如不及时治疗，肿胀将渐趋加剧，复位将越来越困难，可压迫尿道致排尿困难，最终可因动脉血供受阻而导致阴茎头处远端缺血坏死。

【诊断及鉴别诊断】　阴茎包皮嵌顿的诊断：有包茎或包皮过长，水肿的包皮翻在阴茎冠状沟上方可见绞窄环，绞窄处可有糜烂、溃疡。阴茎头呈暗紫色、肿大、疼痛，排尿困难的症状。

【治疗】

1. 治疗关键　阴茎包皮嵌顿，应立即采取手法复位，如果手法复位失败则行包皮背侧切开术，如果包皮已经破溃，则应行急诊包皮环切术。

2. 手法复位　手法复位适用于嵌顿时间不长，包皮轻中度水肿者。手法复位一般不用麻醉，如患者有较剧烈疼痛时，可采用阴茎根部阻滞麻醉。先用一只手紧握冠状沟包皮水肿处 1～2min，使水肿逐渐消退，若效果不佳可用注射器针头多处穿刺包皮，然后用手轻轻挤压，让组织液逐渐渗出，或以高渗盐水纱布覆盖，促使其渗出、消肿。以油类润滑剂涂抹阴茎头和冠状沟，然后用两手的示指和中指夹在包皮绞窄环的近侧向上推挤，两拇指按在阴茎头上向下推挤，直至包皮复位。复位后可用温开水或 1∶5000 高锰酸钾溶液局部洗涤，以利水肿和炎症消退。手法复位时应防止使用暴力强行推挤嵌顿紧缩的绞窄环，否则可使肿胀的包皮多处裂伤。手法复位困难，应及时改用手术复位。

3. 手术复位　若手法复位无效，则应行阴茎背侧包皮纵行切开使绞窄松解，以达到复位的目的。若包皮有炎症感染则暂不缝合，无明显感染者可行纵切横行缝合。为避免再次嵌顿，应嘱患者在炎症水肿完全消失和感染控制后行包皮环切术。

(1)手术步骤：先局部消毒，麻醉选择可在嵌顿包皮的背侧切口处予以局部浸润麻醉，若有感染则用阴茎根部阻滞麻醉。于阴茎背侧纵行切开嵌顿环，长约 2cm，切开皮肤和深筋膜，离断绞窄环，松解嵌顿的包皮后予以手法复位。将纵行切口拉成菱形，用细丝线横行缝合切口，第一针先缝合切口上下两端，以便使切口横行对合；其次间断缝合切口的其余部分，缝合完毕，用凡士林纱布覆盖后包扎。

(2)注意事项：切开时应掌握深浅程度，过深易损伤阴茎头，造成出血；过浅则不能将嵌顿环切开，嵌顿依然存在。切开后应严密止血，以免术后出血，应用抗生素防治感染，术后 5～7d 拆线，为避免再次发生嵌顿，待炎症水肿完全消失后尽早行包皮环切术。

第十二节　阴茎损伤

由于阴茎位置隐蔽且具有较大活动性，单纯的阴茎损伤较少见。阴茎损伤可以分为闭合性损伤和开放性损伤两大类，见表10-10，表10-11。前者包括阴茎挫伤、阴茎折断、阴茎绞窄伤、阴茎脱位伤；后者包括阴茎离断伤、阴茎皮肤损伤。

【病因】

1. 闭合性损伤的病因　见表10-10。

表10-10　闭合性损伤的病因

类别	病因
阴茎挫伤	坠落时，阴茎被挤压于外界物体与耻骨弓之间或阴茎勃起时受外力打击、挤压，引起皮下组织或海绵体损伤，皮下组织淤血、皮肤水肿，严重时出现纺锤形血肿等
阴茎折断	阴茎勃起时，受到直接外力作用，造成阴茎海绵体周围白膜甚至阴茎海绵体破裂，最常见的损伤部位是阴茎远端1/3，10%～20%的患者可同时伴发尿道损伤 多见于20—40岁的青壮年，在手淫、粗暴性交（以女性上位性交时多见）等情况易发生
阴茎绞窄伤	常因精神失常、性欲异常或恶作剧等，将金属环、大号螺丝帽等环状物套扎在阴茎上没有及时取下或阴茎包皮上翻后没有及时复位，引起阴茎缩窄部末梢血液循环障碍，致组织水肿、缺血，甚至坏死
阴茎脱位伤	较大暴力作用于阴茎根部，造成阴茎、尿道海绵体在冠状沟外与包皮发生环形撕裂，阴茎离开原来位置，移至腹股沟、下腹壁、大腿根部、阴囊和会阴等处，多伴有尿道损伤

2. 开放性损伤的病因　见表 10-11。

表 10-11　开放性损伤的病因

类别	病因
阴茎离断伤	临床少见,较常见的原因是受到性伴侣的报复或牲畜咬伤,致使阴茎远端缺损,可分成阴茎部分离断伤和阴茎完全离断伤
阴茎皮肤损伤	阴茎皮肤被暴力拉扯时,从 Buck 筋膜外分离撕裂甚至撕脱,常发生于阴茎根部,止于冠状沟,又称之筒状撕脱伤

【临床表现】

1. 闭合性损伤　见表 10-12。

表 10-12　阴茎闭合性损伤的临床表现

类别	临床表现
阴茎挫伤	患者感觉阴茎明显触痛,能自行排尿。轻者皮下组织淤血形成青紫色瘀斑、阴茎肿胀,重者海绵体白膜破裂,形成皮下、海绵体或龟头肿胀,皮下出血及大小不等的血肿,使阴茎肿大呈纺锤形,疼痛难忍。若合并尿道损伤,则可见尿道流血或排尿障碍
阴茎折断	多发生于阴茎根部,可为一侧或双侧阴茎海绵体破裂。阴茎折断时有特殊响声,剧痛,随即阴茎变软,继而阴茎因出血而迅速肿胀,皮肤壁青紫色,若为一侧海绵体破裂,阴茎弯曲变形偏向健侧。出血一般限于阴茎部,若有 Buck 筋膜破裂,出血沿阴囊和会阴延伸,伴有尿道损伤者,可有尿道滴血,甚至排尿困难
阴茎绞窄伤	轻症者仅出现套扎物远端阴茎水肿、胀痛。如不解除病因,远端阴茎肿胀加重,继而发生缺血、坏死改变,表现为远端阴茎皮肤色泽变化,冰冷、疼痛加剧、感觉迟钝。当感觉神经坏死后,痛觉减弱。嵌顿处皮肤糜烂,同时伴有排尿障碍

（续 表）

类别	临床表现
阴茎脱位伤	一般表现为阴茎疼痛，周围软组织肿胀。局部特异体征有阴茎、尿道海绵体在冠状沟外与包皮发生环形撕裂，阴茎脱离其皮肤，于腹股沟、下腹壁、大腿根部、阴囊和会阴等处的皮下可发现或触及脱位的阴茎，存留原位的包皮空虚无物，伤后可出现尿失禁。阴茎脱位伤多伴有尿道外伤及尿外渗

2. 开放性损伤　见表10-13。

表10-13　阴茎开放性损伤的临床表现

类别	临床表现
阴茎离断伤	阴茎离断后，因失血较多，患者面色苍白，四肢冰凉，血压下降，出现休克现象。离断阴茎残端出血明显，且不易止血；离断远端如为刀剪切割伤，则创面整齐，切割伤患者皮肤及皮下组织受伤不会出现大出血，仅局限血肿。如为外伤或动物咬伤则创面不整齐，挫伤明显。若深达海绵体组织可导致严重出血甚至休克
阴茎皮肤损伤	阴茎皮肤撕裂伤可见撕裂的皮肤或撕脱后皮肤缺损区。阴茎皮肤切割伤患者表现为局部皮肤、皮下组织或海绵体裂开或断裂，切口呈多种形态

【辅助检查】　B超检查可确定阴茎白膜缺损处及阴茎折断者的破裂位置。还可显示白膜破裂的位置和大小及血肿范围，而且可以反复追踪血肿的动态变化，为临床治疗方案的确定提供客观的指标。

【诊断】　阴茎损伤的诊断：有损伤史，阴茎局部疼痛、出血、肿胀畸形、缺损，严重者可出现休克。阴茎折断者多在勃起状态及外界暴力作用下发生，折断时可闻及明显响声，随后阴茎立即疲软。常合并排尿困难，尿道海绵体损伤时可于排尿时发现尿道瘘。

【治疗】 阴茎损伤的治疗关键在于根据阴茎损伤的程度、部位，应及时输液、输血、镇静和止痛、清除血肿、清理伤口等，并应用有效抗生素预防感染，尽早、尽量恢复阴茎的功能。

1. 闭合性损伤的治疗　见表 10-14。

表 10-14　阴茎闭合性损伤的治疗

类别	治疗
阴茎挫伤	轻度阴茎挫伤仅需适当休息、止痛、阴茎局部抬高，如用丁字带兜起阴囊和阴茎、预防感染、辅以理疗。急性期仍有渗血时，可冷敷，出血停止后，用热敷。较严重的挫伤，如皮下继续出血，血肿增大，应穿刺或切开引流，必要时结扎出血点，并轻轻挤压阴茎海绵体，以防止血肿机化。如就诊较晚，血肿液化或合并感染形成脓肿或气肿时，可切开引流或穿刺放脓
阴茎折断	阴茎折断应立即手术，否则由于血肿机化、瘢痕挛缩而使阴茎变形，导致勃起障碍。治疗原则是恢复阴茎海绵体的连续性、彻底清创、控制出血、防止海绵体内小梁间血栓形成。治疗方法包括手术和非手术治疗，多主张早期手术，以免血肿扩大，继发感染，形成纤维瘢痕，导致疼痛和阴茎成角畸形而影响性生活。手术沿阴茎冠状沟皮肤做环形切口，像脱袖套一样将皮肤推向阴茎根部，清除血肿，显露破裂的阴茎白膜，予以修补
阴茎绞窄伤	治疗原则是尽快去除绞窄物而不附加损伤，改善局部循环。如多点穿刺挤压消除水肿后脱套式取下金属环，不能取下者用钢锯或磨具切断金属环后取下。局部可注射透明质酸酶、肝素等，以防血栓形成
阴茎脱位伤	应及早清创，止血，去除血肿，将阴茎复位，并固定于正常位置，较为方便的方法是置入气囊导尿管后牵引固定。有尿道损伤者按尿道损伤处理。如阴茎复位困难或支持组织撕裂严重时，可进行手术复位，缝合支持韧带

2. 开放性损伤的治疗　见表10-15。

表10-15　阴茎开放性损伤的治疗

类别	治疗
阴茎离断伤	阴茎离断伤的治疗包括阴茎的修复、恢复排尿功能及性功能等。其治疗效果因受伤部位、程度、缺血时间和治疗方法而异，但均强调吻合血管的再植术。如果离断的远侧段阴茎完整，受伤时间不长，应即刻清创，做再植手术；应用显微外科技术吻合阴茎动脉及阴茎浅、深静脉，并吻合尿道，存活率较高。如为牲畜咬伤，阴茎段远侧往往缺损，不能做阴茎再植手术，清创时应尽量保留有生机的阴茎海绵体组织，以利用其进行阴茎再造
阴茎皮肤损伤	原则上伤后应立即修补。处理前需仔细检查损伤范围、深度，阴茎海绵体、尿道海绵体是否完整，阴囊及阴囊内容物是否受累等。首先应彻底清创，剪除无活力的组织，存活机会较高，否则需要植皮。对阴茎皮肤缺损近侧有活力的组织要尽量保留，但远侧皮肤及包皮则须切除，即使有活力也要剪除至距阴茎头2～3cm处。若皮肤缺损较多，可采用其他部位皮肤植皮，不适宜用中厚层皮片植皮，因其难以存活，且影响阴茎勃起，影响性交，可用转移皮瓣或全厚层植皮，也可将剥裸阴茎埋入阴囊皮下，龟头在阴囊皮肤戳创引出。以后再二期复位整形

第11章

心胸外科急危重症

第一节 创伤性气胸

胸膜腔内积气称为气胸，多由于肺组织、气管、支气管、食管破裂，致使空气逸入胸膜腔，或因胸壁伤口穿破胸膜，胸膜腔与外界沟通，外界空气进入所致。创伤性气胸按其病理生理变化不同可分为闭合性气胸、开放性气胸及张力性气胸。如果创伤性气胸合并出血称为创伤性血气胸。

【病因】

1. 闭合性气胸 闭合性气胸是指胸部创伤后肺、支气管或食管的破裂，空气进入了胸膜腔，此时胸壁及皮肤仍保持着完整，胸膜腔不与外界直接相交通，其特点是胸膜腔内压力尚低于大气压。

常见原因为胸部钝性伤合并肺破裂、肋骨骨折端刺破肺组织。当气体进入胸膜腔后局部破口已经闭合，气体不再继续进入。气体进入胸膜腔后会造成肺组织的受压萎陷，出现不同程度的呼吸和循环功能的紊乱。

2. 开放性气胸 开放性气胸是指胸膜腔与外界相通，胸壁的完整性丧失，空气可自由进出胸膜腔，其特点是胸膜腔内压力与大气压相等。

常见于火器伤，胸壁上有缺损者也会造成胸膜腔经胸壁创口直接与外界相通，空气随呼吸运动自由地出入胸膜腔。

3. 张力性气胸 张力性气胸是指胸壁、肺或支气管伤虽造成伤道与胸膜腔相通，通常形成单方向开放呈活瓣状的气胸创口。

其特点是胸膜腔内压力短期内迅速升高，并高于大气压。

胸部的闭合伤或开放伤均可能造成张力性气胸，例如肺裂伤、胸壁小的穿透伤或支气管、食管裂伤等。只要形成单向活瓣状创口，即可形成张力性气胸。

【临床表现】

1. 闭合性气胸　单纯性气胸的临床症状是胸部疼痛、呼吸异常改变，呼吸困难的程度取决于肺压缩的程度。少量气体进入胸膜腔一般对纵隔和心脏无明显影响和移位，临床上仅有呼吸急促，极轻者可能毫无症状。较大量的气胸时，肺大部分压缩则可出现胸闷、气短，气管和纵隔可移向对侧，叩诊呈鼓音，听诊出现呼吸音减弱或消失。

2. 开放性气胸　当伤员有严重呼吸困难、面色苍白、发绀、休克等，结合胸部有开放性伤口，或听到了胸壁创口有空气进出胸腔的吸吮声；伤侧胸部叩诊为鼓音、呼吸音明显减弱或消失。根据外伤史，听到上述吸吮声和其他临床表现，再结合胸部 X 线检查即可确定诊断。

3. 张力性气胸　伤员多半有进行性呼吸困难、发绀和休克，常表现为躁动不安、痛苦样呼吸窘迫、大汗淋漓等。气管向健侧偏移，有时并有纵隔和皮下气肿，伤侧胸廓膨隆、肋间隙饱满，叩诊呈鼓音和呼吸音消失。胸部 X 线检查可见到不同程度的气胸、肺不张、纵隔移位等。胸腔穿刺对于张力性气胸有特殊的诊断价值，如果经穿刺排气减压后短时间内又出现呼吸困难及张力性气胸的征象，则可确立诊断。

【辅助检查】　普通胸部 X 线片检查对于气胸的诊断具有特异性，并可进一步明确气胸的严重程度和部位。但对于患者生命体征不稳定或张力性气胸危及生命，可根据患者临床表现及体征试行胸腔穿刺诊断。

【诊断及鉴别诊断】

1. 诊断　根据受伤病史、临床表现及 X 线检查易于诊断。

2. 鉴别诊断　闭合性气胸按肺被压缩的程度见表 11-1。

表 11-1　闭合性气胸分类及压缩程度

类别	压缩程度
少量气胸	肺压缩 15%以下
中等量气胸	肺压缩 15%～60%
大量气胸	压缩 60%以上

在胸部 X 线片上如果显示伤侧胸部外 1/3 被气体占据者，则提示肺已被压缩约 50%；如果显示伤侧胸部外 1/2 被气体占据，则提示肺已被压缩约 75%。

查体可见气管向健侧偏移，伤侧胸部叩诊呈鼓音，呼吸音明显减弱或消失，少部分患者可出现皮下气肿且常在肋骨骨折部位。

【治疗】

1. 闭合性气胸　见表 11-2。

表 11-2　闭合性气胸

类别	治疗
少量气胸	通常患者临床症状不明显，应严密观察，让其卧床休息，给予口服镇静药、止痛药物等，通常 1～2 周后可自行吸收，不需特殊处理
中量气胸	多有胸闷、气促不适症状，应做胸腔穿刺抽气，抽除气体后再严密观察伤情，如果数小时后气胸仍继续加重，则应施行胸腔闭式引流术
大量气胸	大部分伤患都有呼吸困难症状，应尽早施行胸腔闭式引流术
血气胸	尽早排出胸膜腔内气体和积血，减少伤后胸膜粘连或感染的并发症，宜行胸腔闭式引流术

2. 开放性气胸

(1)急救:急救原则是紧急封闭创口,使开放性气胸尽快变成闭合性气胸。然后,再按闭合性气胸急救原则进行处理。如果创口的直径超过声门的内径(2.75cm),不及早封闭,伤员将在短时间内死亡。开放性气胸的急救中应强调现场的自救和互救。

(2)清创缝合和闭式引流:通常在气管插管后行胸壁清创缝合术的同时探查和处理胸膜内器官损伤,然后放置胸腔闭式引流。如果没有气管插管的条件时应先放置胸腔闭式引流,才能后送至能做清创术的医疗单位进行胸壁的清创缝合术。

(3)防治感染:常规应用抗生素,鼓励伤者咳嗽、排痰及早期离床活动,以促进肺复张和防治肺部感染。

3. 张力性气胸　张力性气胸是非常紧急、严重的胸部伤并发症,必须紧急救治。

(1)急救:原则是将张力性气胸变为开放性气胸,然后再变为闭合性气胸,最后按闭合性气胸来处理。在紧急情况下可用粗针头在第2肋间的锁骨中线处刺入胸膜腔内排气,使用恰当可以挽救伤员的生命。在平时紧急穿刺后应立即在穿刺处放置胸腔闭式引流管。

(2)闭式引流术:一般在局麻下进行。气胸于锁骨中线第2肋间麻醉,然后放置引流管,血气胸则要求在腋中线第5与6肋间进行置入口径为0.5～1.0cm的胶管作闭式引流用,保持着连续减压,待肺完全膨胀后其漏气已停止24h才考虑拔管问题,应持慎之又慎的态度。

(3)开胸手术:如果置放闭式引流后,仍不断有大量漏气,有肺不张甚至不断出现皮下气肿增加,这些多属肺、气管、支气管或食管大范围严重损伤,则应考虑开胸探查术。

第二节　创伤性血胸

创伤性血胸是指胸部损伤后致胸膜腔积血，常见于胸部穿透伤或严重钝性挤压伤。创伤性血胸属于胸部创伤的严重并发症之一，常与胸部的其他部位伤或全身多发伤合并存在。

【病因】 创伤性血胸的病因见表 11-3。

表 11-3　创伤性血胸的病因

类别	病因
心脏、大血管伤	例如心脏贯通伤和胸主动脉、上下腔静脉或肺动静脉干撕裂伤等，它多发生在胸腔和纵隔穿透伤。出血量多而流速快，如果不及时救治在短期内即可发生失血性休克死亡
胸壁血管损伤	例如肋间动静脉和胸廓内动脉，这些血管属体循环血管，压力高、出血量大，流速快，自行停止较慢也难以自行止血。多数可引起大量血胸需紧急手术止血
肺组织血管伤	由于属肺循环血管多为小口径肺动、静脉，因其血管壁薄、血压仅为体循环血压的 1/4～1/3，加之肺组织具有弹性回缩的力量，故出血量较小，速度也慢，多能在数小时内停止出血
膈肌和腹腔器官伤	主要见于胸腹联合伤，尤其是腹腔内的肝、脾损伤，其出血可通过破裂的膈肌进入胸腔

【发病机制】 血液流入胸膜腔内，由于心、肺和膈肌的活动发生去纤维蛋白的作用，短期内少量的胸内积血中纤维蛋白无法自行逸出，因而使血液失去其自行凝固的作用。故当胸腔穿刺时抽出的血液不会凝固。如果血胸发生时间较久，胸膜渗出的纤维素会覆盖在胸膜上使肺的呼吸活动受限，其去纤维蛋白作用也随之消失，这时胸膜腔内积血亦会发生逐渐凝固，如果在短时间内大量出血时呼吸运动不足以发挥其去纤维蛋白作用，也可出现血

胸凝固现象，称为凝固性血胸，胸腔穿刺抽不出或不易抽出血液。

凝固性血胸 3d 以后，其附在胸膜上的纤维素和血块逐渐由于成纤维细胞和成血管细胞的侵入会发生机化形成纤维板，这种脏层胸膜纤维板可随时间逐渐增厚压迫肺，壁层胸膜纤维板的增厚可限制胸壁活动。如果胸膜间隙完全被纤维素所填塞称为纤维胸，其胸壁运动及呼吸功能严重受限，伤侧的肺功能显著降低。

大量血胸也可引起血容量的降低、伤侧肺的受压、肺不张、生理性右向左的分流、纵隔移位或休克等并发症。血胸还可成为胸膜腔感染的条件，一旦受污染细菌的侵入还可形成脓胸。

【临床表现】

1. 血胸的分类　见表 11-4。

表 11-4 血胸的分类

类别	血量
小量血胸	血胸量不超过 500ml，一般无临床症状，在 X 线片上仅见膈肋角的消失
中量血胸	血量 500～1500ml，上界可达肺门平面
大量血胸	血量超过 1500ml，上界可达胸膜腔顶，严重地压缩肺

2. 症状　小量血胸临床上可无明显症状，伤员仅有轻度吸收热。中等量以上血胸可引起两种不良结果(表 11-5)。

表 11-5　血胸的症状

类别	症状
内出血引起贫血	有效血容量不足，表现为口渴、脉快、面色苍白，呼吸困难及血压下降等休克症状
肺组织受压显著	使肺通气量减少、气体交换量不足，伤员还可有胸闷、气急、呼吸困难等症状

3. 体征　小量血胸可无特殊症状，中等量以上血胸可发现伤侧胸廓呼吸运动减小。伤侧胸部饱满，肋间隙增宽。触诊发现气管移向健侧。叩诊下胸部呈浊音或实音。听呼吸音减弱或消失。如果并发血气胸时，上胸部呈鼓音，下胸部呈浊音。

【辅助检查】

1. 胸部 X 线片检查　可以发现肋膈角消失，胸部大片密度增高阴影，呈外高内低的弧形。

2. 胸部 CT　可明确出血的位置或来源。

3. 实验室检查　检查或复查血常规，了解血红蛋白含量和血细胞比容的变化情况，以判断有无活动性出血，凝血功能检查以备行急诊手术。

4. B 超　发现液性暗区。

【诊断及鉴别诊断】　临床上常根据出血量的多少，把血胸分成少量、中等量、大量血胸三类。单纯根据出血量分类是不够全面的，因为伤员胸腔、出血速度、胸膜渗出等均不同。分类的目的应对判明伤情、分清轻重缓急，确定治疗原则有指导作用。

应明确血胸的定位、定量和定性诊断及鉴别诊断，以便尽快确定抢救和治疗原则。特别要重视对进行性出血的诊断。

1. 出血量的诊断

(1)摄立位全胸部 X 线片是判断少量、中等量及大量胸血分类的最重要根据。但有些伤员因休克或脊柱、下肢骨折而难以站立者，在卧位下摄胸部 X 线片时除看到伤侧透光度稍有降低外是很难分清出血量多少的。可摄坐位、立位或健侧卧位后前位全胸部 X 线片，再结合仰卧位对伤侧胸壁进行叩诊，分清浊音界的位置，并与健侧比较，凡浊音界在腋后线以下为少量，腋中线者为中量，达腋前线者为大量。

(2)根据引流量和胸内血红蛋白量测定计数丢失的循环血量，作为补充血容量的参考。因为血液进入胸腔后对胸膜多有刺激，引起胸膜反应性渗出，使胸血多有稀释。因此，丢失的循环血量可按下述公式计算。

已丢失的循环血量(ml)=胸出血量(ml)×测出胸血血红蛋白量(ml)×8.4/100

注:8.4为常数,正常血红蛋白含量为120g/L,即1g血红蛋白含在8.4ml血浆内。

2. 定位诊断　为了准确定位可摄侧位胸部X线片或胸部CT片,或在X线透视下找出最近胸壁积血位置,也可行超声定位,对了解液体的位置、多少、深度,估计出血量,分析有无血凝块、胸壁的厚薄,找出距胸壁最近距离,确定进针方向和深度,避开邻近脏器均有实际意义。处理时应按超声检查时的体位,并在超声引导下进行胸腔穿刺。如仍不能抽出,则可能因针头细,致血液抽出很慢或针头被纤维蛋白或血凝块堵塞难以抽出。

3. 定性诊断

(1)进行性血胸(胸内活动性出血):对创伤性血胸,不仅要诊断有无胸血、胸血量和出血部位,更重要的是要判断胸内出血有无停止、出血量减少或仍在继续。如确诊胸内进行性出血,经短暂抗休克仍不能逆转,应立即开胸止血。

(2)迟发性血胸:标准为①胸部创伤入院时摄胸部X线片无血胸,但24h后出现者;②入院后确诊为血胸或血气胸,已行彻底引流摄片证明无血气胸而后又再次出现者。

(3)血胸感染:血胸感染多发生于开放伤、反复胸腔穿刺和长期留置引流管的患者。可借助以下方法确诊。①涂片法:取胸腔引出的血性液体行常规的胸液检查,特别做胸血染色对红细胞和白细胞进行计数。②试管法(Petrof试验):取胸血1ml,加蒸馏水5ml,充分混合及离心沉淀,3min后观察。正常液体为红色、清澈透明,异常(感染)液体为浑浊或见有絮状物。③细菌培养法:细菌培养(需氧菌及厌氧菌)加药物敏感试验,可见致病菌生长。

【治疗】

1. 治疗原则

(1)抗休克。

(2)彻底清除积血。

(3)防治继发感染。

2. 治疗方法

(1)补充血容量:①对小量血胸,生命体征稳定可暂不需特殊处理。②对中、大量血胸,血压不稳定已出现休克者,应尽快补液、输血,维持血压和循环的稳定。

(2)手术治疗

①胸腔穿刺术:对中量以上血胸,在伤后即可进行胸腔穿刺术,同时予以输液、输血。穿刺部位在腋中线或腋后线上第 5 肋间隙或第 6 肋间隙,原则上应在伤后 8～12h 尽快地排空血胸,解除对肺组织的压迫,使肺重新复张恢复功能。

②胸腔闭式引流术:对中、大量血胸应予置放闭式引流装置,有利于保证胸膜腔的负压,促进肺的膨胀,可减少血液对胸膜腔的刺激,减轻胸膜增厚和粘连以及对肺功能的影响,同时又可观察胸内出血情况,防止继发感染。

③开胸探查止血术:血胸开胸探查的适应证为进行性血胸、伴有心脏及大血管损伤者、伴有气管、支气管损伤或食管损伤者、凝固性血胸伴有胸腔内异物存留者、胸腹联合伤的存在且血胸液中有污染物(胆汁、胃液物、粪便等)。

(3)抗感染治疗:给予头孢菌素类抗生素预防感染,如头孢唑啉钠 2g,加入生理盐水 100ml 中,静脉滴注,3/d。

第三节　气管、支气管损伤

气管、支气管损伤是指从环状软骨到肺段支气管分叉之前的气道损伤。气管、支气管损伤比较少见,但近年来有增多的趋势。

由于许多车祸引起的钝性伤和穿透性伤患者，大多死于现场，所以很难估计气管、支气管损伤的准确发病率。穿透伤所致的气管、支气管损伤更常合并大血管损伤而当场死亡，故临床所见大多为闭合性胸外伤所致。

【病因】 常见的病因有车祸、塌方等所致的钝挫伤，刀刺伤或枪伤。

1. 前后方急剧受压使胸廓横径增大，两肺向侧方牵拉，而相对固定的隆突也受到牵拉。如果向外牵拉的力量超过气管、支气管的弹性就会断裂，一般为横行或环形断裂。

2. 胸部发生钝性挤压伤，如果声门紧闭，气道内的压力就会急剧升高，引起隆突附近撕裂，多为纵行裂伤。

3. 突然减速对气道形成一定的剪切力，主要集中在位置比较固定的隆突和环状软骨附近。

【临床表现】 气管、支气管损伤的病理生理和临床表现取决于气道损伤的部位和程度。颈段气管和喉部损伤最初可出现少量皮下气肿，胸段气管的损伤如果与胸膜腔有明显交通，伤侧会产生大量气胸、纵隔气肿和严重的皮下气肿。如果损伤的胸内气管被纵隔胸膜所包裹，不与胸膜腔相通，可产生大量的纵隔气肿和皮下气肿，其严重程度与裂口的大小有关。气管、支气管的小裂口，如果周围被纵隔组织所包裹，不会产生明显的病理生理变化，除非有肉芽组织形成，阻塞气管；如果没有纵隔组织包裹且与胸腔相通，就可引起张力性气胸和纵隔气肿、皮下气肿。纵隔内高压气体可压迫心脏和静脉，使血液回流受阻。气管、支气管断裂，由于局部肉芽组织增生瘢痕收缩和血块、痰液潴留，可使远端气道完全堵塞，形成肺不张，不张的肺组织因隔绝空气，一般不引起肺部感染，以后行支气管重建仍可完全恢复功能；不完全堵塞，引起肺感染、支气管扩张、肺纤维化和脓胸。气管、支气管损伤的主要病理生理变化为低氧血症，可合并低二氧化碳血症或高二氧化碳血症。

气管破裂多见于 40 岁以下的青壮年。有人将支气管损伤分为两类：① Ⅰ型，气道破口直接与胸腔相通，产生大量气胸，胸腔闭式引流难以奏效。② Ⅱ型，气道与胸腔几乎无交通，纵隔组织完全将伤口封闭。这种类型的伤口有时不必手术修复。临床表现取决于损伤的程度和部位。如果颈部气管损伤，可有皮下气肿、纵隔气肿、呼吸困难，往往合并食管和大血管损伤。胸内气管和主支气管损伤，若胸膜破裂，裂口与胸腔相通，可形成一侧或两侧张力性气胸；若胸膜完整，气管裂口不与胸腔相通，以纵隔气肿和皮下气肿为主要表现，有时可出现上腔静脉受压的体征；由于气管裂口周围的支气管动脉或其他血管损伤，患者可有咯血。气管和纵隔向对侧移位，有纵隔气肿和广泛的皮下气肿，伤侧叩诊成鼓音，呼吸音消失。成年人可伴有第 1～3 肋骨骨折，还可有连枷胸、肺挫伤等并发症。

【辅助检查】

1. 胸部 X 线片　直立位胸片可见皮下气肿、气胸、纵隔气肿和胸腔积液。支气管完全断裂时，萎陷的肺落到肺门以下，称垂柳征。而一般气胸肺被压向纵隔肺门处。仰卧位胸片上肺落在侧后方，与纵隔分离。颈椎侧位片可看到椎前筋膜有气体阴影，这是气道或食管损伤最有力的间接证据。CT 可看到不张的肺，纵隔移位，有时能见到突然断裂的支气管影像。CT 能清楚地发现纵隔血肿和大血管损伤，还能确定气管与支气管的解剖关系，可用于气道损伤修复后的随访，便于发现狭窄。

2. 纤维支气管镜　是气管、支气管断裂最有效的检查方法。它不仅可以诊断还可以起到治疗作用。可明确气道损伤的程度和部位。有胸外伤史者，支气管镜检查的适应证为纵隔气肿、难治性气胸、无法解释的慢性肺不张、咯血和明显的皮下气肿。

3. 食管造影　外伤初期，用稀硫酸钡造影，便于排除小的食管损伤或气管食管漏。血管造影，对于纵隔增宽，怀疑为纵隔血肿或上肢脉搏消失者，是理想的检查方法。

4. 血气分析 PaO_2 明显降低,$PaCO_2$ 降低或升高。血红蛋白和红细胞降低。

【诊断】 患者有胸部损伤都应考虑到气管、支气管损伤的可能,对于严重胸部钝性伤患者,如果有呼吸困难、咯血和皮下气肿,应当高度怀疑气管支气管损伤。临床上气管、支气管断裂的最常见表现是难以控制的气胸,即经胸腔闭式引流后仍有大量气体引出,持续数天出气不减,往往闭式引流管内有大量泡沫经胸管逸出,肺处于萎陷状态,不能复张。临床诊断除根据有典型的呼吸困难、青紫、皮下气肿、纵隔气肿、咯血、气胸和肋骨骨折表现及相应的体征外,尚应做辅助检查。

【治疗】

1. 胸腔闭式引流术以解除张力性气胸,挽救患者生命。严重的纵隔气肿,可于胸骨上窝处切开排放气体。经过以上处理,对于支气管裂伤不超过周径的 1/3,或者膜部只有很小的缺损有望逐渐自行愈合。

2. 保持呼吸道通畅,可行纤维支气管镜检查、吸出分泌物和血块,并可引导气管导管通过损伤之气道。

3. 明确气道损伤后可紧急手术修复。修复原则是彻底清创,黏膜对黏膜整齐缝合以及加固吻合口。如果是颈段气管断裂,经胸骨切迹上方 2～3cm 处做领状切口,找到断裂气管,用可吸收线间断缝合。据报道,可吸收线能维持张力 16d,且不易形成肉芽肿。也可用滑线连续缝合,而普通丝线可引起术后咯血、肉芽肿形成。术中将气管导管送到远端气管以维持通气。注意探查食管及大血管有否损伤,如果损伤一并修复,吻合口周围用椎前筋膜或甲状腺被膜覆盖保护,这一点对于合并食管损伤尤为重要。远端气管或支气管损伤可以采用标准的后外侧开胸切口,经第 4 肋间或第 5 肋间进胸。对于纵隔内气管、右主支气管及左主支气管近端宜右侧开胸;对于合并无名动脉或无名静脉损伤的气管或近端主支气管损伤,可以经胸骨正中切口。开胸后可见肺门后上方纵隔胸膜下有积气或冒出气泡。由此处剪开纵隔胸膜，解剖显露。右主支气管断裂需切断结扎奇静脉，注意不要损伤上腔静脉，左主支气管损伤将肺动脉向上牵拉，以增加暴露，小心保护肺动脉、喉返神经和食管。清除失活支气管，残端修剪整齐，吸除支气管内的积液、积血，用可吸收线间断缝合吻合口，检查无漏气后，用周围组织覆盖吻合口。注意吻合口不应有张力，可切断肺下韧带，必要时可松解肺门。冲洗胸腔，膨肺后，放置两根引流管。

4. 术后应加强护理，确保呼吸道通畅。积极清除气管、支气管分泌物，有痰液、血块尽量咳出，可用鼻导管吸引痰液。纤维支气管镜既能吸出深部气道内分泌物又可观察吻合口情况。雾化吸入以稀释痰液便于咳出。应用广谱抗生素预防感染。应用镇痛药有效止痛。

第四节　肺损伤

一、肺挫伤

【病因】　肺挫伤是胸部闭合性钝性伤最常见的肺实质损伤，平时多见于车祸、撞击、挤压、高处坠落、塌方等原因，战时多见于高速枪弹、爆震冲击波、高速减压损伤等原因。

【临床表现】　肺挫伤的严重程度和临床表现与冲击力的大小，尤其与冲击速度、胸部和全身合并伤、休克程度及年龄大小成正相关。

1. 轻者多有胸痛、胸闷、气促咳嗽及血痰，肺部听到散在的啰音，胸部 X 线片上可见斑片状密度增高的阴影，动脉血气可正常，1～2d 后可完全吸收。

2. 重度肺挫伤则出现明显呼吸困难、发绀、血性泡沫痰及心动过速和血压下降，查体可闻及广泛干湿啰音，呼吸音减弱，甚至消失,有时可闻及管状呼吸音。动脉血气分析多有低氧血症,血氧饱和度多有下降。

【辅助检查】

1. 胸部X线片　显示有大片实质阴影,应考虑为肺挫伤。24～48h后肺部阴影逐渐清晰,可诊断为肺挫伤。

2. 胸部CT　有条件且伤情允许者,可行胸部CT检查。肺挫伤后10min,扫描即显示有改变,伤后2h更明显。

【诊断】　典型的外伤史及症状、体征以及X线和CT表现即可作出诊断。

【治疗】　治疗关键在于充分止痛,指导患者进行有效排痰以预防肺不张,以及必要时的呼吸机支持治疗。肺挫伤的治疗主要围绕以下几个方面施行。

1. 充分有效的止痛　因肺挫伤常合并肋骨骨折甚至连枷胸,止痛有利于患者行深呼吸和咳嗽排痰,改善通气功能。

2. 保持呼吸道通畅

3. 机械通气　吸入空气时,呼吸频率＞40/min,PO_2＜8kPa(60mmHg),PCO_2＞6.7kPa(50mmHg),氧饱和指数(PO_2/FiO_2＜300)是应用机械通气的指征。严重肺挫伤发生低氧血症和呼吸窘迫时,采用呼吸机通气治疗,能减少或防止肺出血、水肿,促进不张的肺膨胀,保证充分的气体交换以纠正低氧血症。无严重呼吸功能障碍的大面积连枷胸或胸部X线片上显示的大范围肺挫伤并不是机械通气的指征。

4. 监测血气,纠正酸碱平衡失调　单纯性肺挫伤可以转化为呼吸功能不全或ARDS,动态观察血气变化可及时掌握病情变化,指导治疗。

5. 控制感染　肺挫伤后,肺的细菌清除能力下降使得肺部易于发生感染,加重呼吸功能不全。应给予广谱抗生素治疗。

6. 应用肾上腺皮质激素　疗效肯定,应早期、大剂量、短程应用。

二、肺爆震伤

【临床表现】 临床上一般称的爆震伤主要是指空气或水下冲击波直接作用于人体造成的损伤。冲击伤在很大程度上与一般创伤类似，但有如下特点。①多处受伤。中度伤常伴有心、肺和耳鼓膜损伤；重度伤可伴有肝、脾破裂，骨折，颅骨伤和软组织伤。②外轻内重。表现为体表程度较轻，而内脏损伤较重。③发展迅速。由于体内对损伤的调节与代偿功能，使伤员早期的生命体征暂时维持正常，但不久后代偿功能失调，伤情进一步加重，全身状况迅速恶化，可因救治困难而迅速致死。

在爆震波冲击下，肺是最易发生损伤的靶器官，几种肺损伤中，以肺出血致伤阈值最低，肺破裂的致伤阈值最高。

1. 肺出血　自脏层胸膜下斑点状出出血至多肺叶大片状出血不等，极重者可见数叶肺或大部分肺组织呈暗红色且胀满坚实，以两肺下叶为重。

2. 肺水肿　水肿液与血液相混，呈红色泡沫样，流入大支气管或气管腔内。

3. 肺裂伤　多见于肺的内侧面，其次为两面同时出现，仅限于肋面者少见，可见裂口，重者呈剁开状，裂口表面附血块，胸膜腔内多有积血，可有气胸及肺萎缩。

4. 肺大疱　多位于肺叶中央部，其次为边缘部，近肺门处较少发生，肋面较内侧面多，大疱直径约在 1.4cm，暗红色，内含空气及部分血液；常伴有心内膜下或肌层出血，重者有心肌纤维断裂。

【诊断】

1. 病史　有造成冲击伤的爆炸史，肺和腹部最易受伤。

2. 症状　伤员表现为呼吸困难、咯血、血气胸等症状，重症者短期内发生呼吸功能不全征象，出现肺实质或肺泡性水肿。

3. 体征　爆震伤表现为身体表面损伤程度轻微，甚至完好无损。可有呼吸困难、血气胸等，可出现水泡音，呼吸音消失，叩诊呈实音等体征。

4. 化验检查　血常规检查白细胞增高，如合并内出血，常有血红蛋白下降及红细胞计数下降。

5. X线检查　显示气胸、血胸、纵隔气肿，双肺均有浸润。

【治疗】

1. 一般治疗包括低半坐位卧床休息，减轻心肺负担，应用抗生素预防感染；镇静止痛，有支气管痉挛者可应用抗胆碱药物；纠正低血容量，合并气胸、血气胸者应行胸腔闭式引流术。

2. 呼吸功能不全者，应反复清除呼吸道分泌物，保持呼吸道通畅，经口鼻或鼻导管给氧。有上呼吸道梗阻或有窒息危险者，应做气管切开，如出现呼吸衰竭，可采用机械辅助呼吸。

3. 防治肺水肿，保护心脏功能。

4. 脱水疗法。用氨茶碱静脉缓注，或给予甘露醇、利尿药、高渗葡萄糖或浓缩血浆。合并心力衰竭者，可给予强心药物如毛花苷C等静脉缓注。

5. 适当选用止血药物。

6. 输血、输液应谨慎，原则上要少输、慢输，避免输入大量晶体液，导致心力衰竭。监测中心静脉压可帮助确定输液量及速度；如输液后中心静脉压上升且高于正常，而心排血量和血压仍不回升，表示心功能不全，须给予强心药物。

第五节　心脏、大血管损伤

心脏损伤分为闭合性损伤和开放性损伤。闭合性损伤一般由于暴力作用于胸部引起，加速伤或减速伤均能导致心脏闭合性损伤；开放性损伤多由锐器或高速物体穿透胸壁后直接穿破心脏引起。常见的心脏损伤有心脏挫伤、心脏破裂、室间隔破裂、瓣膜、腱索、乳头肌损伤，冠状动脉损伤、传导束损伤等相对少见。

胸内大血管包括主动脉及其三大分支、腔静脉及肺动、静脉。挤压伤、加速伤减速伤引起的大血管损伤多为闭合性损伤，多累及主动脉峡部，其次是升主动脉根部；而穿透性损伤可以发生在任何部位，包括腔静脉和肺动、静脉。

一、心脏挫伤

心脏之前后左右均有骨性结构直接或间接保护，较轻的外力对心脏不会产生明显的影响，心脏处于相对安全的部位，但暴力强大亦可使悬垂的心脏因遭受各类不同方向的应力而变形损伤。凡心脏结构无破坏的损伤（包括心壁、间隔、瓣膜、腱索和乳头肌）统称为心脏挫伤。右心因紧贴胸壁，较左心更容易损伤，而且舒张末期较收缩末期损伤更为严重。心脏挫伤的程度和范围，可从小片心外膜或心内膜下点片状出血直至大片心肌出血和透壁性出血性心肌坏死，可出现肌纤维溶解断裂、心肌坏死和多核细胞浸润。

【病理生理】

1. 心律失常　心脏挫伤后立即产生心电活动停止，随后心室、心房和房室结电活动依次出现，直至恢复窦性心律。恢复时间与损伤程度直接相关。受损区域可能出现兴奋灶，在正常和受损心肌之间产生电位差导致心电折返现象，也可能由于受损区域传导组织缺氧等导致各类心律失常。

2. 血流动力学变化　心脏挫伤时心肌及血管内皮细胞受损，各种炎症介质释放，血液凝固性增高和纤溶活性下降，导致微循环障碍及心肌缺血，加重心肌损害，造成心脏储备功能下降和心排血量降低。

【临床表现】

1. 症状　心脏挫伤的程度轻、范围小，可无明显症状。挫伤严重、范围较大者可出现心前区疼痛、心悸和呼吸困难，这些症状缺乏特异性，常误为其他胸部损伤。大面积严重的心脏挫伤可以导致休克和心力衰竭。

2. 体征　轻的心脏挫伤少有阳性体征，重者可有心律失常，心音低钝，偶可闻及心包摩擦音。

3. 心电图　常见的心电图改变为窦性心动过速、房性或室性期前收缩，短暂房室传导阻滞或束支传导阻滞，S-T段抬高、T波低平或倒置。

4. 胸部X线片　心影无明显变化，合并心包损伤心包积液时心影扩大。

5. 超声心动图　二维超声心动图能直接观测心脏的结构和功能变化，心腔大小和结构大致正常，挫伤区域搏动减弱，节段性射血分数下降。

6. 核素心肌显影术　单光子发射计算机断层扫描技术及^{111}In(铟)-抗肌凝蛋白抗体显像技术以及心血池显像技术有助于判断心脏挫伤部位。

7. 血清酶学测定　磷酸肌酸激酶(CPK)及其同工酶(CPK-MB)在损伤后6～24h达到高峰，至72h逐渐恢复正常；心脏肌钙蛋白T测定结果在损伤后48h内明显升高。

【诊断】

1. 病史　提高心脏损伤诊断率的关键在于仔细询问受伤史，胸前区钝性伤尤应注意有无心肌挫伤。

2. 心电图表现　有助于诊断，但心电图正常并不能排除心脏挫伤。

3. 超声心动图　检查无创、快捷，而且对心脏挫伤的程度和范围具有重要价值。

4. 核素心肌显影术及血清酶学测定　都有助于心脏挫伤的诊断。

【治疗】　在闭合性胸部创伤中，心脏挫伤常见，但是需要特殊治疗的不多，一般只需要卧床休息，给予心电图监护，加强心肌营养药物支持治疗，密切观察，防治可能危及生命的并发症和后遗症。低氧血症者给予吸氧纠正；如有心律失常，给予抗心律失常药物治疗；心力衰竭者在补足血容量的条件下适量应用正性肌力药物维持动脉压。

二、心脏破裂

严重的闭合性胸部损伤，暴力猛烈撞击前胸导致心室或心房壁全层撕裂，或锐器、高速物体穿透胸壁伤及心脏，心腔内血液进入心包腔，可造成急性心脏压塞、出血性休克乃至死亡。因交通事故致死者尸检中发现 30％有心脏破裂。心脏破裂以右心室破裂最常见，其次为左心室和右心房，左心房、心包内大血管破裂，房室沟破裂则少见。闭合性胸部损伤所致心脏破裂部位多见于心室和心房游离壁，右心房破裂亦可发生在上、下腔静脉入口处相对固定部位。舒张末期较收缩末期更易发生心脏破裂。闭合性心脏破裂大多死于现场。而穿透性心脏损伤，特别是刃器伤，如生存到达医院，大多数病例可成功获救。

【病理生理】　心脏破裂后血液由心腔进入心包腔，在心包完整的情况下急性积血 120～150ml 可使心包内压力急剧上升，形成急性心脏压塞，表现为中心静脉压升高，静脉回流受阻，心脏充盈减少，心排血量下降，血压下降，心率加快。如果心包胸膜有破口使心包腔与胸腔相通，心包内积血进入胸腔，可以减缓心包腔压力升高速度，延长存活时间，终以失血性休克而亡。

【临床表现】　闭合性胸部损伤心脏破裂者因暴力大，多合并其他部位损伤，伤情复杂，变化快，穿透性胸部损伤所致心脏破裂者受伤部位明确。心脏破裂出血，心包裂口保持开放畅通者，血液将从前胸伤口涌出或流入胸膜腔。临床上出现低血容量征象，如面色苍白，呼吸浅快，脉搏细数，血压下降等，患者可快速陷入休克，因大出血死亡。心包无裂口或裂口较小不甚通畅者，心脏出血不易排出而在心包腔内积聚，致使静脉压升高，动脉压下降，产生急性循环衰竭。患者诉心前区闷胀疼痛，呼吸困难，烦躁不安，少尿至无尿，面色苍白，脉搏快弱，有时可扪及奇脉，血压下降或不能测出，但静脉压升高，>1.43kPa(11mmHg)。胸部X线片显示心影扩大，但大多数病情来不及完成此项检查。

【诊断】 在开放性胸部损伤患者，伤口位于胸前心脏投影区就应考虑穿透性心脏伤的诊断，如伴有失血性休克，则这一诊断基本成立。Beck三联征：①静脉压升高；②心搏微弱，心音遥远；③动脉压降低，脉压减小。是典型的急性心脏压塞的征象，但临床上仅少部分患者出现。疑为心脏压塞时，可在剑突下左肋弓旁行心包腔穿刺，如抽出血液，即可确诊。二维超声心动图亦可确定心包积血的诊断。

【治疗】 心脏破裂一经诊断立即手术。急性心脏压塞病情危急，可先做心包腔穿刺减压缓解，同时输血补液，争取剖胸抢救时间。剖胸手术一般经左前胸第4肋间进胸速度较快，切开心包，清除积血，探查到心壁出血点或裂口。心室破口和心包内大血管破口先用手指按压止血，然后行间断缝合修补；心房破口先以无损伤钳夹住止血，然后连续缝合；冠状动脉的小分支出血，可以直接缝扎；冠状动脉主干损伤，须在体外循环下行缝扎术加冠状动脉旁路移植手术。

三、室间隔破裂

室间隔破裂(或室间隔穿孔)可见于闭合性胸部损伤，常在室间隔肌部靠近心尖处，多为单一破口，原发性室间隔破裂系心脏在舒张末期或收缩早期各瓣膜处于关闭状态，心室充盈，暴力作用使心脏承受应力产生变形，引起室间隔撕裂。继发性室间隔破裂系由于室间隔心肌严重挫伤后发生坏死液化，可出现多个破口，造成左、右心室相通的结局。室间隔破裂产生心内左向右分流，引起急性心功能衰竭。

【病理生理】 创伤导致室间隔破裂与先天性室间隔缺损一样，由于左心室压力明显高于右心室，立即出现血液由左心室流入右心室，右心室因突然接受大量心内分流血液，可以很快出现肺动脉高压、右心衰竭。

【临床表现】　室间隔破裂常合并心肌及其他心内结构损伤，大多数患者出现心悸、胸闷、气促，甚至端坐呼吸等症状，体检可发现在胸骨左缘第 3～4 肋间听到响亮收缩期喷射样杂音，伴有震颤，肺动脉听诊区第二心音亢进，可伴有心律失常，原发性室间隔破裂可立即出现上述症状，继发性室间隔破裂可在伤后 12d 内出现，发现时间可晚至 1～4 个月。多数患者可进行性心力衰竭、肝大、腹水、双下肢凹陷性水肿，部分患者可出现心绞痛症状。心电图常有非特异性 S-T 段改变、T 波改变、电轴右偏、右束支阻滞、右心室肥厚或双心室肥厚。二维超声心动图可见室间隔连续性中断，左、右心室肥厚；彩色多普勒显示心室水平左向右分流。

【诊断】　根据受伤病史、临床表现及超声心动图，室间隔破裂诊断不难，但需要进一步排除瓣膜、腱索乳头肌病变。

【治疗】　应行手术治疗，但在急性期手术的失败率很高，行缺损修补术以在病情稳定受伤 2～3 个月后为宜。

四、瓣膜、腱索或乳头肌损伤

胸部损伤导致的心脏瓣膜损伤以主动脉瓣损伤最为常见，其次为二尖瓣和三尖瓣。主动脉瓣损伤与房室瓣损伤机制有所区别，前者可能的机制为心室舒张早期胸部受到强大的暴力作用，大动脉内压迅速升高，使处于关闭状态的主动脉瓣瓣上、瓣下压力差急剧加大，超过瓣膜的承受限度，产生瓣膜撕裂，撕裂部位可以是瓣叶，也可以是瓣叶交界；二尖瓣和三尖瓣损伤常见于暴力直接作用于胸前壁，心脏受到胸骨和脊柱挤压，心室处于舒张末期至收缩早期，二尖瓣和三尖瓣均处于关闭状态，心室内压力急剧升高，导致瓣膜及其腱索乳头肌损伤，二尖瓣和三尖瓣前叶及其腱索、乳头肌最易受损。

【病理生理】 瓣膜及其腱索乳头肌损伤产生的病理生理变化，即受损瓣膜关闭不全引起的血流动力学改变所导致的一系列病理生理改变。主动脉瓣受损后立即引起主动脉瓣关闭不全，瓣口出现反流，导致左心室前负荷增加，舒张末期压力升高，左心房压力随之升高，肺静脉淤血，表现为左侧心力衰竭、肺水肿，血压下降，由于主动脉压力高，反流量大，病情往往进展迅速。二尖瓣及其腱索乳头肌损伤后出现二尖瓣关闭不全，血液在二尖瓣处产生反流，同样表现为左侧心力衰竭，如果损伤较轻，病情进展可以比较缓慢，类似风湿性病变产生的病理生理变化。三尖瓣及其腱索乳头肌损伤后出现三尖瓣关闭不全，血液反流在三尖瓣口，外周静脉压升高，体循环淤血，右侧心力衰竭。

【临床表现】 瓣膜、腱索、乳头肌损伤的临床表现主要取决于其损伤的程度和瓣膜反流量的大小，严重的主动脉瓣、二尖瓣及其腱索、乳头肌损伤，反流量大，伤后即可出现胸闷、胸痛、心悸、气短，甚至呼吸困难呈端坐呼吸，咳粉红色泡沫痰。主动脉瓣损伤与二尖瓣及其腱索、乳头肌损伤的肺部体征相似，均可闻及啰音，但心脏听诊和周围血管征象有区别，主动脉瓣损伤后脉压增大，可出现水冲脉和股动脉枪击音，在主动脉瓣听诊区和胸骨左缘可闻及舒张期泼水样杂音，肺动脉瓣听诊区第二心音亢进分裂；二尖瓣及其腱索、乳头肌损伤后在心尖部闻及收缩期喷射样杂音伴肺动脉瓣听诊区第二心音亢进。三尖瓣及其腱索、乳头肌损伤后早期症状一般较轻，发现损伤多在数月或数年后，患者出现右心功能不全，表现为气短、乏力、腹胀，双下肢水肿，查体可见颈静脉怒张，口唇发绀，肝大，双下肢凹陷性水肿，心脏听诊在胸骨右下缘可闻及收缩期吹风样杂音。

【诊断】 胸部创伤患者心脏听诊发现杂音应该首先考虑心脏瓣膜及其腱索乳头肌损伤。既往没有发现心脏杂音的先天性心脏病或风湿性心脏病病史的患者受伤后出现血流动力学异常的临床表现，应进一步了解受伤情况，完成心脏超声多普勒检查，明确诊断。

1. 主动脉瓣损伤诊断依据　伤后即出现胸闷、胸痛、心悸、气短，甚至呼吸困难呈端坐呼吸，咳粉红色泡沫痰。体征：主动脉瓣听诊区和胸骨左缘可闻及舒张期泼水样杂音，肺动脉瓣听诊区第二心音亢进分裂，双肺闻及湿啰音、水冲脉和股动脉枪击音，脉压增大。心电图提示 ST-T 改变，电轴左偏、左心室肥厚或左束支传导阻滞；X 线胸片可见肺血增多，心影增大以左心房、左心室增大显著；二维超声心动图可见主动脉瓣瓣叶撕裂或撕脱，关闭不良，左心房、左心室增大；多普勒显示主动脉瓣瓣下、二尖瓣瓣上反流束，左心室舒张功能下降。

2. 二尖瓣及其腱索、乳头肌损伤诊断依据　症状与主动脉瓣损伤相似，表现更为严重。体征：在心尖部闻及收缩期喷射样杂音伴肺动脉瓣听诊区第二心音亢进，双肺闻及湿啰音。X 线胸片可见肺血增多，左心房、左心室增大；二维超声心动图可见二尖瓣瓣叶撕裂，腱索、乳头肌有断裂，可见瓣叶向左心房内脱垂，心腔内探及漂浮物；彩色多普勒显示瓣口血流由左心室反流到左心房。

3. 三尖瓣及其腱索、乳头肌损伤诊断依据　患者感胸闷、气短、乏力、腹胀、双下肢水肿。心电图显示右心室肥厚或右束支传导阻滞，X 线胸片表现为右心房、右心室增大；二维超声心动图可见三尖瓣瓣叶撕裂，腱索、乳头肌有断裂，可见瓣叶向右心房内脱垂，心腔内探及漂浮物；彩色多普勒显示瓣口血流由右心室反流到右心房。

【治疗】　心脏瓣膜及腱索、乳头肌损伤导致一系列血流动力学变化，只有采取外科干预才能得到彻底纠正，但是手术时机和方法，应根据损伤程度来决定，一般损伤轻、反流量小、药物治疗可控制，病情相对稳定的患者可以待创伤反应急性期渡过后手术较为安全。损伤较重瓣膜反流量大、药物治疗难以控制，病情进行性加重，心功能衰竭，应尽早手术。

1. 主动脉瓣损伤　主动脉瓣瓣膜撕裂或瓣膜交界处撕脱一般可采取瓣膜置换或交界成形术，但成形术往往容易失败，所以一般主张直接行主动脉瓣置换术。主动脉瓣损伤后反流造成舒张压降低，脉压增大，冠状动脉灌注减少，扩血管药物应用可能加重心肌缺血，出现心绞痛以及头晕等症状，一般主张术前少用或不用。

2. 二尖瓣及其腱索、乳头肌损伤　二尖瓣损伤后出现急性二尖瓣关闭不全，瓣口反流使左心室泵入主动脉的血流量突然减少，血压下降。同时左心房压升高、肺水肿，应用血管扩张药物可以降低左心室后负荷及左心房压，提高周围组织器官灌注。主动脉内球囊反搏可以用于明显低血压患者，提高血压、降低左心室后负荷。单纯的二尖瓣撕裂或腱索、乳头肌断裂可以采取成形术修复，避免人工瓣膜的问题，如损坏严重，修复效果不好，则应立即行瓣膜置换术，如后期再次手术行瓣膜置换则手术病死率大大提高。乳头肌损伤的患者瓣膜脱垂严重，反流量大，病情重，进展快，可在短期内死亡，多须紧急手术。

3. 三尖瓣及其腱索、乳头肌损伤　三尖瓣损伤相对主动脉瓣和二尖瓣损伤一般较轻，首先考虑瓣膜修复或成形术，对少数损伤严重而且修复效果差的则应中转行人工瓣膜置换。

五、冠状动脉损伤

胸部创伤无论是闭合性损伤还是穿透性损伤均可造成冠状动脉损伤，多同时合并有心脏挫伤或心脏破裂等不同程度的其他损伤，单纯冠状动脉损伤极为少见。心包穿刺可损伤冠状动脉，闭合性胸部创伤中由于暴力较大导致冠状动脉撕裂、冠状动脉内血栓形成或冠状动脉瘘；穿透性胸部创伤在损伤心脏的同时引起冠状动脉破裂出血或冠状动脉瘘。外伤性冠状动脉瘘多见于冠状动脉前降支和右冠状动脉，左旋支损伤少见。冠状动脉血栓形成可能与血管内皮损伤、创伤后血液凝固性增加或原有冠状动脉粥样硬化斑块脱落有关，冠状动脉破裂、冠状动脉瘘可由暴力或锐器所致。

冠状动脉损伤后相应供血区出现急性心肌缺血，心肌梗死或心肌收缩力下降，心功能下降，其下降程度与冠状动脉损伤部位直径大小有关，大的分支损伤可使心功能严重受损，出现心律失常。冠状动脉出血在心包腔内积存可造成心脏压塞，回心血量减少，心排血量降低，出血可以通过心包破口流入胸腔，表现为失血性休克。

冠状动脉损伤临床表现缺乏特异性，一般心电图提示心肌梗死者应考虑冠状动脉损伤。对高度怀疑冠状动脉损伤的患者应进行选择性冠状动脉造影检查明确诊断及损伤部位。

冠状动脉损伤的诊断明确后应尽早治疗，冠状动脉血栓形成患者可选择冠状动脉旁路移植或冠状动脉成形术；冠状动脉破裂者，其直径＜1mm 可以直接结扎，其直径＞1mm 者应选择冠状动脉旁路移植；冠状动脉瘘的患者应在创伤反应过后手术修复。

六、胸主动脉破裂

闭合性胸部损伤和穿透性胸部损伤均可造成胸主动脉的全层或部分断裂，即胸主动脉破裂，发生在伤后 2 周内者称为急性胸主动脉破裂。急性胸主动脉破裂是一种致命损伤，除锐器伤外，其发生机制目前还不十分清楚，可能与各种机械应力作用有关，最常见的部位在胸主动脉的峡部，其次是升主动脉根部。主动脉弓及其分支损伤多见于胸部穿透伤，亦可见于闭合伤，大的损伤多来不及抢救而死亡。损伤部位以锁骨下动脉多见，左颈总动脉、无名动脉和主动脉弓部损伤较少。

升主动脉破裂表现为心脏压塞。伤者多有胸骨和(或)肩胛骨骨折伴胸骨后或肩胛间区疼痛，大部分很快死亡，少部分在血压下降后出血减缓或暂时停止，待输血补液血压回升后可继续出血,血压再次下降不能维持。弓部主动脉及其分支破裂表现为纵隔增宽、纵隔血肿可引起腔静脉阻塞综合征和失血性休克。降主动脉破裂表现为血胸,纵隔胸膜完整者表现为纵隔血肿或假性动脉瘤。

胸主动脉破裂的诊断主要依靠外伤史和临床表现,胸部X线检查是最简单而最有价值的辅助检查手段之一,超声心动图有助于诊断,怀疑胸主动脉破裂者应行升主动脉造影明确部位,对受伤后数天以后怀疑者也可考虑MRI检查或多排CT检查大血管重建,对手术切口、手术方式的选择起指导作用。

手术时机的选择按以下原则:就诊时有严重休克者应在行胸腔穿刺和(或)心包穿刺后紧急急诊室剖胸止血,急诊抢救后病情仍不稳定者在手术室急诊手术,病情稳定者积极准备行升主动脉造影,明确诊断后限期手术,锁骨下动脉损伤诊断明确后应立即手术。

手术切口的选择根据损伤部位决定:升主动脉、无名动脉及左侧颈总动脉近心段内损伤多选择胸骨正中切口,主动脉弓后壁损伤也可选择标准右侧后外侧切口,左锁骨下动脉以远胸主动脉损伤适宜选用标准左后外侧切口,锁骨下动脉损伤选择伤侧前外侧切口。

手术方式的选择根据损伤的大小决定:小裂伤可直接进行修复,损伤严重需要阻断主动脉,行人工血管置换或补片修补时应考虑手术时间,选用体外转流、部分左心转流、股动静脉转流或完全心肺转流术。阻断时间20min即可有严重脊髓损伤,出现一定的截瘫率。慢性胸主动脉破裂按胸主动脉瘤处理。

七、腔静脉损伤

单纯腔静脉损伤罕见,闭合性损伤的原因可能是心包内段比较固定,暴力造成瞬间相对移位超过一定限度导致腔静脉撕裂。临床表现可因损伤部位、破口大小不同、出血速度快慢有所差别。

心包内段腔静脉损伤均表现为急性心脏压塞，表现为脉搏快弱，血压下降，脉压减小，心音遥远，静脉压升高。心包外段腔静脉损伤常表现为纵隔血肿和失血性休克。腔静脉损伤可因合并其他脏器损伤而被延误治疗，故病死率很高。对怀疑有腔静脉损伤者应及时手术探查，对出现急性心脏压塞者应先行心包穿刺或剑突下开窗减压，明确腔静脉损伤诊断后手术治疗，手术采用胸骨正中切口或右侧前外侧切口开胸，小的破口可直接缝合，不能直接缝合时可用带侧孔的腔静脉插管经右心耳插入损伤的腔静脉并超过损伤部位，将远端静脉血引流至右心房(内转流法)后再修补或补片修补。

八、肺动、静脉损伤

主要为胸部穿透伤造成，表现与心脏破裂、大血管损伤相似，鉴别诊断困难，疑有肺动、静脉损伤时应剖胸探查，手术修复是其唯一有效的治疗方法。肺动脉损伤手术切口一般选择胸骨正中切口，肺静脉损伤一般选择伤侧侧切口进胸，小的破口可以采用非体外方法直接修复，对于损伤严重或肺动脉后壁破裂可采用体外循环下修复血管。

第六节　胸导管损伤

胸导管损伤是指胸导管及其较大分支损伤、破裂引起的乳糜胸。实际上是一种淋巴内漏。

【病因】

1. 闭合性胸部创伤　多见于爆震伤、挤压伤、车祸及钝器打击所致锁骨、脊柱及肋骨骨折；甚至举重、剧烈咳嗽、呕吐等，尤其是饱餐之后胸导管处于充盈扩张状态，更易发生破裂。若下胸部承受暴力，与膈肌角的剪力作用，亦易导致胸导管撕裂。

2. 穿透性胸部伤　由于胸导管分支小而且位置深，其周围毗邻于大血管及其他重要脏器，因此，常伴有大血管及邻近重要脏器的损伤，临床胸导管损伤的典型表现多被掩盖，早期不易发现及诊断，又因这些脏器损伤多病情急又重，往往早期死亡。

3. 手术损伤　手术损伤胸导管是最常见的原因。据统计，心脏及血管手术胸导管损伤为 0.25%～0.5%，食管手术为 0.9%～1.8%。其他如锁骨上区手术、锁骨下或颈静脉穿刺等均有可能损伤。

【临床表现】　胸导管损伤后出现乳糜液的时间，大多在伤后 2～10d，少数患者也可在 2～3 周。因胸导管破裂之后多在纵隔内形成乳糜囊肿，逐渐增大，到一定体积后才破入胸膜腔。并由于严重胸部创伤或手术后常限制饮食，因而早期乳糜流量很少，待恢复进食后糜流量增多，大量乳糜液进入胸膜腔内，压迫肺使其萎陷、纵隔向健侧移位，患者表现胸闷、气急、心悸等。由于大量乳糜液丢失，患者可在短期内造成全身消耗、衰竭、水电解质紊乱或并发其他严重并发症而死亡。

【辅助检查】

1. X 线检查　见胸腔积液征象外，早期可见纵隔增宽。

2. 胸腔穿刺或闭式引流　有大量的乳白色奶样液体排出，但早期可呈血性或浆液性，上面漂浮一层油脂。禁食期间呈清水样，含脂肪甚少，易误认为一般胸腔积液。若胸腔引流量数天后仍不见减少或逐日增多，应高度怀疑乳糜胸。

3. 淋巴管造影　经下肢或精索淋巴管注入造影剂碘化油后，定时摄片观察造影剂是否漏入胸膜腔。此不仅可以明确诊断，还可以确定损伤部位，为确定治疗方案及手术结扎胸导管的位置提供有力依据。但此法可引起咳嗽、发热等不良反应，严重者可出现脂肪栓塞。

4. 实验室检查　①乳糜液无气味，放置后出现乳脂层；②涂片苏丹Ⅲ染色后显微镜下可见直径为 5μm 大小的橘红色脂肪球；③比重为 1.012，呈碱性反应。

【治疗】

1. *非手术治疗*　胸腔引流量每天<1000ml，且有逐渐减少的趋势，可考虑非手术治疗。

(1)支持治疗：给予高蛋白、高糖类、低脂肪或无脂肪饮食，输血或血浆，维持水、电解质平衡，应用维生素及微量元素。可给予中链脂肪酸三酰甘油(MCT)，其优点为吸收后可不经胸导管直接由静脉入血，既可增加热量，又可减少乳糜液漏出，有利于胸导管愈合。也可以采用全胃肠外营养，并加以胃肠吸引以减少胸导管引流，以利于创口愈合。

(2)放置胸腔闭式引流：放置胸腔闭式引流并保持通畅，及时排尽胸腔乳糜，并鼓励患者咳嗽，必要时可用 -2.452kPa (-25cmH_2O)的负压持续吸引，以促使肺及时膨胀。

2. *手术治疗*　乳糜引流量大，且患者进行性消瘦、脱水及水、电解质紊乱，应及时手术。引流量在 500ml 左右，经 2 周左右治疗不见好转亦可考虑手术治疗。

(1)术前准备：应做好充分术前准备，主要包括以下内容。

①纠正水、电解质紊乱，输血、输液及加强营养支持治疗。

②排尽胸腔内积液，以利于肺膨胀，改善缺氧，防止手术时侧卧位纵隔、心脏压迫引起的不良影响。

③为术中辨认和寻找胸导管破口，可于术前 3～4h 口服或胃管内注入牛奶、黄油等高脂肪食物 300～500ml，使术中乳糜流量增加，色泽变白；或加入亲脂染料如橄榄油、苏丹红或于腹股沟部皮下注射伊文思蓝，使流出液着色，便于术中寻找破口。

(2)手术方法从积液侧进胸，找到破裂口，在其上、下方双重缝扎，并用周围组织覆盖，不宜用电烙或钳夹处理；若为双侧乳糜胸经右侧开胸为宜，在膈上部经后纵隔，于脊柱前方，奇静脉与胸主动脉之间寻找胸导管，用丝线双重结扎；无法找到瘘口时，只缝合有乳糜瘘的纵隔胸膜，同时于右膈上结扎胸导管。如果胸导管离断，术中仅找到远侧端，只结扎远侧端即可，因胸导管有完整的瓣膜可阻止乳糜液反流。为促进术后肺与壁层胸膜粘连,利于乳糜胸恢复,可用干纱布用力摩擦壁层和脏层胸膜表面。

电视胸腔镜治疗乳糜胸已有较多的报道,认为是一种安全、准确、有效的方法。

第12章

血管外科急危重症

第一节 血管损伤

血管损伤是血管外科常见的急症。在我国,临床上血管损伤的病因多见于交通意外、机械原因以及医院性损伤,而枪弹伤比较少见。随着介入诊断和治疗技术的进步和广泛开展,医源性血管损伤的发病率有明显增高趋势。

【病因】 按照损伤原因血管损伤可以分为锐性损伤、钝性损伤和医源性损伤。

1. 锐性损伤 多为“开放性损伤”,多见于刀刺伤和枪弹伤。锐性创伤导致血管破裂或完全断裂,可以导致活动性出血,在临床上比较容易被发现和诊断。

2. 钝性损伤 多为“闭合性损伤”,多见于冲撞伤、挤压伤以及骨折和关节脱位等。可以导致广泛的血管内膜损伤。损伤与解剖位置关系密切,临床上多见躯干和四肢的血管钝性创伤,而颈部血管损伤少见。严重的骨骼创伤会增加血管钝性损伤的风险,胸部大血管钝性损伤多伴有第1肋骨、胸骨或肩胛骨骨折,髂动、静脉损伤多伴有骨盆骨折;长骨骨折或关节脱位可以导致局部的血管损伤,有报道约23%的膝关节脱位会合并膝动脉损伤。血管钝性损伤多同时合并其他器官的严重创伤,因此血管损伤容易被临床医师漏诊。

高处坠落伤或交通事故引起的疾驰减速伤可导致降主动脉起始部损伤和肝的矢状外伤,可同时合并下腔静脉损伤。大血管损伤多伴有脊髓损伤、肺挫伤、颅脑损伤和腹腔内脏损伤等，伤情复杂。约80%患者死于现场，幸存者有2%可发展为创伤性假性动脉瘤。

3. 医源性损伤　随着中心静脉穿刺、动脉内球囊反搏(IABP)等技术的大量应用及导管诊断和治疗的广泛开展，血管穿刺已经成为医源性血管创伤的最主要原因。介入操作导致的医源性血管损伤大致可以分为血管内异物、血管破裂损伤和导致肢体缺血的损伤。其中穿刺部位出血和血肿、假性动脉瘤以及动静脉瘘多见，血栓形成、栓塞，动脉夹层形成和血管内异物发生率相对较低。医源性血管损伤部位以常作为穿刺入路的股动脉最为多见，其次为肱动脉。损伤原因与下列因素有关。

(1)介入操作在具有微创优势的同时，由于非直视下操作和监视器视野较小，与外科手术相比具有很大的盲目性。

(2)术中违规或粗暴操作，是导致血管内异物和破裂损伤的最主要原因。

(3)介入操作导致血管损伤的危险性与导管的直径相关，介入诊断导致血管损伤的发病率仅为0.5%，而介入治疗导致的发病率为10%。这也是导致婴幼儿在介入术后股动脉血栓形成多发的主要原因。

(4)其他影响因素，如高龄、女性、同时接受抗凝治疗、伴有严重的动脉硬化性疾病以及肥胖等。

【发病机制】

1. 血管破裂　是最常见的血管损伤方式，分为血管部分破裂和完全断裂。部分血管破裂可以导致持续的出血，表现为活动性出血或血肿范围增大，可伴有搏动；急性期很少导致远端组织缺血；如未及时发现可发展为假性动脉瘤，或者由于血肿压迫导致腔内血栓形成，引发缺血表现。血管完全断裂通常表现为出血；少数病例由于血管痉挛，血管断端有血栓形成；组织缺血多见。

2. 血管内膜损伤　是第二常见的血管损伤方式，分为内膜广泛挫伤和内膜破裂，分别多见于钝性损伤和医源性损伤。由于继发血栓形成和内膜形成活瓣，可以导致远端组织缺血，少有发展为广泛夹层者。也可形成壁间血肿。

3. 创伤性动静脉瘘　见于动脉与伴行静脉同时损伤。通过血肿腔或直接动、静脉沟通形成创伤性动静脉瘘。可以导致远端组织或肢体缺血，由于静脉压力增高可以导致静脉回流障碍，从而引起肢体肿胀等。如果动静脉瘘大，可导致回心血量明显增加，而引起心功能不全。

4. 创伤性假性动脉瘤　多见于动脉部分断裂，破口较小，而且周围组织致密的部位。动脉部分破裂后周围形成血肿，动脉腔经动脉破口与血肿腔内交通，使血肿形成瘤腔样，动脉瘤壁为机化的纤维组织和血栓，无动脉壁结构。其破裂风险大，瘤体内附壁血栓脱落可导致远端动脉栓塞。

【临床表现】　锐性血管创伤诊断比较容易，开放性创口可有大量活动性出血，搏动性鲜红色出血提示动脉出血；持续的暗红色血液涌出则提示静脉出血。闭合性创伤局部可发现异常肿胀或肿物，可有进行性增大，局部可以触及搏动、震颤，可闻及血管杂音。损伤远端组织和肢体有缺血性改变：苍白、发凉、皮温低、麻木和疼痛。动脉搏动减弱或消失；有部分病例仍可触及动脉搏动，可能为动脉部分闭塞或传导性搏动。出血量大者可伴有失血性休克。

部分血管损伤在病变早期可以没有明显临床表现，血管钝性创伤多为闭合性创伤，更容易被忽略。对于损伤部位有重要血管走行、创伤机制容易导致血管损伤以及伴有局部神经损伤表现者，应高度怀疑有血管损伤的发生。在体检时应特别注意皮温、皮色及动脉脉搏情况，并注意观察有无活动性出血的征象，对可疑者酌情立即行影像学检查或手术探查。

血管损伤多合并其他脏器的损伤，其临床表现多样、复杂。

【辅助检查】

1. 彩色超声多普勒　是无创的检查手段。可以准确地探查血流信号,包括血流通畅与否、血流方向、血流速度和阻力指数等,以及血管腔内有无血栓形成和血管壁的情况。对于血管创伤可以准确地诊断血管破裂、动脉内膜撕脱形成活瓣、血栓形成导致血管闭塞、假性动脉瘤和动静脉瘘等。此项检查准确与否同操作者的经验和技术有很大的关系,其诊断准确率可以达到 90%以上。

2. CT 动脉成像(CTA)和磁共振动脉成像(MRA)　可以快速的施行并准确成像,对于诊断血管损伤很有帮助。单纯的 CT 增强扫描早已被认为是诊断胸部大血管损伤的首选方法。近年来随着 CTA 和 MRA 的广泛应用,其血管成像诊断肢体近端大、中血管损伤的敏感性高达 95.1%,特异性是 98.7%。此项检查敏感性高,即使对局部动脉内膜的损伤也可以清晰显示。与血管造影相比较,CTA 及 MRA 更为快速、准确;可以三维的显示血管情况;同时还可以显示血管周围组织和血肿的情况,对确定诊断和制定治疗方案具有指导意义,已有逐渐替代血管造影的趋势。

3. 动脉造影　可以清晰地显示血管损伤的部位、范围、损伤性质、血管流入道和流出道以及侧支循环建立的情况。对于一些病例在血管造影的同时可以施行血管腔内修复术治疗或放置阻断球囊控制出血,为进一步的外科手术治疗提供帮助。

血管造影具有局限性,特别是对假性动脉瘤的诊断,由于瘤体内附壁血栓的影响,动脉造影只能显示动脉腔内血流的情况,不能显示血管周围的软组织,不能确定瘤体与周围组织的关系,无法为制定外科手术方案提供更多的帮助;血管造影多需要比较长时间的准备工作,而且造影剂黏稠,有延误治疗时机和加重肢体缺血的可能,因此对于动脉创伤的诊断并不是必需的。有些动脉断裂的创伤,由于动脉强烈痉挛,其断端可以继发血栓形成,在造影时只表现为动脉的中断,并无造影剂外漏,此时切忌试图导管溶栓或导管通过动脉中断处，以避免造成严重的出血。

4. 无创血管检查　可以准确地进行 Doppler 动脉波形描记和阶段测量肢体收缩压。对于怀疑有血管损伤的肢体，如果无创血管检查描记动脉波形低平、损伤侧/肱比[一侧肢体的最高踝部压力与最高的肱动脉压之比（ABI）]<1.0，在排除慢性动脉闭塞性疾病的前提下，则提示有动脉损伤的可能。

【诊断】　血管损伤的诊断和治疗是否及时对预后有很大的影响。早期诊断可以提高治愈率，而延误治疗是致死或致残的重要原因。

依据创伤的性质、损伤部位、出血的征象以及缺血性改变或肢体肿胀等临床表现，血管锐性损伤多容易诊断。对于血管钝性损伤或合并其他创伤时，诊断多比较困难。以下情况多提示有血管损伤的发生：不明原因的休克；持续或反复出现的活动性出血的征象；异常的血管杂音或震颤；血肿进行性增大或有搏动性；损伤远端肢体或组织缺血表现；血管走行区域的损伤等。

快速和有效的影像学检查可以帮助诊断和确定治疗方案。在紧急的情况下尽早手术探查是挽救生命的唯一方法，切忌只为明确诊断而延误治疗时机。

肢体缺血引起的神经损伤可导致运动障碍和袜套样分布的皮肤感觉障碍，而单纯的神经损伤其感觉异常是以该神经所支配区域分布的。

创伤性动静脉瘘多有外伤史，瘘口多单一，影像学检查可发现明确的动静脉瘘口。先天性动静脉瘘先天发病，幼年时多有表现，影像学检查很难发现明确的瘘口，病变弥漫，少有引起心功能不全者。

【治疗】　肢体热缺血 6h 后会出现不可逆的坏死，其他重要脏器能够耐受缺血的时间更短，因此急性血管损伤的治疗原则是早期诊断、早期治疗，在进行诊断和抗休克治疗的同时应积极进行术前准备，以尽量缩短术前准备的时间。

1. 血管损伤的紧急救治　血管损伤的紧急救治包括快速判断伤情和有无伴随其他重要脏器的创伤，同时积极行抗休克治疗和快速、有效的控制出血。抗休克治疗是挽救患者生命和保存肢体的关键，抗休克治疗时切忌将血压提升过高，以避免增加出血，只要能够保证重要脏器的有效灌注即可。

在紧急情况下控制出血有以下方法。

(1)内转流管的应用：应用内转流管可以暂时快速恢复组织的血流灌注、缩短缺血时间，还可以同时有效的控制出血。在动静脉均存在破裂损伤时，应同时应用内转流管。在不能快速获得内转流管的情况下，可用无菌的硅胶或橡胶管临时替代。在转运过程中要注意转流管有无脱出和阻塞。其主要并发症包括加重血管内膜的损伤、导致栓塞和血管腔内继发血栓形成。

(2)结扎血管止血：结扎颈外动脉、锁骨下动脉第二段和髂内动脉不会导致严重的后果；在紧急情况下可以结扎单侧颈总或颈内动脉，但是可能会导致颅内缺血；结扎主要的肢体动脉多会导致严重的肢体缺血，并需要尽早行血管重建恢复血供。肢体静脉和下腔静脉可以结扎，但是会导致肢体肿胀；颈内静脉结扎多不会出现严重的后果，但有学者认为结扎右侧颈内静脉有导致严重脑水肿而致死的风险。

(3)局部包扎止血：局部包扎和压迫止血对静脉出血和骨盆出血有效；对于动脉损伤出血单纯局部包扎止血效果不佳，肢体血管损伤可应用止血带或驱血带控制出血。

2. 外科手术治疗　其治疗目的是迅速、有效的控制出血，挽救生命，重建血管恢复组织的血流灌注和静脉回流。

(1)控制出血：快速和有效的控制出血是治疗血管损伤的关键。有条件者术前动脉内可以放置球囊导管，阻断血流、减少出血，以利于外科手术时分离、显露血管。

对于位置表浅、易于显露和控制的中、小血管，外科手术可以直接探查损伤部位，控制出血。动、静脉联合损伤时，四头出血更难以控制，切忌盲目钳夹止血，以避免加重血管损伤，而增加手术的复杂性，在损伤的近、远端肢体应用止血带和驱血带，多可以有效的控制出血，获得干净的术野。对于解剖位置较深的动脉，如锁骨下动脉、髂动脉、股深动脉和腘动脉等创伤，术中可用 Fogarty 导管插入血管的破口，利用球囊阻断血流，就可以从容地分离和显露血管。

腹主动脉和髂动脉闭合性损伤时，后腹膜的张力对减少出血是很有帮助的，此时切忌直接探查损伤部位而导致灾难性的大出血，应首先控制其近、远端正常的动脉，必要时应左侧开胸控制降主动脉。对于胸主动脉损伤，必要时可以在体外循环机辅助下进行手术。旷置损伤动脉后，再行彻底止血和动脉重建。锁骨下动脉、髂动脉位置较深，周围解剖关系复杂，术中也应在控制其近、远端正常动脉后再探查损伤部位。

(2)动脉重建术

①局限的动脉破裂，可行动脉缝合术。

②动脉缺损较大，单纯缝合动脉破口会导致动脉狭窄或有张力时，应局部补片行动脉成形术。补片材料可采用自体静脉或人工材料。

③动脉完全离断以及动脉短段损伤，在彻底的切除损伤血管且对合无张力时，行动脉端-端吻合术。

④长段动脉损伤，应行动脉间位移植术或转流术。移植物可采用自体大隐静脉或人工血管。对损伤局部有感染风险者应采用解剖外途径的动脉转流术。移植血管材料应首选自体静脉。人工血管以聚四氟乙烯(PTFE)材料抗感染性较强。

(3)主动脉损伤处理：多采用胸骨正中切口以及左侧第 4 或第 5 肋间后外侧切口。腹主动脉损伤多采用腹正中切口或胸腹联合切口。为确保胸主动脉阻断后脏器供血，可行左心房和股动脉间的体外转流，其转流量应在 20～50ml/(kg・min)。如病情不允许可直接阻断损伤血管近远端，适用于手术时间在 30min 以内者。主动脉上的胸膜和腹膜的张力对减少出血很有帮助，应在完全控制损伤部位近、远端的动脉后再打开胸膜或腹膜，以避免灾难性出血。伴有胃肠道损伤、腹腔感染严重者，不宜行人工血管移植，可行腋股动脉旁路术。

(4)下腔静脉损伤的处理：多数腔静脉损伤可采用侧壁缝合法，前壁损伤可用侧壁钳部分阻断修复，静脉缝合后直径应大于原来的50%；大的静脉壁缺损可应用自体静脉或人工血管补片修复，紧急情况下也可单纯结扎肾下腔静脉。

肾上和肝后下腔静脉损伤的死亡率可高达48%～61%，尤其是肝后下腔静脉损伤，常伴有主肝静脉撕裂伤，两者并存称为“近肝静脉损伤”。此时，手术显露损伤部位行修补术为最确切有效的方式，而显露损伤所需时间为决定死亡率高低的主要因素。肝后下腔静脉与肝静脉紧密相连，且肝静脉端极易撕裂，可尝试分离三角韧带和镰状韧带，有时可从此解剖间隙中直接修复损伤的肝静脉和腔静脉。位置高暴露困难时须行胸腹联合切口，将腹正中切口向右上方延长经第5或第6肋间切开胸腔，于肝顶部切开膈肌之下腔静脉裂孔，显露肝上和肝后下腔静脉；另外也可将腹正中切口上端向上延长于中纵隔，劈开胸骨，暴露前纵隔，可不切断膈肌。显露后应根据具体情况修补肝后下腔静脉，必要时可切除右半肝。

(5)术中注意事项

①动脉重建术常规用 Fogarty 导管于损伤近、远端动脉内取栓，以保证动脉流入道和流出道的通畅；同时还可判断有无动脉狭窄或闭塞，是手术必需的步骤。

②术中要注意动脉内膜的损伤程度和范围，并根据这些情况来决定动脉重建的方式。如果动脉内膜与中层分离，应固定内膜断端，避免术后内膜形成活瓣阻塞血管或内膜继续剥离。动脉钝性损伤多会导致比较广泛的内膜挫裂伤，如果盲目地保留病变的动脉，术后容易继发血栓形成导致动脉重建手术失败。因此，应

在完全切除或旷置病变段动脉的基础上再行动脉重建手术。

③创伤部位远端的肢体明显肿胀和张力增高者应怀疑有伴随的深静脉损伤或血栓形成。术前应建议患者放置下腔静脉滤器,预防术中、术后血栓脱落而发生致命性肺栓塞。深静脉重建前应常规应用Fogarty导管近端静脉取栓,采用挤压腿部肌肉的方法排出远端的血栓。

如组织或肢体缺血不严重,术中应先行动脉重建术再处理静脉,其优点在于缩短肢体缺血的时间;动脉重建术后可以保证足够的静脉回流血量,降低重建静脉再血栓形成的风险。如缺血严重应先重建静脉再处理动脉,其原因是静脉回流障碍导致组织间压力明显增高,而造成组织缺血更加严重,其危害程度更甚于主干动脉的闭塞。

④合并骨折或脱位时原则上应先行复位再重建动脉。但是对于肢体缺血时间长,程度重,且骨科手术时间长,有可能导致肢体不可逆的缺血损伤时,可以先重建动脉。在骨折复位、固定术后应再次仔细探查血管,注意有无破裂出血、扭曲、吻合口张力增高以及远端动脉的搏动情况等。

⑤血管损伤需急诊手术,多伴有大量的出血,通常无足够的应急血源保障。术中应用洗血球机回收出血,将过滤后的红细胞回输体内,可以避免红细胞大量丢失,减少对外源性血液的需要。对于创口污染比较严重者应酌情应用。

3. 导管介入治疗 导管介入治疗血管损伤包括栓塞治疗和血管腔内修复术治疗。

(1)导管栓塞治疗:应用于不会导致组织严重缺血或影响功能的分支动脉,如髂内动脉等。比较常用栓塞材料有弹簧圈、明胶海绵和自体血栓等。

(2)覆膜支架血管腔内修复术:可以用于治疗胸腹主动脉、髂动脉、锁骨下动脉以及颈动脉等血管损伤。与外科手术相比较其优势在于:微创、出血量少、操作相对简单和快速以及对麻醉的需求比较少。

对于一些特殊部位的血管创伤,血管腔内修复术治疗手段具有外科手术无法比拟的优势。例如锁骨下动脉、髂动脉和胸、腹主动脉损伤,外科手术需要切断锁骨或开胸、开腹,甚至需要在体外循环机辅助下旷置损伤动脉后,再行彻底止血和重建损伤血管,手术创伤大、出血多。对于以上部位的假性动脉瘤或动静脉瘘等病例,由于病变部位粘连严重、解剖关系复杂、静脉压力高容易出血等原因,更增加了外科手术的难度,分离、显露和控制血管十分困难。而采用血管腔内修复术可以快捷、有效地封堵动脉破口,恢复正常血流。血管腔内修复术治疗胸主动脉损伤,可避免阻断主动脉,从而明显降低截瘫的发生率。

血管腔内修复术可以用于治疗比较局限的动脉破裂、动脉内膜损伤、夹层形成、假性动脉瘤以及动静脉瘘等血管损伤。下列情况不适于血管腔内修复术治疗:血管损伤部位或邻近有重要分支动脉者(如脊髓动脉、肠系膜上动脉和肾动脉等),覆膜支架放置会封堵这些动脉,而导致重要脏器缺血坏死;多发性胸腹部大血管损伤者;胸腹部大血管损伤伴有邻近脏器组织受压者。

血管腔内修复术治疗血管损伤也有不尽如人意之处:术后可能出现内漏;导致动脉栓塞、腔内血栓形成、支架移位以及支架破裂;在存在开放性损伤时,有覆膜支架被污染,甚至感染的风险;其远期疗效也尚待观察。

第二节　动脉瘤及损伤性动静脉瘘

一、动脉瘤

动脉瘤并非动脉的真性肿瘤,而是动脉壁由于各种原因部分或全层受损,形成局部扩张的囊性肿块,动脉有真性动脉瘤和假性动脉瘤之分,前者瘤壁为完整的动脉壁结构,后者瘤壁仅内层为血管内皮，外被以纤维膜。动脉瘤一旦形成，可有破裂出血、压迫邻近器官或血栓阻塞远端动脉等严重并发症。

【病史及诊断】

1. 动脉硬化　多见于 45 岁以后。高脂血症时，动脉壁的粥样斑块沉积，使血管壁的滋养血管受压，血管壁发生营养障碍变性，导致真性动脉瘤形成。

2. 创伤　动脉壁常因直接刺伤，或间接挫伤撕裂而部分破裂或完全离断后，血液外溢，先形成一搏动性血肿，日后则形成假性动脉瘤。巨大假性动脉可压迫邻近器官。

3. 感染　感染可来自邻近病灶，使血管的滋养血管受侵，血管壁则变性破裂形成假性动脉瘤。

【临床表现】

1. 症状　①肿块：为动脉瘤的主要症状，多为球形或梭形，有搏动感。②疼痛：一般不明显，当疼痛加重时，表明瘤体增大有压迫、破裂或继发感染等合并症。③压迫邻近器官：如压迫某一神经可产生神经功能障碍，压迫气管则产生呼吸困难，压迫静脉则静脉回流障碍，导致患肢水肿等。④远端组织缺血：主要是瘤囊内血块阻塞远端动脉。⑤出血：肢体动脉大出血，因容易发现及控制，一般不危及生命。

2. 体征　①搏动性肿块：与心率一致的膨胀性搏动肿块，是动脉瘤的典型体征。但是瘤囊为大量血块时，搏动亦可不明显。②震颤及杂音：杂音为收缩期吹风样，如瘤囊有大量血块时，杂音也可不明显，触诊有震颤。③压迫试验：压迫瘤体的近心端动脉后，瘤体变软变小，震颤及杂音均消失。④其他：各种邻近器官受压的体征，如动脉瘤压迫颈部神经可产生 Horner 征，喉返神经受压可致声嘶以及患肢动脉远端缺血体征等。

【辅助检查】

1. X 线检查　动脉造影对本病有重要诊断价值。

2. 超声检查　连续超声多普勒血流图，是诊断动脉瘤的重要方法。

【治疗】 治疗动脉瘤的唯一方法是手术治疗。

1. 术前准备　同其他手术的术前准备相同,但颈动脉瘤术前应充分训练脑部侧支循环。方法是每天压迫颈动脉近端,当压迫时间至30min,患者无头晕等脑神经缺血症状时方可施行手术。

2. 手术方法

(1)动脉瘤切除结扎术:只适于分支动脉的动脉瘤。切除时应尽可能保留更多的侧支,如动脉瘤不易切除,可切开瘤囊后囊内缝扎。

(2)动脉瘤切除动脉重建术:这是最理想的方法。具体包括:①端-端吻合术,即动脉瘤切除后,直接行端-端吻合术;②血管移植重建术,即动脉瘤切除后,直接吻合张力大时,可选用一段自体血管或人造血管重建;③邻近分支动脉转流术,即直接吻合有困难、近端或远端动脉有分支时,游离分支动脉一段后行端-端吻合则效果更好。

(3)动脉瘤囊内修补(Matas手术):主要适用于假性动脉瘤,方法是切开瘤囊后,迅速边掏血块边以手指压迫动脉裂口,酌情间断缝合或补片修补。

(4)动脉瘤包裹法:对于无法切除的动脉瘤或患者一般情况不能耐受手术者,方法是利用人造物包绕,防止其破裂。

3. 术后处理

(1)合并症的防治:对于血栓形成术后出血,无论是吻合口还是长段自体大隐静脉破裂,均应及时再次手术。

(2)抗凝治疗:为预防血栓形成,术后应用低分子右旋糖酐,每天静脉滴注500ml和肝素50mg肌内注射,每12小时1次,共用5~7d。

(3)预防感染:术后常规选用强有力抗生素,防治术后感染,且以静脉直接给药为佳。

(4)体位:患者应卧床5~7d;凡通过关节的血管重建手术,关节不宜过度屈曲，以免人造血管有成角，影响其通畅。

二、损伤性动静脉瘘

损伤性动静脉瘘分直接和间接动静脉瘘两种。直接动静脉瘘是动静脉穿通伤后，其创缘很快对合，动脉腔与静脉腔直接沟通；间接动静脉瘘穿通伤后，血液外溢，形成假性动脉样瘘道与动静脉管腔沟通。

【病史及诊断】　损伤性动静脉瘘，患者均有典型的创伤史。

【临床表现】　本病与动脉瘤不一样，其局部征象明显，全身反应较严重。

1. 症状　①肢体肿大：由于动脉血直接经瘘道分流至静脉，静脉压升高，远端静脉回血受阻，静脉内膜发生功能不全而使肢体肿胀。受伤局部组织则因动脉血供增加而肥大。②浅表静脉怒张、曲张，近瘘处有搏动感。③皮肤温度升高，以近瘘部最为明显，远端皮温正常，如瘘远端动脉有血块阻塞，则远端皮温可能降低，甚至苍白、冰冷。④远端皮肤常有血色素沉着、皮炎、溃疡等。

2. 体征　①震颤和杂音：其杂音为持续性、隆隆样收缩期加强，以瘘道处最强。②心率及血压：一般心率快、脉压宽、心脏扩大，重者可致心力衰竭。瘘口越大，以上情况越明显，指压瘘口后，以上体征即可恢复正常。③浅静脉压及静脉血氧升高，近瘘部静脉动脉化。对于损伤性动静脉瘘患者，凡具有：肢体肿胀；局部皮温升高；浅静脉压及静脉血氧增高；浅静脉曲张，可有动脉搏动感；震颤及血管杂音者诊断不难，但需与先天性动静脉瘘、动脉瘤鉴别。

【治疗】　本病主要采用手术治疗。手术方式主要有以下几种。

1. 动静脉瘘切除＋血管修补重建术　由于血管外科技术及器械的发展，该手术是目前治疗本病常用手术。

2. 瘘切除＋动静脉分别修补　适用于直接动静脉瘘病例，效果良好。手术应先自瘘口部近远侧分别游离动静脉至近瘘口处，并分别以橡皮筋或血管钳阻断循环，再切开瘘道，分别缝合修补动静脉裂口。

3. *瘘切除+血管移植重建术* 适用于直接或间接动静脉瘘，瘘口较大者，血管壁损伤严重或缝合后管腔狭窄不通时，血管重建可考虑端-端吻合或选用合适的血管代用品行移植重建术。

4. *经静脉切开瘘口修补* 采用Matas手术原理，用于粘连较多的病例。手术是在分别控制瘘口近远端动静脉后切开窦道，根据动静脉缺损情况，酌情分别进行缝合修补、补片移植修补或移植入造血管重建术。

第三节 腹主动脉瘤

腹主动脉瘤(abdominal aortic aneurysm，AAA)是一种严重的血管疾病，特点为腹主动脉的永久性扩张，直径超过正常至少50%。

【病因】 腹主动脉瘤的病因主要是动脉粥样硬化，占65%左右，其他为创伤性、医源性、感染性、动脉壁中层退行性变、先天性、非感染性主动脉炎及梅毒等。

由于动脉硬化等原因使动脉壁的结构失去正常的完整性，因管腔狭窄使血流形成漩涡及血流增速，对血管壁冲击压力增大，使血管扩张，形成动脉瘤。血管的直径增加，使得血管壁上所承受的张力明显增加，在持续高压血流的冲击下，动脉壁薄弱部分越来越膨胀，使瘤体越来越大，最后导致动脉壁破裂。

动脉瘤一般为单个球形或梭形，病理上可分为以下3类。

1. *真性动脉瘤* 瘤壁各层结构完整。

2. *假性动脉瘤* 无完整动脉壁结构，瘤壁由动脉内膜或纤维组织构成，瘤腔与动脉管腔相通，临床多见于创伤性动脉瘤。

3. *夹层动脉瘤* 动脉内膜破裂后，动脉血流经动脉内膜及中膜间穿行,使动脉壁分离、膨出,瘤体远端可与血管腔再相通,呈夹层双腔状。动脉瘤内可形成附壁血栓;可继发感染;瘤壁薄弱处可破裂,引起严重出血。

腹主动脉瘤因累及内脏动脉的不同,可分为肾动脉水平以下的腹主动脉瘤和胸腹主动脉瘤,前者占 95%以上。胸腹主动脉瘤累及胸腔至腹腔的主动脉,按其累及的范围,分为肾动脉水平以上的胸腹主动脉瘤、累及全胸腹主动脉型动脉瘤、下胸腹主动脉瘤和膈下胸腹主动脉瘤 4 种类型。

【临床表现】 多数患者无任何自觉症状,偶尔患者自己或被医师检查发现位于脐周或中上腹部有搏动性肿块,有的患者仅感腹部有搏动感、轻度不适。少数患者诉有腹痛或胀痛不适。当腹痛明显并涉及腰背部时,提示动脉瘤已压迫或侵蚀邻近组织,如腰椎体或瘤后壁破裂渗血形成血肿。如腹痛突然加剧,往往是动脉瘤破裂的先兆或已破裂。

腹主动脉瘤还可破入十二指肠形成主动脉十二指肠瘘引起消化道大出血,也可破入下腔静脉形成主动脉腔静脉瘘。腹主动脉瘤偶可压迫和腐蚀腰椎椎体。

几乎所有腹主动脉瘤内都有血凝块,血凝块可机化、感染或脱落。血凝块脱落可引起远端的动脉栓塞,约 10%的腹主动脉瘤患者伴有髂动脉及下肢动脉硬化性闭塞症。

【辅助检查】

1. X 线片　少数腹主动脉瘤,在腹部正、侧位 X 线片能显示动脉瘤壁呈蛋壳状钙化影。有时还可见到瘤体的软组织阴影、腰大肌阴影消失、椎体破坏征象等。

2. 彩色超声多普勒检查　是一种简便和无损伤检查方法,所显示的扫描图像能帮助了解腹主动脉瘤的直径大小、瘤腔内有无附壁血栓或瘤壁内有无夹层血肿存在,并可作为术前和术后的定期随诊检查。

3. CT 血管造影(CTA)　也是一种无损伤性检查方法,对诊断腹主动脉瘤及其是否累及髂总动脉很有帮助，同时也可了解瘤体上界有无累及肾动脉，并可作为定期随诊检查观察动脉瘤的发展，也为拟定治疗方案提供参考依据。近年来，快速螺旋CT(SCAT)的问世，可准确、清晰和形象地显示腹主动脉瘤及其分支血管的三维影像，几乎可替代动脉造影或DSA，并为腔内血管修复治疗的施行提供可靠形态学和测量数据资料，具有动脉造影无法比拟的优势，同时也是术后复查确诊有无内瘘发生的可靠手段。

4. 磁共振血管造影(MRA)　可全面了解腹主动脉病变，显示动脉瘤的大小、范围、腔内血栓和粥样斑块。由于磁共振不受肠道气体重叠的影响，因此，在显示腹主动脉瘤与肾动脉关系时优于超声显像。此外，MRA对检测主动脉夹层动脉瘤具有独特的价值，但对体内有金属异物者不适用。

5. 放射性核素检查　采用^{99m}Tc做静脉注射后，进行γ闪烁照相，可明确有无腹主动脉瘤、动脉瘤的大小和范围。因有更先进的检测手段，现已很少应用。

6. 主动脉造影术或DSA　自从广泛应用彩色超声和CTA诊断腹主动脉瘤以来，腹主动脉造影已不作为术前常规检查的方法，而仅在下列情况需考虑：拟诊胸腹主动脉瘤者；疑有多发性动脉瘤者；疑伴有马蹄肾者；了解所伴有肾动脉狭窄的程度和范围；腔内隔绝术者；了解主动脉夹层的破口。

【诊断】　近年来广泛应用辅助检查，可发现较多临床上无任何症状，而瘤体又＜3cm以下的腹主动脉瘤患者。再结合临床症状和体征，腹主动脉瘤的诊断并不困难。但腹主动脉瘤有时需与胰腺肿瘤、后腹膜肿瘤、肠系膜淋巴结结核及腹主动脉伸长纡曲等鉴别。胰腺肿瘤或后腹膜肿瘤可有矢状向传导的搏动感，而腹主动脉瘤则有膨胀性搏动感，伸长纡曲的腹主动脉常位于腹中线的左侧，易推动，而腹主动脉瘤位于脐周中线并向两侧扩张，瘤体较固定。彩色超声、CTA和MRA等检查均有助于鉴别。

【治疗】

1. 腹主动脉瘤切除术

(1)手术适应证

①有腹痛、腰背痛或伴有泌尿系、消化道症状的(破裂前期)或破裂性腹主动脉瘤。

②影像学检查动脉瘤直径>5cm。4～5.4cm 直径的腹主动脉瘤应半年随诊 1 次,动脉瘤直径半年增加 0.5cm 或 4cm 直径以下的动脉瘤,6 个月增加 0.7cm 或 1 年增加 1.0cm 者。

③动脉瘤附壁血栓脱落引起远侧动脉栓塞并有缺血症状者。

④并发腹主动脉瘤肠瘘、腹主动脉瘤下腔静脉瘘或动脉瘤感染者。

(2)手术禁忌证

①心、肺、肾、肝、脑等重要脏器功能不全或衰竭,不能耐受手术打击,或半年内发生心肌梗死者。

②同时患有恶性肿瘤或其他致命性疾病,预计患者生存期不超过 2 年者。

③腹壁、腹腔或其他部位有感染病灶者。

(3)手术前准备

①有充分的影像学检查材料,确切判断动脉瘤的部位、范围和受累的动脉分支,制订详细的治疗计划。

②评估患者全身情况:完善各项化验(包括免疫指标)和检查(包括心、肺、肾、肝、脑、肠道功能情况),控制糖尿病、高血压,确保患者耐受手术的打击。

③手术的前一天用抗生素并做肠道准备;配备血源。

④选定口径合适的移植血管。

(4)麻醉:气管内插管全身麻醉;也可采用硬脊膜外麻醉,或二者结合。心脏监护,动脉压、中心静脉压监测;血氧饱和度监测。建立两条有效的输液通路。

(5)体位:采取仰卧位。如果经腹膜后解剖腹主动脉和血管移植，则采取右侧斜卧位。

2. 腹主动脉瘤的腔内治疗

(1)适应证：大部分适合传统腹主动脉瘤切除术的患者均适合行腹主动脉瘤覆膜支架治疗，特别是全身情况较差、合并疾病较多的患者更适合，因为腔内治疗相对于传统手术治疗有创伤小、对患者打击小、恢复快等优点。具体适应证有以下几种。

①需要外科治疗的病例。

②瘤体上下两端有适合支架血管附着和支撑的颈部。

③有腹部手术史，预计再次手术解剖困难。

④高龄或伴随有心、肺等重要脏器疾病、预期开腹手术危险性较大的病。

(2)禁忌证

①近端腹主动脉瘤瘤颈长度＜1.5cm 和(或)直径＞2.8cm。

②髂总动脉直径＞11.5mm。

③髂外动脉直径＜6mm。

④近端瘤颈角度＜60°。

⑤髂动脉多处硬化或弯曲度＜90°，尤其伴有广泛钙化、狭窄和闭塞。

⑥肠系膜下动脉是结肠的主要血供来源。

(3)术前准备

①精确测量：在置入支架血管前，要做到术前、术中双重测量，以确保治疗成功，根据术前测量结果选择病例和支架血管的型号。手术中，先在患者后腰部放置有金属标记的标尺，标尺长度应自肾动脉水平至双髂动脉分叉水平，以便于术中在透视下定位和测量。术中用带有特殊金属标记的导管造影可进一步明确动脉瘤颈部的长度、自肾动脉至髂动脉分叉的全程长度以及各动脉开口定位。如有条件可同时行腔内血管超声检查，不仅可准确测量动脉瘤颈部和髂动脉的内径、颈部和全程的长度，而且可减少操作过程中造影剂的用量。

②支架血管的选择：要根据动脉瘤的解剖特征选择不同厂家和型号的支架血管。如果动脉瘤颈部较短，以选择 Talent 支架血管为宜。所选择的支架血管直径至少应超过动脉瘤颈部内径 2mm，超过髂动脉内径 1mm，即支架血管的直径应大于血管内径(即动脉瘤颈部内径)的 10%～20%。

③应具备随时改行开腹手术的条件：应由有经验的血管外科医生和放射介入治疗医生、麻醉医生以及手术室护士组成一支队伍，备齐各种手术器械并备血。整个治疗过程应在手术室或有合格消毒条件的特殊介入治疗室进行，高危病例应有术中血流动力学监测。手术野的消毒范围应包括胸、腹部、双侧腹股沟区和左腋下。在全身麻醉或硬膜外麻醉下，首先经双侧腹股沟切口，解剖双侧股动脉(用单体支架血管则行一侧切口)，经股动脉切开并插入导丝、导管等，操作过程应在透视监视下进行。各种支架血管均配有操作手册，术前应仔细阅读。若放置支架血管失败，则根据情况决定即刻开腹手术。

(4)麻醉及体位：取平卧位，便于术中控制血压。最好选择全麻。

第四节　急性动脉栓塞

动脉栓塞是指血栓栓子自心脏或近侧动脉壁脱落，或自外界进入动脉，被血流推向远侧，阻塞动脉血流而导致肢体缺血以至坏死的一种病理过程。可发生于周围动脉及内脏动脉。

一、肢体动脉栓塞

【病因】　动脉栓塞的栓子可由血栓、动脉硬化斑块或碎片、细菌性纤维素凝集物、肿瘤组织、脂肪、子弹、折断的导丝或导管之类、羊水等组成，但以血栓最为常见。血栓大多来自心血管系统，特别是左心房或左心室。血栓的来源有下列几方面。

1. 心源性　大部分动脉栓塞栓子来源于心脏，心脏疾病中以风湿性心脏病、冠状动脉粥样硬化性心脏病、二尖瓣狭窄、心房颤动和心肌梗死占多数。西方国家冠心病合并心房颤动者居多，而我国则以风湿性心脏病合并心房颤动者最常见，但是近年来冠心病合并心房颤动的患者发生肢体动脉栓塞的病例有上升趋势，风湿病变累及二尖瓣造成狭窄或关闭不全。在二尖瓣狭窄时，左心房内血流滞缓，心房纤颤更加剧血流的滞缓，加上内膜的风湿病变，血液中的血小板更易与心房黏附、聚集和形成血栓。心房颤动转为窦性心律时，也可促使栓子脱落。在心肌梗死时，梗死相应部位心内膜上可形成血栓，2～3 周后血栓易脱落形成栓子。此外，亚急性细菌性(或真菌性)心内膜炎也是动脉栓塞的病因之一。

2. 血管源性　动脉瘤、动脉粥样硬化、动脉壁炎症或创伤时，血管壁上血栓形成，血栓或动脉硬化斑块脱落可形成栓子。

3. 医源性　随着心血管介入性诊断、治疗及手术的不断进展，医源性因素也成为动脉栓塞的一个重要原因。瓣膜置换术后其动脉栓塞具有一定的发病率，此外主动脉瘤切除和人工血管移植术、动脉造影和插管术等也能发生动脉栓塞。

4. 原因不明　一般认为，有 4%～5%的患者不能发现血栓来源。

【病理生理】　动脉栓塞造成的病理变化包括栓塞动脉的变化、受累及肢体的变化以及心血管系统和全身的变化，而这三方面又互相影响。

1. 栓塞动脉的变化　动脉分叉部管腔突然狭窄，在解剖上形成鞍状，因此，栓子几乎总是停留在动脉分叉和分支开口处。在周围动脉栓塞中，下肢明显比上肢多见。栓塞发生后，动脉腔部分或完全阻塞，引起阻塞以远动脉及其分支发生痉挛，栓子所在部位血管壁变性和栓塞近远端继发性血栓形成。①动脉痉挛：栓塞刺激动脉壁，通过交感神经、血管舒缩中枢反射引起远端血管及邻近侧支动脉强烈痉挛，更加重肢体缺血。痉挛程度越剧，缺血越严重。②继发性血栓形成：动脉本身滋养血管也可发生痉挛造成动脉壁血液供应障碍，血管内皮细胞受到损害，内膜退行性变，血小板、纤维蛋白黏附于动脉内膜上，形成继发性血栓。这种血栓与动脉内膜紧密粘连较难摘除，摘除时容易损伤内膜造成再度血栓形成，这是动脉栓子摘除后主张使用抗凝疗法的病理基础，而栓塞近端动脉的继发性血栓是由于血流滞缓造成的。这种血栓与内膜粘连较松，较易摘除。继发性血栓常发生于栓塞后8～12h。伴行静脉也可继发血栓形成，一旦发生，肢体血流循环障碍加重，易导致坏疽。

2. *受累肢体的变化*　为组织缺血缺氧所致。周围神经对缺氧最敏感，其次是肌肉组织。因而疼痛和麻木为肢体动脉栓塞后的最早表现，发展到肢体感觉消失时，组织很可能已发生坏死。

3. *心血管系统和全身的影响*　多数患者合并有心血管系统疾病，动脉栓塞后更加重心血管功能紊乱。重者造成血压下降甚至休克和心搏骤停。另外，肢体坏疽、继发感染、毒素吸收和剧烈的疼痛，均对全身造成不良影响。

【临床表现】　动脉栓塞的肢体常具有特征性的所谓“5P”征：疼痛（pain）、麻木（parasthesia）、运动障碍（paralysis）、无脉（pulselessness）和苍白（pallor）。部分书籍中还加上皮温变化（poikilothermia），成为“6P”征。

1. *疼痛*　大多数患者的主要症状是剧烈疼痛，部分患者可仅感酸痛，个别患者可无疼痛感觉。疼痛部位开始在栓塞处，以后渐向远处伸延。随栓子移动，疼痛部位可以移动，如腹主动脉骑跨栓塞，开始常有剧烈腹痛，然后很快转为双下肢痛，而腹痛消失。患肢活动时疼痛常加剧，其主要原因是组织缺氧。而栓塞部位的疼痛则与局部血管压力骤增和血管突然扩张有关。

2. *麻木、运动障碍*　患肢远端呈袜套型感觉丧失区，这是由于周围神经缺血引起功能障碍。其近端有感觉减退区，感觉减退区平面低于栓塞部位的水平；再近端可有感觉过敏区。患肢还可有针刺样感觉，肌力减弱，甚至麻痹，可出现不同程度的手足下垂。当出现感觉消失和麻痹时常提示已经或将要出现肌内坏死。少数患者发病后首先出现的症状是患肢麻木。

3. 苍白、厥冷（皮温变化） 由于组织缺血，皮肤可呈蜡样苍白。如果血管内尚积聚少量血液，在苍白皮肤间可现出散在的青紫斑块。肢体周径缩小，浅表静脉萎缩。皮肤厥冷，肢体远端尤为明显，皮温可降低 3～4℃。临床上也可根据变温平面来推测动脉栓塞的部位，即常在栓塞部位以远一掌宽的位置。

4. 动脉搏动消失或减弱 栓塞部位的动脉有压痛，栓塞以下的动脉搏动消失或减弱。当动脉痉挛严重或形成继发血栓时，栓塞近端搏动也可减弱。

【辅助检查】

1. 多普勒超声无创血管检查 进行动脉节段测压、肢体末梢动脉波形及静脉频谱描记。可明确肢体缺血的严重程度；判断栓塞的大致部位；对一侧肢体发病的患者，可了解对侧肢体是否存在动脉粥样硬化性狭窄或闭塞，为鉴别诊断提供依据。

2. 双功超声检查 可对动脉栓塞的部位给予较准确的定位，还可了解相关动脉是否存在扩张性病变，对病因评估提供帮助。超声检查安全、简便、无创伤，但对整个肢体血管的侧支循环以及血管腔内硬化狭窄等情况，无法做到全面准确的了解。

3. 动脉造影 动脉栓塞的特征性影像包括：①动脉闭塞端呈平截状或杯口状。②几乎看不到侧支循环。而血栓形成的病例则在闭塞两侧呈锥形或“鼠尾形”表现，同时有较丰富的侧支循环及未闭塞处血管动脉粥样硬化性影像表现。

当前，更强调术中造影的必要性，不仅可对取栓手术的疗效进行即时评价，降低血栓残留，同时为手术加血管腔内的联合治疗提供不可或缺的支持。

4. 磁共振血管成像（MRA）或 CT 动脉成像（CTA） 无需造

影剂，对诊断及术式准备有一定帮助。

5. 超声心动图检查　超声心动图检查属病因学检查。也为防止再栓塞而行病因治疗，如控制心力衰竭、心房纤颤的复律、心脏附壁血栓摘除、瓣膜置换、室壁瘤切除等提供参考。检查方式主要有经胸壁和经食管两种。经胸壁超声心动图对心室附壁血栓及左心房黏液瘤的确诊准确性较高，但对左心房及心耳内血栓漏诊率较高，也不能准确评估主动脉弓和降主动脉的情况。经食管超声心动图对心房内附壁血栓的敏感性和准确性大大高于经胸壁超声，还能了解降主动脉的情况。

【诊断及鉴别诊断】

1. 诊断　凡具有器质性心脏病、动脉硬化，尤其是有心房纤颤或有动脉栓塞史的患者，如突然发生肢体疼痛伴急性动脉缺血表现和相应动脉搏动消失，也即其有“5P”征者，急性动脉栓塞的诊断基本成立。但当合并外周动脉狭窄性病变等血管床复杂情况时，正确诊断会遇到困难。因为动脉栓塞可起病隐匿，动脉血栓形成也可表现为急性发病，在治疗开始前获得正确的诊断并不容易。

2. 鉴别诊断

(1)急性动脉血栓形成(表 12-1)：粥样硬化斑块破裂、血液停止流动和高凝状态是急性血栓形成的主要原因。严重的心力衰竭、脱水和出血是较不常见的病因。

表 12-1　急性下肢缺血病因学及临床表现的鉴别

动脉栓塞	血栓形成
发病前没有动脉功能不全的症状	发病前间歇性跛行史
有明确的栓子来源(心房纤颤、心肌梗死)	没有栓子来源
突然发生(数小时至数天)	病史长(数天至数周)
缺血严重	缺血较严重
对侧肢体脉搏正常	对侧肢体脉搏消失
没有慢性缺血的体征	有慢性缺血的阳性体征

(2)急性髂-股静脉血栓形成(即股青肿)。

(3)急性主动脉夹层。

(4)其他还有动脉痉挛、动脉外压性病变、肢体动脉外伤等。

可行动静脉多普勒、动脉磁共振显像及动脉造影等辅助检查来帮助鉴别。连续多普勒可测量踝部血流压力;栓塞时血管造影可见动脉堵塞段齐头截断,且侧支循环极不丰富。双功超声可提示动脉管腔内有低回声物充填,也可显示动脉壁有动脉硬化斑块存在,但对鉴别诊断的作用有限。

【治疗】 1911 年 Lahey 首先实行栓子摘除术治疗动脉栓塞。自 1963 年 Fogarty 球囊导管问世以来,手术操作大大简化,手术成功率有了极大的提高。肢体动脉栓塞后,发病至治疗开始的时间长短与肢体的存活有密切关系。一旦诊断明确应尽可能早地进行治疗。需要强调的是,动脉栓塞患者常伴有心血管疾病,栓塞后又可加重心血管系统的负担,甚至发生心力衰竭。因此,治疗原则是首先考虑治疗严重心血管疾病,如心肌梗死、心力衰竭、严重心律失常或心源性休克等以挽救生命,同时尽快解除肢体急性缺血以保存缺血肢体。

手术治疗:首先术者要了解主要解剖结构的体表投影,如腹主动脉分叉部(位于脐水平)、膝下三分叉部(位于接近膝关节下10cm 附近)等。

栓塞部位在大腿高位或在髂动脉时可采用局部麻醉。纵行切开皮肤,要在腹股沟韧带下暴露股总、股浅及股深动脉,分别套带和皮筋控制。如果股总动脉壁柔软,没有动脉粥样硬化表现,可行短的横向动脉切开,切口可达股总动脉壁的半周,并距股深动脉起始部几毫米,易于插入导管和检查腔内。在其他大多数病例中,更适合行纵向的动脉切开,这种切口容易延长且需要时可行内膜剥脱和作为转流术的吻合口。

开始操作前应通过注入适量的盐水以检查球囊。注射器内的盐水量不要超过球囊所标示的剂量。可以在拇指和示指间将导管头端稍微弄弯曲一些，与旋转导管的动作相配合，使其更容易通过不同的动脉分叉部。导管插入到动脉内后，可通过所套的阻断带或拇指示指捏紧动脉及导管来止血。在典型病例中，导管可以比较容易地通过栓子和继发血栓，或只有轻微阻力。绝大部分导管头端可进入到三分叉以远的胫后动脉或腓动脉内。边打起球囊边缓慢地退出导管，且不使球囊对血管壁产生过大的压力，回撤导管时不应有拔出的感觉。为了避免破坏动脉切口，导管撤出的方向应与动脉平行。当行近心端取栓时，则应边撤导管边减少球囊内盐水量。重新插入导管前应检查动脉切口和导管，使两者保持干净。可重复取栓操作直至导管至少有一次未带出血栓栓子块，并有良好的来自远端血管床的回血出现。

如果导管遇到较强大的阻力，有可能是进入血管分支，或碰到血管的狭窄处。此时要退出导管并重新插入，操作要更谨慎以免穿孔。如果阻力大难以通过，应考虑行血管造影来了解血管床情况。切记在栓子切除术后从血管远端来的反流血可能来自靠近动脉切口的侧支血管，从而掩盖了残留血块。反流情况良好并不能保证外周血管床内没有残留栓子。为了保证良好的手术效果并排除残留的栓子和继发血栓，建议有条件者每次手术都应常规行术中血管造影。最后关闭动脉切口。必要时可行静脉或人工合成材料补片以避免管腔狭窄。对合并动脉粥样硬化的下肢栓塞，可在透视下使用双腔取栓导管取栓，并进一步行腔内血管成形术。

对于不具备术中血管造影者，使用 Fogarty 取栓导管时应注意以下几点。

(1)根据不同部位动脉管径选择不同型号取栓导管。髂动脉一般选用 5F，股腘动脉、腋肱动脉用 4F，股深动脉、腘动脉用 3F 或 4F，膝下动脉或尺、桡动脉用 3F 或 2F。气囊过大易损伤血管内膜或引起血管夹层，过小易导致血栓破碎，引发末梢动脉栓塞。

(2)取栓后近心端喷血差应警惕取栓导管是否插入到血管夹

层里，在动脉硬化病例中尤易发生此种情况；如股动脉近端不能取出血栓或仅取出少量与缺血症状不符的血栓，一时喷血良好，稍后喷血消失，流出鲜红色血，要警惕主动脉夹层性疾病。

(3)对于单侧髂总动脉或锁骨下动脉的栓塞，为避免取栓操作中将血栓误入对侧髂动脉或颈总动脉，术中取栓导管经动脉切口置入近心端时，第一次可根据估计的长度，不将导管完全穿过血栓，仅取出部分，以利于阻塞近心端的高压血流将剩余血栓冲向远端，重复取栓操作直至动脉腔内血栓完全取净。

(4)针对腘动脉或腘动脉以远部位的栓塞，若股动脉搏动良好，手术切口宜选择大腿中下 1/3 内侧，直接显露股浅动脉远端及腘动脉起始部。其优点在于：避免取栓导管对未阻塞的股浅动脉内膜的损伤和破坏；动脉切口距离栓塞位置近，更有利于导管通过膝关节和栓子进入远端动脉，增加取栓的成功概率。在缝合动脉切口时须注意，由于此段动脉直径小于股总动脉，必要时采用自体静脉补片做动脉切口的扩大成形，以避免术后狭窄的发生。

(5)避免意外损伤。应切忌暴力取栓，取栓导管上标明的球囊容积在取栓过程中并非一成不变，须根据阻力和血管管径不断调整，以球囊壁刚刚贴附血管壁为宜；血管成角或缠结影响取栓导管通过时，可多次轻柔地试插导管、改变关节角度、弯曲导管头端或旋转插管；警惕进入血管的导管长度和阻力，避免血管穿孔。血管穿孔常发生在动脉分叉处，轻柔插入导管是减少血管穿孔的有效手段。

二、急性内脏动脉栓塞

内脏动脉包括腹腔干、肠系膜上动脉、肠系膜下动脉及左、右肾动脉，但除了主动脉夹层引起的各内脏动脉闭塞外，临床上出现症状需要治疗的对象，只有肠系膜上动脉的急性闭塞。虽然 CTA 或血管造影可偶然发现肾梗死，但急性期中大部分均为局部梗死，不需要进行外科治疗。

【病因和病理】　与肢体动脉栓塞相同，急性肠系膜动脉栓塞的栓子，主要是心源性，患者多伴有心房纤颤。虽然肠系膜上动脉具有广泛的交通血管，但急性栓塞后短时间内侧支循环无法建立，肠系膜动脉供血区可产生严重急性缺血。约 15%的栓子位于肠系膜上动脉的起始部，其余大部分栓塞在距起始部 3～10cm 的肠系膜上动脉主干。近 20%肠系膜上动脉栓塞者伴有其他动脉的栓塞。

【临床表现】

1. *症状*　最常见的症状为突发、剧烈的腹痛，患者甚至可以准确记起发病时间。腹痛特点是持续性疼痛，甚至镇痛药也无法减轻或缓解。早期还可能出现恶心、呕吐、腹泻等胃肠道排空的表现。

2. *体征*　早期腹部查体可无压痛、反跳痛，症状与体征分离是肠系膜上动脉栓塞的特征。随着肠管缺血加重，肠壁坏死自黏膜层发展到浆肌层，出现肠壁全层坏死，并出现明显腹膜炎体征；病程后期，患者可出现麻痹性肠梗阻，腹部膨胀、肠鸣音减弱或消失、腹肌紧张以及全身感染中毒反应。

下肢动脉栓塞时有冷感、发绀、动脉搏动消失等可以看到或触及的体征，而内脏动脉栓塞常无直接所见，当出现腹膜刺激征、发热等表现时，多为时已晚，此时不仅是治疗肠系膜上动脉栓塞症，往往还要切除坏死肠管。

【辅助检查】　发病早期，血象、血生化等一般检查可无异常，腹部 X 线片也常无异常。

1. *多普勒超声检查*　具有较大的诊断意义。可以了解肠系膜上动脉和腹腔动脉的血流情况，显示动脉近段的阻塞部位，还可以判断阻塞是动脉性或是静脉性。

2. *动脉造影*　动脉造影是确诊急性肠系膜上动脉栓塞的可靠手段。应先做腹主动脉造影，了解腹腔动脉和肠系膜上动脉开口部有无堵塞，并除外主动脉夹层。必要时可进一步行选择性造影，应包括前后位和侧位投照。病变早期可见造影剂突然中断，出现半月形充盈缺损。

3. MRA，CTA　创伤及准备时间较动脉造影短，大部分病例可明确诊断。

【治疗】　治疗原则是开腹取栓，血管造影后虽可行溶栓治疗，但为安全起见，也为了确定肠管的缺血程度，手术取栓是最确切的方法。手术开始前应积极补充血容量，纠正已存在的酸中毒，选用合适的抗生素及安置胃管等治疗。

1. *手术治疗*

(1)血栓摘除术：从横结肠系膜根部沿结肠中动脉起始部寻及并显露出肠系膜上动脉，此部位也正好是最易栓塞的部位。在显露保护好结肠中动脉、空肠支的前提下，横行切开肠系膜上动脉，用 Fogarty 导管除去血栓。阻断肠系膜上动脉的时候，bulldog 力量不足，必须使用血管阻断钳。如动脉壁内膜钙化增生严重，需行内膜剥脱时可选择动脉纵行切口。肠系膜上动脉的远端如果没有血栓，即使反流弱也不会有问题，应注意不要反复取栓以免导管损伤血管内膜。完成取栓术后，应观察并探查全部肠管，确认无缺血后再关腹。

(2)肠切除术：血流复通后仍无活力的肠管或已坏死的肠管，应行肠切除术。

2. *溶栓及抗凝治疗*　溶栓和抗凝治疗效果并不十分确定，因此，在使用时要灵活掌握。

溶栓药物主要为尿激酶和 rt-PA，可以在动脉造影时经导管注入栓塞部位，使纤维蛋白快速溶解。严重的胃肠道出血是使用溶栓药的禁忌证。

抗凝治疗可选用肝素、低分子量肝素等药物。治疗前后应注意监测凝血酶原时间、APTT 和血小板计数等，以防止继发出血。

3. *术后治疗*　术后处理至关重要，需严密细致的监测。对进行肠切除手术的患者，要观察腹部症状和体征，加强营养支持治疗，防止出现肠瘘。此外，继续维持水、电解质平衡并纠正酸中毒，联合应用抗生素，预防和治疗 DIC 及多器官衰竭，并防治术后再栓塞。

第五节 下肢深静脉血栓形成

深静脉血栓形成是指血液在深静脉腔内的不正常凝结，阻塞静脉腔，导致静脉回流障碍。如不及时治疗，将造成慢性静脉功能不全，影响生活和工作能力，甚至致残。全身主干静脉均可发病，以下肢静脉多见。

【病因】 1946 年，Virchow 提出静脉损伤、血流缓慢和血液高凝状态是导致深静脉血栓的三大因素。

1. *静脉损伤* 静脉壁因外伤如手术、创伤、电击或感染等使内膜遭到破坏，内膜下的胶原裸露，导致血小板的黏附，并进一步发生聚集和释放反应，释放的生物活性物质可使血小板进一步聚集，从而形成血小板血栓。血小板血栓加上局部产生的纤维蛋白和血细胞的沉积，于是形成了血栓。

2. *血流缓慢* 血流缓慢是造成下肢深静脉血栓形成的首要因素，但单一的静脉瘀血常不致引起深静脉血栓形成。静脉血流淤滞，增加了激活的血小板和凝血因子与静脉壁接触的时间，容易引起血栓形成。如果发生在受损的静脉内膜，则血栓发生的概率大大增加。静脉瓣膜的瓣窝内血流缓慢，且易产生涡流，是产生血栓的主要部位。

3. *血液高凝状态* 人体三大抗凝机制为抗凝血酶Ⅲ(AT-Ⅲ)、蛋白质 C(PC)和纤溶系统。AT-Ⅲ，PC 和纤溶系统的异常，可导致体内生理性抗凝机制损害，造成血液高凝状态。手术、创伤、产后和术后、长期服用避孕药、肿瘤组织裂解产物是造成血液高凝状态的常见原因。

【临床表现】 深静脉血栓形成的患者中有相当一部分并无症状，当血栓导致血管壁及其周围组织炎症反应以及血栓堵塞静脉管腔，造成静脉血液回流障碍后，依据病变部位不同，可有不同的临床表现。急性期主要表现为下肢肿胀、疼痛，代偿性浅静脉曲张。

1. *疼痛* 疼痛是最早出现的症状，多出现在小腿腓肠肌、大腿或腹股沟等部位，但不会表现为足或趾的疼痛。大多数患者主诉为下肢疼痛、疼痛性痉挛或紧张感，活动后加剧，而卧床休息或抬高患肢可减轻。一般情况下，疼痛出现后可逐渐加重，并持续数天。

2. *肿胀* 下肢肿胀是最主要或唯一的症状，除少数因下腔静脉血栓形成而表现为双下肢肿胀外，绝大多数为单侧下肢肿胀。如果位于下肢主干静脉，可迅速引起静脉血液回流障碍，出现明显肿胀。下肢病变多始发于腓肠肌静脉丛或髂-股静脉，除部分血栓可融解或局限于发病部位外，其余的血栓可能向近、远侧蔓延累及整个深静脉的主干，而表现为下肢的剧烈肿胀。膝关节以下的肿胀提示血栓累及腘静脉或股浅静脉；整个下肢肿胀则表明髂-股静脉血栓形成。深静脉血栓形成后，肿胀可持续数周或数月，甚至终生不消退。

3. *浅静脉曲张* 浅静脉曲张是深静脉血栓形成后的继发性代偿反应。如果血栓累及深静脉主干，特别是髂-股静脉段，即可导致明显的耻区和腹股沟的浅静脉曲张。

4. *全身反应* 静脉血栓形成后，均会引起程度不同的全身反应，包括体温升高、脉率增快、白细胞计数增高等，但体温升高一般不超过38.5℃。起病急促，疼痛剧烈，数小时内整个患肢可出现肿胀、发凉、发绀，皮肤可出现水疱，足背动脉减弱或消失。因肿胀肢体内包含大量有效循环的失液，可导致休克发生。

【诊断及辅助检查】 一侧肢体突然发生的肿胀，并伴有胀痛、浅静脉曲张，都应怀疑下肢深静脉血栓形成。根据不同部位血栓形成的表现，诊断一般并不困难，对临床可疑病例，必须进一步通过一些特殊检查来确诊。

1. 多普勒超声检查　利用多普勒信号观察血流频谱以及超声成像系统对血管不同方向的扫描，能准确判断主干静脉内是否有血栓，是一种简便有效无创的检查方法。近年推出的双功能彩超血管显像仪，对血栓的检测有较高的敏感性和特异性，可在一定程度上替代静脉造影检查。

2. ^{125}I 纤维蛋白原摄入检查　利用放射性核素^{125}I 的人体纤维蛋白原能被正在形成的血栓所摄取，每克血栓中的含量要比等量血液多 5 倍以上，因而形成放射显像。通过对下肢的固定位置进行扫描，观察放射量有无骤增现象，来判断有无血栓形成。

3. 静脉造影　静脉造影被认为是诊断深静脉血栓的金标准，虽然是一种有创检查，但能使静脉直接显像，可以准确地判断有无血栓及血栓的位置、范围、形态和侧支循环的情况。主要的 X 线征象如下所述：

(1)闭塞或中断：深静脉主干被血栓完全堵塞而不显影，或出现造影剂在静脉某一平面突然受阻的征象，一般可见于血栓的急性期。

(2)充盈缺损：主干静脉内持久的长短不一的圆柱状或类圆柱状造影剂低密度区域，即充盈缺损影，是静脉血栓的直接征象，为急性深静脉血栓形成的诊断依据。

(3)再通：静脉管腔呈不规则狭窄和细小多枝状，部分可显示扩张，甚至扩张扭曲状。

(4)侧支循环形成：邻近阻塞静脉的周围，有排列不规则的侧支静脉显影。

【治疗】

1. 急性深静脉血栓形成　急性深静脉血栓形成可采用溶栓治疗或手术取栓，但首选何种方法目前尚存在争议。

(1)溶栓治疗：正规的溶栓治疗包括抗凝、溶栓和祛聚三部分。

①一般处理：患者应卧床休息，抬高患肢，患肢制动。当全身

症状和局部压痛缓解后，可进行轻便活动，起床活动时，应穿弹力袜或弹力绷带。

②溶栓疗法：主要是激活纤溶酶原（特别是在血栓内的纤溶酶原），转变为纤溶酶而溶解纤维蛋白，从而使血栓溶解。临床上使用的溶栓药物主要为链激酶和尿激酶，而以尿激酶应用最为广泛，其剂量通常为 8 万 U，溶于 5% 葡萄糖注射液 250～500ml 中静脉滴注，2/d，共 7～10d。一般认为，在发病 1 周内，溶栓治疗的效果最佳，病程起过 1 个月者，疗效明显降低。其他新的溶栓制剂如 rt-PA（基因重组组织型纤溶酶原激活物）、APSAC（乙酰化纤溶酶原-链激酶激活物）及 SCUPA（单链尿激酶原激活物）已初步在临床应用。这类药物对纤维蛋白有高亲和力，从而增加了血凝块局部的纤溶作用，减少了全身性出血的并发症。随着介入技术的普遍开展，经皮穿刺插管局部灌注溶栓药物，提高了溶栓的效果。

③抗凝疗法：主要是抑制体内凝血过程中的一些环节，制止血栓形成和蔓延，但对已形成的血栓没有治疗作用。常用的药物是肝素和双香豆素类。一般先用肝素，肝素可以静脉持续滴注或间歇注射，也可以皮下注射，以维持凝血时间超过正常值约 2 倍为标准，然后改用双香豆素类。可选用华法林，成年人剂量第 1 天 10mg，第 2 天 5mg，维持剂量为 2.5mg 左右，以凝血酶原值保持在 30%左右为标准，抗凝疗法通常维持 2 个月左右。近年在临床使用的低分子量肝素，剂量为每次 5000U，1～2/d，皮下注射，其抗凝效果更强，并发症较少，故临床上普遍应用。

④祛聚疗法：是溶栓和抗凝的辅助治疗。可由静脉滴注低分子右旋糖酐 250～500ml/d，能够增加血容量、降低血液黏滞度和防止血小板聚集。此外，口服双嘧达莫、肠溶阿司匹林或丹参，均有祛聚作用。

(2)手术疗法

①手术适应证：经过多年的临床观察，严重髂-股静脉血栓经

溶栓治疗无效或禁忌，特别是合并股青肿可能出现患肢坏疽者，应手术治疗。此外，因介入手术或静脉感染导致的脓毒性深静脉血栓也必须列为手术适应证。取栓时机越早越好，即使病期已达10d 以内，仍应积极取栓。

②手术方法

ⓐ血栓形成始发于髂-股静脉，而后延及其远侧者，可用 Fogarty 导管经股总静脉向近侧取尽血栓，然后，用橡皮驱血带及手法按摩等，自足部开始，向股总静脉的切开处，排尽其远侧深静脉主干中的新鲜血凝块，以恢复回流通畅并保持正常的瓣膜功能。近端静脉回血较好并不是成功取栓的标志，因为髂总静脉闭塞时，髂内静脉及分支仍有较多回血，这可能是腘内静脉取栓后再次血栓形成的主要原因。因此，应强调取栓后，术中行静脉造影或血管镜检查的重要性，如髂总静脉回流仍有阻碍时，可做血管成形术，并根据具体情况考虑是否放置血管内支架，或做大隐静脉交叉转流术（Palma 术）。倘若髂内静脉有血栓，则插入一根球囊导管阻断髂总静脉，另一根负压吸引导管插入髂内外静脉分叉平面，取尽髂内静脉的残余血栓。

ⓑ腔静脉滤器置入术：目的是预防下肢深静脉的血栓脱落造成肺栓塞。

绝对适应证为：下肢深静脉血栓形成或肺栓塞而禁忌行抗凝治疗者；抗凝治疗时，仍然有肺栓塞发生者；深静脉血栓形成或肺栓塞抗凝治疗时，有出血并发症而必须终止抗凝治疗者；肺动脉栓塞取栓术后；其他下腔静脉阻断措施失败，可能造成肺栓塞者。

相对适应证为：髂-股静脉血栓出现超过 5cm 以上的漂移血栓；脓毒性肺栓塞；严重心肺血管疾病或肺动脉床闭塞超过 50％的高危患者。早期使用的滤器为 Mobin-Ubbin 伞式滤器，而近年广泛应用的为各种改良的 Greenfield 滤器，并有永久性和可回收性两种。目前滤器置入的成功率超过 95％，手术死亡率不足 1％。

第13章

神经外科急危重症

第一节　颅内压增高

颅脑损伤、颅内占位、脑出血等引起颅腔内容物增加导致颅内压持续高于2kPa(15mmHg)引起的相应综合征,称为颅内压增高。颅内压增高可由很多颅内外病变引起,是神经外科最常见的危重症。颅内压增高可引起脑灌注压下降,造成脑缺血等继发脑损伤,严重者可出现脑疝危象,导致患者呼吸循环衰竭而死亡,是影响脑外伤等疾病预后的重要因素。

颅内压是指颅内容物对颅腔壁所产生的压力,一般用脑脊液静水压代表颅内压。儿童颅内压正常值范围:<8 岁为 0.59～0.98kPa(60～100mmH_2O);8 岁以上与成年人接近。成年人颅内压正常值范围为 0.735～1.96kPa(75～200mmH_2O)。当儿童颅缝闭合或成年人后,颅腔容积相对固定,为 1400～1700ml。颅腔内容物主要为脑组织、脑脊液和血液 3 种成分,其中脑组织占80%～83%;脑脊液占 5%～15%;血液占 3%～11%。由于颅腔不可压缩,其容积相对固定,当颅腔某种内容物的体积或容量增加时,其他内容物体积或容量则缩减以维持正常颅内压(Monro-kelpie 假说)。正常生理情况下,发挥缓冲作用的主要是脑脊液,其次为血液。但机体代偿有一定限度,超过限度就会引起颅内压增高。

【病因】 颅内病变和颅外病变均可导致颅内压增高,原因可分为三类。

1. 颅腔内容物体积增大包括脑水肿等引起脑组织增加，脑脊液循环障碍引起脑脊液增加，颅内血容量增加等。

2. 颅内占位性病变如颅内血肿、脑肿瘤、颅内脓肿等。病变本身在颅腔内占据一定体积，还可造成病变周围组织脑水肿，或引起脑积水，均可引起颅内压增高。

3. 颅腔容积变小如狭颅症、颅底凹陷症等造成颅腔容积减小，引起颅内压增高。

【临床表现】 颅内压增高根据病情发展的快慢不同，可分为急性、亚急性和慢性颅内压增高。急性颅内压增高，病情发展迅速，引起的症状体征明显，易导致意识障碍及生命体征变化；而慢性颅内压增高病情发展缓慢，可长期无明显的症状和体征；亚急性颅内压增高临床表现介于两者之间。颅内压增高的主要症状和体征。

1. 头痛　是颅内压增高的常见症状。头痛多以早晨或晚间较重，咳嗽、低头、用力时加重；部位多在额部及颈部，可从颈枕部向前方放射至眼眶；程度随颅内压的增高而进行性加重；性质以胀痛和撕裂痛为多见。

2. 呕吐　当头痛剧烈时，常伴恶心和呕吐，呈喷射性，易发生于清晨，严重者可导致水电解质紊乱和体重减轻。

3. 视盘水肿　较长时间的颅内压增高可引起视盘水肿，是颅内压增高的重要体征之一。表现为视盘充血隆起，边缘模糊不清，中央凹陷消失，静脉怒张，严重者可见出血。若颅内压增高长期不缓解，则出现视神经继发性萎缩，表现为视盘颜色苍白，视力减退，视野向心缩小，甚至失明。

4. 意识障碍及生命体征变化　意识障碍是急性颅内压增高的早期征象，值得注意。随颅内压升高，疾病初期意识障碍表现为嗜睡、反应迟钝；晚期出现昏睡、昏迷，伴有瞳孔散大、对光反射消失，发生脑疝和去脑强直。生命体征变化为血压升高、脉搏徐缓、呼吸不规则、体温升高等病危状态，甚至出现呼吸停止，终因呼吸循环衰竭而死亡。

其中，头痛、呕吐和视盘水肿是颅内压增高的典型表现，称之为颅内压增高“三主征”，各自出现的时间并不一致，可以其中一项作为首发症状。

【诊断】 通过全面详细地询问病史和神经系统检查，可以发现许多颅内疾病在引起颅内压增高之前已有一些局灶性症状和体征，由此可作出初步诊断。但部分患者并不出现典型的颅内压增高“三主征”，很多晚期颅内压增高出现脑疝症状才得到诊断。需要进一步结合影像学检查、ICP 监测等辅助诊断手段，明确有无颅内压增高、增高严重程度、颅内压增高病因等，早期治疗以防出现不可逆性损伤。

1. *影像学诊断* 计算机 X 线体层扫描(CT)和磁共振成像(MRI)有助于占位性病变的定位诊断和定性诊断，可发现脑积水、脑水肿、脑室受压、中线移位等；60％闭合性颅脑损伤并 CT 表现异常的患者会出现颅内压增高，而 CT 表现正常的患者仅 13％会出现颅内压增高。

2. *颅内压的监测* 腰椎穿刺可以直接测量压力，同时获取脑脊液实验室检查，但对颅内占位病变患者有引发脑疝的危险性，故应当慎重进行。可采用脑室置管或脑实质内探针连接颅内压监护装置对颅内压进行连续动态监测。

颅内压监测有一定的适应证，目前脑外伤基金会制订了脑外伤后 ICP 监测的适应证：经抢救后 GCS 评分＜8 分，且头部 CT 显示存在血肿、脑挫裂伤、水肿、脑疝或基底池受压表现；或头部 CT 正常但出现以下表现的两条或两条以上：①年龄＞40 岁；②肢体动作异常(如去大脑强直、去皮质强直、偏瘫等)；③收缩压低于 12kPa(90mmHg)。对于其他原因引起的颅内压增高的 ICP 监测，暂没有相应的指南，需要根据临床表现和影像学表现决定。

颅内压检测需要注意避免和预防颅内感染、出血、导管阻塞、导管移位等并发症。

3. 脑组织血流和代谢监测　脑缺血是颅内压增高导致脑继发性损伤的常见后果,因此,检测局部脑血流量是预防脑继发性损伤的理想手段。目前,CT灌注成像、MR灌注成像和SPECT及PET扫描等手段,可以显示脑特定部位的脑血流量;颈静脉置管可监测颈静脉氧饱和度($SjvO_2$);近红外光谱血氧检测仪(NIRS)和脑实质内探针可测量脑组织氧分压($PbtO_2$);脑组织微量透析探针可检测脑组织内生物化学物质的变化。

4. 其他监测手段　如经颅多普勒超声检查可以检测脑血管的血流速度,脑电图可以检测脑组织电生理活动变化等。

【治疗】　颅内压增高最根本的处理原则是去除病因。对于情况紧急的颅内压增高,应先做暂时性的对症处理,以争取时间确定病因,进行病因治疗。颅内压的治疗目的是使颅内压控制在适当水平,保证正常脑灌注压和能量供应防止或减轻脑移位和脑疝。为改善患者预后减少治疗并发症,国外研究者根据预后研究确立了治疗指征和治疗目标。

1. 一般处理　对颅内压增高患者,密切观察意识、瞳孔、血压、呼吸、脉搏及神经系统体征变化,称之为"六联观察"。掌握病情发展动态,有条件者可依病情需要进行颅内压、中心静脉压等监测,根据监测结果指导治疗。适当补液维持液体出入量平衡,注意补充电解质并调整酸碱平衡;进行合理的营养支持,注意控制血糖;合理应用血管活性药物和正性肌力药物,维持患者血流动力学稳定,避免平均动脉压过低;对意识不清患者及咳痰困难患者要考虑做气管切开术,以保持呼吸道通畅,避免血氧分压过低;根据病情需要可预防性应用抗生素。

2. 药物治疗

(1)高渗性脱水药和利尿药的应用:静脉输注或口服高渗制剂,提高血液渗透压,造成血液、脑组织、脑脊液间的渗透压差,使得脑组织内的水分向血循环转移,从而减轻脑水肿,缩小脑体积,降低颅内压。常用药物有20%甘露醇注射液、甘油果糖注射液等。20%甘露醇溶液脱水力强且快，作用时间较长。成年人剂量125～250ml(1～2g/kg)，快速静脉滴注，紧急情况下可加压推注，可间隔6～12h给药1次。用药后半小时可使颅内压降低50%～90%，4～8h后颅内压恢复到用药前水平。甘露醇早期应用效果较佳，长期应用疗效降低，易出现“反跳”现象。

禁忌证包括：已确诊为急性肾小管坏死的无尿患者、对试用甘露醇无反应者，因甘露醇积聚引起血容量增多加重心脏负担；严重失水者；颅内活动性出血者，因扩容加重出血，但颅内手术和脑疝时除外；急性肺水肿或严重肺淤血者。

下列情况慎用：有明显心肺功能损害者，因甘露醇所致的突然血容量增多可引起充血性心力衰竭；高钾血症或低钠血症；低血容量，用后可因利尿而加重病情，或使原来低血容量情况被暂时性扩容所掩盖；严重肾衰竭而排泄减少使本药在体内积聚，引起血容量明显增加，加重心脏负荷，诱发或加重心力衰竭；对甘露醇不能耐受者甘油果糖脱水作用较缓和，对肾无损害，多用于恢复期的患者或有肾功能不全的患者。甘油果糖注射液成年人常用剂量250ml，静脉滴注，间隔8～12h给药1次。

高张氯化钠溶液除具有扩容和渗透性脱水作用外，还可以降低红细胞黏度，增加脑血流量，提高心排出量，增加CSF吸收。近年研究显示，其降低颅内压效果不低于甘露醇，且不良反应较小。7.5%NaCl常用于甘露醇效果不佳或与甘露醇交替使用减少不良反应，常用剂量1.0～2.0g/kg。应用过程中如血钠超过155mmol/L，需停药。

利尿性脱水药可通过抑制肾小管对钠和氯离子的重吸收而产生利尿脱水作用，但脱水较弱；与渗透性脱水药合用，可加强其降压效果。常用利尿药有氢氯噻嗪(双氢克尿噻)，25mg，3～4/d，口服。呋塞米(速尿、呋喃苯胺酸)，20～40mg，每8～12小时1次，静脉或肌内注射。依他尼酸钠，25～50mg，每8～12小时1次，肌内注射。

长期应用大量脱水药物应注意水、电解质平衡及肾功能。注意输液的液体类型的选择避免由于电解质紊乱加重脑水肿。

(2)控制性过度通气：过度通气可以降低动脉血二氧化碳分压($PaCO_2$)，使脑血管收缩，减少脑血流量，降低颅内压。$PaCO_2$每下降 0.13kPa，可使脑血流量减少 2%。过度通气有脑缺血危险，一般应保持 $PaCO_2$ 不低于 3.3kPa(25mmHg)，或在其他脑组织氧合监测指标的指导下施行。

(3)巴比妥类药物应用：巴比妥类药物可以降低脑代谢、降低脑血流量和脑血容量、减少氧耗增加脑组织对缺氧的耐受力，从而降低颅内压。可用异戊巴比妥钠或硫喷妥钠注射治疗，近几年丙泊酚因其维持时间短、清除周期短而有利于患者快速苏醒进行神经功能学评估也常用于神经重症监护。

麻醉药物一般仅用于难治性颅内高压症的患者。用药期间宜对颅内压进行监护，情况好转即逐渐减药。有心血管疾病的患者不宜使用。不良反应包括低血压、低血钾、呼吸系统并发症、感染、肝功和肾功异常等。使用麻醉药物要注意这些药物可能掩盖患者病情，不利于临床观察。

(4)激素应用：肾上腺皮质激素能改善血-脑屏障通透性，减轻氧自由基导致的脂质过氧化反应，减少脑脊液生成，减轻脑水肿，降低颅内压。地塞米松 5～10mg 静脉或肌内注射，2～3/d；氢化可的松 100mg 静脉注射，1～2/d；泼尼松 5～10mg 口服，1～3/d。

(5)冬眠低温：是在神经节阻滞药物的保护下，加用物理降温使机体处于低温状态下的治疗方法。冬眠低温能保护血-脑屏障，防治脑水肿；降低脑代谢率和耗氧量；保护脑细胞膜结构；减轻内源性毒性物质对脑组织的继发性损害。临床上一般采用的轻度(33～35℃)或者中度低温(28～32℃)，统称为亚低温。

3. 外科治疗

(1)清除占位性病变：颅内占位性病变导致的颅内压增高，应首先考虑手术治疗。硬膜外血肿可迅速导致脑灌注压下降，必须急诊清除血肿。对于急性硬膜下血肿，现有研究数据表明，4h内清除血肿可改善患者预后。脑脓肿必须引流或切除。脑肿瘤的手术决策复杂，需要考虑占位病变的数量、位置、肿瘤对化疗放疗预期效果等因素。

(2)脑脊液引流：对控制颅内压增高有重要意义，分为内引流和外引流。对于脑积水者可行脑脊液分流术；外引流采用脑室内或腰大池置管，将脑脊液引出体外。但是脑脊液引流需要根据具体情况，盲目进行有时会加重病情适得其反。急性梗阻性脑积水通常采用侧脑室额角穿刺脑脊液外引流，有中线移位的患者，禁忌在占位病变对侧行脑室外引流术；枕骨大孔疝可紧急行侧脑室额角眶穿，降低颅内压；颅内有占位性病变引起的颅压增高需谨慎行腰大池引流。脑脊液外引流置管时间不宜过长，引流期间需注意避免引流管堵塞，防治感染等并发症。

(3)外科减压术：术中对严重难治性颅内压增高脑组织水肿严重的患者，可采用去骨瓣减压术，必要时可切除部分脑组织行内减压术。在幕上可行颞极、额极和枕极切除；幕下可行小脑外侧部分切除术等。

第二节　脑　疝

颅内病变所致的颅内压增高达到一定程度时，一部分脑组织移位至压力较低的部位，即形成脑疝。脑疝是颅脑病变发展过程中的一种紧急而严重的情况，病情发展迅速，致死率高，必须予以足够的重视。

【病因】　颅内任何部位占位性病变发展到一定程度均可导致颅内各分腔因压力不均诱发脑疝。引起脑疝的常见病变有：①颅脑损伤引起的各种颅内血肿，如急性硬脑膜外血肿、硬脑膜下血肿、脑内血肿等；②各种颅内肿瘤，特别是位于一侧大脑半球的肿瘤和颅后窝的肿瘤；③颅内脓肿；④颅内寄生虫病及其他各种慢性肉芽肿；⑤先天因素，如小脑扁桃体下疝畸形。此外，如对颅内压增高的患者，腰椎穿刺释放过多的脑脊液，导致颅内各分腔之间的压力差增大，可促使脑疝的形成。

目前，脑疝分类尚未统一，国内外分类方法也存在差异。根据脑疝移位脑组织及发生部位的不同，可将脑疝分为以下常见类型，如表 13-1 所示。

表 13-1　脑疝分类

类型	发生部位
颞叶钩回疝	幕上颞叶的海马旁回、沟回通过小脑幕切迹被推移至幕下
中心疝	最早由美国学者 Plum 描述，为脑中线结构向下、向后轴性移位的一种脑疝
小脑扁桃体疝	又称枕骨大孔疝，为小脑扁桃体经枕骨大孔向椎管内疝出
扣带回疝	又称大脑镰下疝，为一侧大脑半球内侧面的扣带回经镰下孔被挤入对侧分腔
小脑蚓疝	又称小脑幕切迹上疝，为小脑蚓部及小脑前叶从幕下向幕上疝出
蝶骨嵴疝	额叶后下部被推挤进入颅中窝，甚至挤入眶上裂突入眶内

【发病机制】　颅腔与椎管之间，或颅内各间腔之间的压力差是脑疝形成的基础。因颅骨不具有弹性，小脑幕和大脑镰也较坚硬，当颅内某一分腔压力增高到一定程度，势必推挤脑组织通过一些空隙至压力较低的部位，从而产生脑疝。疝出脑组织压迫邻近的神经、血管等组织结构，引起相应组织缺血缺氧，造成组织损伤功能受损。概括而言有以下机制。

1. *神经受压或牵拉*　脑疝压迫或牵拉邻近脑神经产生损伤最常见为动眼神经受累。动眼神经紧邻颞叶钩回，且支配缩瞳的神经纤维位于动眼神经的表层，对外力非常敏感。疝出的脑组织压迫和牵拉动眼神经,导致动眼神经麻痹,出现瞳孔变化等症状,为小脑幕切迹疝早期出现的体征之一。

2. 脑干病变移位的脑组织压迫或牵拉　脑干病变导致脑干变形、扭曲,影响上、下行神经传导束和神经核团功能,出现神经功能受损。中脑受沟回疝挤压时,疝出脑组织压迫同侧大脑脚,出现对侧锥体束征;脑干被推向对侧时,对侧大脑脚与小脑幕游离缘相挤压,造成脑疝同侧锥体束征。小脑扁桃体疝时,延髓受压易导致生命中枢功能失调;急性疝很快出现生命中枢衰竭,迅速发生呼吸和循环障碍,危及生命。

3. 血管变化　供应脑组织的动脉直接受压或者牵拉引起血管痉挛,造成缺血、出血,继发水肿和坏死软化;静脉淤滞,可导致静脉破裂出血或神经组织水肿。如供应脑干的细小穿动脉受压时,因其缺少侧支循环,易引起局部缺血。小脑幕切迹疝可出现大脑后动脉受压或痉挛,导致枕叶梗死。

4. 脑脊液循环障碍　中脑周围脑池是脑脊液循环必经之路,小脑幕切迹疝可使中脑周围脑池受压,导致脑脊液向幕上回流障碍;而脑干受压、扭曲、变形可引起中脑导水管梗阻,使导水管以上脑室系统扩大形成脑积水,使颅内压进一步增高,脑疝程度加重。

5. 疝出脑组织的变化　疝出脑组织可因血液循环障碍发生充血、出血或水肿,对邻近组织压迫加重。

这些病理生理改变并不孤立,通常相伴发生、相互影响,形成恶性循环。

【临床表现】 因发生部位、压迫组织结构、病情发展阶段不同,脑疝可以发生多种病理改变,而表现出不同的临床症状和体征。

1. 颞叶钩回疝　颞叶钩回疝是最常见的有临床意义的脑疝综合征,常由单侧幕上病变挤压颞叶的海马旁回、沟回,通过小脑幕切迹被推移至幕下引起。外伤导致的一侧中颅窝颞叶硬膜外或硬膜下血肿容易造成颞叶钩回疝。其典型的症状和体征如下。

(1)瞳孔改变：因疝出的颞叶钩回压迫动眼神经引起。初期可出现同侧动眼神经受刺激导致患侧瞳孔缩小，对光反射迟钝，该过程可持续数分钟至数小时，取决于病变产生的速度；随着病情进展，患侧瞳孔逐渐散大，间接和直接对光反射消失，并有患侧上睑下垂。

(2)运动障碍：初期运动系统检查可无明显体征，对侧 Babinski 征阳性出现较早。随病情发展，疝出的脑组织压迫同侧大脑脚，出现对侧肢体肌力减弱或麻痹，病理征阳性。脑疝进一步发展可致双侧肢体自主活动消失，最终可出现去脑强直。超过 25% 的患者因脑干被推向对侧，使对侧大脑脚被小脑幕游离缘挤压，出现脑疝同侧的锥体束征。该现象被称为 Kernahan 切迹综合征，是假定位体征，应注意鉴别。

(3)意识状态改变：因脑干网状上行激活系统受累引起。早期变化不明显，可出现焦虑、躁动、意识模糊，但很快进展为嗜睡、浅昏迷直至深昏迷。

(4)生命体征紊乱：由于脑干受压，脑干内生命中枢功能紊乱，引起呼吸循环系统改变。早期呼吸可正常，后出现持续性过度换气，脑干持续受压后出现呼吸不规则。循环方面早期出现心率频数，血压升高，继之心率减慢或不规则，血压急剧波动。如脑疝未得到控制，可迅速出现脑干功能衰竭，危及生命。

(5)其他表现：颅内压增高出现剧烈头痛、喷射性呕吐、视盘水肿等表现。部分患者因大脑后动脉受压或痉挛出现枕叶梗死，引起偏盲，但在脑疝发生时因为存在意识障碍不易发现。

2. *中心疝*　中心疝较颞叶钩回疝少见，常因接近中线的顶叶、额叶、枕叶病变，尤其是双侧幕上病变，压迫间脑、中脑深部之中线结构向下向后轴性移位引起。间脑主要由发自 Willis 动脉环的穿支动脉供血，即使小移位也会导致血管受压或牵拉，血流量下降，造成脑组织缺血，初期表现出间脑受损症状；若病情进一步发展，压迫大脑半球深部的中线结构，使之沿小脑幕裂孔向下挤压，中脑、脑桥、延髓相继受压；同时脑干的供血动脉、穿支动脉亦受压闭塞、牵拉、离断、出血，脑水肿呈恶性循环加重，脑干功能衰竭。临床上产生一系列自上而下有一定的顺序变化的综合征。

中心疝与颞叶钩回疝的区别在于：中心疝受力较均衡作用于中线，颞叶钩回疝常由一侧大脑半球病变所致，受力往往偏于一侧中线偏移，脑室受压明显；颞叶钩回疝早期即出现明显一侧瞳孔散大、意识障碍及偏瘫等，而中心疝常见的陈-施呼吸、去皮质强直等在颞叶钩回疝极少见到，据此可资鉴别。

3. 小脑扁桃体疝　小脑扁桃体疝常因小脑病变或者严重幕上病变导致脑干整体移位，将小脑扁桃体经枕骨大孔推挤向椎管内。主要临床表现如下。

(1)枕下疼痛及颈肌强直：疝出脑组织压迫颈上部神经根，或因枕骨大孔区脑膜或血管壁的敏感神经末梢牵拉可引起枕下疼痛。为避免延髓受压加重，机体发生保护性反射性颈肌强直以致强迫头位，慢性疝常见。

(2)瞳孔变化：主要是脑干受压缺血，损害动眼神经核所致，初期常为对称性瞳孔缩小(＜2mm)，继而散大；对光反射迟钝、消失。

(3)锥体束征：由双侧皮质脊髓束受累引起，最常见表现为四肢弛缓、肌张力下降。

(4)生命体征改变：慢性疝时生命体征变化不明显，急性疝，生命体征变化显著，先呼吸减慢，脉搏细速，血压下降，很快出现潮式呼吸和呼吸停止，如不采取措施，不久心跳也停止。

(5)其他：可出现颅内压增高表现；后组脑神经受累可出现眩晕、听力减退等症状。

慢性疝病情发展缓慢，由于机体出现代偿和缓冲，临床症状常不明显；但是有时某一诱因(如用力咳嗽、腰椎穿刺放出大量脑脊液或搬动患者头颈部过猛等)可引起脑疝急剧恶化，出现延髓危象甚至死亡。而急性疝，临床症状发展迅速，可迅速发生延髓功能衰竭危及生命。与小脑幕切迹疝相比，枕骨大孔疝的特点是生命体征变化出现较早，而瞳孔改变和意识障碍出现较晚。早期表现如不引起重视，双瞳孔散大、呼吸停止就觉得突然，而且难以挽救生命。

4. 扣带回疝　当一侧大脑半球有占位病变，除出现小脑幕切迹疝外，病变侧的大脑内侧面扣带回也在大脑镰下前 2/3 部位向对侧疝出。扣带回疝一般不引起特殊症状，有时疝出脑组织可使大脑前动脉较窄，使同侧额叶内侧面或中央旁小叶出现血液循环障碍，甚至软化坏死，从而出现对侧下肢运动和深感觉障碍及排尿障碍等，但该表现并不常见。

5. 小脑蚓疝　小脑蚓疝又称为小脑幕切迹上疝，常由颅后窝压力增高导致小脑蚓部及小脑前叶从幕下向幕上疝出引起。小脑蚓疝患者意识障碍出现较早而且迅速恶化。由于脑桥受压可出现瞳孔缩小，眼球向下凝视伴垂直方向眼球运动麻痹。

【诊断】

1. 病史及临床表现　病史采集时需要注意询问导致脑疝的原发病的表现及体征，注意是否有颅内压增高症的病史，或由慢性脑疝转为急性脑疝的诱因。注意结合病因、临床症状和体征等综合分析判断和预防脑疝发生。

2. 影像学检查　影像学检查有助于脑疝病因的确定，也可以参考脑疝的影像学直接或间接表现。CT 检查中，小脑幕切迹疝时可见基底池、环池、四叠体池变形或消失，中线移位等。MRI 可观察脑疝时脑池变形、消失情况，直接观察到脑内结构如钩回、海马旁回、间脑、脑干和小脑扁桃体的受压变形、移位等。

【治疗】 脑疝病情发展迅速且致死率高。如果得不到及时诊治，脑疝将导致大脑中线结构和脑干的不可逆性的缺血性损伤，导致患者死亡。因此，脑疝治疗需要争分夺秒，有时诊断和治疗需同时进行。脑疝治疗的短期目标是降低颅内压，且保证脑灌注压(CPP)和脑组织氧合,纠正高碳酸血症和酸中毒。最终有效治疗需要明确病因确定诊断,尽早去除病因。

1. *初步抢救和治疗*

(1)急救 ABCs:无论病因如何,急性脑疝的最初步骤是 ABCs:通畅气道(airway)、维持呼吸(breathing)和循环(circulahon)。

①通畅气道:首先,需要通畅气道;院外可采用面罩吸入100%氧气;入院后需尽早行气管内插管。对于住院患者出现脑疝症状,插管仍是必需的。对于颅脑损伤患者插管前需要首先排除颈椎骨折,且插管操作需要轻柔,避免颈椎过伸或过度牵拉。

②维持呼吸和控制性过度通气:气道建立后,常吸入100%氧气,以改善动脉氧合,纠正高碳酸血症和酸中毒。控制性过度通气,可以使脑血管收缩、减少颅内血容量、降低颅内压。对于颅内血肿造成的小脑幕切迹疝,控制性过度换气可使瞳孔对光反射和锥体束征等体征明显减轻,从而为颅内血肿的诊断和治疗赢得时间。但过度换气可以导致脑血管过度收缩,导致脑缺血,因此诊断性检查明确诊断后,需要恢复正常通气。如果因故无法手术,可维持 $PaCO_2$ 在 4～4.7kPa(30～35mmHg),或在其他脑组织氧合监测指标的指导下施行控制性过度换气。

③循环和血压的维持:建立静脉通道,适当补液,应用血管活性药物,维持有效循环血量和血压。对于外伤出血性休克患者,除及时扩容、给予血制品外,还需迅速发现出血部位和止血。

(2)甘露醇的应用:甘露醇可以有效降低颅内压,是脑疝常用的抢救药物,其常规应用方法与降低颅内压时相同。但有研究显示高剂量(1.4g/kg)甘露醇较低剂量(0.7g/kg)对于颅内血肿引起的脑疝患者,有更好的保护作用。快速输注甘露醇可引起低血压,其输注速度不宜超过0.1g/(kg·min)。

高张盐溶液可以降低颅内压、改善脑灌注压。虽然其疗效并不优于甘露醇,但是在脑疝治疗中亦有成功应用的报道。对于出血性休克的脑疝患者或其他甘露醇应用禁忌证的患者，亦可以应用。

2. *后续治疗措施*　各种原因造成的脑疝，及时清除原发病灶、去除病因是最根本的治疗措施。对于尚未明确病因的患者在施行急救措施赢得抢救时间后，需要尽快行 CT 及 MRI 等检查明确诊断，除清除原发病灶外，其他脑疝相关的手术治疗方式如下。

(1)侧脑室体外引流术：颅后窝或中线部位肿瘤造成室间孔或导水管梗阻，出现脑积水而引起脑疝危象时，可以迅速颅骨钻孔行脑室穿刺放液以达到减压抢救目的。婴幼儿患者可以行前囟穿刺脑室放液。幕上大脑半球占位病变所致小脑幕切迹疝时，因引流可加重脑移位，不宜行侧脑室引流术。

(2)减压手术：原发病灶清除后，为进一步减低颅内压，防止术后脑水肿；或因为病变位置较深或处于重要的功能区、病变广泛等原因原发病灶无法清除，常需要进行内减压术。减压术的目的是降低颅内压和减轻脑疝对脑干的压迫。小脑幕切迹疝时可以采用颞肌下减压术；枕骨大孔疝时可采用枕肌下减压术。重度颅脑损伤致严重脑水肿而颅内压增高时，可采用去骨瓣减压术。为达到减压的目的，去除的骨窗应够大，硬脑膜切开要充分。以上 3 种术式称为外减压术。开颅手术中，可能会遇到脑组织肿胀膨出，此时可将部分非功能区脑叶切除，达到减压目的，称为内减压术。内减压术和外减压术可同时应用。

(3)脑疝局部处理：在脑疝代偿期或前驱期，清除原发病灶后，脑疝大多可以自行复位；但在脑疝衰竭期，清除原发病灶外，对某些病例还需要处理脑疝局部病变。

①小脑幕切迹疝：切开小脑幕游离缘，使幕孔扩大，以解除绞窄；或直接将疝出脑组织还纳复位；有时可在清除原发病灶、颅内压已降低情况下，刺激患者的气管引起咳嗽，帮助脑疝复位。

②枕骨大孔疝：清除原发病灶外，还应将枕骨大孔后缘，寰椎后弓椎板切除，并剪开枕筋膜以充分减压，解除绞窄并使疝出的

脑组织易于复位;或者直接将疝出的小脑扁桃体予以切除,以解除压迫。

第三节　颅脑损伤概述

颅脑损伤是指头颅和脑受到暴力撞击所遭受的外伤。颅骨和脑组织可直接受到损伤,并常常发生继发性损伤,如颅内血肿、脑水肿、急性颅内压增高等,有时还合并颈椎、颈髓和眼、鼻、耳等重要器官的损伤,严重者可出现脑疝导致死亡。因此,颅脑损伤是一种严重的创伤。颅脑损伤处理的重点是针对继发性脑损伤,着重于早期发现和预防脑疝,特别是颅内血肿的早期发现和处理,以争取良好的疗效。

【损伤机制】　颅脑损伤是因外界暴力作用于头部而引起,其发生和发展过程主要取决于致伤的因素和损伤的性质。导致颅脑创伤的原因包括交通事故伤、工程事故伤、暴力打击伤、火器伤等。颅脑损伤的病理改变轻重也是由致伤因素和致伤方式决定的。根据外力作用方式,将颅脑损伤分为直接损伤和间接损伤。

1. 直接损伤　直接暴力系指直接作用于头部而引起损伤的致伤力,根据头皮、颅骨损伤的部位及暴力作用的方式,即加速性损伤、减速性损伤和挤压伤,常能推测出脑损伤的部位,甚至可估计出脑损伤的病理改变。

(1)加速性损伤:是指运动的物体打击静止的头部所造成的损伤。主要产生冲击伤,对冲伤轻。

损伤机制:①打击部位颅骨急剧内陷,颅腔容积变小,颅内压急剧升高造成脑损伤;②打击部位颅骨内陷,撞击局部脑组织造成脑损伤;③内陷颅骨迅速复位,局部产生负压,形成对脑组织的抽吸作用而致脑损伤。

(2)减速性损伤:是指运动的头部撞击静止物体造成的损伤。

损伤机制:①颅骨急剧变形造成颅内压升高,同加速损伤;

②颅骨在运动中突然停止，而脑组织停止运动晚于颅骨，于是在着力处运动的脑组织与刚刚停止的颅骨相撞造成损伤；③在着力点侧，颅骨停止运动的瞬间，脑组织仍向前运动，在脑组织与颅骨内板间形成负压带抽吸脑组织造成脑损伤。

(3)挤压损伤：两个相对方向的外力同时作用于头部造成的脑损伤，如车辆压伤、产钳伤等。

损伤机制：①颅骨内陷，骨折造成脑损伤；②脑干受两侧的外力挤压向下移位，中脑嵌于小脑幕孔和延髓嵌于枕骨大孔而致伤。

2. 间接性损伤　间接性损伤系指外力作用于身体的其他部位，通过传递作用造成脑损伤。因此，着力点不在头部，一般在颅部均无损伤痕迹发现，是一种特殊而又严重的脑损伤类型。

(1)颅脊联合伤：坠落伤时，臀部或双足着地，外力由脊柱向上传递致枕骨髁部，引起严重的枕骨大孔环形陷入骨折，致使后组脑神经、颈髓上段和(或)延髓受损，轻者致残，重者当场死亡。

(2)甩鞭式损伤：外力作用于躯干，使躯干快速运动，头部运动晚于躯干，在颈部发生甩动时造成的损伤。

(3)胸部挤压伤：胸部受急剧挤压，胸腔压力迅速升高，胸腔静脉压及颈静脉压升高，导致脑组织淤血、肿胀所造成的损伤。

3. 冲击伤和对冲伤的机制

(1)冲击伤：是发生于着力点附近的脑损伤。

致伤原因主要是颅骨着力后的暂时内弯变形，打击脑表面造成的损伤，加速损伤多以冲击伤为主。

(2)对冲伤：是发生于着力点对侧或对称部位的损伤。

致伤原因主要是脑向着力对侧运动中，对冲部位脑皮质与粗糙不平的前颅凹底，以及蝶骨嵴摩擦和冲撞造成损伤。

【损伤分类】　颅脑损伤可分为原发性颅脑损伤和继发性颅脑损伤。

1. 原发性颅脑损伤　原发性颅脑损伤是指暴力作用于头部

时立即发生的脑损伤。原发性颅脑损伤按照脑组织是否与外界相通,可将颅脑损伤分为开放性与闭合性损伤两大类。

(1)开放性损伤

①开放性颅脑损伤:是颅脑各层组织开放伤的总称,包括头皮裂伤、开放性颅骨骨折、开放性脑损伤。头皮、颅骨、脑损伤可同时存在,也可不同时存在。

②开放性颅骨骨折:头皮与颅骨的一并开放伤,颅骨与外界相通。

③开放性脑损伤:硬膜的破裂与否,是区分脑损伤为闭合性或开放性的分界。硬膜已破,不论伤口大小,只要已和外界相通,均为开放性脑损伤。颅腔虽已开放,硬膜完整者,不能视为开放性脑损伤,应为闭合性脑损伤伴开放性骨折。

(2)闭合性损伤

①闭合性脑损伤:只要硬膜不破,不论是否有开放性头皮损伤,开放性骨折,均为闭合性脑损伤。

②颅底骨折:常引起颅底的硬膜破裂,脑脊液漏,这也属开放性脑损伤,称内开放性脑损伤。一般可自愈,习惯称闭合性脑损伤,按闭合性损伤处理。

2. 继发性颅脑损伤　继发性颅脑损伤是指受伤一定时间后出现的脑受损病变,主要有脑水肿和颅内血肿。

【伤情判断与分析】 接诊颅脑损伤患者,不论在现场或急诊室,也不论伤情轻重,在询问病史和初步检查后,选择进行辅助检查,对伤情进行判断和分析。

诊断上应明确 3 个问题:①颅脑损伤的类型与轻重;②有无颅内血肿等紧急手术指征,是否进行急症手术处理;③有无其他部位的合并伤、休克及严重的周身器质性病变。

伤情判断共 10 个方面:①意识状态;②生命体征;③眼部征象;④运动障碍;⑤感觉障碍;⑥小脑体征;⑦头部检查;⑧脑脊液漏;⑨眼底情况;⑩合并损伤。

1. 颅脑损伤的类型与轻重

(1)损伤机制分析

①加速性或减速性损伤:加速性损伤多以着力点局部凹陷骨折和脑冲击伤为主;减速性损伤则以线形或放射形骨折和脑对冲伤为重。

②着力点:垂直于颅盖的暴力易致凹陷或粉碎性骨折;斜向暴力常引起线形骨折和对冲伤;挤压暴力可造成双颞部或颅底骨折;额部着力脑冲击伤为主;枕部着力脑对冲伤为重。

(2)判断颅脑损伤的类型:确定为开放性或闭合性损伤,重点针对脑损伤。头部开放性伤口,有脑脊液或脑组织碎块流出,可容易诊断为开放性脑损伤;头皮创伤,很小的脑穿透伤,需要 X 线、头颅 CT 检查,有时在手术中才能证实。

(3)颅内血肿定位:一是检查头皮伤的部位,二是结合受伤机制判断。CT 检查可明确颅脑损伤的部位、类型和损伤范围。

①幕上血肿意识恶化较突出,幕下血肿呼吸改变较明显。

②单侧锥体束征多系幕上血肿,双侧锥体束征则常见于颅后窝血肿。

③眼睑瘀斑及耳鼻出血、溢液常伴幕上血肿,乳突部瘀斑和颈肌肿胀应警惕后颅窝血肿。

④颞部血肿,动眼神经受累症状常早于意识障碍。

⑤额部血肿有进行性意识恶化而无定位症状,情况多突然变化,瞳孔随即放大。

⑥顶部血肿易致对侧偏瘫,意识障碍加重时,瞳孔始渐次散大。

⑦枕部血肿较少,常为脑内血肿,缺少定位症状,头痛呕吐较显著。

⑧横窦沟小血肿多有枕骨骨折穿过横窦,出现进行性颅内压增高、头痛、呕吐剧烈、缺乏定位体征。

⑨颅后窝血肿,头痛、呕吐明显,常有双侧锥体束征、颈强直、

呼吸抑制较多见。

(4)确定伤情

①意识水平(CCS)评分:判断意识障碍程度。一般规律,伤后立即出现昏迷即代表有脑损伤,昏迷时间短,反映脑损伤轻,深昏迷,迁延时间长,表示脑损伤重。根据意识障碍的发展,可基本判断颅脑损伤的类型(表 13-2)。

表 13-2 意识水平评分

评价项目	分数
睁眼(E)	
自动睁眼	4
呼唤睁眼	3
刺痛睁眼	2
不能睁眼	1
运动反应(M)	
遵嘱活动	6
刺痛定位	5
刺痛躲避	4
刺痛肢屈	3
刺痛肢伸	2
不能活动	1
语言反应(V)	
回答正确	5
回答错误	4
语无伦次	3
只能发声	2
不能发声	1

②生命体征:是判断伤情轻重的一项重要指标。它常与 GCS 评分程度相一致。生命体征变化轻微,表明伤情稳定;生命体征变化明显者伤情严重。

③瞳孔变化：可提示颅脑损伤轻重及伤情演变。两侧瞳孔正大等圆，光反射灵敏，代表伤情轻；瞳孔时大时小，眼球震颤，位置不对称，常为中脑平面脑干损伤；两侧瞳孔缩小，表示桥脑损伤或蛛网膜下腔积血；一侧瞳孔进行性散大，多为小脑幕孔疝；伤后即出现一侧瞳孔散大，直接与间接光反射迟钝或消失，多因该侧动眼神经损伤；一侧瞳孔散大，直接光反射迟钝或消失，间接光反射灵敏，多因该侧视神经损伤。

④其他：年龄、合并损伤、周身器质性疾病等又影响伤情进一步变化。

(5)影响判断的因素：①酒后受伤；②服用镇静药；③与其他疾病混淆；④强力脱水之后；⑤脑脊液漏自行减压；⑥休克。

遇上述情况时，应慎加考虑，严密观察、仔细分析，及时做 CT 检查和颅内压监护。

(6)诊断书写：①先标明开放或闭合性损伤；②明确损伤部位；③明确损伤类型；④注明伴随体征，如颅底骨折并脑脊液鼻漏；⑤附加 GCS 评分；⑥注明周身器质性疾病，这样可以从诊断上明确地表达损伤的实际情况。

2. 确定有无手术指征 这是诊断的关键问题，密切关系到颅脑损伤的救治和预后。

(1)开放性损伤必须及早行清创术。

(2)闭合性损伤根据患者的意识情况、神经功能障碍情况及病情演变的规律，尽早进行手术治疗；如早期诊断尚有一定困难或病情相对稳定，需密切观察、及时复查，以免耽误手术时机。

3. 全身情况 查明合并伤、休克及全身严重器质性疾病。颅脑损伤，约 30% 合并其他部位不同程度损伤，常因此导致休克。所以要重点、全面查体，不能只注意颅脑损伤而漏诊，对抢救成功造成严重影响。常见合并伤如血气胸、多发肋骨骨折、肝脾等实质性脏器破裂、骨盆或股骨干骨折、四肢骨折、失血性休克等，尤其肝脾和肠破裂应引起高度重视。

第四节　开放性颅脑损伤

开放性颅脑损伤是颅脑各层组织开放伤的总称，它包括头皮裂伤、开放性颅骨骨折和开放性脑损伤，而不是单指开放性脑损伤。开放性颅脑损伤时，头皮、颅骨与脑损伤可同时存在，也可不同时存在。硬脑膜是保护脑组织的一层坚韧纤维膜屏障，此层破损与否，是区分开放性脑损伤或闭合性脑损伤的分界线。开放性脑损伤时，硬脑膜已破，多有脑脊液或夹杂有脑组织碎屑流出。如果颅骨和硬脑膜缺损较大，且合并颅内压增高时，常有脑膨出。颅底骨折常引起颅底的硬脑膜撕裂，脑脊液漏，蛛网膜下隙与脑组织，通过硬脑膜裂隙和骨折线，经副鼻窦或中耳腔与外界间接交通，这也属于开放性脑损伤范畴，称为内开放性脑损伤，不过这种脑脊液漏，多能在数天内自然停止，逐渐愈合，故习惯地将其列入闭合性颅脑损伤章节。开放颅骨骨折，颅腔虽已开放，硬脑膜完整者，仍属闭合性脑损伤，而不能视为开放性脑损伤。

【病因】　开放性颅脑损伤根据损伤原因可分为火器伤和非火器伤两大类。本节介绍非火器性颅脑损伤，此类伤的致伤物为各种锐器或钝器，前者造成的创伤称为锐器伤，后者造成的创伤为钝器伤。锐器常有刀、斧、锥、针、钉、剪等，锐器伤的特点是创缘多较整齐，颅骨骨折分别呈沟状骨折、长孔骨折和穿刺骨折。头皮、头发和骨碎片带入脑内很少或完全没有。脑的创缘整齐，失活的脑组织很少，创伤感染发生率低。钝器常见有铁棒、木棍、砖瓦、石块、榔头等。钝器伤的特点：头皮创缘多不整齐。损伤处颅骨发生凹陷性骨折，粉碎性骨折以及穿孔骨折或洞形骨折等，硬脑膜撕裂，脑损伤范围大，失活的组织多，脑组织内常有头皮、头发，帽子碎片和颅骨碎片存留，脑创伤的感染机会较大。

【临床表现】

1. 濒死状态　除了直接损伤脑干和丘脑下部外，多见于致伤物损伤颅内大血管,引起急剧大出血,继发脑疝所致。患者伤后可有短时间的清醒,很快出现头痛、呕吐、躁动、昏迷,先一侧瞳孔散大,不久两侧瞳孔散大,出现病理呼吸,往往来不及救治而死亡。就地急速钻孔,扩大骨窗,排除积血,可有获救希望的可能。

2. 休克　表现面色苍白,脉搏微弱,心率快,血压低或测不到。呈现严重休克状态。这是由于头皮伤口失血过多和颅骨骨折缺损和硬脑膜破口较大时,血液、脑脊液及碎裂,液化,坏死的脑组织可由伤口溢出,或为脑膨出,使内压力得到一定的缓冲,以及脑室伤,大量脑脊液流失时,可出现低颅压所致。因此,在开放性颅脑损伤时,休克较多见,而闭合性颅脑损伤休克则少见。无论哪种颅脑损伤,发生休克时,都要想到可能有合并伤,迅速查明原因,就地急救。

3. 意识障碍　进行性加重伤后仍能说话和行动,经过数小时或 1～2d,意识状态逐渐恶化,呈嗜睡或半昏迷状态,伴有头痛、呕吐、躁动、血压升高等颅内高压表现。应及早做 CT 扫描或脑血管造影检查,确定是否伴发颅内血肿。

4. 病灶症状　由于受伤部位多在额部和顶部,故偏瘫、轻偏瘫、偏身感觉障碍较多见,亦可有失语和偏盲等病灶症状。

5. 并发症表现　开放性颅脑损伤,早期处理不当或延误治疗,易并发伤道感染,如颅骨骨髓炎、脑膜炎、脑膜脑炎与脑脓肿等。患者常出现高热、昏迷、抽搐,日久转为周身衰竭。

【辅助检查】

1. 伤口局部检查　为了解伤口的情况,特别是深度,应对伤口进行细致柔软的检查,要仔细地看,但不允许用探针或镊子在伤口内探寻,以免将污物带入颅内或造成假伤道。头皮和颅骨的创伤均较表浅,易检查清楚。如在伤口发现脑脊液或脑组织时,即可确定为开放性脑损伤。鉴别是全血或血性脑脊液,可将液体滴在布上,如为全血则将均匀扩散呈深红色斑点;如为血性脑脊液则中心呈红色斑点,向外周扩散呈浅红色晕圈。鉴别脂肪颗粒和脑组织将黄白色颗粒放在纱布上,用拆过纱布攒挫,如为脂肪则不能攒碎,如为脑组织则可攒碎。嵌入颅腔内的致伤物,应保留于原处不动,等待专科医师到手术室处理。

2. 颅骨X线平片检查　应常规摄颅骨正侧面片,必要时摄切线位片、CT扫描不能代替此检查,因颅骨平片可清楚地显示嵌入颅腔内的金属致伤物的深度和方向。了解颅骨骨折的类型及颅骨碎骨片的位置、数目和形状大小。但进入腔内的木质致伤物如木棍、树枝、竹筷等颅骨平片往往难以显示。

3. CT扫描　对了解脑伤道的位置和范围,颅内血肿的分布和位置很有帮助,亦可发现颅内的致伤物和颅骨碎片,但颅骨碎片的数目和形态的显示不如颅骨平片显示得确切。对颅内存留的木质致伤物,CT常显示低密度,可误诊为脑水肿带或脑内气体,因而可延误手术治疗,应注意鉴别。

4. 脑血管造影检查　经眶穿透伤有损伤颈内动脉内段和海绵窦的征象时,脑血管造影可以证实血管损伤的性质,作为治疗的依据。

【治疗】

1. 急救　此种创伤患者就诊时,头部有一处或多处伤口处于活动性出血,引起休克,急救时应在立即给输血补液的同时,可用大弯针和丝线将伤口按出血多少的顺序一一行暂时性缝合,使活动性出血停止或减少;或用止血钳将出血的动脉夹闭。待休克被纠正后,剪开伤口缝线和去掉止血钳进行彻底清创止血,这样可以减少患者因失血过多所造成的危险。对伤口内留置的致伤物如钉、锥、钢针、钢钎等,一般急救人员切忌撼动和试行拔出,应保留致伤物于原位不动,防止拔出时创伤大出血,在缺乏充分准备的情况下抢救不及时,使患者失去获救机会。而应在患者休克纠正后,转到有神经外科单位或在准备好控制创伤大出血的情况下,术中由术者将留置的致伤物取出,可增加抢救的成功率。

2. 早期清创　尽早在伤后24h内进行手术,但在目前抗生素防治感染的情况下可延长时限伤后 48h，在这一时限内进行彻底清创，可一期缝合硬脑膜，将开放性脑损伤变为闭合性，从而减少脑脊液漏、脑膨出和颅内感染的机会，并减少脑瘢痕形成与日后发生癫痫的机会。

3. 清创技术

（1）单纯的头皮伤与开放性颅骨骨折：按一般清创方法处理，头皮创缘略切齐，但不应切除过多，通常切除 1mm 即可，以免头皮缝合紧张，以 S 形、梭形或弧形方法扩大。摘除游离的碎骨片，去尽异物。妥善止血后缝合伤口，皮下引流 1～2d。术中发现硬脑膜发蓝，颅内压高疑有硬脑膜下血肿者，应切开硬脑膜探查处理，脑搏动正常时，不必切开探查，以免将感染带入脑部。

（2）开放性脑损伤的清创应在直视下进行：①逐层由外及里进行清创去除全部的污物、异物、碎骨片和血块等；②仔细、完善、彻底止血和吸除无生机的破碎、液化的脑组织；③保留一切可以保留的脑血管和脑组织，以最大限度地保护脑功能；④脑挫裂伤严重，脑压高经脱水治疗无缓解时，可行内减压或颞肌下减压术。

（3）清创彻底的标准：伤道内的异物、血块和碎骨片彻底清除及止血完善后，脑局部塌陷，脑搏动良好，而且取出的碎骨片等于或多于颅骨平片显示的数目。

4. 几种特殊伤的处理

（1）头部嵌入致伤物：如穿入颅腔内被颅骨卡住的钢钎、钉、锥等损伤。急救时严禁撼动或就地拔出。应在全身麻醉下，以头皮伤口为中心，做 S 形切口或以伤口为中心马蹄形皮瓣，绕颅骨周围做 4 个钻孔，连成方形骨瓣，术者将留置的致伤物连同骨一并沿其纵轴方向缓慢拔出，当发现活动性出血时立即剪开硬脑膜，牵开脑伤道，彻底止血和清除碎骨片等异物，反复用生理盐水冲洗伤道，缝合硬脑膜，还原骨瓣，缝合头皮。

（2）经眶穿透伤：致伤物经眼眶进入颅腔内，由于眶内容物和颅腔内容物同时损伤，故应由眼科和神经外科医师共同处理。如考虑到拔出致伤物后可能发生颅内出血时，应在拔出致伤物前，由神经外科医师做好前额部骨开颅，一旦拔出致伤物后大出血时，即可迅速从颅内止血。对于并发外伤性颅内动脉瘤或内动脉海绵窦瘘者，应分别情况进行相应治疗。

(3)经鼻、筛窦穿透伤：采用前额部骨瓣开颅，拔出致伤物后，彻底清除脑内异物和碎骨片，修补筛板处硬脑膜破口，以防由于发生脑膜炎和脑脓肿而引起不良后果。

(4)静脉窦损伤：上矢状窦损伤较多。术前做好输血准备。清创止血手术先在损伤周边扩大颅骨缺损制成骨窗，小心移出嵌于静脉窦破口上的小碎骨片，立即用手指压迫破口制止出血，再用肌筋膜片等覆盖于静脉窦破口，周边用针缝合固定，可达到完善止血。如发现静脉窦已完全断裂而在矢状窦的后 1/3 处时，可采用一段静脉或人造血管移植对端吻合，如无条件，在紧急情况下只有将两端结扎，可造成肢体瘫痪。

5. 一般治疗　支持和稳定患者的生命体征，保持呼吸道通畅，防治脑水肿与颅内感染，应用促进神经功能恢复药物，加强护理和康复治疗。

第五节　闭合性颅脑损伤

一、脑震荡

【损伤机制及病理】 脑震荡是损伤中最轻的一种，其特点为头部着力后即刻发生短暂的脑功能障碍。特别是意识障碍，经过短暂的时间后可以自行恢复。过去一些学者曾认为仅是脑生理功能的一时紊乱，在组织学上并无器质性改变。但近年来许多学者通过临床和实验研究发现，头部着力后，使脑在颅腔内运动，可造成冲击部位，对冲部位以及延髓和上部颈髓产生组织学的改变。

动物实验观察到除意识丧失数分钟外，呼吸可暂停约 1min，以后出现呼吸减慢和不规律，心率亦减慢，几分钟或几十分钟呼吸和心率逐渐恢复正常。伤后瞬间脑血流增加，但数分钟后脑血流量反而减少至正常的一半，0.5h 后脑血流可恢复正常。颅内压在着力瞬间可立即升高，数分钟后颅内压即趋下降。脑的大体标本上看不到明显变化，光学显微镜亦见以轻度变化，如毛细血管充血、神经元胞体肿大和脑水肿变化。电子显微镜检查，在着力部位脑皮质、延髓和上部颈髓均可见到神经元的线粒体明显肿胀，轴突亦肿胀，白质处有细胞外水肿等改变，提示血-脑屏障的通透性增加。这些改变在着力后 0.5h 可出现，1h 后最明显，并多在 24h 内自然消失。这种脑干和上部颈髓的病理变化，可以解释伤后短暂的意识丧失、呼吸、心脏和脑血管的变化。

脑震荡患者脑电图，脑干听觉诱发电位有改变，脑电图波幅很快降低。脑干听觉诱发电位一半病例有器质损害。患者的脑脊液中乙酰胆碱含量大增，胆碱酯酶的活性降低。

【临床表现】

1. *意识障碍*　患者意识障碍的深浅和久暂，与作用头部的外力大小有关。意识障碍大多不超过半小时。

2. *逆行性遗忘*　患者从昏迷清醒后，对受伤发生的时间，地点和伤前不久的情况，都不能记忆，但对伤前越久的事，越记得清楚。也有将受伤当天的事忘记，以后渐次记忆恢复。在受伤一刹那的情况总是想不起来，即近事遗忘症，提示近记忆中枢海马回受损。

3. *全身症状*　伤后立即出现意识障碍同时，多伴有面色苍白，瞳孔或大或小，对光反射迟钝，出冷汗，血压下降，脉搏微弱，呼吸浅而慢等自主神经和脑干功能紊乱的表现。严重者可出现双侧瞳孔一致性散大或缩小，对光反射消失，四肢松软，一切反射消失。以后随意识障碍的好转，上述症状均逐渐消失。清醒后，多有头痛、头晕、疲乏无力，卧床时较好，活动时加剧，一般于 3～

5d后自行消失,少数患者可持续数天才逐渐消失。伤后亦可有失眠、思维能力减退和判断能力,记忆力差等表现,一般持续数天,数周后即可消失。

4. 情感变化　伤后数天,患者情绪常不稳定,易激动,易发怒,常大声呼叫,不自主哭笑,有的表现抑郁淡漠。

5. 神经系统检查　无阳性体征发现。

【治疗】

1. 注意观察伤情　患者最好住院治疗,或在急诊室观察,密切注意意识,瞳孔、肢体运动和生命体征的变化。对回家的患者,嘱其家属密切注意头痛,恶心、呕吐和意识障碍,如有症状加重即应来院检查。

2. 卧床休息　静养7～14d,病房最好较暗和清静,减少对患者的不良刺激。嘱患者休息脑力,少思考问题,不阅读长篇读物,可以看画报和报纸标题等。

3. 对症治疗　如患者恶心、呕吐不能进食,可静脉输液,每天输液量1500～2000ml以10%葡萄糖注射液为主、每分钟25～35滴,不可过快。头痛时给以罗通定、索米痛等止痛药。对于烦躁忧虑、失眠者给予地西泮、二溴和三溴合剂、氯氮䓬等。

4. 病情解释　对症状消失较慢者,应多做病情解释工作,说明本病不会影响日常生活和工作,症状持续虽有长短之分,但都能自行减轻和消失,并能逐渐恢复工作。

二、脑挫裂伤

【损伤机制及病理】　外力作用头部,冲击点处骨变形或发生骨折,以及脑在颅腔内大块移动,造成冲击点伤,对冲伤和脑深部结构损伤,均可发生脑挫裂伤。对冲伤与骨扭曲部位都易发生脑挫伤,颅底不平。头部外伤时,脑在颅底摩擦,以蝶骨嵴阻力最大,额叶和颞叶底部受影响较大。脑挫裂伤多发生在脑表面的皮质,呈点片状出血,如脑皮质和软脑膜仍保持完整即为脑挫伤。

如脑实质破损、断裂、软脑膜亦撕裂，即为脑裂伤。脑挫伤和脑裂伤常同时存在，故通称脑挫裂伤。Milehob 在病理方面将脑挫裂伤分为早、中、晚三期。

早期：在伤后数天，脑组织病理变化以出血、脑水肿、脑坏死为主要变化。中期：在伤后十数天或数周，损伤部位逐渐可见修复性病理变化。晚期：伤后数月、数年，伤灶陈旧但部分可转变较好或萎缩。脑挫裂伤病灶周围常伴有局限性脑水肿，包括细胞毒性水肿和血管源性水肿。前者伤后多立即出现，神经元胞体肿大，主要发生在灰质。后者为血-脑屏障的破坏，血管通透性增加，细胞外液增多，主要发生在白质，伤后 2～3d 最明显。此外，常并发弥漫性脑肿胀，多在伤后 24h 内发生，以小儿和青年人多见，两侧大脑半球广泛肿胀，脑血管扩张、充血，脑血流量增加，脑体积增大，脑室和脑池缩小。成年患者发生率低，多为一侧大脑半球肿胀，患侧脑室受压，中线结构向对侧移位。脑肿胀重者治疗多难奏效。

脑挫裂伤在显微镜下可见脑实质点片状出血、水肿和坏死，脑皮质分层结构不清或消失，灰质和白质分界不清。神经细胞染色质溶解，尼氏体消失，核膜破裂，核仁消失，轴突肿胀、断裂和崩解成颗粒状，细胞呈片状崩解，水肿区星形细胞和少支细胞肿胀，血管周围间隙增宽，液体增多，数天或数周后，组织液化，格子细胞吞噬，逐渐胶质细胞增生进入修复过程。

【临床表现】

1. 生命体征变化　轻度和中度的脑挫裂伤，血压和脉搏一般无多大改变，如有血压下降和脉搏加快且细弱等休克表现，多提示身体其他部位有合并损伤，要全面检查以免遗漏。由于颅内压力增高可引起血压升高，脉搏徐缓而洪大，严重脑挫裂伤，呼吸可变深而慢，甚至出现病理呼吸。体温多在 38℃左右。

2. 病灶性症状　在瘫痪中以伤后即出现中枢性面瘫、单瘫和偏瘫较为常见。优势半球相应的功能区损伤可出现各种类型的失语。癫痫发作,在儿童多发生局灶性癫痫,大发作亦可发生,可发生在伤后数小时内,也可发生伤后1~3d。

3. 意识障碍　脑挫裂伤患者一般意识障碍时间均较长,短者半小时、数小时或数天,长者数周、数月,有的持续性昏迷或植物生存,甚至昏迷数年直到死亡。也有的患者原发性昏迷醒后,因脑水肿或弥漫性脑肿胀,以及其他的继发因素,再次昏迷,出现中间清醒期或中间好转期,容易误诊为颅内血肿,需要经脑血管造影或CT扫描可作鉴别。

4. 患者醒后　有头痛、恶心、呕吐,记忆力减退,定向力障碍,甚至反应迟钝,智力低下。

5. 脑膜刺激症状　外伤性蛛网膜下隙出血,红细胞破坏后形成胆色质,引起化学性刺激,头痛加重,颈强明显,克氏征阳性。

【辅助检查】

1. 颅骨X线平片　多数患者可有颅骨骨折。

2. 腰椎穿刺　为血性脑脊液,内压力正常或增高。

3. CT扫描　在脑挫裂伤区可见点片状高密度区,或高密度与低密度互相混杂,这种伤后检查即可发现。脑水肿区一般出现较晚,为一界限低密度区,同时可见侧脑室受压变形。弥漫性肿胀多见于两侧大脑半球,有时也出现于一侧半球。由于脑血管扩张充血,全脑的密度较正常高。一侧大脑半球肿胀,可见到患侧脑室缩小,中线结构向对侧移位。

4. 脑血管造影　当病情变化,为鉴别颅内血肿但又无CT检查条件时,可行此项检查以除外颅内血肿。

【治疗】

1. 监护　严密观察病情的变化,特别对生命体征和意识,瞳孔、肢体运动、反射以及内压力进行定时监测,最好在加强监护病房(ICU)行多项功能监测仪监测,如无此条件也可行专科护理,以及时发现迟发性颅内血肿和能在脑发生不可逆损害前进行治疗。

2. 保持呼吸道通畅和充分给氧　昏迷持续时间长的患者,应尽早行气管切开，定期翻身叩背吸痰。行人工过度换气，呈现呼吸性碱中毒，PaO_2 13.3kPa和$PaCO_2$ 3.3～4.0kPa，脑血管收缩，脑容量下降，颅内压降低。

3. 治疗脑水肿及降低颅内压　主要药物为20%甘露醇注射液250ml，6～8h静脉快速滴入，病情危重者可同时使用呋塞米40～100mg静脉推入，限每天1次。地塞米松可减少脑组织含水量，在一定程度上恢复血-脑屏障结构和功能，保护脑细胞结构，帮助恢复脑功能。首次可静脉注射10mg，以后每隔6小时肌内注射5mg，5d后减量。对重症患者，可用大剂量，5mg/kg，每6小时1次，2d后改1mg/kg，每6小时1次，连用6d，有学者认为大与小剂量不良反应无明显差别。

4. 补液量　每天入量可大于尿量或等尿量。病初以10%葡萄糖注射液为主，数天后加用盐类溶液，注意水电解质平衡，特别注意补钾和补足充分的热量，尽早鼻饲喂食，可减少补液量和不易造成水盐代谢异常。

5. 巴比妥　用经脱水和激素治疗仍不能有效地控制脑水肿的发展，病情处于危重的患者。硫喷妥钠开始用量为5～10mg/(kg·h)静脉滴注，连续用4h，再以维持量1.5～2mg/(kg·h)，病情稳数天或1周停药，本法可挽救一部分垂危患者。

6. 预防性使用抗生素　主要防治肺部感染。

7. 脑代谢营养药物　脑活素10ml加10%葡萄糖注射液250mg，静脉滴入，每天1次，胞磷胆碱250mg静脉滴注，每天1次，其他如三磷腺苷、辅酶A等。

8. 降体温　可使用药物或物理降温，如空调房间、用电风扇吹、冰袋和冰水乙醇擦浴、头置冰袋降温等。

9. 外伤性蛛网膜下腔出血　在伤后数天内脑膜刺激症状明显者，可反复行腰穿刺，排除血性脑脊液，对减轻头痛，改善脑脊液循环和促进脑脊液吸收有帮助。

10. 其他　对经检查已排除颅内血肿，而脑挫裂伤局部脑组织坏死，伴有脑水肿和颅内压增高患者，经各种药物治疗无效，症状进行性加重，应手术清除挫碎坏死的脑组织，清除小的凝血块，然后根据脑水肿情况进行颞肌下减压或去骨瓣减压，术后继续加强综合治疗。

三、脑干损伤

受伤当时即发生脑干损伤称原发性脑干损伤，受伤数小时或数天后，大脑半球广泛水肿颅内压增高造成脑干损伤，称继发性脑干损伤。本节介绍的是原发性脑干损伤，占脑损伤的2%～5%，在重型颅脑损伤中占10%～20%。由于脑干内有脑神经核、躯体的感觉和运动传导束、网状结构和呼吸、循环等中枢，故损伤后致残率和死亡率均较高。

【损伤机制】

1. 外力作用于头部，如头部侧方着力，脑干为同侧小脑幕游离缘挫伤，前额部着力，脑干为斜坡挫伤。

2. 旋转性损伤，脑干受牵拉和扭转而致伤。

3. 坠落伤时头顶着地，引起脑干的牵拉伤。

4. 两足和臀部着地引起延髓的挫伤。

5. 背部突然被撞击，由于头部后仰又前屈的挥鞭样损伤所引起的延髓与颈髓交界处损伤等。

【病理】 头部受伤后，脑在颅腔内大块移动，脑干与小脑幕游离缘、斜坡和枕大孔缘相撞击而致伤。一般统计，枕部着力时原发性脑干损伤的发生率较高，前额部、顶部着力时发生率较低。脑干损伤的部位，据 Crompton 的统计，以中脑被盖部损伤为多见，其次是脑桥和延髓被盖部，其他如脑桥基底部、桥臂和大脑脚均较少。脑干损伤的病理变化可轻可重。轻者仅有显微镜下可见的脑实质内点状出血和局限性水肿，甚至病理形态上无明显变化。重者可见神经结构的断裂，局灶性或大片出血、水肿和软化。

【临床表现】

1. 意识障碍　伤后立即发生昏迷，为持续性，时间多较长。意识障碍的恢复比较缓慢，恢复后常有智力迟钝和精神症状。如网状结构受损严重时，患者可长期呈植物生存状态，没有明显的意识活动，可仅存一些咳嗽、打哈欠、吞咽、瞬目等原始动作。但脑干一侧损伤，其意识障碍可能不深或不持久。故无持续昏迷的患者，不能否定脑干损伤。

2. 去脑强直　是中脑损伤的表现，头部后仰，两上肢过伸和内旋，两下肢过伸，躯干角弓反张状态。去脑强直表示伸肌收缩中枢失去了控制。

3. 交叉性瘫痪　为脑干一侧性损伤的表现，中脑一侧损伤时出现同侧动眼神经瘫痪和对侧上下肢瘫痪；脑桥一侧损伤时出现同侧外展和面神经瘫痪和对侧上下肢瘫痪。

4. 瞳孔变化与眼球活动

(1)中脑损伤：可出现双瞳孔散大或大小不等，或双瞳孔交替变化，时大时小，对光反射消失可有眼球固定或眼球分离现象。

(2)脑桥损伤：一侧或两侧瞳孔可极度缩小，对光反射消失，可有双眼同向凝视。

5. 生命体征变化　脑干内有呼吸中枢、心跳中枢和血管运动中枢，当脑干损伤时生命体征变化往往比较明显。

(1)呼吸功能紊乱：脑干损伤常常在伤后立即出现呼吸节律的变化，即呼吸不规律。呼吸中枢分布于延髓、脑桥和中脑下端的网状结构内，由吸气、呼气、长吸和呼吸调节中枢所组成。当中脑下端和脑桥上端的呼吸调节中枢受损时，出现呼吸节律的紊乱，如陈-施呼吸；当脑桥中下部的长吸中枢受损时，可出现抽泣样呼吸，当延髓的吸气和呼气中枢受损时，则发生呼吸停止。呼吸停止后，心跳不立即停止，往往在人工呼吸下，能持续数小时至数天，甚至十数天。

(2)心血管功能紊乱：延髓内有心跳加速中枢、心跳抑制中枢、血管收缩中枢和血管舒张中枢。延髓损伤时,可出现脉搏速弱或慢而弱,血压低,称脑性休克或延髓休克。损伤严重时,表现呼吸、心跳迅速停止而死亡。

(3)体温变化:可出现高热,多由于交感神经功能受损、出汗的功能障碍、影响体热的放散所致。当脑干功能衰竭时,体温则降至正常以下。

6. 内脏症状　有消化道出血,由胃和十二指肠黏膜糜烂或溃疡所致。也有出现顽固性呃逆,控制十分困难。

【辅助检查】

1. 腰椎穿刺　脑脊液多呈血性,压力多为正常或轻度升高。

2. 颅骨X线平片　颅骨骨折发生率较高,可根据骨折的部位,推测脑干损伤的情况。

3. CT扫描　应在伤后数小时内检查,可显示脑干有点片状密度增高区,脑干肿大,脚间池、桥池、四叠体池、第四脑室的受压或闭塞,而侧脑室和侧裂则多属正常。

4. 诱发电位　可以确定有无脑干损伤和损伤部位。中脑损伤时,听觉诱发电位完整,而皮质体感电位消失。脑桥损伤时,听诱发电位波峰不完整,皮质体感电位亦消失。

【治疗】　一般多采取非手术治疗,与脑挫裂伤的治疗大致相同。如有脑干血肿、症状不断加重时,亦可考虑开颅清除血肿。

四、弥漫性轴索损伤

弥漫性轴索损伤是当头部遭受加速性旋转暴力时,因剪应力造成的神经轴索损伤。主要表现为受伤当时立即出现的持续性昏迷,时间较长。诊断和治疗困难,预后极差,大部分植物状态患者都是由脑弥漫性轴索损伤转归的结局。

【昏迷病因】　昏迷原因主要是广泛的轴索损害,使皮质与皮质下中枢失去联系。若累及脑干,患者可有一侧或双侧瞳孔散大,对光反射消失,或同向凝视等。

【病理变化】 病理改变主要位于脑的中轴部分，即胼胝体、大脑脚、脑干及小脑上脚等处，多属挫伤、出血及水肿。镜下可见轴索断裂、轴浆溢出，稍久则可见圆形回缩球及血球溶解含铁血黄素，最后呈囊变及胶质增生。

【临床分型及分级】

1. 依伤情严重程度分为轻、中、重三型　见表 13-3。

表 13-3　弥漫性轴索损伤的伤情严重程度

程度	伤情
轻型	昏迷 6～12h，不伴有脑干征
中型	昏迷 24h 以上，不伴有持续脑干征，少数可伴有一过性去皮质强直或去皮质强直发作
重型	昏迷 24h 以上，伴有明显脑干受损征

2. 依据 GCS 评分和有无瞳孔改变分为四级　见表 13-4。

表 13-4　弥漫性轴索损伤的依据 GCS 评分和有无瞳孔

分级	评分
Ⅰ级	GCS 11～15 分
Ⅱ级	GCS 6～10 分
Ⅲ级	GCS 3～5 分，无瞳孔改变
Ⅳ级	GCS 3～5 分，伴有瞳孔改变。这种分型对判断病情及预后有一定的意义

【临床表现】

1. 意识障碍　患者伤后多即刻、长时、深度意识障碍。弥漫性轴索损伤分级愈高，意识障碍愈重，终致患者数小时内死亡，或植物状态，或重度残废。一般认为，弥漫性轴索损伤后无清醒期。但轻型弥漫性轴索损伤后可有清醒期，并能言语。意识障碍程度可用 GCS 评估，分值越低，预后越差。

2. 瞳孔征象　广泛弥漫性轴索损伤可伴有双眼向病变对侧偏斜和强迫下视。

3. 生命体征　呼吸节律不齐，幅度不一，重者可出现中枢性呼吸衰竭及神经源性肺水肿；各种心律失常，颅内压过高则心率减慢；血压明显波动，脑干受损可出现神经源性休克，出现顽固性低血压；出现中枢性高热或体温不升等。

4. 四肢肌张力　肌张力可以是增高或降低，肌张力增高比肌张力降低预后佳，恢复可能性大；伴单侧或双侧锥体束征，但无明确定位神经体征。

5. 自主神经功能障碍　多汗、发热和流涎等症状比较多见。

【辅助检查】

1. CT 检查　CT 表现：弥漫性脑肿胀；脑室、脑池普遍受压而变小；脑池及蛛网膜下隙出血；大脑皮-髓质交界处、基底节内囊区域、胼胝体、脑干以及小脑一个或多个直径＜2cm 的出血灶和(或)脑室内出血；中线无移位或仅有轻度移位(＜5mm)；合并其他颅脑损伤；弥漫性轴索损伤晚期患者显示脑室扩大、多发软化灶、脑萎缩及脱髓鞘性改变。CT 诊断弥漫性轴索损伤的标准：位于大脑皮-髓质交界处、神经元核团和白质交界处、胼胝体、脑干或小脑的单发或多发无明显占位效应的出血灶(一般直径＜2cm)。

2. MRI 检查　可发现弥漫性轴索损伤引起的脑内小出血灶及间质水肿。但不能直接发现损伤的轴索。急性期小出血灶在 T_2 呈低信号，周围见高信号水肿。在 T_1 则呈等信号，常无占位效应。亚急性期和慢性期 T_1 对小出血灶显示清楚，呈现为高信号。MRI 诊断弥漫性轴索损伤的标准：在 T_2 加权像上可见皮质下及脑白质区等部位单发或多发小片状高信号影，以及胼胝体和(或)脑干的损伤。

【诊断】　结合明确的外伤史，伤后患者即刻、长时、深度意识障碍，伴随症状和体征如双眼向病变对侧偏斜和强迫下视，单侧或双侧锥体束征，呼吸节律不齐，幅度不一，各种心律失常，高热或体温不升，神经影像学检查结果，并除外继发性脑损伤，可进一步明确诊断。

【治疗】

1. 一般治疗

(1)生命体征及颅内压监测：常规进行生命体征监测，随时了解患者病情变化，以便及时处理。颅内压监测对于判断弥漫性轴索损伤患者病情变化、指导治疗、判断预后有重要价值。一般认为正常 ICP 为 1.3kPa(10mmHg)，绝对上限为 2.7kPa(20mmHg)。

(2)保持呼吸道通畅：一旦出现呼吸困难及低氧血症，应立即行气管切开，改善通气，防止低氧血症。有呼吸衰竭，持续血氧饱和度下降者，应及早给予机械通气，保证组织供氧。

(3)营养支持：弥漫性轴索损伤患者由于昏迷时间长，热量消耗增加，伤后长期营养支持尤为重要。临床常用葡萄糖、脂肪乳、氨基酸、维生素、电解质、微量元素、胶晶体液、血或血制品，要素饮食。主要包括经胃肠道营养和胃肠道外营养两个途径。

2. 特殊治疗

(1)脱水降颅压：一般颅内高压高峰期为 1～2 周，2 周以后逐渐下降。应用甘露醇、白蛋白、呋塞米、甘油果糖等，使颅内压保持在 1.96kPa(200mmH_2O)以下。

(2)钙离子通道阻滞药：尼莫地平针剂微泵维持，第 1～3 天剂量为每天 30mg，第 4～7 天改为每天 10mg，以后改为口服，每次 30mg，3/d。

(3)早期使用预防性抗癫痫药物：若颅脑伤患者一旦发生癫痫，则应该正规应用抗癫痫药治疗。但应注意长期使用抗癫痫药物所引起的严重不良反应及对脑组织的损伤。

(4)镁制剂治疗：镁制剂治疗能明显改善脑外伤后神经细胞能量代谢，促使动物伤后神经功能恢复，最佳给药时间为伤后

20min 至 24h，大剂量镁（750μmol/kg）较小剂量效果更佳，能减轻脑水肿及显著改善脑外伤后记忆功能障碍。

（5）环孢素治疗：环孢素对神经元及其轴索损伤有着显著的保护和治疗作用，能有效地预防颅脑损伤后神经轴索继发性损伤。

（6）促神经细胞代谢药物或脑保护药的应用：神经节苷脂具有明显促进神经细胞修复的作用，在外伤性脑损伤早期神经节苷脂可以透过血-脑屏障，嵌入神经细胞膜，具有稳定和保护细胞膜的作用。

（7）亚低温：轴索损伤后，亚低温能显著抑制缺氧所造成的 Ca^{2+} 内流，降低神经细胞内 Ca^{2+} 浓度，能有效地使脑损伤动物脑组织内微管相关蛋白含量恢复至正常水平。

（8）高压氧：高压氧治疗是一种作用比较肯定的催醒疗法，在常规治疗的基础上，只要无禁忌证，宜尽早行高压氧治疗，以促进患者复苏，提高生存质量及治愈率。

（9）其他：常规应用止血药、抗生素和促神经细胞代谢药物，纠正酸碱平衡失调，注意维持水电解质平衡，静脉应用胰岛素，降低高血糖。

3. 手术治疗　对伤后无脑干功能衰竭的患者，出现一侧瞳孔散大、昏迷加深，CT 提示一侧大脑半球肿胀或水肿，中线结构明显移位的患者采取去骨瓣减压术治疗，以缓解颅内高压所引起的继发性脑损害，去大骨瓣减压术能使脑组织向减压窗方向膨出，以减轻颅内高压对重要脑结构的压迫，尤其是脑干和下丘脑，以挽救患者生命。对于严重弥漫性轴索损伤合并颅内血肿患者，可颅内血肿清除术后行去大骨瓣减压术。

第六节　继发性脑损伤

继发性脑损伤是指在原发性脑损伤的基础上，随着伤后的组织反应、病理生理改变与出血等因素所发生的脑水肿、肿胀或颅内血肿。这些继发性损伤继续发展的后果是进行性颅内压增高，若不能及时明确诊断，给予有效处理，则将导致脑疝，终因中枢性衰竭而死亡。

一、硬脑膜外血肿

【病因】

1. 急性硬脑膜外血肿　常见原因是颅骨骨折致脑膜中动脉或其分支撕裂出血，于颅骨内板和硬膜之间形成血肿，以额颞部及颞顶部最为常见。临床表现为意识障碍、颅内压增高和神经系统体征。

2. 亚急性硬脑膜外血肿　是指外伤第 4 天至 3 周出现临床症状及体征的硬脑膜外血肿，约占硬脑膜外血肿的 10.5%。本病多见于青壮年男性，因其从事生产劳动及其他户外活动多，且其硬脑膜与颅骨连接没有妇女、儿童及老年人紧密，好发于额、顶、颞后及枕部。因颅内压增高缓慢，可长时间处于颅内压慢性增高状态，头痛、头晕、恶心、呕吐等逐渐加重，延误诊治者可出现意识障碍、偏瘫、失语等。

3. 慢性硬脑膜外血肿　慢性硬脑膜外血肿占硬脑膜外血肿的比率为 3.9%～30%。慢性硬脑膜外血肿可以无症状或中间清醒期长达数月、数年，甚至数十年。幕上慢性硬脑膜外血肿常表现为进行性头痛、恶心呕吐，轻度嗜睡，动眼、滑车神经麻痹、视盘水肿以及偏瘫、行为障碍等。幕下者则以颈部疼痛和后组脑神经、小脑受累为主要表现。

【临床表现】

1. 意识障碍　其特点是伤后原发性昏迷时间较短，多数出现中间清醒或中间好转期，伤后持续性昏迷者仅占少数。这一特点是因为脑原发性损伤比较轻，多数患者伤后在短时间内即可清醒，以后由于血肿形成，大脑受压，颅内压增高或脑疝形成，患者出现再次昏迷。这种意识变化过程可归纳为:“昏迷-清醒-再昏迷”。这一过程中的清醒阶段称为“中间清醒期”;如昏迷中间仅出现意识好转,称为“中间好转期”。其短者为2～3h或更短,大多为6～12h或稍长,24h或更长者少见,中间清醒或中好转时间的长短,与受损血管的种类及血管直径的大小有密切关系。直径大的动脉出血急剧,可在短时间内形成血肿,其中间清醒期最短,再次昏迷出现较早,多数在数小时内出现。个别严重者或合并严重脑挫裂伤,以致原发性昏迷未恢复,继发性昏迷又出现,中间清醒期不明显,酷似持续性昏迷。

2. 颅内压增高　由于血肿形成造成颅内压增高,在患者中间清醒期内,颅内压增高症更为明显,常有剧烈头痛、恶心、呕吐,血压升高,呼吸和脉搏缓慢等表现,并在再次昏迷前出现躁动不安。

3. 神经定位体征　硬脑膜外血肿多发生在运动区及其附近,可出现中枢性面瘫、轻偏瘫、运动性失语等;位于矢状窦旁的血肿可出现下肢单瘫;颅后窝硬脑膜外血肿出现眼球震颤和共济失调等。

4. 脑疝症状　当血肿发展很大,引起脑移位发生小脑幕切迹疝时,则出现Weber综合征,即血肿侧瞳孔散大,对光反射消失,对侧肢体瘫痪,肌张力增高,腱反射亢进和病理反射阳性。此阶段伤情多急剧发展,短时间内即可转入脑疝晚期,有双瞳孔散大、病理性呼吸或去大脑强直等表现。

【辅助检查】

1. 颅骨X线平片　硬膜外血肿多半由颅骨骨折损伤血管而引起,硬脑膜外血肿患者约有95%显示颅骨骨折,且绝大多数发生在着力部位。以线形骨折最多,凹陷骨折少见。骨折线往往横过脑及脑膜血管沟或静脉窦。结合患者其他临床表现,可作为早期诊断和血肿定位的根据之一。

2. CT或MRI检查　对重症患者应作为首选检查项目,不仅能迅速明确诊断,缩短术前准备时间,而且可显示血肿发生的位置，为手术提供准确部位。CT 扫描可见紧贴颅骨内板的凸透镜形高密度区。CT 的阳性发现在急性期优于 MRI。

3. 脑血管造影　在无 CT 设备时，如病情允许可行脑血管造影检查，在血肿部位可显示典型的双凸形无血管区，并有中线移位影像。如果操作技术熟练，此项检查亦属安全。但不可强调脑血管造影而延误抢救时机。在病情危急时，应根据受伤部位、局灶的神经体征、X 线颅骨平片征象果断进行血肿探查和清除术。

4. 颅脑超声波　对疑有硬膜外血肿合并中线移位者可行脑超声波检查，约 1/4 患者开始阴性，以后中线波出现移位。但对额极、颅底、矢旁、顶枕和颅后窝或双侧血肿，则中线波可不见移位。

5. 腰穿　腰穿压力高而且脑脊液清亮是诊断硬膜外血肿的一个有力根据。一般认为压力超过 2.94kPa（300mmH_2O）则颅内血肿的可能性极大，但对疑有高颅压的患者，腰穿宜慎重。

【诊断】 依据头部外伤史、着力部位及受伤性质、伤后临床表现、早期 X 线颅骨平片等，可对急性硬膜外血肿作初步诊断。出现剧烈头痛、呕吐、躁动、血压增高、脉压加大等颅内压严重增高，或偏瘫、失语、肢体麻木等体征时，应高度怀疑颅内血肿，及时的 CT 及 MRI 或脑血管造影可以确诊。

【治疗】

1. 急性硬膜外血肿　急性硬膜外血肿原则上确诊后应尽快手术治疗。早期诊断，尽量在脑疝形成前手术清除血肿并充分减压，是降低死亡率、致残率的关键。CT 可清晰显示血肿的大小、部位、脑损伤的程度等，使穿刺治疗部分急性硬膜外血肿成为可能，且可连续扫描动态观察血肿的变化，部分小血肿可保守治疗。

(1)手术治疗

①骨瓣或骨窗开颅硬膜外血肿清除术：适用于典型的急性硬膜外血肿。脑膜中动脉或其分支近端撕裂、静脉窦撕裂等出血凶

猛，短时间形成较大血肿，已经出现严重颅压高症状和体征或早期颞叶钩回疝表现，应立即行骨瓣开颅清除血肿，充分减压并彻底止血，术后骨瓣复位，避免二次颅骨修补手术；若患者已处于双侧瞳孔散大、病理性呼吸等晚期脑疝表现，为了迅速减压，可先行血肿穿刺放出血肿的液体部分，达到部分减压的目的，再进行其他术前准备及麻醉，麻醉完毕后采用骨窗开颅咬开骨窗应足够大，同时行颞肌下减压。骨瓣打开或骨窗形成后，即已达到减压的目的，血肿清除应自血肿周边逐渐剥离，遇有破裂的动静脉即电凝或缝扎止血；脑膜中动脉破裂出血可电凝、缝扎及悬吊止血，必要时填塞棘孔，血肿清除后仔细悬吊硬膜，反复应用生理盐水冲洗创面，对所有出血点进行仔细止血，防止术后再出血。硬膜外血肿清除后，若硬膜张力高或硬膜下发蓝，疑有硬膜下血肿时，应切开硬膜探查，避免遗漏血肿。清除血肿后硬膜外置橡皮条引流 24～48h。

②穿刺抽吸液化引流治疗急性硬膜外血肿：部分急性硬膜外血肿位于颞后及顶枕部，因板障出血或脑膜动静脉分支远端撕裂出血所致，出血相对较慢，血肿形成后出现脑疝亦较慢，若血肿量＞30ml，在出现意识障碍及典型小脑幕切迹疝之前，依据 CT 摄片简易定位，应用一次性穿刺针穿刺血肿最厚处，抽出血肿的液体部分后注入尿激酶液化血肿，每天抽吸 1～3 次，血肿可于 2～5d 完全清除。穿刺治疗急性硬膜外血肿应密切观察病情变化，及时复查 CT，若经抽吸及初次液化后血肿减少低于 1/2 或症状无明显缓解，应及时改用骨瓣开颅清除血肿。

(2)非手术治疗：急性硬膜外血肿量低于 30ml，可表现头痛、头晕、恶心等颅内压增高症状，但一般无神经系统体征，没有 CT 扫描时难以确定血肿的存在，经 CT 扫描确诊后，应用脱水、激素、止血、活血化瘀等治疗，血肿可于 15～45d 吸收。保守治疗期间动态 CT 监测，血肿量超过 30ml 可行穿刺治疗，在亚急性及慢性期内穿刺治疗，血肿多已部分或完全液化，抽出大部分血肿，应用液化剂液化 1～2 次即可完全清除血肿。

2. 亚急性硬膜外血肿　对已经出现意识障碍的患者，应及时手术治疗，CT 显示血肿壁厚，有增强及钙化者，行骨瓣开颅清除血肿，内侧壁应周边缓慢剥离，仔细止血，血肿清除后硬膜悬吊，外置橡皮条引流，骨瓣完整保留；部分亚急性期血肿液化良好，可行穿刺血肿抽吸液化引流治疗。个别症状轻微、意识清除、血肿量低于 30ml 患者，可应用非手术治疗，期间密切观察病情，并动态 CT 监测，多数 30～45d 可完全吸收。此类患者处理及时得当，多预后良好且无后遗症。

3. 慢性硬膜外血肿　慢性硬膜外血肿可以自行机化、吸收。因此，对于症状轻微、意识清醒、血肿＜3cm×1.5cm 的病例可在 CT 动态观察下保守治疗。但是，保守治疗病例中偶有数月、数年后病情恶化或发生迟发性癫痫或再出血者。对已液化的慢性硬膜外血肿可行钻孔引流术，但多数情况下，为了清除机化的血凝块或寻找出血源应行开颅清除血肿。术中可见机化的血凝块或发生液化形成血肿。一般认为，慢性硬膜外血肿液化形成包膜的时间大约在 5 周。部分病例血肿亦可发生骨化，血肿处硬膜上亦可见有一薄层炎性肉芽组织，富含不成熟的小血管，这是慢性血肿刺激产生的，尤其多见于青年患者。

二、急性硬脑膜下血肿

急性硬脑膜下血肿是指伤后 3d 出现的硬脑膜下腔的血肿。

【病因】　减速性损伤所引起的对冲性脑挫裂伤，血肿常在受伤的对侧，为临床最常见；加速性损伤所致的脑挫裂伤，血肿多在同侧。一侧枕部着力，因大脑在颅腔内相对运动，凸凹不平的前、中颅窝底可致对侧额颞部脑挫裂伤及血管撕裂发生复合性硬脑膜下血肿；枕部中线着力易致双侧额叶、颞极部血肿；头部侧方着力时，同侧多为复合性硬脑膜下血肿或硬脑膜外血肿，对侧可致复合性或单纯性硬脑膜下血肿；前额部的损伤，青年人受伤暴力大可形成复合性血肿，单纯性硬脑膜下血肿少见，因枕叶靠近光滑的小脑幕，极少出现对冲性损伤及对冲部位的硬脑膜下血肿，而老年人因存在一定程度脑萎缩且血管脆性增加，额部着力外伤易发生硬脑膜下血肿。

【临床表现】

1. 头部局部伤痕　头部受伤着力部位的伤痕具有特殊意义。由于发病机制的关系，枕部减速伤所致之对冲性急性硬膜下血肿最为多见。

2. 意识障碍　因为脑挫裂伤重，原发性昏迷一般比较深，以后又因血肿出现，在原发性昏迷基础上又加上继发性昏迷。所以，意识障碍比较重，昏迷程度呈进行性加重。但单纯性硬脑膜下血肿或亚急性硬脑膜下血肿则多有中间清醒期。

3. 颅内压增高症状　急性硬脑膜下血肿多为复合性损伤，颅内压增高症状比较明显。由于患者处于昏迷之中，所以喷射性呕吐和躁动比较多见。生命体征变化明显，多有“两慢一高”的表现。

4. 神经损害体征　脑挫裂伤和血肿压迫均可造成中枢性面瘫和偏瘫，有的发生局灶性癫痫等。神经损害体征也呈进行性加重，但由于血肿弥散，以及不同程度的脑挫裂伤或双侧血肿的存在，患者亦可表现为无定位体征或双侧体征。

5. 脑疝症状出现较快　急性硬脑膜下血肿，尤其是特急性血肿，病情常急剧恶化，伤后很快出现双侧瞳孔散大，在 1～2h 即出现去大脑强直或病理性呼吸，患者处于濒危状态。

【辅助检查】

1. 颅骨 X 线片　颅骨骨折的发生率较硬脑膜外血肿低，血肿的位置与骨折线常不一致。

2. 脑血管造影　一侧脑表面的硬脑膜下血肿表现为同侧脑表现新月形无血管区，同侧大脑前动脉向对侧移位；两侧性硬脑膜下血肿的一侧脑血管造影显示为同侧脑表面的新月形无血管区，而大脑前动脉仅轻度移位或无移位。额底和颞底的硬脑膜下血肿，脑血管造影可无明显变化。

3. CT 扫描　表现为脑表面的新月形高密度影，内侧皮质内可见点片状出血灶，脑水肿明显，同侧侧脑室受压变形，中线向对侧移位，是目前颅脑损伤、颅内血肿首选且最常用的确诊依据。

4. MRI　可清晰显示血肿及合并损伤的范围和程度，但费时较长，有意识障碍者不能配合检查，多不应用于急性期颅脑损伤患者。

【诊断】 头部外伤史，受伤原因及受伤机制，原发昏迷时间较长或意识障碍不断加深，并出现颅内压增高的征象，特别是早期出现神经系统局灶体征者，应高度怀疑有急性硬脑膜下血肿的可能，应及时行 CT 检查确诊。

【鉴别诊断】

1. 急性硬脑膜外血肿　典型的硬脑膜外血肿的特点是原发性脑损伤较轻，有短暂的意识障碍，中间清醒期比较明显，继发性昏迷出现时间的早晚与血管损伤的程度和损伤血管的直径有关。病情发展过程中出现剧烈的头痛、呕吐、躁动不安等；并有血压升高、脉搏和呼吸缓慢等颅内压增高的表现。CT 扫描原发脑伤少见，颅骨内板下表现为双凸形高密度区。

2. 脑内血肿　急性硬脑膜下血肿与脑内血肿受伤机制、表现均极为相似，脑内血肿相对少见，病情进展较缓慢，脑血管造影、CT 及 MRI 均可对两者鉴别、确诊。

3. 弥散性脑肿胀　伤后短暂昏迷，数小时后再昏迷并迅速加重，且多见于顶枕部着力减速性对冲伤，单纯依据受伤机制和临床表现难以进行鉴别，CT 扫描显示一个或多个脑叶水肿、肿胀，散在点片状出血灶，发展迅速或治疗不及时预后均极差。

【治疗及预后】 急性硬膜下血肿患者，病情发展迅速，确诊后应尽快手术治疗，迅速解除脑受压和减轻脑缺氧，是提高手术成功率和患者生存质量的关键。

1. 手术治疗

(1)骨窗或骨瓣开颅血肿清除术:是治疗急性硬膜下血肿最常用的手术方式,适用于病情发展快,血肿定位明确,血肿以血凝块为主,钻孔探查难以排出或钻孔冲洗引流过程中新鲜血液不断流出者,手术应显露充分,清除血肿及挫碎、坏死的脑组织,仔细止血;清除血肿后脑肿胀明显应脑内穿刺,发现脑内血肿同时清除,血肿蔓延致颅底者,应仔细冲洗基底池;术中出现颅内压增高及脑膨出,有存在颅内多发血肿或开颅过程中继发远隔部位血肿的可能,应结合受伤机制对额、颞及脑深部进行探查,或行术中B超协助诊断,发现其他血肿随之予以清除;未发现合并血肿行颞肌下减压或去骨瓣减压,减压充分者硬膜缝合下置橡皮条或橡皮管引流24～48h,脑肿胀较重者硬膜减张缝合。合并脑室内出血者同时行脑室穿刺引流,术后脑疝无缓解可行小脑幕切开术。

(2)内减压术:适用于严重的复合性硬膜下血肿,术前已经形成脑疝者。急性硬膜下血肿伴有严重的脑挫裂伤和脑水肿或脑肿胀时,颅内压增高,经彻底清除血肿及破碎的脑组织,颅内压不能缓解常需切除颞极及额极,作为内减压措施。

(3)颞肌下减压术:将颞肌自颅骨表面充分剥离后,咬除颞骨鳞部及部分额骨及顶骨,骨窗可达8～10cm,然后放射状剪开硬膜达骨窗边缘,清除硬膜下血肿,反复冲洗蛛网膜下腔的积血,止血后间断缝合颞肌,颞肌筋膜不予缝合,以充分减压。一般多行单侧减压,必要时可行双侧颞肌下减压。

(4)去骨瓣减压术:即去除骨瓣,敞开硬脑膜,仅将头皮缝合,以便减压,通常根据手术情况,决定是否行去骨瓣减压,并将骨窗加大,向下达额弓,向前达额骨眶突,使颞叶和部分额叶向外凸出,减轻对脑干及侧裂血管的压迫。大骨瓣去除后,由于脑膨出导致的脑移位、变形和脑脊液流向紊乱,早期可致局部水肿加重,脑结构变形,增加神经缺损,晚期可导致脑软化、积液、穿通畸形及癫痫等并发症,应严格掌握指征。大骨瓣减压的指征为:特重型颅脑损伤,急性硬膜下血肿,伴有严重的脑挫裂伤、脑水肿肿胀,清除血肿后颅内压仍很高者;急性硬膜下血肿时间较长,术前已形成脑疝,清除血肿后减压不满意者;弥漫性脑损伤,严重的脑水肿,脑疝形成,CT 扫描硬膜下薄层血肿或无血肿者;术前双侧瞳孔散大,对光反应消失,去大脑强直者。

2. 非手术治疗　急性硬膜下血肿就诊后应立即给予止血、脱水、吸氧、保持呼吸道通畅等抢救治疗。下列情况可在密切观察病情变化、动态 CT 监测下采用非手术治疗:①意识清楚,病情稳定,无局限性脑受压致神经功能受损,生命体征平稳;②CT 扫描血肿 40ml 以下,中线移位<1cm,脑室、脑池无显著受压;③颅内压监护压力在 3.3～4kPa(25～30mmHg)以下;④高龄、严重的心肺功能障碍、脑疝晚期双侧瞳孔散大自主呼吸已停者。

三、脑内血肿

外伤后在脑实质内形成血肿为脑内血肿可发生于脑组织的任何部位,常见于对冲性闭合性颅脑损伤患者,少数见于凹陷骨折及颅脑火器伤患者。脑内血肿多以最大径 3cm 以上,血肿量超过 20ml 为标准,发生率为 1.1%～13%。在闭合性颅脑损伤中,脑内血肿多位于额叶及颞叶前部,约占脑内血肿总数的 80%,其余分别位于脑基底节区、顶叶、枕叶、小脑、脑干等处。

(一)急性脑内血肿

【概述】　急性脑内血肿即伤后 3d 内血肿形成并产生临床症状及体征,以额叶及颞叶前部和底侧最为常见,约占脑内血肿总数的 80%,多与脑挫裂伤及硬脑膜下血肿并存。

【病因】　急性脑内血肿系因顶后及枕部着力外伤致额极、颞极和额颞叶底面严重脑挫裂伤,皮质下动静脉撕裂出血所致。因着力点处直接打击所致冲击伤或凹陷骨折所致脑内血肿较少见,约占 10%,可见于额叶、顶叶、颞叶、小脑等处。因脑受力变形或因剪力作用致脑深部血管撕裂出血所致基底节区、脑干及脑深部血肿罕见。

【病理】 急性脑内血肿在血肿形成初期为一血凝块，形状多不规则，或与挫伤、坏死脑组织混杂，位于脑深部、脑干、小脑的血肿形状多相对规则，周围为受压水肿、坏死脑组织包绕。脑深部血肿可破入脑室使临床症状加重。

【临床表现】 急性外伤性脑内血肿的临床表现，与血肿的部位及合并损伤的程度相关。额叶、颞叶血肿多因合并严重脑挫伤或硬脑膜下血肿，表现为颅内压增高症状及意识障碍，而缺少定位症状与体征。脑叶血肿及挫伤累及主要功能区或基底节区血肿可表现偏瘫、偏身感觉障碍、失语等，小脑血肿表现同侧肢体共济及平衡功能障碍，脑干血肿表现严重意识障碍及中枢性瘫痪。顶枕及颞后着力的对冲性颅脑损伤所致脑内血肿患者，伤后意识障碍较重且进行性加重，部分有中间意识好转期或清醒期，病情恶化迅速，易形成小脑幕切迹疝。颅骨凹陷骨折及冲击伤所致脑内血肿，脑挫伤相对局限，意识障碍少见且多较轻。

【检查】

1. 脑超声波检查　较其他类型的血肿更有意义，多有明显的中线波向对侧移位，有时可见血肿波。

2. 脑血管造影　根据脑内血肿所处部位不同，显示相应的脑内占位病变血管位置的改变。但在颅内看不到无血管区的改变。

3. CT 扫描　表现为圆形或不规则形均一高密度肿块，CT 值为 50～90HU，周围有低密度水肿带，伴有脑室池形态改变，中线结构移位等占位效应。常伴有脑挫裂伤及蛛网膜下腔出血的表现。

4. MRI　多不用于急性期脑内血肿的检查。多表现为 T_1 等信号，T_2 低信号，以 T_2 低信号更易显示病变。

【诊断与鉴别】 诊断急性外伤性脑内血肿，在 CT 应用之前，难以与脑挫伤、局限性脑水肿肿胀、硬脑膜下血肿等鉴别，脑血管造影对脑内血肿的诊断有帮助，受伤机制、伤后临床表现、超声波检查等可作出初步定位，诊断性穿刺、手术探查是确诊和治疗的方法。CT 问世以来，及时 CT 扫描可以确定诊断。脑内血肿 CT 扫描显示高密度团块，周围为低密度水肿带，合并脑挫伤程度及是否并发急性硬脑膜外血肿亦多可清楚显示。

【治疗及预后】　急性脑内血肿以手术为主，多采用骨瓣或骨窗开颅，合并硬膜下血肿时先予清除，后探查清除脑内血肿和坏死脑组织，保护主要功能区脑组织，血肿腔止血要彻底，内减压充分者骨瓣保留，脑组织肿胀明显者去骨瓣减压。血肿破入脑室者，术后保留脑室引流。急性脑内血肿经 CT 确诊，患者表现颅内压增高症状，神志清楚，无早期脑疝表现，可采用 CT 定位血肿穿刺引流治疗或立体定向血肿穿刺排空术。穿刺治疗脑内血肿，应密切观察病情变化并动态 CT 随访，个别患者若症状体征加重或 CT 显示局部占位效应加重，应及时改行开颅血肿清除术。脑内血肿量大或合并损伤严重者，病情恶化迅速，病死率高达 50%；单纯性血肿、病情进展较慢者，及时手术或穿刺治疗，预后多较好。血肿量低于 30ml，临床症状轻，位于非主要功能区，无神经系统体征，意识清楚，颅内压监测低于 3.3kPa(25mmHg)者可采用非手术治疗。

（二）亚急性脑内血肿

【概述】　亚急性脑内血肿指外伤后 3d 至 3 周内出现临床症状及体征的脑内血肿。多位于额叶、基底节区、脑深部、颞叶等处，顶枕叶、小脑、脑干罕见，因其原发伤多较轻且不合并硬脑膜下血肿，位于脑叶者预后好，位于基底节者因与内囊关系密切，偏瘫、失语等后遗症可能较重。

【病因与病理】　造成亚急性脑内血肿的外伤暴力相对较轻，对冲性及冲击性损伤，外伤时脑组织各部分相对运动产生的剪力作用损伤脑深部小血管，致其撕裂，出血缓慢，形成血肿并逐渐增大，于亚急性期内出现临床症状。脑内血肿形成 4～5d 以后，开始出现液化，血肿逐渐变为酱油样或棕褐色陈旧液体，周围为胶质增生带;2～3 周后血肿变为黄褐色囊性病变,表面有包膜形成,周围脑组织内有含铁血黄素沉着,皮质下血肿局部脑回增宽、平软。老年人血管脆性增加,易破裂出血形成血肿。

【临床表现】 亚急性脑内血肿多见于老年人,伤后多有短暂意识障碍,伤后立刻 CT 扫描多为正常,后逐渐表现头痛、头晕、恶心、呕吐、视盘水肿、血压升高、脉搏与呼吸缓慢等颅内压增高表现;基底节区血肿早期出现偏瘫、失语,额颞叶皮质下血肿可出现癫痫大发作。

【检查】

1. CT 扫描 初为高密度,随血肿内血红蛋白分解,血肿密度逐渐降低,边界欠清,3 周左右为等密度,2～3 个月后为低密度。

2. MRI T_1 及 T_2 加权像多均为高信号,周围有 T_1 加权像低信号水肿带相衬,显示清楚。

【诊断与鉴别】 诊断头部外伤史,伤后 4d 至 3 周内出现颅内压增高症状及体征可对亚急性脑内血肿作出初步诊断,应与亚急性硬脑膜下血肿和硬脑膜外血肿进行鉴别,及时 CT 可以确定诊断;脑血管影可排除硬脑膜外血肿及硬脑膜下血肿,个别外伤史不确切的亚急性脑内血肿病例应与颅内肿瘤鉴别。

【治疗与预后】 亚急性脑内血肿确诊后,因其多不并发严重脑挫伤,脑内血肿单独存在,且已程度不同的液化,穿刺抽吸或立体定向穿刺血肿排空治疗,临床疗效极佳,前者依据 CT 简易定位,局部麻醉下进行,穿刺血肿中心抽出大部分血肿后注入尿激酶液化引流,3d 内可清除全部血肿,本方法迅速有效;立体定向穿刺血肿排空术,定位精确,但操作过程复杂。CT 显示血肿量低于 30ml,临床症状轻微,可采用非手术治疗。极少数慢性脑内血肿,已完全囊变,无占位效应,颅内压正常,除合并难治性癫痫外,一般不作特殊处理。

(三)迟发性外伤性脑内血肿

迟发性外伤性脑内血肿在文献中虽早有报道,但自 CT 扫描应用以后,才较多地被发现,并引起人们重视。

【发病机制】 目前认为外伤后迟发性血肿的形成与以下几种因素有关:①脑损伤局部二氧化碳蓄积,引起局部脑血管扩张,进一步产生血管周围出血;②血管痉挛引起脑局部缺血,脑组织坏死,血管破裂多次出血;③脑损伤区释放酶的代谢产物,损伤脑血管壁引起出血;④与外伤后弥散性血管内凝血和纤维蛋白溶解有关。此外,治疗过程中控制性过度换气、过度脱水致颅内压过低,均可加重出血。

【临床表现】 大部分迟发性外伤性脑内血肿患者的原发伤不重,患者在经过一阶段好转或稳定期,数天或数周后又逐渐或突然出现意识障碍,出现局灶性神经体征或原有症状体征加重,部分患者的原发伤可以很重,伤后意识障碍亦可一直无改善或加重。复查 CT 才证实为迟发性脑内血肿。

【诊断】 迟发性脑内血肿的诊断主要依靠反复的 CT 扫描、脑血管造影。其病史诊断要满足以下四点:①无脑血管病;②有明确头外伤史;③伤后第一次 CT 扫描无脑内血肿;④经过一个好转期或稳定期后出现卒中发作。

【诊断标准】

1. Bollinger 提出本病的诊断标准　①既往无血管疾病;②头部有明显的外伤史;③有中间无症状期;④呈卒中样发作。

2. Diaz(1979)根据 9 例经 CT 扫描证实的外伤性迟发性颅内血肿,提出的诊断标准　①头部在运动中受伤史,有暂时或持久的意识丧失,有局限性神经体征或颅骨骨折;②头部外伤距出现颅内血肿的时间少于 2 周;③多次 CT 扫描确诊,首次扫描无血肿区发生了血肿。

3. 其他　Ninchoji 提出了与 Bollinger 不同的看法,根据经 CT 扫描证实的 25 例外伤性迟发性颅内血肿,缺乏中间无症状期，也缺乏长期清醒期后突发卒中症状，从而提出该病具有如下特点：①头部在运动中受伤（减速伤）；②损伤不一定很重；③症状和体征逐渐发生，并具有隐袭性；④极大多数病例存在颅骨穹隆部和（或）颅底部骨折；⑤促进血肿形成的因素不肯定，但占60%病例，伤后都出现过低血压；⑥大多发生于伤后72h内，少数发生在4d以后；⑦脑挫裂伤是起主要作用的因素；⑧经临床和CT证实诊断；⑨治疗结果不良。

【鉴别诊断】

1. *迟发性脑内血肿与高血压性脑鉴别* 根据出血不同，以及在年龄、血肿分布和病史等方面可以区别。

2. *与脑血管畸形、颅内动脉瘤和肿瘤内出血鉴别* 在有外伤史的情况下，术前难以截然区分，脑血管造影、CT检查和病程的特点有助于鉴别诊断。脑CT特点是血肿呈混杂密度，血肿内有陈旧出血和新旧不同时间的出血，并呈扩张性占位性病变表现。

【治疗】 确诊后应及早做骨瓣开颅，清除血肿多能恢复良好。

四、外伤性脑室内出血

【概述】 外伤性脑室内出血并非少见，而且常出现在非常危重的患者中。这是由于邻近脑室的脑内血肿破入脑室，或脑穿通伤经过脑室系统，伤道的血流入脑室，或来自脑室壁的出血所致。

【损伤机制】

1. 外伤性脑室内出血大多伴有广泛性脑挫裂伤及脑内血肿，脑室邻近的血肿穿破脑室壁进入脑室。

2. 部分患者为单纯脑室内出血伴轻度脑挫裂伤。这是由于外伤时脑室瞬间扩张，造成室膜下静脉撕裂出血。脉络丛的损伤出血极为少见。

外脑室内的少量血液，可被脑脊液稀释而不引起脑室系统梗阻；大量者可形成血肿，堵塞室间孔、第三脑室、导水管或第四脑室，引起脑室内脑脊液循环梗阻。

【临床表现】 患者伤后大多意识丧失，昏迷程度重，持续时间长，有些患者意识障碍可较轻。多缺乏局部体征，患者可有剧烈头痛、呕吐、高热及脑膜刺激症状。极少数患者可呈濒死状态。

【检查】 CT 表现为脑室内的高密度出血。如果脑内血肿破入脑室，可见半球内的血肿腔。当血肿较大造成脑室梗阻时，可见双侧脑室扩大。

【诊断】 CT 应用以前，脑室内出血的诊断较困难，多在钻颅和(或)开颅探查中，穿刺脑室后确诊。CT 的出现，不仅使本病能得以确诊，而且可了解出血的来源，血肿在脑室内的分布以及颅内其他部位脑挫裂伤和颅内血肿的发生情况。

【诊断标准】

1. 腰穿发现脑脊液含血可为诊断提供肯定的依据，但有高颅压者腰穿宜慎重。

2. CT 检查既可明确诊断，又可以了解出血在各脑室内分布情况。

【救治原则与措施】 治疗措施主要先进行脑室持续引流，以清除血性脑脊液和小的血块。当患者意识情况好转，脑脊液循环仍不通畅，脑室引流拔除困难时，及时进行分流手术。

对于单侧脑室内大血肿和并发硬脑膜外、硬脑膜下或脑内血肿者，应手术清除。

五、颅后窝血肿

【概述】 颅后窝血肿较为少见，但由于其易引起颅内压急骤升高而引起小脑扁桃体疝，直接或间接压迫延髓而出现中枢性呼吸、循环衰竭，因此病情多急而险恶，应及早行手术以清除血肿，抢救脑疝，挽救患者生命。

【损伤机制】 颅后窝血肿主要见于枕部着力伤，常因枕骨骨折损伤静脉窦或导静脉而致，以硬脑膜外血肿多见，血肿多位于骨折侧,少数可越过中线累及对侧,或向幕上发展,形成骑跨性硬脑膜外血肿,当小脑皮质血管或小脑表面注入横窦的导静脉撕裂时,可形成硬脑膜下血肿,发病急骤,更易形成脑疝。小脑内血肿为小脑半球脑挫裂伤、小脑内血管损伤而形成的血肿,常合并硬脑膜下血肿,预后差。颅后窝血肿可直接或间接压迫脑脊液循环通路使颅内压升高而形成脑疝,或直接压迫脑干,从而使患者呼吸循环衰竭,危及患者生命。颅后窝血肿多因枕部着力的冲击伤而致,在对冲部位额极与额底、颞极与颞底等部位易发生对冲性脑挫裂伤及硬脑膜下血肿或脑内血肿。

【临床表现】

1. 多见于枕部着力伤　着力点处皮肤挫裂伤或形成头皮血肿,数小时后可发现枕下部或乳突部皮下淤血(Battle 征)。

2. 急性颅内压增高　头痛剧烈,喷射性呕吐,烦躁不安,Cushing 反应,出现呼吸深慢、脉搏变慢、血压升高等,亚急性及慢性者,可有视盘水肿。

3. 意识障碍　伤后意识障碍时间较长,程度可逐渐加重,或有中间清醒期后继续昏迷。

4. 局灶性神经系统体征　小脑受累可出现眼球震颤、共济失调、伤侧肌张力减低等;脑干受累可出现交叉瘫痪、锥体束征、去大脑强直等。

5. 颈项强直　一侧颈肌肿胀,强迫头位,为其特征性表现。

6. 脑疝征　生命体征紊乱,呼吸骤停可较早发生。瞳孔可两侧大小不等,伴小脑幕切迹时可有瞳孔散大、对光反射消失等。

【检查】

1. X 线平片　汤氏位片可显示枕部骨折,“人”字缝分离等。

2. CT 扫描　可显示高密度血肿,骨窗可显示骨折。

3. MRI 扫描　CT 扫描因颅后窝骨性伪影可影响病变显示,需 MRI 检查,符合血肿 MRI 各期表现。

【诊断】　有枕部着力的外伤史,出现颈项强直、强迫头位、

Battle 征、头痛剧烈、呕吐等临床表现时，即怀疑颅后窝血肿存在，进一步行 CT 扫描予以确诊，必要时需行 MRI 检查。

【诊断标准】

1. *CT 扫描*　为首选检查项目，可以早期确诊，并能显示血肿范围，为手术治疗提供可靠资料。

2. *颅骨 X 线检查*　摄侧位片和颏枕位片，可以显示枕骨骨折或有“人”字缝分离征象。

【救治原则与措施】　诊断一旦明确或高度怀疑颅后窝血肿并造成急性脑受压症状者，应行手术清除血肿或钻孔探查术。钻孔探查术可根据枕部皮肤挫裂伤部位采取枕部旁正中切口或枕后正中直切口钻孔探查，X 线显示有枕骨骨折者可于骨折线附近钻孔探查，CT 显示血肿者，可按血肿所在部位标出切口位置，于血肿处或骨折线附近钻孔，发现血肿后，按血肿范围扩大骨窗，上界不超过横窦，下界可达枕大孔附近，清除血肿及碎裂失活脑组织，若颅内压仍高，可咬开枕大孔后缘及寰椎后弓，敞开硬脑膜，行枕肌下减压术。对于骑跨横窦的硬脑膜外血肿，需向幕上扩大骨窗，保留横窦处一骨桥，然后清除血肿，为了减少出血，应先清除横窦远处血肿，后清除其附近血肿，若横窦损伤所致血肿，可用明胶海绵附于横窦破孔处止血。颅后窝血肿可伴有额、颞部脑挫裂伤或硬脑膜下血肿，必要时可开颅清除碎裂组织及血肿。

第七节　高血压性脑出血

高血压性脑出血是脑血管病患者中病死率和致残率最高的一种疾病，大部分存活者遗有不同程度的残疾。高血压性脑出血常发生于 45－65 岁，男性发病略多于女性。

【病因】　高血压是自发性脑内出血的最常见原因。高血压患者约有 1/3 可发生脑内出血，而脑内出血患者 93.1％有高血压病史。收缩压和舒张压升高会迅速增加脑出血的危险性。在高血压和脑血管病变的基础上，突然精神激动或体力活动增强，可使血压进一步增高，当增高的血压超过血管的承受能力时，即可引起血管破裂发生脑出血。

【临床表现】 高血压性脑出血发病通常是在白天，因情绪激动、过度兴奋、剧烈活动、用力大而诱发。脑内出血者发病前常无预感，突然发病，往往在数分钟或数小时内达到高峰。临床表现视出血部位、出血量多少及机体反应而异。

1. 壳核出血 依出血量及病情进展，患者可有意识障碍或无意识障碍，并伴有不同程度的“三偏”，即病变对侧中枢性面瘫及肢体瘫痪、感觉障碍和同向偏盲，双眼向病例偏斜、头转向病侧。优势半球出血者还伴有语言障碍等。

2. 背侧丘脑出血 发病后多数患者出现昏迷及偏瘫。背侧丘脑内侧或下部出血者可出现典型的眼征，即垂直凝视麻痹，多为上视障碍，双眼内收下视鼻尖；眼球偏斜视，出血侧眼球向下内侧偏斜；瞳孔缩小，可不等大，对光反应迟钝；眼球不能聚合以及凝视障碍等。出血向外扩展，可影响内囊出现“三偏”征。背侧丘脑出血侵入脑室者可使病情加重，出现高热、四肢强直性抽搐，并可增加脑内脏综合征的发生率。

3. 皮质下出血(脑叶出血) 其发病率仅次于基底核出血，与丘脑出血相近。患者表现依原发出血部位不同而各异，多数学者认为脑叶出血好发于顶叶、颞叶与枕叶，即大脑后半部。脑叶出血的临床表现与基底核出血不同。脑叶出血后易破入邻近的蛛网膜下腔，因距中线较远而不易破入脑室系统，故脑膜刺激征重而意识障碍轻，预后总起来说比较良好。其临床表现特征如下。

(1)意识障碍少见而相对较轻。

(2)偏瘫与同向凝视较少、程度较轻，这是因为脑叶出血不像基底核出血那样容易累及内囊的结果。

(3)脑膜刺激征多见。

(4)枕叶出血可有一过性黑矇与皮质盲。顶颞叶出血可有同向偏盲及轻偏瘫，优势半球者可有失语。额叶出血可有智力障碍、尿失禁，偏瘫较轻。

4. 小脑出血　典型病例表现为突发眩晕、头痛、频繁呕吐，主要体征为躯干性共济失调、眼震及构音障碍。除非出血量过大，意识障碍多在发病后数小时或 1～2d 出现，提示脑干受累，病情危重，查体可见双眼向出血对侧凝视、周围性面瘫、瞳孔缩小、去皮质状态等。延髓受累者，呼吸循环出现衰竭。

5. 脑桥出血　患者起病急并迅速陷入深昏迷，多在短时间内死亡，脑干出血时几乎均有眼球活动障碍。由于患者昏迷，可进行眼-头反射检查，即将头被动地做水平性转动，正常时眼球偏向转动方向的对侧；后仰时，双眼球向下；低头时，双眼球向上。脑桥出血时，双眼向出血对侧凝视，瞳孔缩小，对光反应迟钝；患者还常伴有高热，一些病情较轻的患者有时还可查到脑神经与肢体的交叉性麻痹、伸肌姿势异常等。

6. 脑室内出血　原发性脑室内出血者少见，常见者多为继发于丘脑出血或基底核出血。此类患者的临床表现与原发出血部位、血肿量以及脑室受累范围密切相关。原发出血部位越邻近脑室，出血向脑室扩延及侵入脑室的机会也就越多。因此，脑室内出血患者的病情多较严重，临床上除有原发病灶的症状、体征外，尚有脑干受累以及颅内压迅速增高的一系列表现，意识障碍多较重，生命体征变化明显，且常伴有高热、强直发作等。

【辅助检查】

1. 头颅 CT　是确诊脑出血的首选检查。早期水肿在 CT 上表现为圆形或椭圆形的高密度影，边界清楚。CT 可准确显示出血的部位、大小、脑水肿情况及是否破入脑室等，有助于指导治疗和判定预后。

2. 头颅 MRI　对幕上脑出血的价值不如 CT，对幕下出血的检出率优于 CT。

3. 脑血管造影　磁共振显像血管造影(MRA)、计算机成像血管造影(CTA)和DSA可显示脑血管的位置、形态及分布等,并易于发现脑动脉瘤、脑血管畸形及Moyamoya病等脑出血病因。

【诊断及鉴别诊断】

1. 诊断　高血压性脑出血的诊断要点如下。

(1)多见于50岁以上的高血压动脉硬化患者。

(2)常在白天活动用力时突然发病。

(3)病程进展迅速,很快出现意识障碍及偏瘫等完全性卒中的表现。

(4)脑脊液为均匀血性。

(5)得到CT或MRI扫描证实。

2. 鉴别诊断

(1)与脑梗死、脑栓塞和蛛网膜下腔出血鉴别。

(2)与外伤性颅内水肿,特别是硬膜下水肿鉴别:此类疾病以颅内压增高的症状为主,但多有头部外伤史,头颅CT检查有助于诊断。

(3)与各种引起的昏迷的疾病鉴别:对发病突然、迅速昏迷、局灶体征不明显的患者,应与引起昏迷的全身性疾病鉴别,如中毒(CO中毒、酒精中毒、镇静催眠药中毒等)和某些系统性疾病(低血糖、肝性昏迷、肺性脑病、尿毒症等)。应仔细询问病史,并进行相关的实验室检查,头颅CT能除外脑出血。

【治疗】　高血压脑出血的治疗包括非手术治疗和手术处理。患者就诊时多有意识障碍,病情危重,应立即实施包括维持呼吸道通畅、控制血压、降低颅内压等抢救措施。在此基础上如病情平稳,可同时进行头颅CT或MRI等检查,尽快确诊,并结合病情及神经影像学检查结果确定是否需要手术治疗。由于高血压脑出血多为老年患者,还应及时做心电图、X线胸片及肾功能等检查,了解患者的心、肺、肾功能,为可能进行的手术治疗做好准备。

1. 非手术治疗

(1)一般处理

①绝对卧床休息，尽量避免搬动：起病 24h 内原则上以就地抢救为宜，避免做各种非必要检查，直至病情平稳、衰竭状态消失为止。患者如烦躁不安，可用地西泮（安定）类药物，但剂量不宜太大，以免影响意识水平的观察，禁用抑制呼吸的吗啡类药物。

②保持呼吸道通畅，防治并发症：对意识不清的患者应及时清除口腔和鼻腔中的黏液、呕吐物等，保持呼吸道通畅。如患者通气功能欠佳或氧分压减低，应及时气管插管，加压给氧，或气管切开用人工呼吸机辅助呼吸。有尿潴留者，应保留导尿，定时膀胱冲洗，防止泌尿系感染。对昏迷患者要定时翻身，保护皮肤、眼睛，防止压疮及角膜溃疡。

③保持水、电解质平衡及营养支持：急性期如患者意识障碍、呕吐频繁者应禁食 1～2d。液体总量每天约 2000ml，合并心脏病者液体入量应限制在每天 1500ml，并记录出入水量，监测电解质含量。48h 后可鼻饲流食，并补充各种维生素。热量应保持每天 5020～6276kJ（1200～1500kcal）。

(2)特殊治疗

①防治脑水肿：目的在于减轻脑水肿、防止脑疝形成。常用药物有高渗性脱水药、利尿药和糖皮质激素。

高渗性脱水药以 20%甘露醇注射液最常用，250ml 快速静脉滴注，每 6 小时用药 1 次。药物输入后 10～15min 颅内压下降，1h 后达最低，持续 4～6h，颅内压可下降 46%～55%。也可用 10%甘油 500ml 缓慢静脉滴注，1/d。或用 25%清蛋白 50ml 静脉滴注，1～2/d。

利尿药常用呋塞米（速尿）和依他尼酸，对伴有心力衰竭的患者效果较好，不良反应是易致电解质紊乱，应注意纠正。

②手术治疗指征：幕上脑实质血肿＞30ml，颞叶血肿＞20ml 小脑血肿＞10ml 或直径＞4cm。估算脑血肿量的方法：血肿最大径长×宽×血肿层高/2。

第八节　颅内动脉瘤

颅内动脉瘤是颅内动脉壁局部异常膨出，主要是动脉管壁局部缺陷和管腔内压力增高而发生的，是引起自发性蛛网膜下隙出血最常见的原因。

【病因】　关于颅内动脉瘤的确切发病机制依然存在争议。一般认为，脑动脉瘤发生是多种因素造成的，主要有以下几个方面。

1. 由于颅内血管与外周血管在结构上存在较大的差异，缺乏外弹力层且中层较为薄弱并在血管分叉处缺如，使其易于发生动脉瘤。

2. 血流动力学异常，如长期高血压、局部高壁面切应力、流速和流场特征是影响动脉瘤发生、发展和转归的重要因素。

3. 动脉硬化引起的动脉壁退化或创伤与炎症导致血管壁的损伤，进一步加速动脉瘤的形成。此外，一些结缔组织病或先天性遗传病常可见合并有脑动脉瘤的发生，如常染色体遗传的多囊肾、肌纤维发育不良、Ehlers-Danlos Ⅳ病和 Marfan 病等。虽然尚无脑动脉瘤可遗传的证据，但也有家族性动脉瘤的报道。而脑动静脉畸形、烟雾病或主动脉缩窄等疾病也可合并有脑动脉瘤。

【临床表现】

1. 蛛网膜下隙出血或颅内出血　由于颅内动脉瘤绝大部分位于蛛网膜下间隙内，一旦破裂则表现为自发性蛛网膜下隙出血；同时可伴有脑内血肿形成（20％～40％），常见于位于 Willis 环以远的动脉瘤，如大脑中动脉瘤等。13％～28％可合并脑室内出血，常见于前交通动脉瘤等部位，往往是提示预后不良的因素（病死率高达 64％），而入院时脑室大小是最重要的预测因素。另有 2％～5％的颅内动脉瘤患者可合并有硬膜下血肿。动脉瘤破裂所致的脑出血起病方式较为特殊，往往表现为突然剧烈的局部或全头痛，呈炸裂样，伴有恶心、呕吐，烦躁不安，可出现短暂的不同程度的意识障碍。部分患者可有明确的诱因，包括排便、性交、激烈运动等。蛛网膜下隙出血后一般无肢体瘫痪、感觉障碍或失语等局灶体征；但严重者可呈深昏迷，瞳孔散大和呼吸骤停，在几分钟或几小时内死亡。首次出血后院外病死率可达 20%以上。

患者的临床表现受出血量和颅内压增高情况所决定，而蛛网膜下隙出血分级对估计病情和预后、比较治疗效果和选择治疗方案有重要意义。目前国际上常用的是 Hunt-Hess 分级法和世界神经外科联合会(WFNS)分级法。

(1)Hunt-Hess 分级法：Bottrell(1956 年)将动脉瘤破裂后患者分为 5 级。Hunt 和 Hess(1968 年)对其进行了修改并为临床医生广泛接受。具体分为如下。①Ⅰ级：无症状，或有轻度头痛和颈项强直；②Ⅱ级：中重或重度头痛，颈项强直，除脑神经麻痹外，无神经系统功能障碍；③Ⅲ级：嗜睡、意识模糊或有轻度局灶性神经功能障碍；④Ⅳ级：昏迷、中度或重度偏瘫，或有早期去脑强直和自主神经系统症状；⑤Ⅴ级：深昏迷，去脑强直或垂危状态。

(2)WFNS 分级法：1988 年 Drake 等根据格拉斯哥昏迷评分(GCS)和有无运动障碍将动脉瘤分为 5 级(表 13-5)。

表 13-5　WFNS 分级法

分级	GCS(分)	运动障碍
Ⅰ级	15	无
Ⅱ级	14～13	无
Ⅲ级	14～13	有局灶性症状
Ⅳ级	12～7	有或无
Ⅴ级	6～8	有或无

颅内动脉瘤一旦破裂出血后即面临着再出血的危险，在首次发病后的2周内再出血率高达15%～20%，而再出血的病死率达40%～60%。随着Hunt-Hess分级升高，再出血的概率也逐渐增高。颅内动脉瘤再出血时间距动脉瘤首次破裂的时间愈近愈容易再出血。

2. *局部症状* 颅内动脉瘤在破裂前大多数无临床症状，少数患者因动脉瘤压迫邻近的神经结构而引起局灶症状，通常因瘤体的部位大小不同而表现不同。

(1)占位效应：巨大或大型的脑动脉瘤以及突然增大的动脉瘤可产生明显的占位效应，包括椎-基底动脉扩张压迫脑干或其他脑神经受压表现。最常见的是第三对脑神经麻痹，受累于后交通动脉瘤或基底动脉顶端动脉瘤，表现为病变侧的眼睑下垂、瞳孔散大、光反应消失、眼球固定在外展位下方，常伴有突发头痛。也可因眼动脉瘤、前交通动脉瘤或基底动脉瘤压迫造成视神经或视交叉受压，引起视力受累。而蝶鞍内或鞍上的病变可压迫垂体组织造成内分泌失调。

(2)头痛：部分患者头痛可因动脉瘤少量渗血或瘤体突然增大造成，被称为“警兆症状”，提示动脉瘤出血的危险。也有患者可表现为慢性头痛，常见于颈内动脉瘤，表现为病侧眼眶或前额部的搏动性疼痛压迫同侧颈总动脉时，头痛可暂缓解。

(3)脑缺血症状：部分大型、巨大型动脉瘤或者夹层动脉瘤可合并瘤内血栓形成，而栓子脱落可造成远端的小梗死或短暂性脑缺血发作，包括黑矇、同侧偏盲等。

(4)癫痫：无论破裂与否，脑动脉瘤患者都可能表现局灶性或全身癫痫大发作。这可能与局部少量渗血导致的脑软化和胶质增生有关，而与动脉瘤扩张增大无关。

(5)其他症状：椎动脉、小脑后下动脉、脊髓前动脉瘤和脊髓后动脉瘤可引起小脑体征、后组脑神经损害和上颈髓压迫症状。

3. *蛛网膜下隙出血后的并发症* 除上述的局灶症状和动脉

瘤破裂外，蛛网膜下隙出血后患者面临诸多的危险和并发症。

(1)脑血管痉挛所致脑缺血：除再出血外，迟发性脑血管痉挛是 SAH 后最常见的并发症。有 30%～70%的 SAH 患者出现造影可见的脑血管痉挛，其中 20%～30%的患者将导致延迟性缺血性神经功能障碍，严重者可威胁患者的生命。其发生机制可能有：①SAH 后脑脊液中红细胞的分解产物氧合血红蛋白是 SAH 后慢性血管痉挛的主要启动因素，氧合血红蛋白和其他致痉挛物质的作用是脑血管痉挛形成各种机制的最初启动因素。②蛛网膜下隙积血量与脑血管痉挛关系密切。③SAH 后脑脊液中血管收缩因子内皮素的升高和血管舒张因子一氧化氮的降低对脑血管痉挛的发生发展有一定的作用。血管痉挛可发生于 SAH 后 3～21d，高峰期在 7～14d；其严重程度和部位是决定临床表现的关键因素。

(2)脑积水：蛛网膜下隙出血后约有 1/3 患者可并发不同程度的脑积水。发生于急性期的脑室扩大是由于血液细胞及细胞降解产物阻塞脑室、基底池或四脑室侧孔周围的脑脊液循环通路所造成。而慢性脑积水则由于蛛网膜与软脑膜之间纤维形成和粘连，造成脑脊液流动不畅或蛛网膜颗粒的吸收功能受限。

(3)全身并发症：动脉瘤性 SAH 患者也可发生非神经系统并发症，如肺、心血管、内分泌、肾、肝或自主神经功能紊乱。神经源性肺水肿是 SAH 后常见的并发症，可能系大量富含蛋白质的液体渗漏所致，发生率与临床分级相关。心血管系统并发症包括高血压、心律失常等，包括 Q-T 间期延长、T 波异常等。包括低钠血症和高糖血症在内的电解质紊乱也可见于 SAH 后，可见于 27%～35%的 SAH 患者。

【辅助检查及诊断】　自发性蛛网膜下隙出血的诊断可通过特征性的头痛起病方式结合脑膜刺激征出诊，以腰穿结合 CT 或 MR 确诊；但动脉瘤的确诊需要血管造影或无创的血管成像技术(CTA 或 MRA)确诊。

1. CT扫描　动脉瘤破裂后，除了大型或巨大型动脉瘤外，CT平扫多不能显示动脉瘤体，但可以提示因动脉瘤破裂出血引起的间接征象，如蛛网膜下隙出血、脑积水、脑水肿、脑内血肿、脑梗死等改变，头颅CT目前仍是诊断动脉瘤性蛛网膜下隙出血的首选检查方法，在SAH后48h内CT检查的阳性结果可达80%以上。血液在蛛网膜下隙呈高密度影，显示脑沟、脑池局限性或广泛性密度增高影，临床上可根据积血的分布情况判断动脉瘤的可能位置。近年来开展螺旋CT血管造影(SCTA)，为无创性血管成像方法，使动脉瘤检出率明显提高，可作为动脉瘤筛查和手术治疗方案制订的依据。

2. MRI成像扫描　MRI可以显示动脉瘤的大小、动脉瘤内血栓情况、夹层及瘤体周围组织情况，如瘤周出血等，未破裂动脉瘤MRI信号与瘤内血流速度、有无血栓形成、血栓形成时间长短有关。随着出血后时间延长，CT发现SAH的阳性率逐渐降低；而MRI的Flair序列能够提高少量出血的阳性率。MR血管造影与CTA一样作为无创影像学手段，对于3mm以上动脉瘤具有较高的检出率和准确性。而且MR可以消除栓塞材料或手术材料对CT成像的影响，可作为开颅手术或血管内栓塞治疗后随访的重要手段。

3. 脑血管造影　凡有自发性蛛网膜下隙出血的患者均应尽早行脑血管造影检查，脑血管造影能显示动脉瘤的部位、大小、形态、数目，囊内有无血栓、动脉痉挛程度及侧支动脉供应情况，是颅内动脉瘤诊断的金标准。对于SAH患者，必须行全脑血管造影(即两侧颈内、外动脉和两侧椎动脉)，以了解是否有多发性颅内动脉瘤的存在；必要时还需行锁骨下动脉造影和全脊髓血管造影。微小动脉瘤、伴有脑血管痉挛、操作因素和读片水平可使脑血管造影呈假阴性。因此对于造影阴性的患者，应再隔2～4周后再做脑血管造影；约20%患者第2次造影会有阳性发现。

4. 腰椎穿刺　怀疑蛛网膜下隙出血时可行腰椎穿刺检查，在急性期脑脊液多呈粉红色或血色。部分 CT 检查阴性的少量出血患者,可通过腰穿确诊,脑脊液常呈淡红色或黄变。有些患者在出血短时间内脑脊液可完全正常,待数小时后才发现血性脑脊液,主要是因为动脉瘤破裂先破入脑内形成血肿。因此,腰穿脑脊液阴性者尚不能排除是否发生过动脉瘤破裂的存在。

5. 经颅多普勒超声检查　TCD 可通过血流频谱、脑血流速度等指标准确反应 SAH 患者是否存在脑血管痉挛,通常以大脑中动脉平均流速＞120cm/s 或 24h 内流速增加 50cm/s 作为脑血管痉挛的诊断标准。

【治疗】　颅内动脉瘤的治疗包括保守治疗、开颅手术治疗和血管内栓塞治疗。

1. 保守治疗　其目的在于防止或延迟动脉瘤的再出血、缓解脑血管的痉挛、解除脑水肿和保护脑的功能。具体有以下措施。

(1)应绝对卧床休息,尽可能保持患者的安静。

(2)合理地降低血压,改善脑灌注压,减轻脑血流对动脉壁冲击;血压明显波动可增加再出血的危险。

(3)应用抗纤溶酶药物,如氨基已酸 3～4g(静脉滴注),每小时 1 次。用药时间应 3 周以上,氨甲环酸(止血环酸)每 6 小时 1g(静脉滴注);但此类药物长期使用可能增加迟发性脑缺血的机会。

(4)应用利尿药物目的在于对抗脑水肿,降低颅内压,如采用 20%甘露醇、甘油果糖、七叶皂苷钠等药物,同时应用地塞米松或甲泼尼龙。

(5)预防或缓解脑血管痉挛,在尽早手术或栓塞治疗消除动脉瘤再出血的危险后,通过反复腰穿或腰大池持续引流清除蛛网膜下隙出血是防治血管痉挛的最重要措施。用钙离子拮抗药尼莫地平(尼莫通)10mg(静脉注射),2～3/d;或尼莫地平片 20～40mg(口服),3/d。在良好监控心肺功能的前提下,采用扩容、升高、血液稀释的“3H”治疗,可以改善脑血管痉挛的程度和预后。

2. *手术治疗* 动脉瘤手术治疗目的在于防止动脉瘤发生出血或再出血，为积极的脑血管痉挛和并发症防治创造条件。手术治疗方法有开颅手术和血管内栓塞治疗手术两类。

(1)开颅手术夹闭：以往被作为脑动脉瘤处理的最佳方法，通过夹闭动脉瘤颈，既断绝了动脉瘤和载瘤动脉间交通，又保持载瘤血管通畅。手术方法包括动脉瘤颈夹闭术、动脉瘤切除术、动脉瘤加固术和动脉瘤内栓塞术等。根据动脉瘤大小、瘤颈情况、动脉瘤与周围动脉关系可以采用不同手术方式。在巨大动脉瘤或动脉瘤无法通过显微解剖到达的情况下，可通过颅内外的血管搭桥手术建立侧支循环后行动脉瘤孤立术。

(2)血管内栓塞治疗：血管内栓塞是借助数字减影血管造影(DSA)将微导管插入动脉瘤腔内，再用微弹簧圈或其他材料通过导管推送到动脉瘤腔内，达到闭塞动脉瘤的目的。已有的证据提示，该技术具有安全、微创、有效的优点，从并发症和患者恢复速度方面均优于开颅手术。随着神经介入材料和技术的发展，血管内栓塞治疗已由仅适用于外科手术高危的患者发展到全部动脉瘤，目前已成为治疗脑血管疾病的有效治疗方法之一，有取代传统的开颅手术之势。

(3)载瘤血管闭塞术：部分末梢型或复杂动脉瘤通过开颅手术夹闭、血管内栓塞治疗均不能保持载瘤动脉瘤通畅。此时可在全面评估远端脑血流代偿和储备情况下，采取载瘤动脉闭塞或动脉瘤孤立术，其目的是使远端血压下降，减轻血流对动脉瘤壁的冲击力量，使进入瘤腔的血液流速减少，促进血栓形成。

(4)其他外科手术：对于存在急性梗阻性脑积水患者，可通过紧急的脑室外引流等手术建立脑脊液循环通路。而有明确严重脑血管痉挛的患者，通过动脉内灌注罂粟碱、盐酸法舒地尔等药物或应用血管球囊扩张的血管成形术可望得到有效的缓解。

第九节　短暂性脑缺血发作

短暂性脑缺血发作(TIA)是指伴有局灶症状的短暂的脑血液循环障碍,以反复发作的短暂性失语、瘫痪或感觉障碍为特点,症状和体征在 24h 内消失。

【病因及发病机制】 TIA 是由于各种致病因素导致了脑神经元的代谢需求与局部血液循环所能提供的氧及其他营养物质(主要是葡萄糖)之间骤然供不应求导致。其发病是多种机制共同作用的结果。

1. 微栓子学说　微栓子是引起 TIA 的最主要的发病机制,微栓子的主要来源为心脏及动脉粥样硬化血管壁损伤处粥样硬化斑块、胆固醇结晶或血小板聚集物脱落碎片等。这种微栓子阻塞脑的小动脉,形成微栓塞,引起阻塞处远端血管痉挛产生神经系统局灶症状。因栓子很小,或因酶的作用而分解,或因阻塞处远端血管痉挛缓解而微栓子流向更远端的小血管,从而血供恢复、临床症状消失。由于血管内血流层流的作用,可将同一来源的微栓子反复地送入同一支小动脉,所以,复发性的短暂脑缺血常以相似症状反复发作。

2. 血流动力学危象　单纯的脑血流量下降很难引起 TIA,只有在动脉狭窄或梗阻的基础上,脑部某一区域的血流量减少到足以损害神经功能时,会引起局部缺血的临床症状。如在发生永久性损害之前,该区域的氧和葡萄糖的供给能恢复,受损的神经功能是可逆的,症状是暂时的,TIA 主要是低灌注时间长而尚未达梗死的程度。

3. 脑血管痉挛　小动脉管壁的局灶刺激如血栓栓子流过,脑动脉硬化后狭窄形成的涡流刺激局部血管壁引起局灶性血管痉挛,这种小动脉痉挛如果程度严重而较持久,则可引起神经组织的局限性缺血、缺氧。脑血管痉挛不能解释大部分患者的发病原因。

4. 血液学异常　某些血液系统疾病如真性红细胞增多症、白血病、异常蛋白血症、特发性血小板减少性紫癜、高脂血症、弥散性血管内凝血、高凝状态等，以及其他全身性疾病，如高血压病、动脉粥样硬化、糖尿病、低血流状态等，可使血液黏稠度升高，增加血流的阻力，导致血流减慢，促发 TIA 的发生。

5. 心脏功能障碍　某些心脏病可引起短暂性神经功能缺失：心律失常特别是心房颤动，易发生微栓子引起 TIA；瓣膜病变赘生物易脱落；心房黏液瘤、心肌梗死、心肌炎、细菌性心内膜炎易发生栓子脱落；心血管手术时偶可发生气体、脂肪栓塞等。

6. 其他　动脉的机械压迫（常见于椎动脉），感染性血管病变，脑实质内小灶性出血等。有时患者的病变可能位于脑部微循环系统之中，这一系统虽然占脑血管床的 80%～90%，但在脑血管造影时不能发现。

【临床表现】

1. 一般表现　好发于 50－70 岁的中老年人，男性略多。发病突然，迅速出现局限性神经功能缺损，多在数分钟内达高峰，持续时间短，恢复快，无后遗症状，可反复发作，发作次数多则一天数次，少则数周、数月甚至数年才发作 1 次。每个患者的局灶性神经功能缺失症状常按一定的血管支配区而反复刻板地出现。一般不表现为症状仅持续数秒即消失的闪电样发作。大多在 1h 内结束发作，若一次发作持续 1～2h 以上，多留下神经损害体征及 CT 显示脑梗死的征象。患者常有高血压、糖尿病、高脂血症、心脏病等病史。

2. 颈内动脉系统 TIA 的表现

（1）常见症状：以偏侧肢体或单肢的发作性轻瘫为最常见，瘫痪通常以上肢和面部较重。为大脑中动脉供血区或大脑中动脉与大脑前动脉皮层支的分水岭缺血所致。

（2）特征性表现：病变侧单眼一过性黑矇或失明（眼动脉受

累)；病变侧 Horner 征；主侧颈动脉缺血可有失语。

(3)可能的表现：对侧单肢或偏身感觉障碍；对侧同向偏盲，少见。

3. 椎-基底动脉系统 TIA 的表现

(1)常见症状：眩晕、平衡失调，大多数不伴有耳鸣，是脑干前庭系缺血的表现，少数伴有耳鸣为内听动脉缺血所致。

(2)特征性表现：跌倒发作，下肢突然失去张力而跌倒，无意识障碍，可很快站起，为下部脑干网状结构缺血所致。短暂性全面遗忘(TGA)，发作时出现短时间记忆丧失，患者对此有自知力，持续数分钟至数十分钟，发作时对时间、地点定向障碍，但谈话、书写和计算能力保留，是大脑后动脉颞支缺血累及边缘系统的海马、海马旁回和穹隆所致。短暂性皮质盲发作：双侧大脑后动脉距状支缺血，枕叶皮质受累引起。

(3)可能的表现：吞咽障碍、构音不清：脑干缺血所致延髓性麻痹(球麻痹)或假性延髓性麻痹的表现。共济失调：椎动脉和基底动脉小脑分支缺血导致小脑功能障碍。交叉性感觉障碍：病变侧三叉神经脊束核和脊束及脊丘束缺血的表现。交叉性瘫：一侧脑干缺血的表象。眼外肌麻痹和复视：为中脑或脑桥缺血的表现。意识障碍伴或不伴瞳孔缩小：是高位脑干网状结构缺血累及网状激活系统及交感神经下行纤维所致。

【辅助检查】

1. 头部 CT　明确颅内可能引起 TIA 样表现的结构性病变的性质，如肿瘤、巨动脉瘤、血管畸形、脑内小出血灶等。TIA 头部 CT 检查大多正常，也可发现与症状对应的低密度影。

2. 头部 MRI 及新的磁共振技术　可发现脑干部位的病变。新的磁共振技术弥散加权磁共振成像(DWI)及灌注敏感性磁共振成像(PWI)可检测局部脑血流的情况，缺血性病变表现为高密度影，且在动脉梗阻早期缺血 10～30min 即可显示异常影像。

3. 头部 SPECT　可见片状缺血区，在发现 TIA 脑血流量减低区时相上早于 CT 和 MRI。

4. 其他检查　动脉血管造影、MRA 及 DSA 可见动脉粥样硬化斑、血管狭窄，经颅多普勒超声（TCD）检查及颈动脉双功能多普勒超声检查可以监测到流过血管内的栓子。血常规，血生化及某些免疫学检查可协助诊断。

【诊断及鉴别诊断】

1. TIA 的诊断　是临床诊断，不包括大脑影像学的检查结果。且大多数患者就诊时症状已消失，诊断主要依靠病史。不属于 TIA 的症状有：不伴有后循环障碍其他体征的意识丧失；强直性和（或）阵挛性痉挛发作；躯体多处持续性进展性症状；闪光暗点。

诊断要点：

（1）为短暂的、可逆的、局部的脑血液循环障碍，可反复发作，少者 1～2 次，多至数十次，多与动脉粥样硬化有关，也可以是脑梗死的前驱症状。

（2）可表现为颈内动脉系统和椎-基底动脉系统的症状和体征。

（3）每次发作持续时间通常在数分钟至 1h 左右，症状和体征应该在 24h 以内完全消失。

2. 鉴别诊断

（1）局灶性癫痫：癫痫发作常为刺激性症状，如抽搐、发麻症状，常按皮质的功能区扩展。老年患者局灶性癫痫常为症状性，脑内常可查到器质性病灶，既往有癫痫病史或脑电图有明显异常等。

（2）有先兆的偏头痛：先兆期易与 TIA 混淆，但多起病于青春期，常有家族史，发作以偏侧头痛、呕吐等自主神经症状为主，局灶性神经功能缺失少见。每次发作时间可较长。

（3）内耳眩晕症：常有眩晕、耳鸣、呕吐，除眼球震颤、共济失调外，很少有其他神经功能损害的症状和体征。发作时间较长，可超过 24h，反复发作后常有持久的听力下降。一般起病年龄较年轻。

(4)昏厥：也可为短暂性发作，但多无意识丧失，无局灶性神经功能损害，发作时血压降低。

(5)心脏疾病：阿-斯综合征，严重的心律失常如室上性心动过速、室性心动过速、病窦综合征等，可因阵发性全脑供血不足，出现头昏、晕倒和意识丧失，但常无神经系统局灶性症状和体征，心电图、超声心动图可有异常发现。

(6)眼科疾病：视神经炎、青光眼、视网膜血管病变等，有时因突然出现视力障碍而与动脉眼支缺损症状相似(即发作性黑矇)，但多无其他局灶性神经功能损害。

(7)其他：颅内占位性病变也可有类似 TIA 的症状，但查体有神经系统阳性体征，脑成像和血管造影有助于鉴别；精神因素造成的癔症发作、严重的焦虑症等神经功能性紊乱有时似 TIA，应注意鉴别。

TIA 的鉴别诊断对于查明其病因及触发因素有重大意义，对于每个疑诊 TIA 的患者，除详细的病史采集和神经系统查体外，还必须从患者的整体出发，结合辅助检查，了解有无其他系统或全身性疾病的存在，以拟定全面的治疗方案，做到兼顾治疗。

【治疗】 治疗的目的是减少完全性卒中的发生及减少复发频率。治疗的原则是：根据全面检查所见的可能病因和诱发因素进行针对性的病因治疗；治疗过程中的发作并未减少或停止，而考虑为微栓塞为主要诱因时，可慎重地选择用抗凝治疗；当病因主要是位于颅外的主动脉颈部动脉系统之中，可结合患者的具体情况，考虑外科手术治疗。

1. TIA 危险因素的控制　应积极纠正动脉粥样硬化的危险因素，如高血压、心脏病、糖尿病、高脂血症、肥胖、吸烟及血液异常等。其中，高血压是 TIA 的独立危险因素，治疗高血压要做到长期、定时、定量及监测血压，不能随便增减降压药物，防止血压的波动和反跳。

2. TIA 的药物治疗

(1)抗血小板聚集治疗:抗血小板药物可阻止血栓形成。常用药物有阿司匹林:可抑制环氧化酶,阻止血小板的聚集和释放反应,常用剂量 1mg/kg。噻氯匹定:有较强的抑制血小板聚集的功能,每次 250mg,1～2/d,主要不良反应是粒细胞减少,应每 2 周查 1 次白细胞计数。不宜与阿司匹林、口服抗凝剂合用。也可应用双嘧达莫,200～400mg/d。某些有活血化瘀作用的中草药如丹参、银杏叶素、灯盏花素具有抗血小板聚集的作用。

(2)改善脑血流的治疗:维持好血压及血中二氧化碳浓度;血液稀释疗法,如静脉滴注低分子右旋糖酐-40,250～500ml/d,10～14d 1 个疗程;扩容治疗,可改善血流状态,降低血液黏稠度,可用白蛋白、706 代血浆、低分子右旋糖酐等;血管扩张药,如烟酸、罂粟碱、钙离子拮抗药等,早期适当应用可能改善侧支循环,改善脑血流,但对 TIA 的效果不太肯定;己酮可可碱或无氧茶碱,有扩血管作用,可改善红细胞变形性、改善白细胞的流变性,还可减少纤维蛋白原,抑制血小板聚集,使血管内皮细胞生成前列环素增多,从而降低血液黏稠度,改善血流状态,400～600mg/d,分 3 次口服。

(3)抗凝治疗:经上述治疗无效,仍反复发作的 TIA 患者,可以减少甚至消除 TIA 的发作,防止进一步的脑梗死。治疗方法:①病情发展急剧者:肝素(主要作用是加速抗凝血酶Ⅲ对凝血酶的中和,从而延缓和阻止纤维蛋白的形成)10 000U 加入 5%葡萄糖生理盐水或 10%葡萄糖溶液 1000ml 中(另 2500U 的肝素加入静脉小壶中快速滴入),缓慢静脉滴注,以每分钟 20 滴的速度维持 24～48h,同时用三管法查凝血时间,维持在 20～30min 为宜。以此为依据调整滴数。在静脉滴注肝素的同时,可选用一种口服抗凝药物,如华法林 4～6mg。同时查凝血酶原时间和活动度,抗凝开始时,凝血酶原时间及活动度应每天检查,待稳定后可每周查 1 次。常规要求凝血酶原活动度应维持在 20%～30%。以后口服抗凝药的日维持量视凝血酶原活动度而随时调整，华法林一般为 2～4mg/d。②病情发展缓慢或无变化者，则可用口服抗凝药，主要为华法林，其他还有双香豆素、新双香豆素、醋硝香豆素等。华法林的使用剂量、监测方法同上。同样维持凝血酶原活动度在 20%～30%。

应用抗凝治疗应注意以下几点：①在决定抗凝治疗前，要掌握好其禁忌证，即高龄（>80 岁）、血压偏高（收缩压>180mmHg）、血液病、有出血疾病或伤口、消化性溃疡的活动期、严重的肝肾疾病、高血压孕妇及产后感染性血管栓塞、高度血管硬化和缺乏必要的化验条件等。抗凝治疗前最好先做头部 CT 检查，以除外脑出血性病变。②抗凝药的使用应先从小剂量开始。③抗凝治疗期间应注意出血的并发症，需反复检查小便常规、粪隐血检查，密切观察皮肤、口腔黏膜及球结膜有无出血点。一旦发现有出血征象即停止抗凝治疗，如为口服抗凝药者停药后即予维生素 K_1 10～40mg 肌内注射，25～50mg 加于葡萄糖或生理盐水静脉滴注，每分钟不超过 5mg。用肝素抗凝出现出血情况时用硫酸鱼精蛋锌对抗，其用量应与最后一次所用的肝素量相当，但一次不超过 50mg。④抗凝治疗期间应避免针灸、腰穿及任何外科小手术，以免引起出血而终止抗凝治疗。⑤在长期抗凝治疗的患者中发生出血性并发症的发生率为每年 3%，这也是限制长期、普遍应用抗凝治疗的主要原因。目前倾向于应用抗凝治疗至发作停止后维持半年到 1 年。决定终止治疗后应逐步减少药量，使凝血酶原时间逐步回升至正常。不可突然停药，或急于使用维生素 K_1 中和抗凝药以免发生反跳性高凝状态。

(4)神经元保护药的治疗：目前认为 TIA 存在脑内缺血性病变，神经元的保护性治疗有一定的意义。常用的药物有巴比妥盐、钙通道拮抗药、自由基清除药等。

3. *外科治疗*　治疗的目的最终是为了恢复和改善脑血流量，

建立侧支循环和消除微栓子来源。手术方法有颈动脉内膜切除-修补术，手术指征一般为：颈动脉狭窄>70%，并出现神经功能损害的症状；血管重建术；经皮经腔血管成形术。

第十节 脑梗死

脑梗死（cerebral infarction）又称缺血性脑卒中（cerebral ischemic stroke），是指各种原因引起的脑部血液供应障碍，导致脑组织缺血、缺氧性坏死，使局部脑组织发生不可逆性损害。

血栓形成性脑梗死（thrombotic cerebral infarction）又称脑血栓形成（thrombosis），是脑梗死中最常见的类型，通常指脑动脉主干或皮质支动脉粥样硬化或动脉炎等原因导致血管腔狭窄、闭塞或有血栓形成，造成局部脑组织因血液供应中断而发生缺血、缺氧性坏死，引起相应的神经系统症状和体征。

【病因】 本病最常见的病因是动脉粥样硬化，其次为高血压、糖尿病和高脂血症。较少见的病因有脑动脉炎，如巨细胞动脉炎、系统性红斑狼疮、多结节性动脉炎、梅毒性动脉炎及AIDS等引起的血管炎性病变，还见于颈动脉或椎动脉壁分离、药物滥用等。血液系统疾病如血小板增多症、真性红细胞增多症、血液高凝状态和镰状细胞贫血症等也是少见的原因。

【临床表现】 本病中老年患者多见，病前有脑梗死的危险因素，如高血压、糖尿病、冠心病及高脂血症等。常在安静状态下或睡眠中起病，约1/3患者的前驱症状表现为反复出现。根据脑动脉血栓形成部位的不同，相应地出现神经系统局灶性症状和体征。患者一般意识清楚，在发生基底动脉血栓或大面积脑梗死时，病情严重，可出现意识障碍，甚至有脑疝形成，最终导致死亡。

【辅助检查】

1. 血液常规和生化检查　血液化验包括血常规、血糖及血脂等，可发现红细胞、血小板增多等血液病变，不少患者有血糖、血脂高于正常。这些检查有利于发现脑梗死的危险因素。

2. 头颅 CT　发病后应尽快进行 CT 检查。脑梗死发病后 24h 内，一般无影像学改变。在 24h 后，梗死区逐渐出现低密度病灶，发病后 2～15d 可见均匀片状或楔形的明显低密度灶。大面积脑梗死有脑水肿和占位效应，出血性梗死呈混杂密度影；2～3 周为梗死吸收期，由于水肿消退及吞噬细胞浸润可与周围正常脑组织等密度，CT 上难以辨认，称为“模糊效应”。增强扫描有诊断意义；5 周后，梗死灶为边缘清楚的持久性低密度灶。对于急性卒中患者，头颅 CT 是最常用的影像学检查手段，对于发病早期脑梗死与脑出血的识别很重要。缺点是小脑和脑干病变及小灶梗死显示不佳。

3. 头颅 MRI　脑梗死发病 6～12h 后，即可显示 T_1 低信号，T_2 高信号的病变区域，与 CT 相比，MRI 可以发现脑干、小脑梗死及小灶梗死、静脉窦血栓形成，功能性 MRI，如弥散加权成像(DWI)和灌注加权成像(PWI)，可以在发病后的数分钟内检测到缺血性改变，DWI 与 PWI 显示的病变范围相同区域，为不可逆性损伤部位；DWI 与 PWI 的不一致区，为缺血性半暗带。功能性 MRI 为超早期溶栓治疗提供了科学依据。

4. 血管造影　数字减影血管造影(DSA)、CT 血管造影(CTA)和磁共振动脉成像(MRA)可以显示脑部大动脉的狭窄、闭塞和其他病变，如血管炎、纤维性发育不良、颈动脉和椎动脉壁分离及 Moyamoya 病等。作为无创性检查，MRA 的应用较为广泛，但对小血管显影不清，因此，尚不能代替 DSA 及 CTA。

5. 彩色多普勒超声检查(TCD)　TCD 可以发现脑动脉的狭窄、闭塞、痉挛和进行微栓子监测，可以评估血管侧支循环建立情况。在溶栓后，TCD 可检测脑动脉的再通、再闭塞和栓子转移等。缺点是由于受血管周围软组织或颅骨干扰及操作人员技术水平影响，目前不能完全代替 DSA，只能用于高危患者筛查和定期血管病变监测，为进一步更加积极治疗提供依据。

6. 单光子发射计算机体层扫描(SPECT)和正电子发射计算机体层扫描(PET) 能在发病后数分钟显示脑梗死的部位和局部脑血流的变化。通过对CBF的测定,可以识别缺血性半暗带,指导溶栓治疗,并判定预后。

7. 脑脊液(CSF)检查 CSF一般正常,当有出血性脑梗死时,CSF中可见红细胞。在大面积脑梗死时,CSF压力可升高,细胞数和蛋白质含量可增加。

【诊断】 本病诊断主要依据中、老年患者,有动脉粥样硬化及高血压等脑卒中的危险因素,安静状态下或活动中起病,病前可有反复的TIA发作,症状常在数小时或数天内达到高峰,出现局灶性神经功能缺损,梗死的范围与某一脑动脉的供应区域相一致,一般意识清楚。头部CT在早期多正常,24～48h出现低密度病灶。脑脊液正常。SPECT,DWI和PWI有助于早期诊断,血管造影可发现狭窄或闭塞的动脉。

【治疗】

1. 治疗原则 脑梗死的急性期治疗应根据不同的病因、发病机制、临床类型、发病时间等确定。在综合治疗基础上,强调个体化分期、分型治疗,早期介入康复训练,有助于神经功能缺损恢复。卒中单元是有效的治疗途径。在一般内科支持治疗的基础上,可酌情选用改善脑循环、脑保护、减轻脑水肿、降颅压等措施。在发病＜3h内有溶栓适应证者可考虑溶栓治疗。恢复期治疗以康复治疗、预防并发症和预防卒中复发为主。

2. 急性期治疗方案

(1)一般治疗

①保持安静,急性期需卧床休息,以后根据病情逐渐恢复活动,当患者烦躁不安或频繁抽搐时,应适当给予镇静治疗。要严密观察患者的病情变化,必要时进行重症监护。

②保持呼吸道通畅,改善脑组织缺氧,一般可经鼻导管持续低流量吸氧,对于伴有意识障碍、舌后坠、呼吸道感染分泌物增多

的患者，甚至误吸呕吐物时，常发生呼吸道的不畅或阻塞，所以应适当的改变头位利于呼吸，防止误吸。定期监测 PaO_2 和 $PaCO_2$。脑梗死可直接损伤脑桥和延髓的呼吸中枢或继发肺部疾病而导致呼吸衰竭，出现呼吸节律、频率和通气量的改变而发生缺氧伴二氧化碳潴留，从而加重脑损害。因此，根据病史、临床表现和血气分析结果，早期诊断脑梗死的呼吸衰竭，适时合理应用呼吸兴奋药或呼吸机治疗，是抢救成功的关键。使用呼吸兴奋药应注意：自主呼吸＜10/min，潮气量＞300ml，可使用呼吸兴奋药；宜单一用药或两种联合；用药应保持连续性。

③控制血糖：脑梗死后血糖升高，主要原因为糖尿病，或因脑梗死后脑组织水肿引起的占位效应使中线结构移位，刺激下丘脑-垂体-靶腺轴，引起交感-肾上腺系统功能亢进，导致与血糖相关的激素水平异常。此外脑梗死时，尤其是危重患者，处于应激状态，应激也可诱导使血糖升高的一些激素分泌增加，高血糖加重局灶缺血性脑损害，可使梗死灶扩大，脑水肿加重，神经功能障碍加重，预后差。因此，急性期不宜输注高糖液体，将血糖控制在合理水平，一般认为，糖尿病患者的空腹血糖控制在 6.7mmol/L 左右。餐后控制在 10mmol/L 以下较合适，非糖尿病患者的血糖水平则控制在正常范围内。低血糖应及时纠正。

④发热：主要源于下丘脑体温调节中枢受损、并发感染或吸收热、脱水。体温升高可以加重脑代谢耗氧及自由基产生，从而增加卒中患者病死率及致残率。对中枢性发热患者，应以物理降温为主（冰帽、冰毯或酒精浴），必要时可予人工亚冬眠。

⑤感染：脑卒中患者（尤其存在意识障碍者）急性期容易发生呼吸道、泌尿系感染等，是导致病情加重的重要原因。患者采用适当的体位，经常翻身拍背及防止误吸是预防肺炎的重要措施，肺炎的治疗主要包括呼吸支持（如氧疗）和抗生素治疗，一般选用广谱抗生素，最好在痰培养及药敏结果指导下用药。尿路感染主要是继发于尿失禁和留置尿管，尽可能避免插管和留置尿管，间

歇导尿和酸化尿液可减少尿路感染，一旦发生应及时根据细菌培养和药敏试验应用敏感抗生素。

⑥上消化道出血：高龄和重症脑卒中患者急性期容易发生应激性溃疡，建议常规使用静脉抗溃疡药物（H_2受体拮抗药）；对已发生消化道出血的患者，应进行冰盐水洗胃、局部应用止血药（如口服或鼻饲云南白药、凝血酶等）；出血量多引起休克者，必要时需输注新鲜全血或红细胞成分输血。

⑦深静脉血栓形成（DVT）：高龄、严重瘫痪和心房纤颤均增加了深静脉血栓形成的危险，同时DVT增加了发生肺栓塞（PE）的风险。应鼓励患者尽早活动，抬高下肢，被动活动患肢及避免下肢静脉输液（尤其瘫痪侧）。对有发生DVT和PE风险的患者可预防性药物治疗，首选低分子肝素4000U皮下注射，1～2/d；对发生近端DVT及抗凝治疗症状无缓解者应予溶栓治疗。

⑧保持充分的营养，维持水、电解质、酸碱平衡：起病后神志清楚、胃肠功能正常者应尽早进食。对于昏迷患者病后24～48h仍不能进食者，应进行鼻饲，保证足够的热量。频繁呕吐或有上消化道大出血者，可行静脉营养，但应适当限制液体入量，一般每天不超过2500ml。如有高热、呕吐、多汗、利尿过多等可酌情增加。静脉补液遵循"量出为入"的原则。在急性期禁止静脉输注10%以上的葡萄糖液体，以免加重脑损害。必要时给予乳化脂肪、白蛋白、氨基酸或能量合剂等。对于脑梗死患者应常规进行水电解质监测并及时加以纠正，纠正低钠血症和高钠血症均不宜过快，防止脑桥中央髓鞘溶解和加重脑水肿。

⑨防治原（伴）发病：脑梗死常伴有高血压病、冠心病、糖尿病等其他脏器疾病，在治疗脑梗死的同时，应充分考虑到其他原（伴）发病的治疗，并考虑到两者治疗上的相互影响。

⑩癫痫：一般不使用预防性抗癫痫治疗，如有癫痫发作或癫痫持续状态时可给予相应的处理。脑卒中2周后如发生癫痫，应长期抗癫痫以防复发。

⑪加强护理：及时吸痰、定时翻身拍背很重要，要保持患肢关节的功能位置，早期主动和被动活动瘫痪肢体，避免肌肉萎缩和关节畸形，防止压疮形成。

⑫重视康复治疗：在病情稳定 48h 后，即可行适当的康复功能训练。

（2）调整血压：脑梗死急性期时要慎重使用降压药，防止出现血压的骤升骤降，血压降得过低可加重脑缺血。在急性期特别是合并高颅压时，一般收缩压不超过 26.7～29.3kPa（200～220mmHg），舒张压不超过 14.7～16kPa（110～120mmHg）及平均动脉压不超过 17.3kPa（130mmHg），一般不主张给予降压药物，而是积极的降颅压治疗和去除可能引起血压增高的因素。降压处理时，宜选用温和的短效降压药物，使血压缓慢平稳的下降。如血压明显升高危及患者生命时需及时降压处理时，首选容易静脉滴注和对脑血管影响小的降压药物（如拉贝洛尔），避免舌下含服钙离子拮抗药（如硝苯地平）。降压不要太低，使血压控制在（20～21.3）/（12～13.3kPa）[（150～160）/（90～100）mmHg]或略高于平时水平。如果出现持续性的低血压，需首先补充血容量和增加心排血量，如上述措施无效时可应用升压药。合并高血压脑病、动脉夹层、急性心力衰竭或急性肾衰竭等把血压控制在可接受的较低水平。在溶栓时血压高于 24/14kPa（180/105mmHg），应给予作用缓和的口服降压药。考虑到急性期或恢复期降压治疗的目的不同，降压治疗的目标值应有区别。

（3）控制脑水肿，降低颅内压：脑梗死无颅内高压症状，可不用降颅压治疗。颅内压增高多见于大面积脑梗死（恶性大脑中动脉综合征），脑水肿是发病后死亡的常见原因。可根据病情选用合适的脱水药物，在临床上脱水药物使用一般在 7～10d，主要取决于脑水肿的程度和持续时间。大多可使用甘露醇降低颅内压，肾功能异常者可选用甘油果糖和呋塞米。当大面积大脑半球梗死，采取外科去骨瓣减压术及部分脑叶切除术是挽救生命的措施。

(4)改善脑血循环:脑梗死是缺血所致,恢复或改善缺血组织的灌注成为治疗的核心,应贯彻于全过程,以保持良好的脑灌注。

(5)抗血小板聚集:抗血小板聚集治疗是治疗缺血性卒中的基石,以阿司匹林最为常用,不能耐受者可选用氯吡格雷等,可参考 TIA 的治疗。

①阿司匹林:是经济、实惠、安全及最常规的抗血小板预防用药,最低有效剂量为 75~325mg/d。用药过程不需要血液学方面的检测。未经溶栓治疗的急性脑梗死患者应在 48h 之内服用,但一般不在溶栓后 24h 内应用,以免增加出血的风险。一般认为氯吡格雷抗血小板聚集的疗效优于阿司匹林。不建议将两者联合应用治疗急性缺血性卒中。

②氯吡格雷:属 ADP(二磷腺苷)诱导血小板聚集的抑制药,常用剂量为 75mg/d。

(6)抗凝治疗:抗凝治疗一般不作为脑梗死患者的常规治疗,但对于伴发心房颤动的心源性脑栓塞、进展性脑梗死、后循环脑梗死、治疗或预防下肢静脉血栓形成者,可考虑抗凝治疗,以低分子肝素最为常用。可选用低分子肝素钙(每支 4100U)、低分子肝素钠(每支 4000U)或达肝素钠(每支 5000U),每次 1 支,1~2/d,连用 7~10d,之后可根据病情需要应用口服抗凝药华法林 2~6 mg 维持,监测国际标准化比值(INR),使国际标准化比值维持在 2.0~3.0。

(7)降纤治疗:很多证据显示脑梗死急性期血浆中纤维蛋白原和血液黏滞度增高。蛇毒制剂可以显著降低血浆纤维蛋白原水平,尚有增加纤溶活性及抑制血栓形成作用,更适用于合并高纤维蛋白原血症患者,一般推荐在发病 72h 内使用效果好。巴曲酶或国产降纤酶分别于第 1 天、第 3 天及第 5 天静脉滴注 10U,5U,5U。使用时仍需注意出血并发症,确切疗效仍在进一步观察当中。

(8)神经保护药:从循证医学角度来说,目前没有一个脑保护药物得到公认。临床上可根据病情常选用的有胞磷胆碱、吡拉西坦(脑复康)、依达拉奉、钙通道阻滞药(尼莫地平)、神经节苷脂、脑蛋白水解物(脑活素)、小牛血去蛋白提取物等。胞磷胆碱0.5～0.75g,加入液体250～500ml,静脉滴注,每天1次。依达拉奉每次30mg,静脉滴注,2/d。亚低温可能是目前最有前途的脑保护措施,临床实施较为困难。

(9)高压氧舱疗法:对收缩压控制在160mmHg以下患者,脑水肿消退后,用2个大气压的高压氧舱治疗1.5～2h,每天1次,10d为1个疗程,对部分患者有一定疗效,可试用。

(10)血液稀释疗法:有争议,仅适用于血液黏稠度过高、血容量不足患者,适当补充血容量即能改善其循环状况。常用:①10%低分子右旋糖酐注射液500ml静脉滴注,每天1次,以降低血液黏稠度,7～10d为1个疗程。间隔10～20d后,再重复使用1个疗程。使用前应做皮试,心功能不全者慎用,使用时应半量,慢滴。糖尿病患者应加用适量胰岛素。②6%羟乙基淀粉注射液:作用与用法与低分子右旋糖酐相同,只是不需做过敏试验。

(11)其他治疗:伴有意识障碍者,可选用醒脑静、纳洛酮,中枢性高热者可鼻饲安宫牛黄丸、溴隐亭保留灌肠等。

3. *手术治疗*　对伴有颈动脉或颅内大动脉狭窄者,可考虑介入手术治疗,以防止卒中复发。

第十一节　急性脊髓损伤

直接暴力或间接暴力作用在正常脊柱和脊髓组织,均可造成脊髓损伤(spinal cord injury)。脊髓损伤多发生于年轻人,40岁以下的男性占大多数。脊髓损伤好发生于颈椎下部,其次为脊柱胸腰段。

【病因】 脊髓损伤常见的原因如房屋倒塌、矿井塌方、高处坠落、交通事故、跳水意外等均可直接或间接地造成脊柱脊髓损伤。屈曲性损伤最多见，其次为伸展性、旋转性及侧屈性损伤。由于外力的性质不同，可引起脊髓的挫伤、撕裂伤、挤压伤等。

【发病机制】 病理上按轻重程度将其分为脊髓震荡、脊髓挫裂伤、脊髓压迫、横断和椎管内血肿等。

1．脊髓震荡　脊髓震荡系脊髓的功能性损害，是由于脊髓神经细胞遭受强烈刺激而发生超限抑制，脊髓功能暂时处于生理停滞状态。大体标本上看不到明显的器质性改变或仅有轻度水肿。脊髓实质光镜下无明显解剖结构改变。伤后早期表现为损伤平面以下完全性或不完全性弛缓性瘫痪，24h 内开始恢复，且在 3～6 周完全恢复，不留任何神经系统后遗症。其早期表现与不完全性瘫痪难于鉴别，所以脊髓震荡系一回顾性诊断，即在 6 周内获得完全恢复者的最后诊断。

2．脊髓休克　脊髓休克不是单一独立的临床诊断，是脊髓挫伤和断裂早期伴发的一种病理现象。脊髓被横断与高级中枢失去联系后，断面以下的脊髓暂时丧失反射活动，处于无反应状态，这种现象称为脊髓休克，主要表现为在断面以下脊髓所支配的骨骼肌紧张性减退，甚至消失，外周血管扩张，血压下降，括约肌功能障碍及发汗反射消失，这表明断面以下躯体和内脏反射均减退或消失。

脊髓休克是暂时现象，损伤后不久可逐渐恢复，需数周至数月，先是一些比较简单的反射，如屈肌反射、腱反射恢复，以后才是一些比较复杂的反射，如对侧伸肌反射、搔爬反射等逐渐恢复。反射恢复后，血压可升到一定水平，内脏反射活动也有一定恢复。

脊髓休克是由于被横断的脊髓突然失去了高级中枢的调节，特别是大脑皮质、脑干网状结构和前庭核对脊髓的易化作用所引起，结果使脊髓的神经元暂时处于兴奋性极低下状态。脊髓休克与脊髓震荡在早期临床表现相似，但两者是不同的，脊髓震荡恢复后不遗留任何神经系统后遗症，脊髓休克恢复后遗留感觉和随意运动障碍。

3. 脊髓挫裂伤　脊髓挫伤最为常见，它可来自骨折脱位时椎体后上缘的顶压、黄韧带皱褶向前挤压、齿突骨折及寰椎横韧带断裂、寰椎脱位、椎间盘髓核突入椎管及关节突跳跃向椎管内挤压等。脊髓侧支血液循环不很丰富，中胸段更为缺乏。脊髓挫伤后的水肿、血循环障碍引起一系列病理变化。肉眼可见挫伤区脊髓呈紫红色，各层脊膜出血，脊髓血管瘪缩。镜下可见灰质内广泛出血并向白质扩散。有些神经纤维髓鞘消失，神经节细胞染色质溶解，Nissl 物质消失和胞核移向外周等变化，损伤严重区的脊髓可完全破坏。

4. 脊髓断裂　脊髓破坏横断是脊髓的实质性损伤，包括神经纤维束的撕断和髓质内神经细胞的破坏，多见于椎体脱位、后关节骨折脱位，骨折片嵌于椎管内损伤脊髓，造成脊髓中央进行性出血性坏死、血管痉挛、轴浆外溢、溶酶体释放，表现为脊髓自溶。当脊髓完全横断后，断面以下首先表现为脊髓休克。病变过程约 3 周，最后断端中间形成空腔并为瘢痕组织所填充。

5. 继发性脊髓损伤

(1)脊髓水肿：外力作用于脊髓使之发生创伤性反应，脊髓缺氧及脊髓受压突然解除时，都可使脊髓出现不同程度的水肿。脊髓水肿时其功能障碍明显。水肿减轻或消失后，其功能可恢复，但神经组织间渗出物的机化对神经传导功能有一定影响。

(2)脊髓受压：脊柱损伤后，移位的椎体骨折片、破碎的椎间盘组织等可压迫脊髓造成患者瘫痪。由于脊髓本身没有受到直接损伤，当压迫因素很快解除时，其功能可全部或大部分恢复。但是，如脊髓受压时间过长或受压过重时，脊髓因缺血缺氧而坏死液化，最后形成瘢痕或出现萎缩等继发性病理改变，使其功能永远不能恢复。患者伤后数周由弛缓性瘫痪转变为痉挛性瘫痪。

(3)椎管内出血：脊柱外伤后，硬脊膜内的或硬脊膜外的小血管破裂出血。出血逐渐增多而形成血肿，使椎管内压力升高而压迫脊髓,出现不同程度的继发性脊髓压迫症状。如血肿被吸收,其感觉运动功能可有一定程度的恢复;如果继续出血、血肿扩大,则脊髓受压范围逐渐变大,神经症逐渐加重,截瘫平面逐渐升高。如病变在颈段血肿蔓延到延髓,患者可因呼吸循环中枢受压迫而死亡。

【临床表现】

1. 脊髓损伤的早期症状　早期完全横贯性脊髓损伤,在损伤节段支配的平面以下呈弛缓性瘫痪,感觉消失,肌张力低下,自主运动消失;运动系统和自主神经系统反射减弱或消失,患者不能维持正常体温。尿潴留、粪潴留,血压下降,称为脊髓休克。损伤后数天或数周,脊髓反射活动由简单到复杂逐渐恢复,表现为肌张力升高,深反射亢进,可以出现保护性屈曲反射、直立性低血压、自主膀胱以及由于内脏胀满或过度活动引起的自主神经反射,如血压上升和多汗等。不完全性脊髓损伤若伴有脊髓休克,则在脊髓休克恢复前,临床表现与早期完全性脊髓损伤相同。不伴有脊髓休克时,可有部分感觉和运动功能,反射正常减退或消失,病理反射可为阳性。脊髓水肿逐渐消退或血肿吸收后,神经功能可得到一定程度的恢复。如脊髓的压迫因素未能及时解除,可成为永久性瘫痪。

2. 脊髓损伤的晚期症状　脊髓损伤度过脊髓休克期后,其功能可部分或全部获得恢复。脊髓功能有部分恢复者,其恢复情况在脊髓横断性损伤与非横断性损伤时也有不同,脊髓横断性损伤时,下肢屈曲,各趾跖屈,肌肉痉挛(少数松弛),感觉完全丧失,刺激下肢任何部位可以引起"全部反射",即引起广泛而显著的肌肉痉挛,髋及膝关节屈曲、踝关节屈曲,两下肢内收,腹壁肌肉痉挛,有时出现反射性排尿、阴茎勃起,瘫痪部位某区域皮肤可有出汗现象。脊髓非横断性损伤时,下肢伸直、各趾背伸,肌肉张力大,感觉不完全消失,刺激膝关节以上时不引起全部反射。

【辅助检查】

1. 腰椎穿刺　发现脑脊液内有血液或脱落的脊髓组织时,证明脊髓实质有损伤，至少蛛网膜下腔有出血。Queckenstedt 试验有梗阻时，说明脊髓有受压情况，二者都是早期手术适应证。

2. 脊髓造影　脊髓造影对诊断脊髓受压及椎间盘突出有一定价值。碘苯酯对脊髓神经刺激性较强，吸收慢且造影后并发症较多。目前应用渐少，多用水溶性碘化合物如甲泛葡胺、碘海醇等，有效果好、吸收快的优点，但价格昂贵。

3. 电子计算机断层扫描(CT)　CT 在诊断脊髓损伤方面有价值。用 amipaque 做脊髓造影加 CT 扫描能够清晰地观察椎管、蛛网膜下腔、脊髓三者间的关系，了解脊髓断裂与否及软组织、异物等对脊髓的压迫情况。

4. 磁共振成像(MRI)　MRI 在评价脊髓损伤方面表现出极大的优越性，可以无创伤地显示椎体及其附件、椎间盘和脊髓损伤所致的形态和信号强度的变化。纵向显示脊髓损伤的节段长度、范围，观察脊髓水肿、实质内出血、坏死液化，继发性脊髓囊变或空洞形成及陈旧性血肿等，具有 CT 不可比拟的优点。

5. 选择性脊髓动脉造影　颈脊髓前动脉的显影即在于双侧椎动脉造影时为 50%，在行两侧甲状颈干动脉造影时为 80%。脊髓外伤后，常伴有血管的改变，有时可直接损伤脊髓动脉，故脊髓造影对确定脊髓出血、水肿的程度和部位，对预后的估计有帮助。在怀疑有血管损伤而应用常规检查未发现问题时，可行脊髓动脉造影。

6. 体感诱发电位　应用电刺激周围神经干时，在皮层的相应感觉区可记录出感觉诱发电位。脊髓损伤时，可用来判断脊髓结构和功能的完整性，对预后的估计有一定帮助，对治疗有指导作用。

7. H 反射测定法　用单一脉冲电流刺激周围神经，可在相应肌腱部位记录到一个潜伏期较短的电反应变化波，这是运动神经纤维受到刺激后，引起的直接电反应，称为 H 波。之后经较长的潜伏期出现第二个肌电反应，这是由于感觉神经纤维受到刺激后，通过脊髓中枢兴奋运动神经元引起的反射性肌电反应，即为"H"反射。这一检查方法是用来判断脊髓灰质是否完整的有效方法。

【诊断】 患者脊柱外伤后，于损伤平面以下有感觉、运动、反射或括约肌功能障碍时，都应当考虑有脊髓损伤。脊柱的X线平片及断层摄影检查，可帮助发现有无脊柱骨折、脱位或骨片突入椎管，腰椎穿刺可了解脊髓有无挫裂伤和受压，脊髓造影可发现X线平片所不能发现的脊髓压迫因素，如椎间盘突出、骨赘压迫等；CT扫描对骨折情况和椎管狭窄情况能提供确切的诊断依据；MRI检查可明确脊髓损伤的范围和程度，如椎管内出血、脊髓水肿、脊髓受压的情况。仔细进行神经系统的物理检查，可了解脊髓损伤的部位，鉴别其为完全性的还是不完全性的。

【治疗】

1. 现场急救与护送 脊髓损伤的患者伤情严重，常伴有休克、呼吸道梗阻或重要脏器损伤。现场救护的重点是抢救生命，保护脊髓不再进一步遭受损伤。首先要保持呼吸道通畅，采取心肺复苏、气管切开、输血、输液等急救措施。根据疼痛和畸形的部位、功能障碍情况等对伤情作出粗略估计。凡怀疑有脊柱、脊髓损伤者，一律按脊柱骨折处理，待患者情况允许后，迅速转送医院。搬动需3～4人平托起患者、动作协调一致，平起平放，勿使脊柱前后晃动或扭转。切忌屈颈一人携抱或一个抬上身另一个抬腿的做法。因为这样增加患者痛苦，使骨折发生移位，使脊髓由部分挫伤转变为完全撕裂、加重伤情。搬运中应将患者平放到宽长的木板或硬担架上，不得已使用软担架时，患者应取俯卧位。有颈椎损伤者，应保持颈部于中立位，头两侧放置沙袋制动。不应给患者带颈托，因颈托固定不够牢固，反可起到止血带的作用，使头面部缺血，还能掩盖大血管损伤后正在形成的血肿或气管破裂后形成的皮下气肿。天气寒冷时要注意保暖，避免使用热水袋，以免发生皮肤烫伤，开放伤口要予以包扎。搬运过程中要防止硬物压迫皮肤，以免发生压疮。

2. *治疗原则* 患者到达急诊室后，应进行全身体格检查。首先明确有无休克，有无颅脑、内脏或其他部位合并伤。有休克者应立即抢救，输血、输液。有危及生命的合并伤时，也应优先处理。对脊柱损伤应明确骨折、脱位的部位和脊髓损伤的情况，在休克已基本控制后，全身情况允许时再进行脊柱的 X 线检查、CT 检查。急诊室除抢救休克处理合并伤外，有尿潴留者要插导尿管并留置导尿，腹胀者插胃管做胃肠减压。静脉滴大剂量激素、利尿脱水药以保护脊髓神经细胞，减轻水肿反应，应用山莨菪碱(654-2)、纳洛酮、尼莫地平等改善脊髓微循环，并给予吸氧，适当应用能量合剂、胞磷胆碱等神经营养药物。有骨折脱位时，应作牵引制动。

3. *手术治疗*

(1)脊髓损伤的治疗原则

①早期治疗：治疗愈早愈好，脊髓遭受严重创伤后，局部发生一系列病理改变，甚至完全坏死。这一演变过程根据损伤程度轻重而有所不同，大约从十数小时至数十小时。任何希望保存脊髓解剖结构完整及功能恢复的治疗，必须在脊髓发生完全坏死之前进行。即在脊髓损伤后早期 6h 至十数小时内，为治疗脊髓损伤的黄金时期。根据脊髓损伤实验病理的研究结果，目前认为伤后 24h 内是急性期，是治疗的早期，超过 24～48h 的完全性脊髓损伤，脊髓多已发展为完全坏死，就不属于早期了。

②整复脊柱骨折脱位：恢复脊柱正常结构，解除对脊髓的压迫，保持脊柱的稳定性是治疗脊髓损伤的一个重要原则。闭合性脊髓损伤系由脊椎骨折脱位的损伤或压迫所引起，解除脊髓受压的直接方法就是整复脊椎骨折脱位。虽然脊髓损伤程度，主要决定于外伤的一瞬间，但持续遭受骨折脱位的压迫，可加重脊髓损伤或妨碍脊髓功能的恢复。越早整复骨折脱位的压迫，就越为脊髓功能的恢复创造了条件。同时也恢复了脊柱的正常解剖生理

曲线。如能借用内固定物维持住损伤段脊柱的稳定性，就可防止再移位压迫脊髓，不但有利于脊柱支撑躯干功能的恢复，并且可以防止晚期创伤性脊髓病的发生。

③采用综合疗法：对脊髓损伤的治疗观点有两种，一种认为脊髓损伤能否恢复，主要取决于外伤当时脊髓的损伤程度，手术与药物等对之无益；另一种认为有许多因素可妨碍脊髓功能的恢复，脊髓损伤后的病理改变在继续发展，应当采取积极治疗及手术治疗阻止脊髓改变的发展。实验研究也证明，脊髓切开，局部诊疗多种药物、高压氧等都可能影响脊髓损伤病理改变的某一方面。因此，除手术解除脊髓压迫之外，应当采用综合疗法，以期从多方面改善脊髓的病理状态，获得较好的功能恢复。

④预防及治疗并发症：呼吸系统并发症、肺栓塞等是早期死亡的重要原因，泌尿系统感染是后期死亡的主要原因，应积极治疗。压疮、呼吸道感染、泌尿系感染、骨质疏松、关节僵硬挛缩等是常见的并发症。

⑤康复治疗及功能重建：有些截瘫肢体的功能可通过重建而获得部分恢复。如手肌瘫痪、下肢剪刀式畸形等，可通过矫形手术，重建手的部分功能，恢复手捏握功能或改善步态，提高生活自理能力。对不能恢复的瘫痪患者，通过多种锻炼康复措施，职业训练等，使之结束乘轮椅活动，参加家庭及社会生活，提高患者的生活质量。在现代康复治疗已经是截瘫治疗过程中很重要的不可缺少的组成部分。

(2)脊髓的手术探查与减压

①手术适应证：急性脊髓损伤进行手术的目的是清除突出到椎管的异物，骨片及椎间盘组织、清除血肿，解除脊髓及神经根的压迫，用铜丝、哈氏棒、CD 棒、植骨融合等方法稳定脊柱，达到恢复神经功能，预防晚发脊髓损害的目的，并能使患者早日活动，防止长期卧床的并发症。外伤性截瘫的手术治疗是一个有争论的问题。手术适应证的掌握各家不尽相同，根据脊髓损伤的病理，

需对骨髓进行减压处理的适应证有:ⓐ椎管内有骨折块压迫脊髓者,如椎板骨折下陷压迫脊髓者,需行椎板切除减压;椎体骨折自前方压迫脊髓者,行侧前方减压。ⓑ患者为完全截瘫,估计脊髓横断,而为完全性脊髓损伤者,或者严重不全截瘫,拟对脊髓进行探查治疗者。ⓒ腰椎严重骨折脱位,完全截瘫,估计马尾断裂,拟手术缝合者。ⓓ不完全截瘫,伴有严重神经根疼痛,表示神经根被压或者神经症状进行性加重者。不完全截瘫,已行复位,但截瘫无恢复者,应进一步检查并手术探查。

②手术时机:对伴有重要脏器损伤的患者,应首先救治危及生命的损伤,在此基础上尽早治疗脊髓损伤,越早越好,对非横贯性的完全脊髓损伤,手术应当越早越好,伤后 6h 内为黄金时期,患者入院迅速检查确定,在全身情况允许下,即行手术。对于马尾断裂伤,于伤后 24～48h 手术。不完全截瘫,具有以上手术适应证者也应尽早手术。

③减压手术选择:因脊柱脊髓损伤的部位及类型不同而异。

a. $C_{1\sim2}$ 水平的脊髓损伤。前路手术:为了解除骨片、异物或软组织对 $C_{1\sim2}$ 的压迫,可采取经口腔入路,切开软腭及咽后壁或经前方入路,在胸锁乳突肌之上端,颈动脉鞘的内侧或外侧到达椎体前方进行减压及侧块关节融合术,必要时可加做后方植骨及钢丝固定术。后路手术:如有齿状突骨折,横韧带断裂引起寰枢椎脱位可从后路将寰椎后弓与枢椎棘突做钢丝缠绕固定及植骨术;寰椎后弓断裂、或寰枕脱位可做枕颈融合术。

b. C_3 至 T_1 水平的脊髓损伤。前路手术:颈椎未脱位,椎体间不稳定,椎体后缘突向椎管,椎间盘破裂压迫脊髓,严重的椎体粉碎骨折,为了切除椎间盘或椎体及进行椎体间植骨术可采用前入路手术,颈椎脱位,小关节绞锁牵引复位失败时,也可经前路进行复位。后路手术:颈椎有未脱位或椎板附件骨折未脱位,骨片压迫脊髓,或韧带断裂,可行后路复位单开门或双开门;减压,清除骨片,颈椎不稳者可用椎弓根螺钉钢板固定。

c. 胸段骨折脱位脊髓损伤。除椎板骨折下陷压迫脊髓应做椎板切除减压外，胸椎压缩骨折对脊髓小的压迫主要来自脊髓前方。胸椎骨折脱位程度多较轻，其对脊髓的压迫，是由于骨折椎体的后上角或椎体骨片及向前脱位椎体的椎板，虽然脊髓前后部受压，但以前方压迫为主。整复脱位后，后方压迫则解除，但前方压缩骨折的椎体后上角或爆裂骨折的骨片多不能整复而继续压迫脊髓。因此，此类损伤如仅做椎板切除不能完全解除压迫，对此应行侧前方减压术。胸椎椎管侧前方减压的入路：伤椎处肋横突切除，外侧减压；切除胸肋或剖胸胸膜外侧前方减压；一侧椎板关节突切除，经后外侧行侧前方减压。对于急性截瘫者，以选择后者为宜。因前二者只在全麻下手术，显露创伤大，出血较多，对于急性瘫痪的患者来说手术负担较大，而后者可在局麻下手术，手术创伤及出血都较少，未损伤的脊髓及神经根有感觉存在，在术中可避免新的损伤，但去除椎体后缘不如前二者操作容易。

d. 胸腰段脊髓损伤。胸腰段脊柱正常曲线为后弓，椎体损伤多为压缩骨折，椎体右上角向椎管内突出，从前方压迫脊髓是主要病理改变。脱位的椎体之椎板亦可从后方压迫脊髓。胸腰段脊椎可发生爆裂骨折，椎体骨折块向后移位，也从前方压迫脊髓。故脊髓减压将椎板骨折下陷，压迫脊髓单纯椎板切除可解除压迫因素外，大多亦应行椎管前方减压术。入路有两种：经一侧椎板及关节突切除行侧前方减压；经横突腹膜后行椎管侧前方减压术。应用CD棒治疗胸腰椎骨折脱位，撑开复位后，由于后纵韧带及纤维环紧张，脱位的骨折片及突出的椎间盘多能自动复位，来自脊髓前方的压迫多已解除，单纯椎板切除后方减压也能取得很好的效果。除非有骨折片脱落嵌入椎管，仍应行侧前方减压术。

e. 腰椎骨折脱位。腰椎管宽大，其中为马尾神经，有较多的操作空间，多选用后入路减压，关节突脱位亦以后入路修复，硬脊膜前方的骨块或椎间盘可牵拉硬脊膜囊进行去除。CD棒等器材内固定后，行侧方植骨融合，也可采用前减压，但探查马尾神经困难,有马尾断裂者,还需切除椎板,探查修复。

(3)陈旧性脊髓损伤的减压手术选择

①前路手术:适用于颈椎间盘破裂,向后突出及有脊柱不稳定者,可于切除椎间盘的同时做椎体间植骨融合术;陈旧性颈椎半脱位,椎体后缘突向椎管压迫脊髓者,可部分或全部切除颈椎体,行椎体间植骨融合术。

②侧前方减压术:适用于胸腰椎骨折、椎体后上角突入椎管压迫脊髓之不全瘫,感觉恢复较好或运动恢复较差者;陈旧性骨折脱位,椎体后缘移位压迫脊髓者,有明显向后成角,呈后凸畸形;椎板切除术后,脊椎压迫脊髓的症状获改进者。一般可切除脊髓后方部分或全部关节突和椎板,再切除前方的椎体后凸部分。

③全椎板切除术:适用于陈旧性胸腰段严重骨折脱位合并有脊髓损伤,脊柱后凸畸形严重妨碍坐起或平卧,或由于脱位未能整复,脊髓长期受压功能未能恢复之患者。可切除椎板、椎弓根,探查脊髓,再将椎体切除使脱位整复,然后用器械支持固定,植骨融合。

(4)脊髓损伤的治疗方法:完全性脊髓损伤,伤后病理进程继续加重,单纯从外部减压,尚不能停止其病变继续进展,实验研究证明,许多方法治疗脊髓损伤,有一定效果。治疗脊髓是建立在脊髓外已完全减压的基础之上。不完全截瘫需要髓外减压,不论闭合复位或手术减压,均可达到治疗目的,不需脊髓治疗。严重脊椎骨折脱位,估计或已知为脊髓横断者,不需脊髓治疗。完全性脊髓损伤及严重不全瘫(如仅保留会阴部感觉或足趾可稍动者)。病变可进行性加重,应行脊髓治疗、马尾断裂应予修复。

①硬脊膜切开减压术:对全瘫患者应尽早行椎管探查术,发现脊髓有肿胀,张力大于正常时,可行硬脊膜切开术。切开范围以达上下端张力属正常的脊髓为止。脊髓肿胀不太严重者,应保留蛛网膜,以防止术后发生脊髓粘连。

②脊髓切开减压术:在椎板切除,切开硬脊膜后进行。以脑棉片堵塞上下蛛网膜下隙,在手术显微镜下观察脊髓后正中沟,用保险刀片或15号小刀片避开脊髓血管,沿后正中切开,深度5mm,达脊髓中央管或中心部位,长度2～2.5cm,使脊髓中积血流出,以生理盐水冲洗,缝合或不缝合硬脊膜,以充分减压。适应证:ⓐ脊髓严重肿胀,在切开硬脊膜前,触诊脊髓肿胀变硬,切开硬脊膜见脊髓严重肿胀者,进行脊髓后正中切开,长度达肿胀区两端;ⓑ触诊脊髓有囊肿感者,应切开,引流出液化坏死物质。有囊肿者该区多粗肿,颜色较正常处苍白。脊髓切开放出髓内积血或囊腔坏死物质,使脊髓减压,切开软脊膜亦使脊髓减压,从而改善脊髓损伤段的微循环。由于在损伤的脊髓积血中,含有对脊髓本身有害物质,如儿茶酚胺、5-羟色胺等神经介质以及血液分解以后释放出来的正铁血红素等。前者可收缩血管使脊髓出现缺血坏死,后者与铜形成化合物可引起脊髓内磷脂和其他物质变性,造成脊髓损害加重,故脊髓切开术除有机械减压作用外,尚有去除脊髓有害物质的作用,终止坏死,以保留周围白质中重要传导通道,使截瘫恢复。切开脊髓后正中联合,对脊髓束带损伤不大,即使偏向一侧,也主要损伤薄束与楔状束。如能换来运动恢复,也是值得的,脊髓切开术在脊髓各阶段受伤时均可施行。

③局部脊髓治疗:伤后早期脊髓局部治疗,可以减少出血及水肿,降低细胞代谢率,增强脊髓对缺氧的耐受性,降低脊髓内胺类物质的代谢,从而减轻或延缓脊髓损伤病理的进展,保存周围白质神经纤维。治疗适用于手术椎板切除探查脊髓的完全性脊髓损伤与严重不完全瘫痪病例。

④高压氧治疗:受损伤的脊髓,由于水肿、出血、微循环障碍等改变,脊髓组织呈缺氧状态,高压氧治疗,可提高脊髓损伤段的氧张力及弥散率;改善其缺氧,从而保存脊髓白质纤维,免于病变坏死,而使截瘫恢复。目前采用短程突击疗法,即损伤后数小时内开始进行,用2个大气压(2ATA),每次2h,每天上、下午各1

次，连续 3d 或用 3 次连续 2d。对脊髓损伤患者的治疗可能有一定疗效。

4. *药物治疗*

（1）类固醇此类药物：可维持细胞膜、血管壁细胞的完整，减少脊髓细胞破裂溶酶体释放，从而减轻脊髓的破坏，为临床上常用药物。应用皮质类固醇治疗的原则为：①早期开始，在伤后数十分钟至几小时内开始；②第一次静脉给药前，迅速达到有效浓度；③大量用药，甲泼尼龙 15～30mg/kg，第 1 天量；④短期用药 3～5d，很快减量并停止。大量长期应用类固醇的并发症有水肿、抵抗力低、易感染、骨坏死甚至死亡。

（2）阿片拮抗药：如纳洛酮与促甲状腺激素释放激素（TRH）。脊髓遭受损伤后，其血流减少，系因受伤脊髓释放出阿片类物质，即内啡肽。内啡肽使脊髓血流自我调节功能丧失，动脉压下降，致脊髓血流减少。β 内啡肽的增加是与动脉压下降及脊髓白质中血流减少相平行的。使用阿片拮抗药，阻止内啡肽的这种病理作用，从而增加脊髓血流量，保存较多的脊髓白质而促进神经功能恢复。纳洛酮与 TRH 的用量及用法均为 2mg/(kg·h)。静脉输入，连续 4h，一次治疗 TRH 的效果较好于纳洛酮。

（3）东莨菪碱：东莨菪碱有改善微循环的作用，临床应用范围广泛。可肌内注射，每次 0.3mg，每 3～4 小时 1 次，便于在无静脉输入条件时给药，行伤后早期治疗。伤后 6h 内用药，较易发挥药物作用，一般用药持续 2～3d。

（4）低分子右旋糖酐：应用低分子右旋糖酐静脉输注能扩大血容量，稀释血液，改善组织的微循环，减少缺血坏死，促进水肿消退，能缩短治疗时间，有助于脊髓功能的恢复，对中央性脊髓损害尤为适用。

（5）渗透性利尿药：各种脊髓损伤都会产生不同程度的脊髓水肿，后者可使脊髓所受到的压迫加重。在损伤的初期或者手术后，立即应用渗透性利尿药进行脱水治疗，可以减轻脊髓水肿，减少神经元的破坏，对脊髓功能的保护和恢复均有一定好处。一般采用20％甘露醇注射液做静脉滴注，每次1～3g/kg，每隔4～6h1次。有时可用呋塞米（速尿）每次20～40mg，静脉注射，2～4/d。脱水药物容易引起水电解质平衡紊乱，最常见者为低血钾症，有肾功能损害时，可出现高血钾症。故在应用脱水药物的同时，应经常行生化检查。

第十二节　脑脓肿

化脓性病原体侵入脑组织内形成脓肿是一种严重的疾病，患者多属情况危重，需进行急症处理。脑脓肿可发生于任何年龄。

【病因】　化脓性病原体侵入脑组织内形成脓肿是一种严重的疾病，患者多很危重，需进行急症处理。根据细菌感染的来源途径常分为4类。

1. 邻近感染灶的扩散所致的脑脓肿最多见，如中耳炎、乳突炎、鼻窦炎、颅骨骨髓炎及颅内静脉窦炎等化脓性感染病灶可直接向脑内蔓延，形成脑脓肿。

2. 血源性脑脓肿约占全部脑脓肿的25％，致病菌以溶血性金黄色葡萄球菌为主，其他多为混合菌。

3. 外伤性脑脓肿多位于外伤部位或其邻近部位，病原菌多为金黄色葡萄球菌或混合菌。

4. 隐源性脑脓肿占脑脓肿的10％～15％，指病因不明，临床上无法确定其感染源，可能原发感染灶和脑内继发病灶均较轻微而机体抵抗力强，炎症得到控制，未被发现，但细菌仍潜伏于脑内，一旦机体抵抗力下降，即可发病。因此，这类脑脓肿实质上为血源性脑脓肿。

【临床表现】　典型表现具有急性感染症状，颅内压增高症状和脑部定位症状。还可能发生脑疝与脓肿破裂两种危象，二者均可使病情急剧恶化。有些患者全身感染症状不明显，临床易误诊为脑瘤。有些患者合并脑膜炎，仅表现脑膜炎症状，增加鉴别诊断的困难。

1. *急性感染症状*　多数患者有原发感染病史，如耳源性脑脓肿常伴有中耳炎和乳突炎；血源性脑脓肿常伴有胸部化脓性疾病、腹部或盆腔感染、细菌性心膜炎、皮肤疖痈、牙周脓肿等；鼻源性脑脓肿伴有鼻旁窦炎，外伤性脑脓肿有头部创伤和颅内感染史。在急性脑炎期，患者可出现发热、恶心、呕吐、头痛、嗜睡、脑膜刺激征等。血常规检查白细胞增多，血细胞沉降率加快。急性期一般为 1～2 周，全身及脑部感染症状逐渐消退。如合并明显化脓性脑膜炎者，急性感染症状可延续较久。

脓肿进入局限阶段，临床上可出现一段潜伏期，这时患者全身症状基本消退，仍可有头痛、消瘦、疲乏、淡漠或反应迟钝等症状。此期可延续数周、数月，直到出现严重的颅内压增高和脑部定位症状。

2. *颅内压增高症状*　颅内压增高虽在急性脑炎阶段就存在，但大多数患者于脓肿形成后才出现临床症状。头痛在夜间及早晨重，多呈持续性胀痛，阵发性加重，剧烈时常伴有呕吐。半数患者有视盘水肿。由于感染性病变引起周围的脑水肿较重，且颅内压增高进展较快，故脉搏徐缓及血压升高等表现往往比颅内肿瘤患者显著。患者精神和意识变化也比较明显，出现精神萎靡、淡漠、迟钝，甚至转入昏睡和昏迷。

3. *脑病灶症状*　因脓肿部位不同而异。额叶脓肿常出现精神性格改变、表情淡漠、局灶性或全身性癫痫发作、对侧肢体瘫痪、运动性失语(优势半球)等。耳源性颞叶脓肿多位于颞中后部或与颅底粘连，故定位症状可能不明显。脓肿较大时可出现对侧同向偏盲、轻偏瘫、感觉性或健忘性失语(优势半球)等。顶叶脓肿可有深浅感觉或皮质感觉障碍，优势半球可有失读、失写、计算不能等。耳源性小脑脓肿常伴有枕部疼痛、眼球震颤、同侧肢体肌张力减弱及共济失调、强迫性头位等，晚期可出现后组脑神经麻痹和脑干症状。

4. 脑疝形成或脓肿破裂　脑疝多在脓肿形成后发生。偶尔发生在急性脑炎期或化脓期，系因严重脑水肿所致，颞叶脓肿易发生小脑幕切迹疝，小脑脓肿易引起枕骨大孔疝，而且脓肿所致的脑疝多较脑瘤者发展急剧。当腰椎穿刺放液、大便秘结排便用力时，会使脑疝突然加重，若不及时救治，患者即可迅速死亡。脓肿破裂多数为接近脑室或脑表面的包膜较薄的脓肿，由于脓腔内压力持续增加而发生，也可因周身用力、腰椎穿刺、脑室造影、不恰当的脓肿穿刺等而使其突然破裂，引起急性化脓性脑膜炎或脑室炎。患者突然高热、昏迷、抽搐和明显的脑膜刺激征。脑脊液、脑室液可呈脓性。其病情较急性化脓性脑膜炎更凶险。

【辅助检查】

1. 脑 CT 检查　是目前诊断脑脓肿的首选方法。在急性化脓性脑炎阶段，CT 平扫呈现边界模糊的低密度区或不均匀的混合密度影，占位效应明显。注射造影剂后，低密度区不增强。在化脓和脓肿包膜形成阶段，平扫呈边界清晰的低密度灶（0～15HU），约 50%病例在低密度灶的周边可见等密度或略高密度的环。增强后扫描脓肿内仍为低密度，包膜呈环状强化。如增强后脓肿周边出现完整、薄壁、厚度均一的明显强化，表明包膜形成良好。多房脓肿呈多个相连的环形强化。若脓肿内有气体形成，可见密度更低的气影和液平面。脓肿周围脑组织有显著低密度水肿带，并可见脑室系统受压、推移。

脑脓肿的典型 CT 表现，结合临床资料，术前正确诊断率可达 85%以上。但是，脑脓肿的环形强化并无特异性，胶质瘤、转移瘤、脑梗死、脑内血肿及脑瘤手术后残腔有时可出现类似的“环征”。因此，应结合病史注意鉴别。

2. 磁共振成像（MRI）　在急性化脓性脑炎阶段，T_1 像可见白质内不规则的略低信号区，在 T_2 像病灶呈明显的高信号改变，中心区的信号略低。在炎性坏死灶形成脓液的化脓期，T_1 像脓肿显示为明显低信号区，其周围水肿带则为中度低信号区，T_2 像脓肿呈等到中度的高信号，其周围的水肿变为明显的高信号。脓肿包膜表现为等到高信号的环，在 T_2 像偶可呈低信号改变。用 Gd-DTPA 增强后扫描，T_1 像呈明显的高信号环，中心为无强化的低信号区。MRI 对脑组织内水分含量的变化比 CT 敏感，故对坏死、液化和水肿的分辨率比 CT 强，并可根据组织的 T_1 和 T_2 弛豫时间的变化来反映脑组织的改变，能对脑炎早期作出诊断。但对脓肿包膜的确定常不及 CT 敏感。

3. 头颅 X 线平片　急性期一般颅骨无异常，慢性脑脓肿可显示颅内压增高征象。偶见囊壁钙化或脓肿内积气（产气杆菌感染）。幕上脓肿可见钙化松果体侧移。耳源性及鼻源性脑脓肿可发现乳突、鼻旁窦和颞骨岩部有炎性病变。外伤性脑脓肿可发现颅内碎骨片、金属异物或颅骨骨髓炎等改变。

4. 腰椎穿刺和脑脊液检查　腰椎穿刺可能诱发脑疝、脓肿破裂等严重并发症，故仅在鉴别诊断所必须时慎重进行。操作时要用细针，切勿多放脑脊液，取 2～3ml 即可，或只留取测压管内的少量液体送检。在脑膜脑炎期颅内压力正常或稍增高，脑脊液中白细胞明显增多，以中性粒细胞为主，蛋白含量增加，糖及氯化物均降低。脓肿形成后脑脊液压力多显著增高，而细胞数减至正常或轻度增加，以单核为主，蛋白含量可稍增加，糖和氯化物多为正常。

5. 钻孔穿刺　根据病史及临床表现对怀疑有脑脓肿的患者，如用上述检查方法后仍不能确诊，或在缺乏特殊辅助检查设备的基层单位，可在选用必要的检查定位后或在脓肿好发部位做钻孔穿刺探查。此法具有诊断与治疗双重作用。

【诊断及鉴别诊断】

1. 诊断　病史中具有下列情况者应考虑到脑脓肿的可能。

(1)患者有化脓性感染病灶，如中耳炎、乳突炎、鼻旁窦炎、脓胸、肺脓肿、化脓性骨髓炎、胆道感染、盆腔感染、牙周脓肿、皮肤疖痈等,随后出现颅内压增高和脑局灶症状。

(2)颅脑伤患者治疗过程中发现颅骨缺损部张力逐渐增高或有脑组织由伤口突出;脑部伤口停止流脓,或伤口部位的脓液外流的瘘口被封闭,伴有颅内压增高及其他脑症状加重者。

(3)患者无明显感染病灶,但曾有急性脑炎过程如发热、血白细胞增多、中性粒细胞比例增高、血细胞沉降率加快、脑脊液细胞数增加,并出现颅内压增高及脑病灶症状者。

2. 鉴别诊断

(1)化脓性脑膜炎:一般化脓性脑膜炎发病较急,患者头痛剧烈,体温高,脉快,多表现谵妄或烦躁不安,脑膜刺激征明显,脑脊液细胞数可达数百或数千个,蛋白增加明显,糖和氯化物减少。早期多无定位体征和眼底变化。可采用CT扫描或其他辅助检查以明确诊断。

(2)感染性静脉窦炎:常有颅内压增高,但本病全身中毒症状较脑脓肿为严重,常有不规则的寒战、高热、脉速、出汗,血常规白细胞明显增加。此外,本病无脑膜刺激症状和脑病灶体征,脑脊液多无改变,经药物抗炎、脱水治疗症状可很快改善。CT扫描有助于鉴别。

(3)耳源性脑积水:此病由于中耳炎、乳突炎,继发横窦血栓形成所致。其特点为颅内压增高,常有视盘水肿,但本病病程较长,全身感染症状较轻,无定位体征。脑CT检查可以明确诊断。

(4)化脓性迷路炎:由中耳炎引起,可出现眩晕、呕吐、眼球震颤、共济失调和强迫性头位等,与小脑脓肿颇相似。但此病无脑膜刺激症状,无颅内压增高、脑脊液正常,也无脑病灶体征,经抗感染治疗后症状逐渐消失。

(5)硬脑膜外或硬脑膜下脓肿:可单独发生或与脑脓肿并发。硬脑膜外脓肿时,头痛剧烈,脓肿增大出现颅内压增高及局灶体征。硬脑膜下脓肿病程发展较快,多有颅内压增高和明显的脑膜刺激症状与意识障碍。CT扫描可帮助鉴别。

(6)结核性脑膜炎：病程较长，有时与症状较轻的脑脓肿容易混淆，但本病结核菌素试验阳性，脑脊液中糖与氯化物均有明显降低，抗结核治疗有明显疗效。采用 CT 扫描可以明确诊断。

(7)脑炎：有流行季节或病毒感染史。发病急促，病程较短，脑损害症状比较弥散，多有较重的精神、意识障碍。脑脊液压力增高不明显，多有淋巴细胞增多。应做 CT 脑扫描。

(8)颅内肿瘤：一般体温正常，血常规检查正常，血细胞沉降率不增快，脑脊液细胞数不增多，无感染灶，故不难鉴别。但某些恶性肿瘤及转移癌，由于瘤内液化，病程较短，脑脊液有改变，不易与脑脓肿鉴别。特别是隐源性脑脓肿，有些在手术时才能得到证实。

【治疗】 脑脓肿的病情变化较快，凡较重病例均需按急症处理。应根据患者的不同情况，不同病期选用不同的治疗方法。

1. 化脓性脑膜脑炎阶段　一般采用非手术方法治疗。此时选用有效的抗菌药和脱水药，可促使全身感染症状好转及脓肿局限，有时可避免脓肿形成。但应严密观察病情变化。少数脑脓肿，虽用大量抗菌药物和脱水药，病情仍继续发展，出现高颅压，并有发生脑疝趋势时，则不应继续等待，需及时行炎性坏死脑组织切除及减压术，以挽救患者生命。抗菌药物的选择，在致病菌未查明前可选用抗菌谱广和容易通过血-脑屏障的药物，以后根据细菌培养和药敏试验结果，改用对致病菌敏感的抗生素。由于血-脑屏障存在，抗生素剂量要较大才能达到足够的治疗量。例如，青霉素钠盐或钾盐 2400 万 U/d，分 2 次静脉滴注，氨苄西林 200mg/(kg・d)，分 2 次静脉滴注，氯霉素 50mg/(kg・d)，分 2 次静脉滴注；羧苄西林 600mg/(kg・d)，分 2 次静脉滴注；甲硝唑(灭滴灵)20mg/(kg・d)，分 2 次静脉滴注；头孢哌酮钠(先锋必)4～8g/d，分 2 次静脉滴注，头孢曲松(菌必治)2g/d，1 次静脉滴注；头孢拉辛(西力欣)4.5～6g/d，分 3～4 次静脉滴注；头孢他定(复达欣)6.0g/d，分 3 次静脉点滴。为提高抗生素在脑脊液中的有效浓度,必要可选用1～2种抗生素做鞘内注射,或脑室内给药。在用药期间应注意改善患者的全身情况,纠正水、盐、电解质及酸碱的平衡失调,少量多次输新鲜血,以增强患者的抵抗力。为了减轻症状及降低颅压,应同时给予氢氯噻嗪(双氢克尿塞)、呋塞米(速尿)及甘露醇等脱水利尿药。

2. 脑脓肿　当已有脓液形成时,必须以手术治疗为主,同时给予抗菌药物治疗。对包膜尚未完全形成的早期脓肿,个别深在的或多发性小脓肿,或患者年老体弱不能耐受手术,可先采用非手术治疗,但必须严密观察病情变化,定期做CT复查。关于手术时机,凡病情较重或当病情恶化时,为防止发生脑疝及脓肿自行破溃,一旦确诊应立即手术:当有脑疝先兆征象时,应进行紧急处理。手术方法如下。

(1)穿刺抽脓术:此法简单易行,对脑组织损伤小。1/4～1/3患者经1次或数次穿刺抽脓后可以治愈。紧急穿刺有时能使已有脑疝的重危患者转危为安,很快清醒。近年来脑CT检查可达到准确定位,穿刺抽脓常作为首选的治疗方法。但有时需反复多次穿刺,疗程较长。对包膜厚、多房性脓肿、脓腔内有异物者不适用。

①适应证:脑脓肿患者(急性化脓性脑炎阶段除外)都可以试行穿刺治疗。下列情况,此法应作为首选手术:ⓐ脑深部或重要功能区脓肿;ⓑ先天性心脏病引起的脑脓肿、年老体弱、婴儿及病情危重不能耐受脓肿切除术者。

下述两种情况不适宜穿刺术治疗:ⓐ尚无脓液形成,处于化脓性脑炎阶段的脑脓肿;ⓑ经重复多次穿刺抽脓不愈者,表明穿刺术效果不好或为多房性,应改用切除法。

②操作方法:采用立体定向穿刺或徒手穿刺法。在距脓肿最近处做头皮小切口及颅骨钻孔,但应避免在中央区或大血管部位施行。“十”字切开硬脑膜,电凝脑表面小血管,然后按病变方向用脑针进行穿刺,穿过包膜时有阻力感,最好保持针尖在脓腔中

央，注意切勿穿透脓肿对侧壁和进入脑室。抽脓时宜缓慢，直至排空为止，并用生理盐水 5ml 缓慢注入脓腔，再缓慢抽出，这样反复多次。应注意防止脓液污染术野。脑针应由助于固定，勿使移动。脓腔冲洗干净后，可向腔内注入青霉素 5 万～20 万 U 和链霉素 0.5g，或庆大霉素 4 万～8 万 U，或选用其他能鞘内注射的抗菌药物，但剂量不宜过大。最后注入碘苯酯造影剂 1～2ml，将脑针拔出，并用棉片压迫皮质穿刺孔 1 至数分钟，防止脓腔内液体流出，以免发生癫痫。切口一层缝合，皮下留置一小橡皮片引流 24h。

③术后脑 CT 复查：通常 1 次穿刺并不能将脓肿治愈。以后继续观察临床症状，每周摄颅骨 X 线平片，或做 CT 复查，如临床症状再度加重或脓肿体积有所增大，应即进行穿刺。重复穿刺不必将伤口打开，可用较粗的腰穿针经皮进行，方法与第一次相同。脓液逐渐转清，脓量逐渐减少，细菌培养转为阴性，临床症状好转及 X 线摄片或 CT 显示脓肿缩小，表明治疗有效应继续坚持治疗。一般需穿刺 2～3 次，多至 4～5 次。当脓量＜2～4ml 或脓肿直径＜1.5cm，就可认为已趋治愈，可停止穿刺，但仍应继续随访观察至少半年。如脓肿为多房性、脓肿壁太厚或细菌有耐药性，用穿刺法多不能奏效，应改用脓肿切除术。

(2)脓肿切除术：开颅完整地切除脓肿，治疗彻底，但手术损伤比穿刺法重。

①适应证：a. 包膜形成良好、位于非重要功能区且部位不很深在、患者情况能耐受开颅术；b. 反复穿刺(3～5 次)治疗无效；c. 多房性脓肿；d. 聚集的多发性脓肿；e. 脓肿破溃(破入脑室或蛛网膜下隙)，应紧急手术切除；f. 外伤性脑脓肿有异物或碎骨片存留。

②操作方法：幕上脓肿做骨瓣开颅(或将原有的颅骨缺损区扩大)。硬脑膜做瓣状切开后；用钝头脑针进行探测(抵达包膜有阻力感，不要刺入脓腔)，找到脓肿的最表浅部位，切开脑组织(注意避开中央区和言语区)，沿包膜分离。应尽量避免使脓肿壁破

裂，防止感染扩散。如脓肿张力大，囊壁较薄，或脓肿体积过大，游离摘除有困难，可先用较细针头吸出脓液缩小脓腔，然后将脓肿完整游离摘除。伤口用含有抗生素的生理盐水冲洗干净，缝合硬脑膜。如脑水肿严重则不缝合硬脑膜，去骨瓣减压或留一较宽敞的减压区。小脑脓肿切除后，在病变侧做较大的枕下骨窗减压。

脓肿破入脑室或蛛网膜下隙应争取尽早在数小时内，在脑膜炎尚未形成之前行紧急手术，将包膜全部切除，伤口用抗生素溶液彻底冲洗。如破入侧脑室，将脑室内脓液冲尽，留置引流管，以备术后脑室持续引流数天。多发性脑脓肿可根据其分布情况，一次或分次切除，有些情况可切除、引流或穿刺法并用。

少数所谓"暴发性脑脓肿"经积极非手术治疗，脑部化脓性病灶不能局限，无包膜形成，病变范围仍不断扩大，出现严重颅内压增高或发生脑疝时，可行开颅手术，将化脓和坏死的脑组织用吸引器全部清除，直到显露至正常脑组织，并做减压术。

原发性病灶如中耳炎、乳突炎、副鼻窦炎和肺脓肿等，在脑脓肿治愈后，需要根本治疗。

第14章

骨外科急危重症

第一节　骨折的急救原则

一、院前急救

骨折患者的院前急救与其他创伤急救的原则相同，必须首先对存在呼吸、循环功能障碍者进行积极心肺复苏，保持呼吸道通畅。骨折救治的4项基本技术包括在确保患者生命安全的基础上进行止血、包扎、骨折固定及搬运。

（一）止血

1. 出血的种类　出血可分为外出血和内出血两种。外出血体表可见到，血管破裂后，血液经皮肤损伤处流出体外。内出血体表见不到，血液由破裂的血管流入组织、脏器或体腔内。

2. 失血的表现　一般情况下，成年人失血量＜500ml可以没有明显的症状，当失血量＞800ml时伤者会出现面色、口唇苍白，皮肤冷汗，手足冰冷、无力，呼吸急促，脉搏快而微弱等。当出血量达1500ml以上时，会引起脑供血不足，伤者出现视物模糊、口渴、头晕、神志不清或焦躁不安，甚至出现昏迷症状。

3. 外出血的止血方法

（1）指压止血法：是一种简单有效的临时性止血方法。它根据动脉的走向，在出血伤口的近心端，通过用手指压迫血管，使血管闭合而达到临时止血的目的，然后再选择其他的止血方法。指压止血法适用于头、颈部和四肢的动脉出血。

(2)加压包扎止血法:是急救中最常用的止血方法之一。适用于小动脉、小静脉及毛细血管出血。其方法为用消毒纱布或干净的手帕、毛巾、衣物等敷于伤口上,然后用三角巾或绷带加压包扎。压力以能止住血而又不影响伤肢的血液循环为合适。若伤处有骨折时,须另加夹板固定。关节脱位及伤口内有碎骨存在时不用此法。

(3)填塞止血法:适用于颈部、臀部或其他部位较大而深,不易加压包扎的伤口以及实质性脏器的广泛渗血等。先用无菌纱布填塞入伤口内,如仍然出血,可添加纱布,再用绷带包扎固定。一般 3～5d 后慢慢取出填塞的纱布,过早取出可发生再出血,过晚则易出现感染。

(4)加垫屈肢止血法:适用于上肢和小腿出血,在没有骨折和关节伤时可采用。

(5)钳夹止血法:如大血管断端可用止血钳夹住止血的,应将止血钳一起包扎在伤口内。注意不可盲目钳夹,以免伤及邻近的神经或正常血管。

(6)止血带止血法:当遇到四肢大动脉出血,使用上述方法止血无效时可采用,此方法能有效地控制出血。常用的止血带有橡皮带、布条止血带等。使用止血带的部位为上臂大出血时应扎在上臂的上 1/3 处,前臂或手大出血时应扎在上臂的下 1/3 处,下肢大出血时应扎在股骨中下 1/3 交界处。

(二)包扎

包扎的目的是为了保护伤口,减少污染,固定敷料和协助止血。常用的包扎材料包括绷带、三角巾、四头带及其他临时代用品(如干净的手帕、毛巾、衣物、腰带、领带等)。常用的包扎法包括以下几种。

1. 绷带包扎法　一般用于支持受伤的肢体和关节,固定敷料或夹板和加压止血等,具体方法包括以下几种。

(1)环形包扎法:此法是绷带包扎法中最基本的方法,多用于肢体较小或圆柱形部位，如手腕、肢体、胸、腹等部位，亦用于各种包扎起始时。

(2)螺旋包扎法：适用于上下肢粗细不同处的外伤。

(3)“8”字包扎法：用于肩、肘、腕、踝等关节部位的包扎和固定锁骨骨折。

(4)回返包扎法：用于头顶、指端和肢体残端，为一系列左右或前后返回包扎，将被包扎部位全部遮盖后，再做环形包扎两周。

2. 三角巾包扎法　主要用于包扎、悬吊受伤肢体、固定敷料、固定骨折等。三角巾制作简单，使用方便，容易掌握且包扎面积大。三角巾急救使用方法：先把三角巾急救包的封皮撕开，然后打开三角巾，将其内的消毒敷料盖在伤口上，进行包扎；还可将三角巾叠成带状、燕尾状或连成双燕尾状和蝴蝶形等，这些形状多用于肩部、胸部、腹股沟部和臀部等处的包扎。使用三角巾时，两底角应打外科结比较牢固。

(三)骨折固定

可利用现有的材料对患肢进行简单固定，具体方法如下。

1. 夹板固定法　根据骨折的部位选择适用的夹板，多用于上、下肢骨折，可辅以纱布、棉垫、绷带等。

2. 健肢固定法　用绷带或三角巾将患肢和健肢捆绑在一起，主要适用于下肢骨折。

3. 无夹板固定　先在两腋下各垫上一块棉垫，将三角巾折叠成 4 横指宽条带，以横“8”字形缠绕两肩，使两肩尽量往后张，胸往前挺，在背部交叉处打结固定。

(四)搬运

搬运是指用人工或简单的工具将伤病员搬离发病现场，移动到能够治疗的场所的过程。搬运时，如方法和工具选择不当，轻则加重患者痛苦，重则造成二次损害，严重时还可能造成神经、血管损伤，甚至瘫痪。因此要根据患者的不同病情，因地制宜地选择合适的搬运方法和工具，而且动作要轻柔、迅速。

1. 搬运的方法

(1)徒手搬运:徒手搬运法适用于伤势较轻且运送距离较近的伤者。①单人徒手搬运法:包括扶持法、抱持法、背负法和拖拉法等;②双人徒手搬运法:包括椅托式、拉车式、平拖式等。

(2)担架搬运:较方便,适用于伤势较重、不宜徒手搬运、且需转运距离较远的伤者。担架的种类包括四轮担架、铲式担架和帆布折叠式担架等。

担架搬动方法为急救人员由 2～4 人一组,将伤者水平托起,平稳地放在担架上,足在前,头在后,以便于观察。抬担架的步调、行动要一致,平稳行进,一般头略高于足,休克的伤者则足略高于头。向高处抬时(如上台阶时),前面的人要放低,后面的人要抬高,使伤者保持水平状态;下台阶时则相反,用汽车、大车运送时,担架要固定,防止起动、刹车时晃动使伤者再度受伤。

2. 搬运时的注意事项

(1)搬运伤者前,应先检查伤者的头、颈、胸、腹和四肢是否有损伤,如果有损伤,应先做急救处理,再根据不同的伤势选择不同的搬运方法。

(2)伤情严重且搬运路途较远时,对伤病者要做好途中监护,密切注意伤者的神志、呼吸、脉搏以及病(伤)势的变化。若出现病情变化,应立即停下搬运,就地抢救,先放足,后放头。

(3)颈椎骨折者除了身体固定外,还要有专人牵引固定头部,避免移动,其他人以协调的力量平直地抬到担架上,头部左右两侧用衣物、软枕头加以固定,防止左右摆动。

(4)对于脊柱骨折的患者,一定要用木板做的硬担架搬运,应由 2～4 人搬运,且搬运时步调要一致,切忌一人抬胸,一人抬腿。患者放到担架上以后,要让他平卧,腰部垫一个衣服垫,然后用 3～4 根布带把患者固定在木板上,以免在搬运中滚动或跌落,造成脊柱移位或扭转,损伤血管和神经、脊髓,可导致严重后果。

二、院内急救

院内急救是院前急救的继续，重点在于在抢救患者生命的基础上，使患者的骨折得到专业的诊治。骨折的院内治疗包括复位、固定和康复治疗，以下分别叙述，并对骨折其他方面的院内治疗加以介绍。

(一)骨折的复位

采用手法或手术的方法将移位的骨折端恢复至正常或近乎正常的解剖关系，重建骨骼的支架作用，是治疗骨折的首要步骤，也是骨折固定和功能锻炼的基础。

1. 复位标准　包括解剖复位和功能复位。解剖复位是指经复位使骨折端恢复到正常的解剖关系，对位(两骨折断端的接触面)和对线(两骨折段在轴线上的关系)完全良好即为解剖复位；经复位骨折端虽未恢复到正常的解剖关系，骨折愈合后对肢体功能无明显影响即为功能复位。

2. 复位方法

(1)手法复位：大多数骨折均可采用手法复位的方法矫正骨折移位，获得较好的效果。进行手法复位，手法要轻柔，争取一次成功，避免多次粗暴手法复位加重软组织损伤，影响骨折的愈合。

手法复位步骤如下：①解除疼痛。给予麻醉以消除疼痛、解除肌痉挛。根据伤情可用局部麻醉、神经阻滞麻醉或全身麻醉，儿童多采用全身麻醉。②肌松弛位。麻醉完成后，须将患肢各关节置于肌松弛的位置，以减少拮抗肌及肌群对骨折端的牵拉以有利于复位。③对准方向。近侧骨折端的位置不易改变，远侧骨折端因已失去连续性而发生移位或成角，因此，骨折复位时要将远侧骨折端对准近侧骨折端所指的方向进行复位。④拔伸牵引。骨折复位时，在患肢的近端加以适度的对抗牵引力稳定近侧骨折端，在患肢的远侧骨折端，沿着纵轴向着有利于复位的方向施以牵引矫正骨折移位。拔伸牵引手法可矫正缩短移位、成角移位和旋转移位。

在上述四步的基础上，术者用两手触摸骨折部，参考X线片所显示的骨折移位情况，再施以反折、回旋、端提、捺正和分骨等灵活有效的手法使骨折复位。

(2)切开复位：以手术的方法切开骨折部位的软组织暴露两骨折断端，在直视下将骨折复位即为切开复位。可使采用手法复位不能达到解剖复位的骨折实现解剖复位，且良好的内固定可使患者提前下床活动，既能促进骨折愈合，又能防止肌萎缩、关节僵硬等并发症的发生。

切开复位的指征：①骨折断端间有肌肉、肌腱等软组织嵌入，影响手法复位者；②并发重要神经、血管损伤，进行骨折复位时需要同时修复神经、血管者；③关节内骨折手法复位对位不良者或手法复位未达到功能复位标准者；④多处骨折为了便于治疗和护理，防止并发症的发生，可选择手术切开复位。

(二)骨折的固定

骨折的固定即采用夹板、石膏板(托)、聚乙烯或聚丙烯支具、螺钉、钢板或髓内钉等固定材料将骨折维持在复位后的位置，待其牢固愈合的过程，是骨折愈合的关键。骨折固定的方法分为外固定和内固定两种。

1. *骨折的外固定*　外固定主要用于骨折经手法复位后的患者，也用于切开复位内固定后的患者，确保骨折复位后的稳定性，利于骨折愈合。常用的骨折外固定的方法有小夹板、石膏绷带、持续牵引、外固定器和外展架固定等。

(1)小夹板固定：小夹板固定是利用具有一定弹性的木板、竹板或塑料板制成的长、宽合适的夹板，在相应部位的肢体上加固定垫后，将适合该部位的夹板绑在骨折部肢体的外面，对骨折施以固定。虽然小夹板固定法简便、易行，但如果绑扎得太松或固定垫应用不当，易导致再骨折；绑扎得太紧易产生压迫性溃疡或导致缺血性肌挛缩的严重后果，应注意预防。

(2)石膏绷带固定：用无水硫酸钙(熟石膏)的细粉末撒在特制的稀孔纱布绷带上，制成石膏绷带。将石膏绷带浸泡在温水中，待其浸透后立刻拧去过多的水，缠绕在事前已铺好棉垫的肢体上做成管型石膏或做成多层重叠的石膏托，然后用纱布绷带把石膏托固定在肢体上，5～10min石膏凝固成坚固的硬壳，对患肢起到有效的固定作用。石膏绷带固定能够根据肢体形状而塑形，而且固定作用确实可靠，且维持时间较长。但是存在无弹性，且不方便随时调节松紧度，固定范围较大，一般须超过骨折部的上、下关节，使这些关节在骨折固定期内无法活动，易发生关节僵硬等后遗症，应注意预防。

石膏绷带固定应用的指征：①某些部位的骨折使用小夹板无法固定者；②开放性骨折清创术后；③骨折切开复位、内固定术后，仍需辅助性外固定者；④畸形矫正后为了维持矫形后的位置，须用石膏绷带固定以达到矫形和固定的目的者。

(3)外展架固定：将铅丝夹板、铝板或木板制成的外展架用石膏绷带固定于患者胸廓侧方，将肩、肘、腕关节固定于功能位，使患肢处于抬高位，有利于消肿、止痛和患肢的固定。近年来，外展架已逐渐被外展支具替代。

外展架固定应用的指征：①肿胀严重的上肢闭合性或严重的上臂或前臂开放性骨折；②肱骨干骨折，手法复位小夹板固定后结合外展架固定或肱骨骨折合并桡神经损伤；③肩胛骨骨折；④臂丛神经拉伤。

(4)持续牵引：需数天或数月之久方能完成牵引任务，既有骨折复位作用又有外固定作用，分为持续皮牵引和持续骨牵引两种。持续皮牵引是利用粘贴在患肢皮肤上的宽胶布条或乳胶海绵条进行持续性牵拉。持续骨牵引是使用贯穿骨端松质骨的骨圆钉或不锈钢针结合牵引弓进行持续性牵拉。牵拉时两者均通过滑车装置，用重量在肢体的远端施加持续牵引，以对抗患肢肌肉的收缩力。

持续牵引适用于股骨干闭合性骨折，股骨、胫骨开放性骨折。但应注意持续牵引重量的选择，牵引重量过大，可引起过度牵引，使骨折端发生分离移位。牵引重量过轻，达不到复位和固定的目的，可产生骨折畸形愈合。必须根据患者的年龄、性别、肌肉发达程度和软组织损伤的情况，随时调整牵引的重量，以闭合性股骨干骨折持续骨牵引为例，一般用 1/8～1/7 体重的重量进行牵引。

(5)骨外固定器：将骨圆钉穿过远离损伤区的骨骼，利用夹头与钢管组装成骨外固定器，利用固定器上的夹头在钢管上移动和旋转，以矫正骨折的各种移位。利用骨外固定器架空技术的空间，在不干扰固定的前提下，可以处理创口，并且患者还可以早期进行功能锻炼。

骨外固定器应用的指征：①开放性骨折；②有广泛软组织挫伤(例如合并骨筋膜室综合征)的闭合性骨折；③合并感染的骨折或骨折不愈合；④截骨矫形术或关节融合术后。

2. 骨折的内固定　内固定主要适用于切开复位后，应用对人体组织无不良反应的金属内固定物，如接骨板、螺丝钉、髓内钉、三刃钉、加压钢板等，或用自体或异体的植骨片，将骨折段固定，达到解剖复位和固定的目的。必要时在内固定术后尚需辅以外固定。

(三)康复治疗

在不影响固定的前提下，尽快恢复患肢的肌肉、肌腱、韧带、关节囊等的舒缩活动，以防止发生肌萎缩、骨质疏松、肌腱挛缩、关节僵硬等并发症。待骨折愈合后即进行功能锻炼，使其恢复原有功能。

(四)开放性骨折的治疗

开放性骨折是指骨折断端与外界相通，增加了创口感染的机会，严重不利于骨折的愈合。因而开放性骨折的处理关键是彻底清创，将污染的创口转变为清洁的创口，为防止感染，促进愈合创造有利条件。开放性骨折的治疗原则有以下几点。

1. 彻底清创包括用温开水或生理盐水冲洗伤口及周围皮肤，用 3%碘酊和 75%乙醇消毒皮肤，清除污染、坏死组织。

2. 骨折断端的处理既要彻底清除污染的骨折断端，又要尽量保持骨的完整性，以利于骨折愈合。游离的小骨片可予以清除，游离的大块骨片彻底消毒后应予以保留，避免造成骨缺损，影响骨折愈合。

3. 组织修复清创后，在直视下对骨折进行复位和固定，对肌腱、神经、血管等重要软组织损伤进行修复。

4. 创口引流为了消灭无效腔、引出创口内的积血或积液，在创口的最深处摆放硅胶管以作引流，并接以负压引流瓶。

5. 闭合创口完全闭合创口，争取一期愈合，使开放性骨折转为闭合性骨折。

(五)断肢(指)再植

断肢(指)再植的目的是不仅能使再植肢体成活，更能使再植肢体恢复其有用的功能。为了取得断肢(指)再植的成功，必须做好断肢的急救处理，急救措施包括止血、包扎、保存离体的断肢(指)和迅速转运。将适于断肢(指)再植患者及时转运到有条件进行断肢(指)再植的医院或专科。

断肢(指)再植的指征：①肢体条件良好，断面整齐、污染较轻，肌腱、神经、血管等组织损伤轻；②离断肢体保存要求将离断肢体用无菌生理盐水湿纱布包裹，外层再用无菌干纱布包裹，装入无菌容器内，再放入到 4℃冰箱内存放；③断肢(指)再植的时限：肌肉丰富的高位断肢，在常温下不超过 6～8h，断指可延至 12～24h；④患者全身状况良好，能耐受断肢(指)再植手术。

(六)气性坏疽的处理

严重的开放性骨折容易发生厌氧菌感染，尤其产气芽胞杆菌感染是一种特殊感染，可造成患肢发生气性坏疽，严重威胁患者的生命。

第二节　上肢骨折

一、锁骨骨折

【病因及分类】　锁骨骨折多由间接暴力引起，跌倒时手撑地或肩部着地，暴力传导至锁骨引起骨折。临床上以锁骨中1/3骨折较多见，成年人多为短斜骨折，儿童多为青枝骨折，直接暴力可致粉碎性骨折。骨折后，近折端受胸锁乳突肌牵拉而向上移位；远折端则受上肢重量的牵拉及胸大肌、斜方肌等肌肉牵拉向下向内移位。

【临床表现及诊断】　伤后局部疼痛、肿胀、压痛，可触及骨折断端。患肩向前向内倾斜，向下沉降。患侧肩、肘部不敢活动，患者常用健侧手掌支托患侧肘部，头部偏向患侧，以减轻局部牵拉痛。幼儿不能主动叙述疼痛部位，常表现为不敢活动上肢，穿衣时啼哭不止，应考虑有锁骨骨折的可能。粉碎性骨折可刺伤皮肤、锁骨下血管、臂丛神经、肺炎而引起相应的症状，但临床上较少见。

【治疗】

1. 三角巾悬吊或贴胸固定带固定伤肢　适用于锁骨不全骨折或青枝骨折。3周后去除悬吊或固定，进行肩关节功能锻炼。

2. 手法复位　“∞”字绷带固定适用于有移位的中段骨折。

(1)复位方法：患者取坐位，局麻后，术者在患者背后，用膝顶住患者背部。两手握住患者上臂使肩向后、上、外牵拉，患者挺胸即可达到复位。也可由另一术者用拇指、示指握住骨折的近、远端进行复位。

(2)固定方法：复位成功后，术者维持复位姿势，另一助手将棉垫分别放在患者两侧腋窝，在骨折处放一薄棉垫，经肩-背-肩，用无弹性绷带“∞”字固定，然后用胶布多做加强固定。术后严密观察双侧上肢血液循环情况及感觉运动功能，若出现肢体肿胀、麻木，表示固定过紧，应及时放松固定。术手 1 周左右，由于骨折区肿胀消失，或因绷带张力降低，常使固定的绷带松弛而导致再移位，因此，复位 2 周内应经常检查固定是否可靠，及时调整固定的松紧度。一般 3～4 周后拆除固定，进行肩关节功能锻炼。近年来临床上开始使用锁骨固定带来复位固定骨折的锁骨，其原理同“∞”字绷带。

3. 切开复位内固定　以下情况可考虑行切开复位内固定：①患者不能忍受“∞”字绷带固定的痛苦；②复位后再移位，影响外观；③合并神经、血管损伤；④开放性骨折；⑤陈旧骨折不愈合；⑥锁骨远端骨折，合并喙锁韧带断裂。内固定物可根据骨折情况选择钢板、螺钉或克氏针等。

二、肱骨外科颈骨折

【病因及分类】　肱骨外科颈骨折是指多发在肱骨解剖颈以下 2～3cm 处，相当于肱骨大、小结节下缘和肱骨干交界部位的骨折。多见于老年人。常由间接暴力所致，如跌倒时手掌部或肘部着地，暴力传导至肱骨外科颈处引起骨折。少数为局部受直接暴力所致。

1. 无移位骨折　裂纹骨折和嵌入骨折。肱骨外科颈为松质骨和密质骨相交处，骨折约半数为远折端嵌入近折端，无移位。

2. 外展型骨折　骨折后，近折端内收，远折端外展，骨折端形成向前、向内成角移位，可伴有侧方及重叠移位。患肢处于外展位，受间接暴力所致。

3. 内收型骨折　骨折后，近折端外展，远折端内收，形成向外、向前成角和侧方移位。患肢处于内收位，受间接暴力所致。

4. 粉碎型骨折　这类骨折常发生于强大暴力作用或骨质疏松患者。当间接暴力经过上肢传达到关节盂及肩峰下时，由于肩峰的阻挡和身体的阻力作用使肱骨近端发生粉碎骨折。

【临床表现】 骨折局部疼痛、肿胀、皮肤有瘀斑，肩部活动明显受限。腋下可触及骨折端及骨擦感。外展型骨折，肩部稍向下凹陷，上肢呈外展位，但肩峰下不空虚，可与肩关节脱位相鉴别。肩关节正位穿胸位 X 线片可明确诊断及骨折移位情况。

【治疗】

1. 无移位骨折　用三角巾悬吊或贴胸固定带固定上肢 3～4 周后进行功能锻炼，防止肩关节僵硬。

2. 外展型骨折　手法复位后，用超肩小夹板、贴胸石膏或贴胸固定带固定 3～4 周。

3. 内收型骨折　手法复位后，用肩关节外展架或外展支具固定 3～4 周。

4. 粉碎性骨折　严重粉碎性骨折，若患者年龄过大，全身情况差，可用三角巾悬吊或贴胸带固定，任其自然愈合。其余粉碎性骨折可采用切开复位内固定手术方法进行治疗。

5. 其他　对手法复位失败者或陈旧难以手法复位者，以及合并血管、神经损伤者应及时行切开复位固定手法治疗。术后用三角巾悬吊、贴胸或外展支具固定上肢 3 周，早期进行肩关节功能锻炼。

三、肱骨干骨折

【病因及移位特点】

肱骨外科颈下 1～2cm 至肱骨髁上 2cm 段内的骨折称为肱骨干骨折。肱骨干中 1/3 骨折最多见，下 1/3 骨折次之，上 1/3 骨折少见。中、下 1/3 交界处骨折易合并桡神经损伤，下 1/3 骨折易发生骨不连。

(1)直接暴力：打击伤、挤压伤等常引起肱骨干上、中 1/3 骨折，多为横骨折或粉碎性骨折。

(2)间接暴力：跌倒时手或肘部着地，暴力向上传导至肱骨，引起下 1/3 斜骨折或螺旋骨折。骨折后，若骨折线位于三角肌止点以上，近折端受胸大肌、背阔肌、大圆肌的牵拉向前、向内移位，远折端受三角肌、喙肱肌、肱二头肌和肱三头肌牵拉向上、向外移位；若骨折线位于三角肌止点以下，近折端受三角肌牵拉向前、向外移位，远折端受肱二头肌、肱三头肌的牵拉向上移位。

【临床表现及诊断】 局部疼痛、肿胀、压痛、上臂缩短或成角畸形。上臂有异常活动，有骨擦感和骨擦音。合并有桡神经损伤者可出现垂腕，拇指不能伸展，各掌指关节不能伸直，手背桡侧皮肤感觉迟钝或消失。X 线摄片可确定骨折的类型和移位方向。

【治疗】

1. 不全骨折或无移位的骨折 用小夹板、贴胸石膏或支具固定 3～4 周，前臂悬吊胸前，并进行功能锻炼。

2. 移位的骨折 在臂丛麻醉下手法复位，然后用小夹板及贴胸石膏或支具固定，并保持肘关节屈曲 90°固定时间成年人 6～8 周，儿童 4～6 周。下 1/3 骨折复位时应禁用折顶法，以免损伤桡神经。

3. 切开复位内固定 若有以下情况可考虑行切开复位内固定手术治疗：①手法复位外固定失败者；②骨折有分离移位或骨折端有软组织嵌入；③合并桡神经损伤；④陈旧骨折不愈合；⑤影响功能的畸形愈合；⑥同一肢体有多发性骨折；⑦8～12h 污染不重的开放性骨折。上、中 1/3 骨折可采用髓内针或带锁髓内钉固定，中、下 1/3 骨折可采用钢板螺钉或体外固定器固定，陈旧骨折骨不连者，应同时进行植骨。

四、肱骨踝上骨折

【病因及分类】 肱骨髁上骨折是指骨折或同时经过内、外髁上方的骨折，多见于儿童，占儿童肘部骨折的 30%～40%。对肱骨髁上骨折处理不当易引起 Volkmann 缺血性肌挛缩和肘内翻畸形，临床上应引起重视。

1. 伸直型肱骨髁上骨折 最常见。跌倒时，肘关节半屈位或全伸位。手掌着地，暴力沿前臂传导至肱骨下端。此处扁而宽，前有冠状窝，后有鹰嘴窝，是肱骨髁上最薄弱处，在外力作用下易引起伸直型骨折。骨折线自下斜向后上方，亦可呈横形骨折或粉碎性骨折。近折端向前下方移位，远折端向后上方移位，可同时伴有桡侧或尺侧移位，常合并肱动脉，正中神经桡神经损伤。

2. 屈曲型肱骨髁上骨折　跌倒时肘关节屈曲位，肘后着地，暴力沿肘部传导至肱骨髁上，引起屈曲型肱骨髁上骨折。骨折线由后下方斜向前上方，骨折远侧端向前上方移位。

【临床表现及诊断】　伤后局部疼痛、肿胀、皮肤瘀斑、水疱，肘关节活动障碍。伸直型骨折时，骨折远端及鹰嘴向后方突出，但肘后三角仍保持正常关系。若合并肱动脉损伤或被骨折端压迫时，早期出现剧烈疼痛，桡动脉搏动减弱或消失，手部皮肤苍白或发绀，肢端发凉、麻木，若处理不及时，可发生前臂 Volkamann 缺血性肌挛缩。若正中神经、尺神经、桡神经等神经受损伤时可出现相应的症状。X 线摄片可明确骨折类型及移位情况。

【治疗】

1. 对无移位的骨折，可用肘关节支具或石膏托使上臂功能位固定 3 周。

2. 对有移位的骨折，在臂丛或静脉麻醉下进行手法复位，用对抗牵引纠正重叠移位，用挤压方法纠正骨折远端的侧方移位，对尺偏移位应矫枉过正，轻度桡偏移位可不纠正，以免发生肘内翻畸形。复位后，伸直型骨折者，用石膏或夹板将肘关节固定于 90°～120°屈曲位，但应密切注意末梢循环和手部的感觉、运动情况，以防动脉及正中神经受压迫；屈曲型骨折者，用石膏或夹板将肘关节固定在近 40°～60°屈曲位，1 周后改为功能位固定。

3. 对手法复位失败者或因骨折局部肿胀和皮肤形成张力性水疱而无法进行复位者，可采用持续尺骨鹰嘴牵引复位。

4. 对手法复位或牵引复位失败者，伴有血管、神经损伤者，开放性骨折、污染不重者，应行切开复位交叉克氏针内固定手术，同时行血管、神经探查。术后使患肢功能位石膏托或支具固定 3～4 周，尽早行肘关节功能锻炼。

五、前臂双骨折

【病因及分类】

1. 直接暴力　重物打击、机器压轧是前臂尺桡骨骨折的常见病因，尺、桡骨骨折断端多在同一平面，呈横形粉碎性骨折，骨折局部常伴有严重的软组织损伤。

2. 间接暴力　跌倒时手撑着地，暴力沿腕部及桡骨远端向近侧传导，导致桡骨中 1/3 横形骨折或斜形骨折。残余暴力沿骨间膜传导至尺骨，引起低位的尺骨斜形骨折。

3. 扭转暴力　跌倒时手掌着地，同时前臂旋转，导致不同平面尺桡骨螺旋形或斜形骨折，尺骨骨折平面高于桡骨骨折平面。

【临床表现】　伤后前臂疼痛、肿胀、畸形、活动受限，可触及骨擦感或闻到骨擦音。X 线摄片可了解骨折类型及移位情况。X 线摄片应包括上、下尺桡关节，以明确有无上、下尺桡关节脱位。尺骨干上 1/3 骨折合并桡骨头脱位，称为孟氏(Monteggia)骨折。桡骨干下 1/3 骨折合并尺骨小头脱位，称为盖氏(Galeazzi)骨折。

【治疗】

1. 非手术治疗

(1)青枝骨折有成角畸形者，术者双手握住上、下骨折端，用两拇指顶住骨折凸起处向对侧按压纠正畸形，但不宜用力过大，以免骨折移位。复位后，用石膏托、前臂支具或管型石膏将前臂固定于功能位，4 周后拆除石膏进行功能锻炼。

(2)有移位的骨折，在臂丛麻醉下，患者取平卧位，肩关节外展 90°，前臂中立位或稍旋后位，利用拔伸牵引手法纠正重叠和成角移位，利用捺正手法矫正侧方移位。复位满意后，在前臂掌侧掌长肌和尺侧屈腕肌之间以及背侧尺骨背面的桡侧缘各放置一分骨垫，并于骨折端的掌侧放一纸垫行三点挤压，以维持尺桡骨的正常生理弧度，并可防止骨折交叉愈合影响前臂旋转功能。用小夹板或管型石膏固定4～6周。

骨折复位后无论采取何种外固定方法，都必须严密观察患肢末梢血液循环，注意手指皮肤颜色、温度、感觉及活动情况，若出现手部剧烈疼痛、肿胀加重、皮肤青紫苍白、手指麻木、活动受限，应立即解除外固定，必要时应行切开减压，以避免发生骨筋膜室综合征。

2. 手术治疗　对手法复位失败、污染不重的开放性骨折，合并血管、神经、肌腱损伤，同侧肢体有多发性骨折等应行切开复位钢板螺钉或髓内钉内固定手术治疗。对软组织损伤严重的开放性骨折，可采用外固定架固定。

六、桡骨下段骨折

【病因及分类】　桡骨下端骨折系指下端3cm范围内的骨折，常见于中老年骨质疏松患者。

1. 直型桡骨下端骨折(Colles骨折)　较常见。跌倒时手掌着地，腕部背伸，间接暴力传导到桡骨下端引起骨折。远侧骨折端向桡、背侧移位，常有骨折端的嵌插。由于骨折有成角和重叠移位可合并下尺桡关节脱位和尺骨茎突骨折。

2. 屈曲型桡骨下端骨折(Smith骨折)　较少见。跌倒时手背着地，腕部掌屈，间接暴力传导至桡骨下端引起骨折，远侧骨折端向掌侧及桡侧移位。

3. 桡骨远端关节面骨折伴腕部关节脱位(Barton骨折)　这是桡骨远端骨折的一种特殊类型。在腕背伸、前臂旋前位跌倒，手掌着地，暴力通过腕骨传导，撞击桡骨关节背侧发生骨折，腕关节也随之而向背侧移位。当跌倒时，腕关节屈曲，手背着地受伤，可发生与上述相反的桡骨下端掌侧关节面骨折及腕骨向掌侧移位。这类骨折临床上较少见，常误诊为腕关节脱位，X线摄片明确诊断。

【临床表现】　跌倒后，腕部肿胀，功能障碍。伸直型骨折移位明显时，手腕部呈“锅铲状”或“枪刺状”畸形。屈曲型骨折腕部呈“反餐叉”样畸形，有时伴有拇指伸展功能受限。X 线摄片可明确骨折类型。

【治疗】　患者取仰卧位或坐位，屈肘 90°，一助手握住患肢前臂，另一助手握住患肢的拇指及其余四指，做拔伸牵引，纠正重叠移位。对伸直型骨折，向掌尺侧按压远侧骨折端，纠正背侧和桡侧移位，以石膏托将患腕固定于掌屈尺偏位，1 周后更换功能位石膏托，固定 2～3 周。屈曲型骨折，则向背尺侧按压骨折远端，纠正掌侧和桡侧移位，以腕关节支具或石膏托将患腕固定于功能位 3～4 周。Barton 骨折可行手法复位小夹板或石膏外固定方法治疗。

第三节　下肢骨折

一、股骨颈骨折

【病因】　股骨颈骨折是指股骨头下至股骨颈基底部之间的骨折，常见于老年人，也可见于青壮年人。老年人多由于骨质疏松，且髋周肌群退变，同时老年人的自御能力较差，因而当遭受轻微外力时即可发生骨折。而青壮年人一般不存在骨质疏松，需承受较大的暴力才能引起骨折，骨折错位多甚明显。

【临床表现与诊断】　有明确的外伤史，患髋疼痛，功能障碍，伤肢呈外旋、缩短畸形，纵向叩击痛。但“嵌插”无移位骨折患者，疼痛轻微，尚可行走，容易漏诊，检查时应注意伤肢有无外旋畸形及纵轴叩击痛。X 线片可明确诊断，并可确定骨折类型。

【治疗】　股骨颈骨折的治疗主要取决于患者的年龄、骨折部位及稳定性。

1. 非手术治疗　外展型或嵌入型骨折移位不明显者，年龄过大，全身情况差，有明显手术禁忌者，可选择非手术治疗。可做伤肢皮肤牵引或穿防旋鞋，维持患肢位于轻度外展中立位，6～8 周。8 周后逐渐在床上起坐，避免盘腿。3 个月后可持双拐下地活动，患肢不负重。6 个月内伤肢不可完全负重。

非手术治疗卧床时间长，并发症多，且保守治疗期间多易发生移位等。近年来，对股骨颈骨折的治疗多倾向于手术治疗。

2. 手术治疗　内收型或不稳定型有明显移位的骨折多选择手术治疗，合理的手术方式应根据患者的年龄、活动情况、骨骼密度、其他疾病、预期寿命和依从性来决定。少年儿童及青壮年有移位的不稳定性骨折，应在透视下手法复位，少年儿童多选用多根克氏针或细螺纹钉内固定。青壮年头下型及经颈型骨折宜采用多枚空心螺钉内固定。基底部骨折因骨折线靠近转子部松质骨区，单纯螺钉固定易发生松动，故应用钉板系统固定。55 岁以上老年人头下型有移位的骨折，身体状况好，血压及血糖平稳的应首选全髋关节置换，如年龄>75 岁，或健康状况差，则选择人工股骨头置换。经颈型或基底型有移位的骨折，若可手法复位的应选择内固定治疗，若患者健康情况不允许较长时期卧床，亦可选择人工假体置换。

二、股骨转子间骨折

【病因】 股骨转子间骨折又称粗隆间骨折，指股骨颈基底部至小转子水平之间的骨折，是股骨近端常见的骨折之一。主要发生于老年人，患者平均年龄>70 岁。因老年人均有不同程度的骨质疏松，跌倒时下肢突然扭转，或过度外展，或内收．大转子部被外力直接撞击等，均可引起不同类型的股骨转子间骨折。

【临床表现与诊断】 股骨转子间骨折和股骨颈骨折症状相似，但局部肿胀、疼痛，伤肢功能障碍可更加明显。患肢缩短，并呈 90°外旋畸形。X 线片可明确诊断骨折类型。

【治疗】

1. 非手术治疗　股骨转子间骨折多发生于老年人，非手术治疗卧床时间长，并发症多，死亡率高，故尽可能采用手术治疗。但对于伴有严重的内脏疾病，有明显手术禁忌，且患者不愿意手术的，可行皮牵引或骨牵引 6～8 周，保持患肢于外展中立位，8～12 周后，视骨折愈合情况，逐步负重行走。

2. 手术治疗　手术方法分为内固定和外固定两类，目前采用的方法较多。内固定是主要的手术方法，主要有钉板系统和髓内钉系统两大类。钉板系统有滑动加压鹅头钉和角钢板，髓内钉系统有 Gamma 钉、股骨近端重建钉(PFN)等。

三、股骨干骨折

【病因】　股骨是人体最长、最粗的管状骨，坚固有力，可承受较大的压力。股骨干骨折多由强大的直接或间接暴力所致，如交通事故、重物击伤、机器绞伤、高空坠落等。肌作用向后倾倒，并可压迫或损伤腘动、静脉，胫神经和腓总神经。

【临床表现与诊断】　伤后患肢疼痛，功能障碍，局部肿胀、畸形、压痛，并有异常活动和骨擦音。X 线片可明确骨折部位和类型。对于下 1/3 骨折应特别注意观察足背动脉搏动情况。

【治疗】

1. 非手术疗法

(1)患肢紧贴胸腹壁固定法：适用于新生儿因产伤所致无移位或移位不明显的股骨干骨折，固定 2～3 周即可。

(2)垂直悬吊牵引法：适用于 3 周岁内的儿童。用皮牵引将两下肢向上悬吊使其和躯干成直角，通过滑轮使患儿臀部离床面一拳高。3～4 周后去除牵引，做不负重活动。

(3)持续水平皮牵引法：适用于 4－10 岁的儿童。将患肢置于托马架上进行牵引，牵引重量为 2～3kg。4～6 周去除牵引，用石膏或支具再固定 2～3 周。

(4)骨牵引法：适用于成年人。大重量牵引至骨折整复，改维持牵引但不得少于体重的 1/10～1/7。6 周后去除牵引，改用石膏或支具外固定至骨性愈合。

2. 手术疗法

(1)适应证:①牵引复位失败或骨折断端间有软组织嵌入,阻碍复位者;②新鲜开放性骨折;③伴有多发性损伤,如头部外伤;④合并血管、神经损伤;⑤陈旧性骨折畸形愈合或骨不连;⑥老年人不宜长期卧床者;⑦病理性骨折。

(2)手术方法:手术切开复位后,常用髓内固定和钢板固定两种方法。传统髓内固定器有"V"形钉、梅花钉等,目前带锁髓内钉的临床应用更广泛,固定更牢固可靠,利于骨折愈合;钢板固定因其特定的便于复位、固定的特点目前仍被普遍应用。

四、髌骨骨折

【病因】 髌骨是全身骨骼中最大的籽骨,是伸膝装置的中间结构。髌骨骨折是临床上常见的骨折之一。髌骨骨折可由直接或间接外伤所致。直接暴力损伤常导致粉碎性或移位性骨折,也可使股骨下端及髌骨的软骨受到损伤;间接暴力常由膝关节屈曲位股四头肌强烈收缩所致,这些骨折一般是横行的,且可以合并内、外侧支持带的撕裂。大部分髌骨骨折是由直接和间接暴力联合作用所致。髌骨骨折造成的最重要影响为伸膝装置的连续性丧失及潜在的髌骨关节失配。

【临床表现与诊断】 伤膝肿胀、疼痛、压痛、局部血肿和皮下淤血,伸膝受限。X线片可明确诊断。

【治疗】 无移位或移位不明显的髌骨骨折,抽尽关节腔积血,伸膝位石膏托固定4～6周,拆除石膏后加强功能锻炼。对移位明显或粉碎性骨折关节面不完整者,可做切开复位髌骨环扎术、张力带钢丝或抓髌器固定术,术后用石膏托固定3～4周,然后进行膝关节功能锻炼。

五、胫骨平台骨折

【病因】 胫骨平台骨折多为严重暴力所致，膝关节受轴向压应力及内翻或外翻应力的联合作用而造成形态多样的骨折，常见于高处坠下、交通事故等间接或直接暴力造成的损伤。外翻应力造成胫骨平台的压缩和劈裂，由于生理性膝外翻角的存在，此种类型的损伤最为多见。内翻伤可造成胫骨内髁的压缩和劈裂，较少见。高处坠落时的垂直压缩应力可造成胫骨双髁的压缩、劈裂乃至粉碎性骨折。

【临床表现及诊断】 因关节内骨折，均有关节内积血，伤后膝关节肿胀疼痛，活动障碍。应注意询问受伤史，注意检查有无侧副韧带损伤。通过 X 线、CT 平扫及 MRI 检查，可清楚地显示具体骨质、韧带及半月板损伤的状况。

【治疗】 胫骨平台骨折的治疗以恢复关节面平整和韧带的完整性，保证膝关节活动为目的。

Ⅰ型骨折若无明显移位，采用下肢石膏托固定 4～6 周。移位明显者，闭合或切开复位，松质骨螺钉内固定或支撑钢板固定，以确保关节面的平整和恢复侧副韧带张力。

Ⅱ型骨折如果塌陷超过 5～8mm 或存在膝关节不稳时，应切开复位，撬起塌陷的骨块，恢复关节面，同时植骨，保持塌陷骨块的复位位置，用松质骨螺钉或外侧皮质支撑钢板固定。

Ⅲ型骨折，由于不是重要负重区，在 1cm 以内的塌陷，且无明显不稳，只需用下肢石膏固定 4～6 周，即可开始功能训练。若骨折块塌陷超过 1cm 或证实有膝关节不稳者，应切开复位，撬起骨折块，并植骨垫高塌陷的关节面，外侧的骨皮质用支撑钢板固定。

Ⅳ型无移位的胫骨内侧平台骨折只需石膏固定 4～6 周即可进行功能训练。伴有骨折塌陷者，合并交叉韧带损伤者，应切开复位，恢复平台的平整及交叉韧带张力，并植骨充填骨折块复位后遗留的间隙，用内侧支撑钢板及松质骨螺钉固定。

Ⅴ型骨折为不稳定性骨折，应切开复位，用双髁支撑钢板固定。

Ⅵ型骨折也属不稳定性骨折，采用切开复位，用胫骨髁支撑钢板及松质骨螺钉固定。

胫骨平台为松质骨，位于关节内，骨折的类型多种多样，无论用什么方法治疗，都难以绝对恢复软骨面的平整，并发症多为创伤性关节炎及膝关节活动受限。若手术可获得稳定的固定，则应早期行膝关节功能锻炼。

六、胫腓骨骨干骨折

【病因】

1. 直接暴力　暴力直接撞击、挤压或机器的辗轧，可造成横断或粉碎性骨折。因胫骨前内侧仅有皮肤覆盖易发生开放骨折。

2. 间接暴力　高处跌落或扭伤滑倒时，可引起斜形或螺旋骨折，腓骨骨折线在胫骨骨折线之上。

【临床表现与诊断】　伤肢局部肿痛、畸形，腓骨上端骨折可伴有腓总神经损伤，表现为足下垂。胫骨上1/3骨折可使腘动脉分叉受压，中1/3骨折可导致骨筋膜室综合征，下1/3骨折则易致骨折延迟愈合或不愈合。查体时应注意有无胫前、后动脉损伤及小腿皮肤张力增高，有时骨折导致的骨筋膜室综合征比骨折本身所产生的后果更严重。

【治疗】　目的是恢复小腿的长度、力线和持重功能。一般应先满足胫骨复位，但腓骨复位同样重要，尤其是腓骨下1/3骨折。

1. 非手术治疗　胫腓骨骨折无移位，可用石膏或支具固定。对横骨折或短斜骨折可进行手法复位石膏或夹板外固定，并复查X线片以了解复位情况；不允许有侧方成角及旋转，但可以允许有轻度的向前或向后成角，应注意患肢短缩不多于1cm，畸形弧度不超过10°，两骨折端对位至少应在1/3以上。骨折愈合后经塑形可以纠正。石膏外固定时应保持患膝10°～15°的屈曲位。

对粉碎、长斜形、螺旋形等不稳定性骨折，可采用手法整复，跟骨牵引治疗，牵引重量为体重的 1/10～1/7。3～4 周待骨折断端纤维愈合后改用石膏或支具外固定。

2. 手术疗法

(1)适应证：①不稳定性骨折经手法复位失败者；②开放性骨折；③合并有骨筋室综合征；④合并有血管、神经损伤；⑤陈旧性骨折骨不连。

(2)内固定方法：可根据不同的骨折类型及软组织损伤情况选用螺钉、钢板及髓内针内固定，亦可采用外固定架固定。

七、踝骨骨折

【临床表现与诊断】 踝部骨折是一种最常见的关节内骨折，多由内、外翻及负重等间接暴力所致。由于间接暴力的大小、作用方向、踝所处的姿势各不相同，因此可发生不同类型的骨折。从临床应用角度，结合 Davis-Weber 和 Lange-Hanson 分类法，将踝部骨折分为：Ⅰ型，内翻内收型；Ⅱ型，外翻外展型及内翻外旋型；Ⅲ型，外翻外旋型。当由高处跌落时胫骨下端受距骨垂直方向的撞击，常导致垂直压缩型骨折。

外伤后踝关节肿痛，内翻或外翻畸形，活动受限，皮肤瘀斑。拍摄 X 线片，可明确骨折及其类型并指导治疗。

【治疗】 详细询问病史并结合 X 线片确定骨折类型，不同类型骨折采用不同的复位方法，治疗成功的关键是恢复踝关节的解剖关系。对于无移位的骨折，可用 U 形石膏托或小腿管形石膏外固定踝关节于背伸 90°位，固定 6～8 周。对有移位的骨折可先手法复位外固定，其原则是采取与受伤机制相反的方向，手法推压移位的骨块使之复位，复位后石膏外固定。一旦手法复位固定失败，避免重复暴力复位，从而加大局部肿胀，应尽早行切开复位内固定。若踝部肿胀明显，皮肤张力高，则待肿胀消退后予以手术内固定，可选取螺丝钉、钢板、克氏针或张力带钢丝等内固定。

八、跟骨骨折

【病因】 跟骨骨折是最常见的足跗骨骨折，多因高处跌落，足部着地垂直暴力直接作用于跟骨所致。有时跟腱突然收缩、足极度内翻也可引起跟骨骨折。根据是否波及跟距关节，跟骨骨折可分为不波及跟距关节的跟骨骨折和波及跟距关节的跟骨骨折。

【临床表现与诊断】 伤后足跟部肿胀、疼痛，常伴有皮下瘀斑，足弓变浅，不能负重，伴有足内翻、外翻障碍。拍摄跟骨侧位、轴位及特殊斜位X线片既能明确诊断，又可以了解骨折类型和移位情况。

【治疗】 跟骨骨折以恢复距下关节的对位关系和跟骨结节关节角，恢复正常的足弓高度和负重关系为治疗原则。在不波及距下关节的骨折中，由于骨折移位常不大，仅用绷带包扎固定，或石膏固定4～6周，即可开始功能训练。对于跟骨结节鸟嘴状骨折，可采用切开复位，松质骨螺钉固定，并早期功能锻炼。波及距下关节而无移位的骨折可选择绷带包扎及石膏固定，进行保守治疗。有移位的可选择X线下骨圆针撬拨复位，或切开复位，植骨填充复位后的空隙，钢板内固定。而对于复杂的跟骨骨折，用任何方法均难以达到解剖复位的程度，因此也有主张不做任何处理，进行包扎固定，任其自然愈合，早期功能锻炼。对于功能差、症状重的最后可选择距下关节或跟距、距骰、距舟三关节融合。

九、跖骨骨折

【病因】 跖骨骨折是足部常见骨折。严重扭伤、重物打击、车轧等直接暴力可致跖骨任何部位的骨折。少数情况下，间接暴力可致跖骨干横形或螺旋形骨折，以及由长期慢性损伤(如长跑、行军)致第2跖骨干或第3跖骨干发生疲劳骨折。

【临床表现与诊断】 伤后足背部肿胀、瘀斑、疼痛，活动足趾疼痛加剧。X线摄片可明确诊断，但对儿童应与正常骨骺区别。

【治疗】 跖骨基底骨折，远折端常向下、后移位，也可压迫或损伤足底动脉弓，可发生前足坏死，应紧急手法复位，石膏外固定。若手法复位失败，可切开复位后，经跖骨头下方打入克氏针通过骨折端直到跗骨做内固定。第 5 跖骨基底部骨折时，可将足外翻以绷带或胶布包扎固定 2～3 周。跖骨干骨折可先行手法复位，短腿石膏外固定 4～6 周。手法复位失败者行切开复位克氏针或小钢板内固定术。跖骨颈骨折闭合复位后，用短腿管形石膏外固定 4～6 周。若闭合复位失败，可行切开复位克氏针髓内固定或交叉固定术，宜做早期活动。

第四节　脊柱骨折

脊柱骨折是一种致残率很高的严重创伤。在交通、建筑业高速发展的今天，这类损伤逐年增加。在特殊情况下，如战争、地震等其发病率更高。脊柱骨折常常伴有脊髓和马尾神经损伤。胸腰段骨折的发生率最高，其次是颈椎。

一、胸腰段骨折

【临床表现】

1. 有严重外伤史，如从高空落下、车祸或重物打击肩或背部，塌方事故时被泥土、矿石掩埋等。

2. 胸腰椎损伤后，患者有局部疼痛，腰背部肌肉痉挛，不能起立，翻身困难，感觉腰部软弱无力。由于腹膜后血肿对自主神经的刺激，常出现腹胀、腹痛、大便秘结等症状。如果有脊髓损伤，下肢可出现相应的感觉和运动障碍。

3. X 线摄片检查对于明确诊断，确定损伤部位、类型和移位情况以及指导治疗有重要的意义。通常要拍摄正侧位两张 X 线片。胸腰段骨折 X 线的表现是在侧位片上，椎体前上部有楔形改变，或整个变扁，椎体前方骨的连续性中断，或有碎骨片；压缩骨折时，椎体后部可向后突出成弧形；合并脱位时，椎体间有前后移位，关节突的关系有改变，或有关节突骨折。在正位片上，可见椎体变扁，或一侧呈楔形；其两侧的骨连续性中断，或有侧方移位，也可有椎板、关节突、横突骨折等。凡有中柱损伤或有神经症状者均须作 CT 检查，CT 检查可以显示出椎体的骨折情况，还可显示出有无碎骨片突出于椎管内，并可计算出椎管的前后径与横径损失了多少。但 CT 片不能显示出脊髓受损情况，因此必要时应作 MRI 检查，在 MRI 片上可以看到椎体骨折出血所致的信号改变以及脊髓的连续性和脊髓本身的病变。

【治疗】

1. 单纯性压缩性骨折的治疗

(1)椎体压缩不到 1/5 者，或年老体弱，不能耐受复位及固定者，可仰卧于硬板床上，骨折部位垫厚枕，使脊柱过伸，同时嘱进行腰背部肌锻炼，要求作背伸动作，使臀部离开床面，随着背肌力量的增加，臀部离开床面的高度逐天增加。2 个月后骨折基本愈合，可佩带腰围下地活动，但仍以卧床休息为主，3 个月后可从事正常的活动。

(2)椎体压缩高度不超过 1/3 的青少年及中年患者，可采用两桌法过伸复位。在给予镇痛药或局部麻醉后，用两张桌子，一张桌子较另一张高 25～30cm，桌上横放一软枕，伤员俯卧，头端置高桌侧，两手抓住桌边，两大腿放在低桌上，一助手把住伤员两侧腋部，另一人握住双侧小腿，以防止伤员坠落，复位者一手托住髂嵴，另一手掌施力于后突的棘突处，使皱褶的前纵韧带绷紧，压缩的前半部椎体得以复位，棘突重新互相靠拢、后凸畸形消失，提示压缩的椎体已复位。复位后即在此位置行过伸位石膏背心固定。固定时间约 3 个月。

(3)如果压缩骨折超过 50%，尽管没有神经症状和体征，由于后突畸形和可能出现的迟发性神经损伤，必须行手法复位，使其恢复生理结构，最好行切开复位，椎弓根器械内固定。

2. 爆破型骨折的治疗　对有神经症状的爆破型骨折的伤员，有骨折块挤入椎管内者，不宜再行手法复位，应该尽早行切开复位内固定。对于这种类型的骨折，可行后路减压、椎弓根器械内固定。有学者认为，此类伤员最好行侧前方手术途径，去除突出椎管内的骨折片以及椎间盘组织，然后施行椎体间植骨融合术，必要时还可进行前路器械的内固定。

3. 屈曲-牵张型损伤及脊柱骨折脱位　屈曲-牵张型损伤及脊柱骨折脱位者，由于存在脊柱不稳定，神经多有损伤，因此都需手术治疗，一般选择后路内固定器械。

4. 胸腰段骨折脊柱内固定的方法

(1)后路手术：20 世纪 60 年代初的椎弓根技术是治疗脊柱骨折脱位的一座里程碑，法国人 Roy-Camille 研制出完整的椎弓根螺钉钢板系统，经过几十年的改进，目前在临床上有许多椎弓根内固定系统，如 USS，CD，TSRH，Tenor，ISOIA，RF，AF，Steffe 等。

椎弓根内固定手术的技术要求有以下几点。

①麻醉：可采用全身麻醉或局部麻醉加强化。

②体位：可采用侧卧位或俯卧位。俯卧位较好，因为俯卧位本身就是一个复位过程。

③病变椎体的定位：常见的胸腰段骨折，一般采用胸 12 肋骨定位，在单独胸椎或腰椎常采用床边拍摄 X 线片以及参考平片和 CT 在骨折处的细微变化。

④椎弓根的定位：垂直线在上关节突外缘，水平线平分横突，两条线的交点即为椎弓根的进钉点。螺钉向中线倾斜 10°～15°。

⑤进行骨折复位、固定、融合。

(2)前路手术：考虑到椎体压缩骨折后，椎体内有骨缺损，后路手术后长期观察会出现矫形角度的部分丢失，同时由于脊髓的压迫来自前方，因此，许多医生采纳前路手术，较常应用的手术器械有 Kaneda 及 Z-plate 等。

二、颈椎骨折

【治疗】

1. 对颈椎半脱位患者，在急诊时往往难以区别出是完全性撕裂或不完全性撕裂，为防止产生迟发性并发症，对这类隐匿型颈椎损伤的患者，早期诊断与固定无疑对减少迟发性并发症很有帮助，因此，必须进行石膏颈围固定3个月。虽然韧带一旦破裂愈合后很难恢复原有强度，如果出现后期颈椎不稳定与畸形，可采用前路或经后路的脊柱融合术。

2. 对稳定性的颈椎骨折，例如轻度压缩骨折，没有脊髓损伤的患者可采用颏枕带或颅骨牵引进行复位。牵引重量3kg，复位后用头颈胸石膏固定3个月，石膏干硬后可起床活动。

3. 单侧或双侧小关节脱位者可以采用持续颅骨牵引复位，复位成功后再辅以头颈胸石膏固定。开始牵引重量3～5kg，必要时可增加到6～10kg，并及时拍摄X线片复查，如已复位，可持续牵引2周后用头颈胸石膏固定，固定时间约3个月。但有学者认为，关节脱位愈合后，关节囊和椎间盘失去了原有稳定性和强度，最好行脊柱融合手术治疗，防止脊柱迟发性的不稳定。有四肢瘫痪者及牵引失败者须行手术复位，必要时可切去绞锁的关节突以获得良好的复位，并行椎间融合及内固定治疗。

4. 对爆裂型骨折有神经症状者，原则上应该早期手术治疗，通常采用经前路手术，切除碎骨片以达到减压的目的，并行植骨融合及内固定手术。

5. 对过伸性损伤，大都采用非手术治疗。枢椎椎弓骨折伴发神经症状者很少，没有移位者可采用保守治疗，牵引2～3周后，头颈胸石膏固定3个月；有移位者应行颈椎前路植骨融合术。

6. 对第Ⅰ型、第Ⅲ型和没有移位的齿状突骨折，一般采用非手术治疗，可先用颌枕带或颅骨牵引2周后，头颈胸石膏固定3个月。第Ⅱ型骨折如移位超过2mm者，愈合率极低，一般主张手术治疗，可经前路用 1～2 枚螺钉内固定。

【手术方法】

1. 高位颈椎（$C_{1\sim2}$）损伤　齿状突骨折合并前移位、颈椎横韧带断裂，可行钢丝固定法；急慢性寰枢椎不稳定，可行 Apofix 内固定。齿状突骨折（Ⅱ型骨折），可行齿状突螺钉内固定。

2. 低位颈椎（$C_{3\sim7}$）损伤

(1)后路手术：先天性椎管狭窄的患者，发生无骨折脱位的颈椎损伤，可行颈椎后路双开门椎管扩大成形术。椎管狭窄伴有骨折脱位的患者，可行颈椎后路双开门椎管扩大成形术及侧块固定术，颈椎椎弓根固定也可应用于骨折脱位的患者以及侧块骨折无法固定的患者，但技术要求较高。

(2)前路手术：颈椎骨折脱位的患者，可行椎间盘或椎体切除植骨前路钛板内固定术，对于关节脱位轻或一侧关节突脱位，手术中可应用颈椎牵开器协助复位。

第五节　骨盆骨折

【病因】　骨盆由两侧髋骨、骶骨和尾骨构成，在前正中线以耻骨联合相连接；在后面借助骶骨关节面与左右两侧髂骨关节面形成骶髂关节。由髂骨、耻骨、坐骨组成的髋骨连同骶尾骨共同构成的坚固骨盆环，骨盆环有两个承重主弓，在直立位，重力线经骶髂关节至两侧髋关节，为骶股弓；坐位时，重力线经骶髂关节至两侧坐骨结节，为骶坐弓。另外，有两个联结副弓起增强主弓的作用，一个副弓经耻骨上支与耻骨联合至双侧的髋关节，连接骶股弓两端，另一个副弓经耻骨与坐骨升支至坐骨结节，连接骶坐弓两端。骨盆遭受暴力时，往往先折断副弓；主弓断裂时，往往副弓已先期折断，骨盆边缘有许多肌肉和韧带附着，特别是韧带结构对维护骨盆起着重要作用，骨盆骨折也常对盆腔内脏器造成严重损伤。

【临床表现】 除骨盆边缘撕脱骨折与骶尾骨骨折外，骨盆骨折多有强大的暴力外伤史，主要是车祸、高空坠落和其他意外。常合并严重多发伤，低血压和休克较常见；如为开放性损伤，病情更为严重。可发现下列体征。

1. 骨盆分离试验与挤压试验阳性。医生双手交叉撑开两髂嵴，此时两骶髂关节的关节面更紧贴，而骨折的骨盆前环产生分离，如出现疼痛即为骨盆分离试验阳性。医生用双手挤压患者的两髂嵴，伤处出现疼痛为骨盆挤压试验阳性。

2. 肢体长度不对称。有移位的骨盆骨折，可用测量来度衡。用皮尺测量胸骨剑突与两髂前上棘之间的距离。向上移位的一侧长度较短。也可测量脐孔与两侧内踝尖端之间的距离。

3. 会阴部的瘀斑是耻骨和坐骨骨折的专有体征。

4. X线检查可显示骨折类型及骨折块移位情况，但骶髂关节情况以CT检查更为清晰。

【并发症】

1. 腹膜后血肿 骨盆各骨骼主要为松质骨，邻近又有许多动脉、静脉丛，血液供应丰富。骨折可引起广泛出血，巨大血肿可沿腹膜后疏松结缔组织间隙蔓延至肠系膜根部、肾区与膈下。如为腹膜后主要大动、静脉断裂，患者可以迅速致死。

2. 腹腔内脏损伤 分实质性脏器损伤与空腔脏器损伤。实质脏器损伤为肝、肾与脾破裂，表现为腹痛与失血性休克；空腔脏器损伤指含气的肠管在暴力与脊柱的夹击下可以爆破穿孔或断裂，表现为急性弥漫性腹膜炎。

3. 膀胱或后尿道损伤 尿道的损伤远比膀胱损伤多见，坐骨支骨折容易并发后尿道损伤。

4. 直肠损伤 较少见，是会阴部撕裂的后果，女性伤员常伴有阴道壁的撕裂。直肠破裂如发生在腹膜反折以上可引起弥漫性腹膜炎；如在反折以下，则可发生直肠周围感染。

5. 神经损伤 主要是腰骶神经丛与坐骨神经损伤。

【治疗】

1. 治疗步骤　测量血压，了解有无休克表现，并建立输血补液途径。怀疑腹腔脏器损伤时，应进行诊断性腹腔穿刺。嘱患者排尿或导尿，了解有无泌尿系统损伤，如果有腹内脏器损伤及泌尿道损伤者应与相关科室协同处理。

2. 影像检查　在患者生命体征比较稳定的情况下及早完成 X 线和 CT 检查。

3. 外科监护　重度骨盆骨折送入外科监护室治疗。有休克时应积极抢救，各种危及生命的并发症应首先处理。撕裂的会阴与直肠必须及时修补，必要时可用阴道纱布填塞，行阴道止血和做横结肠造口手术。对腹膜后出血，应密切观察，进行输血、补液。若低血压经大量输血补液仍未好转，血压不能维持时，可急诊做动脉造影，并在 X 线电视监控下做单侧或双侧髂内动脉栓塞。腹膜后间隙是一个疏松的间隙，可以容纳多量的血液，因此死亡率也高。

4. 骨盆骨折本身的处理

(1)骨盆边缘性骨折：无移位者不必特殊处理。髂前上、下棘撕脱骨折可于髋、膝屈曲位卧床休息 4 周；坐骨结节撕脱骨折，则在卧床休息时采用大腿伸直、外旋位。髂骨翼部骨折只需卧床休息 4 周，即可下床活动。

(2)骶尾骨骨折：都采用非手术治疗，以卧床休息为主，骶部垫气圈和软垫。3～4 周疼痛症状逐渐消失。有移位的骶骨骨折，可将手指插入肛门内，将骨折片向后推挤复位；但再移位者很多。陈旧性尾骨骨折疼痛严重者，可在尾骨周围局部注射皮质激素。

(3)骨盆环单处骨折：由于这一类骨折无明显移位，只需卧床休息。症状缓解后即可下床活动。用多头带做骨盆环形固定可以减轻疼痛。

(4)骨盆环双处骨折伴骨盆环断裂：大都主张手术复位及内固定，必要时再加上外固定支架。如果患者有低血压伴有腹腔内出血或有尿道损伤需做剖腹术者，同时做骨盆骨折或脱位的切开复位内固定术，不具备内固定条件的，可行骨盆外固定架治疗。

第六节　关节脱位

一、肩部关节脱位

肩部关节脱位包括肩关节脱位、肩锁关节脱位及胸锁关节脱位。

肩关节脱位多发生于青壮年人，男性多于女性。肩关节脱位分为前脱位和后脱位，前者较多见。因脱位后肱骨头所在的位置不同，又分肩胛盂下脱位、喙突下脱位及锁骨下脱位。肩关节后脱位极为罕见。

（一）肩关节前脱位

【临床表现与诊断】　患处肿胀、疼痛、畸形、功能丧失，表现有以下特征：患者姿势多喜坐位，患肢弹性固定于轻度外展位，常以健手托患侧前臂，头和身体向患侧倾斜。方肩畸形是由于肱骨头移位，三角肌塌陷所致的方肩畸形。可在锁骨下、喙突下或腋窝处摸到肱骨头，原有关节盂处空虚。搭肩试验（Dugas 征）为患侧肘部紧贴胸壁时，其手掌不能搭到健侧肩部；或患侧手搭于健侧肩部时，肘部不能贴近胸壁，即试验阳性，表示有脱位。X 线检查时可明确脱位的类型及有无骨折。

【治疗】　包括复位、固定和功能锻炼。复位是以手法复位为主。用 2%利多卡因 10～20ml 注入关节腔内行局部麻醉。

1. 复位　足蹬复位法（Hippocrates 法）：患者仰卧，术者半坐于患侧床边，将一足跟置于患者腋窝紧贴胸壁并向外推挤上臂上端，双手握患肢腕部，以足跟顶住腋窝做对抗牵引。左肩脱位时术者用左足，右肩脱位时术者用右足。用力持续牵引患肢，并逐渐内收、内旋，即可复位。

旋转复位法(Kocher 法):患者取坐位或仰卧位。术者一手握住患肢腕部,另一手握住肘部。屈肘 90°,沿肱骨长轴做持续牵引,先将上臂外展、外旋,然后将上臂内收,使肘关节紧贴胸壁并移向中线;再使上臂内旋,将患侧手掌搭于对侧肩部即可复位。操作应轻柔,如用力过猛可引起骨折。

外展复位法(Milch 法):患者俯卧检查台上,患侧胸大肌下垫小枕,使患侧上肢于检查台之一侧边缘自然下垂,数分钟后有时可自行复位。若未复位,助手一手握患者患肢肘部,患者手掌搭在助手的肘部处,逐渐牵引外展。助手用另一只手握患肢上臂逐渐向极度外展方向牵引并外旋,此时一般多可复位。若仍不能复位,术者可在腋窝附近摸到肱骨头,用双拇指将其推向关节盂复位。此法还适用于肩关节脱位合并肱骨外科颈骨折者。

2. 固定　复位将肩关节置于内收、内旋位,屈肘 90°,在患侧腋窝处置一棉垫,用绷带和胶布固定,前臂用三角巾悬吊固定 3 周。合并大结节骨折者固定时间延长 1～2 周,固定时间过长易发生关节僵硬;过短则损伤的关节囊、韧带等得不到充分修复,易形成习惯性脱位或骨化性肌炎。

3. 功能锻炼　3 周后解除固定,鼓励患者主动锻炼肩关节各方向活动,配合热水浴、理疗等,尽快恢复肩关节功能。

(二)肩关节后脱位

【临床表现与诊断】　伤后肩峰异常突出,从伤侧侧面观察,伤肩后侧隆起,前部平坦,上臂呈内收内旋位,外展活动明显受限,在肩关节后侧冈下可摸到肱骨头,肩部前侧空虚。X 线检查可明确脱位及有无合并肱骨小结节骨折。

【治疗】　肩关节后脱位手法复位比较容易。在麻醉无痛的情况下,患者取坐位或仰卧位,助手用一手向后压住肩胛骨作为固定,另一手拇指向前下推压肱骨头;术者两手握住伤肢腕部,沿肱骨纵轴轻度屈曲牵引,并外旋上臂即可复位。复位后保持上臂外展 30°～35°,后伸 30°和轻度外旋位固定 3 周,加强肩关节功能锻炼。对于手法难以复位或陈旧性脱位的多采用手术切开复位。

(三)肩锁关节脱位

肩锁关节脱位多为直接暴力引起,如肩关节处于外展内旋位时,暴力冲击肩的顶部或跌倒时肩部着地,均可引起肩锁关节脱位,肩锁关节脱位 Tossy 分型有3型。

Ⅰ型:关节囊及肩锁韧带不完全断裂,喙锁韧带完整,锁骨只有轻度移位。

Ⅱ型:关节囊及肩锁韧带完全断裂,喙锁韧带牵拉伤,锁骨外端直径的一半上翘突出超过肩峰。

Ⅲ型:关节囊及肩锁韧带及喙锁韧带完全断裂,锁骨远端完全移位。

【临床表现及诊断】 伤后肩锁关节局部高起、疼痛、肿胀及压痛,伤肢外展或上举均较困难,前屈和后伸运动亦受限,检查时肩锁关节处可摸到一个凹陷,可摸到肩锁关节松动。X线可以明确诊断。

【治疗】 肩锁关节半脱位,一般可用手法复位,胶布固定或石膏固定4周,并注意功能锻炼。肩锁关节全脱位,多采用手术切开复位内固定,术后功能锻炼。

二、肘部关节脱位

肘部关节脱位包括肘关节脱位及桡骨小头半脱位。

(一)肘关节脱位

肘关节脱位最常见,多见于青壮年人,儿童与老年人也时有发生。按脱位的方向,可分为前脱位和后脱位两种。以后脱位最常见。

【临床表现与诊断】 伤后肘关节疼痛、肿胀、畸形、功能活动障碍,可表现有以下体征:后脱位时肘关节弹性固定于微屈位,约135°。患者常用健侧的手托住患侧的前臂。肘窝前饱满,前后径增宽,形同靴样。肘后三角关系紊乱:肘部的三点骨突标志是肱骨内、外上髁及尺骨鹰嘴突。伸肘时，这三点成一直线；屈肘时，这三点成一等边三角形，因此又称“肘后三角”。肘关节后脱位，肘三角正常关系发生改变，三条边的长度明显不一样。前脱位时肘关节弹性固定于伸直位，屈曲受限。前臂有不同程度的旋前或旋后，肘后部空虚，肘前可触到尺骨鹰嘴，肘后三角关系失常。若合并有侧方移位常表现为肘内翻和肘外翻畸形；若合并肱骨内髁骨折时，可触知肱骨内上髁有异常活动和骨擦感，常合并尺神经的牵拉伤。X 线检查可了解脱位情况，有无骨折，对陈旧性脱位还可了解有无损伤性骨化等。

【治疗】

1. 手法复位　①肘关节后脱位：患者取坐位或仰卧位，用 2%利多卡因 10ml 注入关节腔做局部麻醉。助手把持上臂做对抗牵引，术者一手握患肢腕部，顺原有畸形方向持续牵引；另一手握肘部，用拇指在肘前方推挤肱骨下端向后方，余指在肘后将鹰嘴拉向前方。在持续牵引的同时屈曲肘关节 60°～70°即能复位。不可在完全伸直或屈曲成直角位牵引，以免增加肱肌或肱三头肌的损伤。若合并侧方脱位，在上述牵引下，先从侧方用双手挤压肘部，纠正侧方移位，然后再按上法复位。若合并肱骨内上髁撕脱骨折者，先不要纠正侧方移位，在原有畸形位牵引，待肱骨下端纳入尺骨半月切迹后，再将肱骨下端向尺侧推挤复位，即可同时将撕脱之内上髁复位。若复位的顺序相反，则易使肱骨内上踝骨折片夹入关节内，造成复位困难。复位后要轻轻被动屈伸肘关节，观察活动是否自如，检查肘后三角关系是否恢复正常，必要时应行 X 线检查。对于手法无法复位的肱骨内上髁骨折，则行切开复位，螺钉内固定。②肘关节前脱位：麻醉方式同肘关节后脱位，麻醉成功后遵循从哪个方向脱出，还从哪个方向复回的原则。如鹰嘴是从内向前脱出，复位时由前向内复位。患者取坐位或卧位，术者一手握其肘部，另一手握腕部，稍加牵引，保持患肢前臂内旋，同时在前臂上段向后加压，听到复位响声，即为复位成功。

合并鹰嘴骨折的肘关节前脱位，复位时，前臂不需要牵引，只需将尺桡骨上段向后加压，即可复位，复位后不做肘关节屈伸活动试验，以免加重骨折端移位，将肘关节保持伸直位或稍过伸位，此时尺骨鹰嘴骨折近端多能自动复位。若复位欠佳，则行手术切开复位，张力带内固定。

2. 固定　肘关节后脱位复位后用肘关节支具或石膏托将肘关节固定于屈曲 90°位，肘关节前脱位或合并有尺骨鹰嘴骨折，则将肘关节固定于伸直或半屈曲位。一般用三角巾悬挂胸前 2～3 周，若合并骨折时应根据骨折愈合情况解除固定。

3. 功能锻炼　在固定期间鼓励患者早期做肩、腕和手指各关节的运动。解除固定后，练习肘部伸、屈及前臂旋转主动活动，直至功能恢复。局部可配合热敷和理疗，严禁强力扳拉，防止关节周围软组织发生损伤性骨化。

（二）桡骨小头半脱位

桡骨小头半脱位，通常称牵拉肘，也称牵拉性桡骨小头半脱位。常见于 4 岁以下儿童。

【临床表现与诊断】　患儿被他人牵拉后不肯用手取物和活动肘部，拒绝别人触碰，诉肘部疼痛，肘略屈，前臂略旋前。一般局部无肿胀和畸形，有时桡骨小头略隆起，有明显压痛，前臂旋后时加剧。X 线检查肘关节正常。

【治疗】　不需麻醉即可手法复位。术者一手拇指向后内方压迫桡骨小头，另一手握腕部，屈曲患肘，将前臂稍加牵引及前后旋转，大多数可感到或听到复位的轻微弹响声。复位后疼痛立即消失，患肘即可自由活动，用颈腕吊带悬挂于屈肘位 3d。注意避免再牵拉患肢，以免复发。

三、髋关节脱位

髋关节脱位的发生率仅次于肘、肩关节脱位。常发生于活动力强的青壮年人。

髋关节由髋臼和股骨头组成。髋臼深而大，能容纳股骨头之大部分，两者相互密合，形成真空，能互相吸引。关节囊及周围韧带较坚强，构成一个相当稳定的关节，故只有强大的外力才能引起脱位。脱位多发生在内下壁及后下壁两处。因髋关节囊前壁有较强的髂股韧带，内上壁有耻股韧带，后上壁有坐股韧带加强，而内下壁和后下壁缺乏韧带，较为薄弱，故多发生后脱位。

按股骨头脱位后的位置，分前、后脱位和中心脱位，以后脱位最常见。中心脱位是指髋臼骨折后股骨头随同髋臼骨折片向骨盆内移位，较少见。

(一)髋关节后脱位

【病因与病理】　髋关节后脱位多由间接暴力所致。当髋关节屈曲、内收时，股骨头的上外侧已超越髋臼后缘，此姿势如有暴力撞击膝前方，可使股骨头穿破关节囊后壁，脱出髋臼，形成后脱位。髋关节后脱位时，股骨头圆韧带断裂；关节囊后上方各营养血管支可发生不同程度的损伤；坐骨神经也可能发生损伤。髋臼后缘或后上缘，股骨头亦可发生不同类型、不同程度的骨折，而骨折块往往是损伤坐骨神经的常见原因。这些组织的严重损伤，延迟了髋关节的修复过程，增添了并发症，使治疗复杂化，也是后期形成股骨头缺血性坏死的病理基础。

【临床表现与诊断】　有明显外伤史，患髓疼痛，关节功能障碍。患肢呈屈曲、内收、内旋畸形，并有弹性固定。患侧臀部膨隆，有大转子上移征，在髂前上棘与坐骨结节连线上可触及上移的股骨头。X 线摄片检查可了解脱位情况和有无合并骨折等。

【治疗】

1. 复位　应在椎管内麻醉或全身麻醉下进行手法复位，常用复位法有 3 种。

(1)提拉法(Allis 法)：患者仰卧于木板上，用宽布带将骨盆固定在木板上，助手按住两侧髂前上棘协助固定骨盆。术者双手套住患肢腘窝部，使髋、膝关节各屈 90°，同时术者取膝夹住患肢小腿下部，双手用力向上提拉及外旋，使股骨头滑向臼内。如听到或感到明显弹响，患肢伸直后畸形消失，并可做内收、外展、旋转等活动即表示复位成功。此法简便、安全，较常用。

(2)问号法(Bigelow 法)：又名旋转法，患者体位及骨盆固定同上。术者一手握患肢踝部，另一手托患肢腘窝部，在牵引下缓慢屈髋、屈膝，并内收、内旋股关节，使膝部接近对侧髂前上棘和腹壁。在持续牵引下，使髋外展、外旋、伸直。其动作在左髋像画一个问号，在右髋为反问号。股骨头滑入髋臼时可听到或感到弹响。将患肢伸直，如能做内收、外展等被动活动，即表示复位成功。

(3)悬垂法(Stlmson 法)：即利用肢体自身的重量帮助复位。患者俯卧于手术台上，患侧下肢悬垂于床沿。一助手握住健侧踝部，髋、膝微屈，以保持平衡。术者一手握住伤肢踝部，使膝关节屈曲 90°，因肢体下垂的重量，髋关节亦屈曲 90°。术者以另一手在小腿上段加压力，直至股骨头还纳于髋臼内。

合并髋臼后缘骨折者，关节复位后若骨折片未回原位，需手术切开复位，用钢板内固定。

2. 固定　复位后用绷带将双踝暂时捆在一起，于髋臼关节伸直位下将患者搬至床上。患肢于伸直、外展位持续皮肤牵引 3～4 周。也可穿丁字鞋固定。

3. 功能锻炼　在固定期间，锻炼股四头肌及踝关节活动。解除固定后，先扶拐杖离床活动，在 3 个月内患肢不负重活动。3 个月后 X 线检查无股骨头缺血坏死，方能逐渐负重。

(二)髋关节前脱位

【病因与病理】　髋关节前脱位较少见。当髋关节过度外展、外旋时，遭到外展暴力，股骨大转子与髂骨相碰，或股骨颈顶在髋臼前缘上，均构成杠杆的支点。在外展暴力的作用下，股骨头可冲破前下方关节囊而发生前脱位。脱位后股骨头位于闭孔处者，称闭孔脱位；股骨头位于耻骨处者，称耻骨脱位。闭孔部位脱位可引起闭孔神经受压，耻骨部脱位可使股动、静脉和股神经受压或损伤，并因此引起相应的临床表现。

【临床表现与诊断】　有明显外伤史，患肢呈外展、外旋和屈曲畸形位弹性固定，伤肢变长。患侧大粗隆区平坦或内陷，腹股沟下方肿胀，并在该处可触及移位的股骨头。X 线摄片检查可显示脱位情况，明确诊断。

【治疗】

1. *复位*　在全身麻醉或椎管麻醉下进行手法复位。患者仰卧，用宽布带将骨盆固定于手术台上。一助手协助固定骨盆，另一助手握患肢小腿，屈膝至 90°，沿股骨纵轴顺外展方向牵引。术者站在对侧，两手掌用力将股骨头从大腿内方向外方髋臼处推按，助手在牵引的同时将大腿做轻度旋转摇晃。如听到或感到复位的弹响，表示复位成功，即将患肢伸直。

2. *固定*　用持续皮牵引将患肢固定于伸直及轻度内收、内旋位 3～4 周。

3. *术后处理及功能锻炼*　与髋关节后脱位相同，但应避免髋关节外展外旋位，以防发生再脱位。

(三)髋关节中心脱位

髋关节中心脱位伴有髋臼骨折。

【病因及病理】　直接暴力撞击在股骨粗隆区，可以使股骨头水平状移动，穿过髋臼进入骨盆腔。如果受伤时下肢处于轻度内收位，则股骨头向后方移动，产生髋臼后壁骨折。如下肢处于轻度外展与外旋位，则股骨头向上方移动，产生髋臼爆破型粉碎性骨折，此时髋臼的各个区域都有毁损。

【临床表现与诊断】　有暴力外伤病史。一般为交通事故或高空坠落。伤后髋部肿胀、疼痛、活动障碍，大腿上段外侧方往往有大血肿，肢体缩短情况取决于股骨头内陷的程度。后腹膜间隙内出血甚多，可以出现出血性休克，多合并有腹部内脏损伤。

X 线检查可以了解伤情，CT 检查可以对髋臼骨折有三维概念的了解。

【治疗】 髋关节中心脱位可以有低血容量性休克及合并有腹部内脏损伤,必须及时处理。股骨头轻度内移,髋臼破裂范围不大者,可不必复位,仅做短期皮肤牵引。股骨头内移较明显的,需用股骨髁上骨牵引复位,但最好在大转子处钻入螺钉,或在大腿上端加布带,同时做侧方牵引。床旁摄片核实复位情况,一般牵引4~6周,3个月后方能负重。髋臼骨折复位不良者、股骨头不能复位者或同侧合并有股骨骨折者,都需要切开复位,用钢板、螺钉内固定。髋臼毁损明显,治疗比较困难,往往会发生创伤性骨关节炎,必要时可施行关节融合术或全髋关节置换术。